Manie

Volker Faust

Manie

Eine allgemeinverständliche Einführung
in Diagnose, Therapie und Prophylaxe
der krankhaften Hochstimmung

Ferdinand Enke Verlag Stuttgart 1997

Hauptautor:

Prof. Dr. med. Volker Faust
Leiter des Bereichs Forschung und Lehre
Die Weissenau (ZfP), Abteilung Psychiatrie I
der Universität Ulm
D-88214 Ravensburg-Weissenau

unter Mitwirkung von:

Apothekerin Helga Baumhauer, Leiterin der Kinikapotheke; Diplom-Bibliothekarin Elke Faust; Ingrid Jäger, Bereich Forschung und Lehre; Oberarzt Dr. Tilman Steinert; Stationsschwester Waltraud Müller, Stationspfleger Jürgen Gebhard, Oberpfleger Hans Stetter, jeweils Akutpsychiatrie; Fachpfleger Helmut O. Restle, Weiterbildungsstätte; Dr. H.-P. Maier, Arzt für Allgemeinmedizin u. a.

Die Deutsche Bibliothek – CIP-Einheitsaufnahme

Faust, Volker:
Manie : eine allgemeinverständliche Einführung in Diagnose,
Therapie und Prophylaxe der krankhaften Hochstimmung /
Faust. - Stuttgart : Enke, 1997
  ISBN 3-432-27861-6

Wichtiger Hinweis:

Wie jede Wissenschaft ist die Medizin ständigen Entwicklungen unterworfen. Forschung und klinische Erfahrung erweitern unsere Erkenntnisse, insbesondere was Behandlung und medikamentöse Therapie anbelangt. Soweit in diesem Werk eine Dosierung oder eine Applikation erwähnt wird, darf der Leser zwar darauf vertrauen, daß Autoren, Herausgeber und Verlag große Sorgfalt darauf verwandt haben, daß diese Angabe dem **Wissensstand bei Fertigstellung des Werkes** entspricht.

Für Angaben über Dosierungsanweisungen und Applikationsformen kann vom Verlag jedoch keine Gewähr übernommen werden. **Jeder Benutzer ist angehalten**, durch sorgfältige Prüfung der Beipackzettel der verwendeten Präparate und ggf. durch Konsultation eines Spezialisten, festzustellen, ob die dort gegebene Empfehlung für Dosierungen oder die Beachtung von Kontraindikationen gegenüber der Angabe in diesem Buch abweicht. Eine solche Prüfung ist besonders wichtig bei selten verwendeten Präparaten oder solchen, die neu auf den Markt gebracht worden sind. **Jede Dosierung oder Applikation erfolgt auf eigene Gefahr des Benutzers.** Autoren und Verlag appellieren an jeden Benutzer, ihm etwa auffallende Ungenauigkeiten dem Verlag mitzuteilen.

Geschützte Warennamen (Warenzeichen) sind **nicht immer** besonders kenntlich gemacht. Aus dem Fehlen eines solchen Hinweises kann also nicht geschlossen werden, daß es sich um einen freien Warennamen handelt.

© 1997 Ferdinand Enke Verlag, P.O. Box 30 03 66, D-70443 Stuttgart – Printed in Germany
Satz: Schreibbüro Schelling, D-71691 Freiberg/Neckar
Schrift: 11/12 Times New Roman
Druck: Zechnersche Buchdruckerei, D-67346 Speyer

Geleitwort

Wenn man sich bald vier Jahrzehnte klinisch wie wissenschaftlich mit affektiven Störungen beschäftigt und sich auch um die entsprechende Fachliteratur bemüht hat, dann kann man nach wie vor ein sonderbares Phänomen nicht fassen: Depressionen nehmen eine zentrale Stellung ein, ihr Gegenpart: die Manie, bleibt fast unerwähnt. Natürlich sind Depressionen häufiger, qualvoller und vor allem lebensgefährlich. Aber sind manische Episoden, die ja oft mit depressiven Phasen im Rahmen einer manisch-depressiven Erkrankung verbunden sind, tatsächlich so selten, besonders wenn man die leichteren Stimmungshochs mit einrechnet? Und wenn die Manie auch nicht mit Suizidgefahr einhergeht, so kann sie doch weit größeres Unheil im partnerschaftlichen, familiären, nachbarschaftlichen und beruflichen Bereich anrichten als die Mehrzahl aller anderen seelischen Störungen zusammen. Und das in vergleichweise kurzer Zeit und mit hoher Rückfallgefahr.

Deshalb sei die bisher ungeklärte Frage wiederholt: Wie ist es möglich, daß ein solches, oft so verheerendes Leiden ein so geringes wisenschaftliches und damit publizistisches Interesse auslöst? Und das weltweit, obgleich in den USA und in Großbritannien deutlich mehr darüber geforscht, geschrieben und damit möglicherweise auch therapeutisch mehr getan wird als bei uns. Manchmal hat man wirklich den Eindruck, als umgebe die Manie eine Mauer des Schweigens. Das beginnt schon mit den psychiatrischen Lehrbüchern, der Grundlage psychiatrischer Aus- und Weiterbildung. Die besten Lehrbuch-Schilderungen liegen hundert Jahre auseinander, nämlich die in den beiden Lehrbüchern von Kraepelin (1889) und Faust (1995). Dazwischen wird man in den ja zahlreichen psychiatrischen Werken wenig finden, was zum Thema der krankhaften Hochstimmung für den Alltag in Klinik und Praxis konkret weiterhilft.

Genauso verhält es sich mit der wissenschaftlichen Literatur. Wenn es nicht die pharmakologischen Untersuchungen und Publikationen über Lithiumsalze, Carbamazepin, Neuroleptika und neuerdings vermehrt die Valproinsäure gäbe, die sich mit der medikamentösen Therapie des manischen Syndroms beschäftigen, es sähe hier noch trostloser aus. Es ist nicht übertrieben zu behaupten, daß die neuere deutschsprachige Fachliteratur über ein Dutzend wegweisender Manie-Publikationen nicht hinausgekommen ist. Hieraus könnte man zwei Schlußfolgerungen ziehen: 1. die Manie gibt es in Wirklichkeit so gut wie nicht und/oder 2. die Manie interessiert niemanden. Was ist daran richtig?

Daß es die Manie kaum gibt, kann man schwerlich behaupten. In jenen Ländern, in denen man sich wissenschaftlich um sie bemüht, ist sie sehr wohl deutlich vorhanden. Und das gilt auch für den deutschsprachigen Bereich. Zwei Aspekte sind allerdings bedeutsam: Zum einen fällt das manische Syndrom nur selten in extremer Form auf, jedenfalls was die reine krankhafte Hochstimmung anbelangt. Etwas anderes ist die offenbar zunehmende Vermischung mit schizophrenen Symptomen in Form einer schizoaffektiven Psychose. Doch die „reine Manie", die in ihrer Extremform durchaus für Schlagzeilen sorgen könnte (es in Wirklichkeit aber tatsächlich kaum tut), stellt ein zwar spektakuläres, aber seltenes Phänomen dar.

Es muß jedoch zur Extremform gar nicht kommen, um Ärgerlichkeiten, Kränkungen, Kummer, Peinlichkeiten und finanzielle Not auszulösen. Schon mittelschwere manische Syndrome können einen ungeahnten Wirbel auslösen, und selbst leichtere führen zumindest zu Irritation oder gar Befremden. Doch die meisten der Betroffenen erkennt man nicht als krank – vor allem in einer Zeit, die das permanente Stimmungs- und Leistungshoch zu ihrem Ideal und damit Lebensziel erklärt hat. Es gibt also mehr gleichsam larvierte bzw. maskierte manische Hochstimmungen, die nicht (rechtzeitig) als krank erkannt werden, mehr jedenfalls, als man sich bisher vorzustellen wagte. Nun könnte man es in leichten Fällen darauf beruhen lassen. Ein Stimmungs- und Leistungshoch ist ja in der Tat nichts Verwerfliches, sondern ein Pluspunkt, der einem auch nicht allzu häufig beschert wird. Wenn es sich aber in Wirklichkeit um ein krankhaftes Hoch handelt, dann muß man dafür bezahlen, nicht nur in zwischenmenschlicher oder finanzieller Hinsicht, sondern auch in biologischer. Und das heißt: Das Stimmungs- und Leistungspendel schwingt zurück, oft bis zum depressiven Tief. Hält sich beides in erträglichen Grenzen, kann es sich vielleicht bewältigen lassen. Wiederholt es sich immer wieder und beginnt ernste Ausmaße anzunehmen, wird eine Behandlung notwendig. Doch hier beginnt das zweite Problem.

Schon die überwiegende Zahl depressiv Erkrankter geht nicht zum Arzt, nicht zum Hausarzt, geschweige denn zum Psychiater. Das ist tragisch für den Patienten und seine Angehörigen, weil man heutzutage vieles tun kann – psychotherapeutisch, sozial und medikamentös. Immerhin halten sich die Folgen – vom unnötigen Leid abgesehen – in Grenzen und treffen meist nur einen kleineren Kreis. Noch ausgeprägter bei der Manie: Das Problem liegt darin, daß sich ein Mensch in einem krankhaften Stimmungs- und Leistungshoch mit allem beschäftigt, nur nicht mit selbstgrüblerischen Krankheitsvermutungen oder gar dem Gang zum Arzt. Warum auch – war er doch noch nie in so guter Verfassung und noch nie so erfolgreich wie im Augenblick. Denkt man in einem Geschwindigkeits-, Liebes- oder Drogenrausch an die Folgen? Kaum, und so ist es auch im manischen „Rausch", denn der kann in der Tat alle Rauschformen imitieren. Und so kommt es – naturgegeben, und zwar seit Jahrtausenden – nur selten zu einer (rechtzeitigen) ärztlichen Konsultation und damit zur Therapie, nicht psycho- und soziotherapeutisch und schon gar nicht medikamentös.

Kommt der Patient aber nicht zum Arzt, nicht in die Praxis und noch seltener in die Klinik, dann geht er auch nicht in die allgemeine ärztliche Erfahrung und damit auch nicht in die Statistik ein, er wird zur Randfigur von Lehre und Forschung. Dies führt dann zu einem völlig verzerrten Bild der Realität. Dabei ist es schon tragisch, daß so viele Betroffene auf eine gezielte Therapie verzichten müssen. Noch folgenschwerer wirkt es sich aus, daß so wenig in der Fachliteratur und damit in den Medien über dieses verhängnisvolle Krankheitsbild berichtet werden kann, weil man dadurch noch nicht einmal rechtzeitig auf dieses aufmerksam wird. Es fehlt also an populärmedizinischem Wissen und damit an Früherkennungsmöglichkeiten. Wären diese besser, könnte zumindest ein Teil der manisch Betroffenen von den Möglichkeiten einer ärztlichen Diagnose und Therapie profitieren, denn – das muß ausdrücklich betont werden – nicht alle Maniker sind völlig uneinsichtig und behandlungsunwillig. Man muß sich im Umgang mit ihnen nur ein wenig geschickter anstellen, als es in den meisten Fällen geschieht. Aber auch das ist wieder eine Frage der Aufklärung und Anleitung und unterstreicht den Teufelskreis, in dem wir uns derzeit befinden.

Angesichts dieser Situation verschafft es einem alten Psychiater richtig Erleichterung, auf ein Buch hinweisen zu dürfen, das hier zu einem verbesserten Wissensstand beitragen könnte. Es ist zwar recht umfangreich, doch wenn man es einmal durchblättert, merkt man auch, warum: Die Manie gehört wahrscheinlich zu jenen seelischen Störungen oder Krankheiten, die die meisten Lebensbereiche erfassen, biologisch, psychisch und sozial. Und im psychosozialen Bereich gibt es wiederum fast nichts, das nicht durch eine krankhafte Hochstimmung und Antriebssteigerung aus dem Lot gebracht werden kann: partnerschaftlich, familiär, nachbarschaftlich, beruflich, religiös, ja wissenschaftlich, künstlerisch und politisch, wie zahlreiche Beispiele belegen. Glücklicherweise hat sich der Autor vorgenommen, das erste umfassende Buch zu diesem Thema in deutscher Sprache so zu schreiben, daß es auch – zumindest halbwegs – allgemeinverständlich bleibt. Das ist zwar ein Balance-Akt, der weder die Bedürfnisse der reinen Wissenschaft voll zu befriedigen, noch die Not des durchschnittlichen Angehörigen hinreichend zu lindern vermag, wie alle Kompromisse im Leben. Aber es könnte der Versuch sein, in beiden Richtungen Denkanstöße, Anregungen und vor allem Aufklärung zu vermitteln und damit erste ,,Aha-Erlebnisse'' auszulösen.

Der Autor – und mit ihm sein ,,alltagserfahrenes'' Team aus Ärzteschaft, Pharmazie, Akut-Pflegebereich u. a. – kennt das Thema aus drei Jahrzehnten Akutpsychiatrie in verschiedenen Universitätskliniken, von denen die Mehrzahl – und das ist in dieser Hinsicht besonders wichtig –, zugleich Großkrankenhaus mit grundsätzlicher und umfassender Aufnahmepflicht sind. Er kennt das Thema aber auch aus ambulanter Sicht, was das Spektrum noch einmal um einige Dimensionen erweitert (siehe oben). Und es scheint hier etwas vorzuliegen, das eigentlich auf jedem Gebiet eine gute Synthese verspricht: klinische Erfahrung, wissenschaftliche Basis und eine Einstellung, die den noch so auftrumpfenden, anmaßenden, distanzlosen, therapieunwilligen, nur Ärger, Kummer und Schulden verbreitenden, vielleicht sogar bedrohlichen Maniker als Menschen, eben als kranken Mitmenschen akzeptiert. Das ist wahrlich nicht immer leicht und kann letztlich wohl nur von denjenigen treffend beurteilt werden, die in solche Situationen schon einmal mit hineingezogen wurden. Dennoch schwingt in vielen Passagen dieses Buches fast eine Art ,,augenzwinkerndes Verständnis'' mit, so als wollte der Autor zum Patienten sagen: ,,Ja, so ein Zustand eröffnet schon außergewöhnliche Erlebnisse und Dimensionen.

Aber nun wollen wir wieder herunterkommen, bevor uns die Konsequenzen über den Kopf wachsen".

Und auch zu diesem „Herunterkommen" bietet uns das Buch eine Fülle von Anregungen, und zwar sowohl „alltags-psychologisch" als auch medikamentös. Doch auch hier wird immer wieder deutlich, wie begrenzt unsere Möglichkeiten sind, auf der zwischenmenschlichen Ebene durch die charakteristische Wesensart und Verhaltensform, die das manische Syndrom aufzwingt, und auf der medikamentösen durch die Nebenwirkungen, die damit oftmals verbunden sind. Eines aber sollte man sich stets vor Augen halten, wenn man unzufrieden und resigniert zu werden droht: Die Manie ist so alt wie die Menschheit, die beschriebenen psychologisch-pharmakologischen Behandlungsmöglichkeiten aber stehen uns in dieser Form erst seit einigen Jahrzehnten zur Verfügung. Mögen sie in Extremfällen ihre Grenzen haben, so trennen uns doch Welten von der Hilflosigkeit früherer Generationen dem manischen Syndrom gegenüber.

So gesehen richtet sich dieses Buch, das erste seiner Art im deutschsprachigen Bereich, vor allem an niedergelassene und klinisch tätige Ärzte und Psychologen aller Disziplinen, die sich mit dem Problem einer erkannten, manifesten oder larvierten Manie konfrontiert sehen. Es kann aber auch genutzt werden von Richtern, Staatsanwälten, Rechtsanwälten, Sozialarbeitern, Sozialpädagogen, Schwestern, Pflegern, Personalchefs, Lehrern und anderen Berufsgruppen, deren Aufgabenfeld sie mit anderen Menschen zusammenbringt – und manchmal eben mit schwierigen Menschen, vielleicht auch solchen mit einem manischen Syndrom. Und es kann für viele Leser nützlich sein, die sich aus Interesse oder als Betroffene, d. h. Angehörige, Vorgesetzte, Mitarbeiterinnen, Nachbarn u.a. informieren wollen. Hierzu jedoch zum Abschluß ein Tip: Wegen der Vielschichtigkeit und Fülle des Gebotenen empfiehlt es sich, bei entsprechenden Fragen nicht das Inhaltsverzeichnis, sondern das dafür besonders ausführlich gestaltete Sachregister zu nutzen. Dort finden sich zahlreiche Stichworte, die dann wenigstens eine erste Orientierung je nach Kapitel ermöglichen. Anderenfalls wären wohl viele Laien bald überfordert.

Und danach ein zweiter Rat: Nicht alles, was auf den ersten Blick wie eine Manie aussieht, muß tatsächlich eine krankhafte, ich wiederhole: *krankhafte* Hochstimmung sein. Auch das bringt der Autor in mehreren Kapiteln zum Ausdruck. Und wenn einmal eine manische Phase abgelaufen ist, dann muß im späteren Leben dennoch nicht jeder Anflug von Frohsinn oder Arbeitsfreude gleich einen krankhaften Rückschlag bedeuten. Deshalb ist ein fundiertes Wissen auch so wichtig, denn es bewahrt einen nicht nur vor folgenschwerer Unkenntnis bis zum bitteren Ende, sondern auch vor allzu schnellen Reaktionen, die man sich und dem anderen hätte ersparen können.

Zum Abschluß für die nicht-medizinischen Leser schließlich noch eine Empfehlung, aus der Erfahrung eines alten Psychiatrie-Professors, der im Laufe seiner Arbeit mit so manchen vermeidbaren Irrtümern konfrontiert wurde: Fragen Sie Ihren Arzt lieber einmal mehr als zu wenig. Schildern Sie ihm die Situation, auch als Angehöriger, was ja bei der manischen Erkrankung die

Regel sein wird. Er wird Sie beraten und er wird auch, wenn nötig, einen Fachkollegen, einen Psychiater oder Nervenarzt hinzuziehen, um die erforderlichen Konsequenzen bestmöglich gemeinsam zu erarbeiten.

Möge dieses Buch einen Beitrag zum besseren Erkrennen und Behandeln der manischen Krankheit, und vor allem auch zum konfliktfreieren Umgehen mit manisch Erkrankten liefern.

Ravensburg-Weissenau, im Frühjahr 1997   Prof. Dr. med. *G. Hole*
em. Ordinarius für Psychiatrie
an der Universität Ulm,
ehem. Ärztlicher Direktor
der Weissenau, Abt. Psych. I
der Universität Ulm,
Ravensburg-Weissenau

Inhalt

Therapeutische Möglichkeiten

Dem Nervenarzt,
Kinder- und Jugendpsychiater
Dr. Bernd Faust gewidmet

Allgemeine Aspekte

Was ist eine Manie?

Die Depression ist in aller Munde, von der *Manie* hört man kaum etwas. Und das, obgleich dieses Krankheitsbild subjektiv zwar weniger quälend, für Patient und Umgebung jedoch ungleich belastender ausfallen kann als die Mehrzahl psychischer Leiden. Das hat mehrere Gründe, die vor allem mit den seelischen Besonderheiten und gesellschaftlichen Folgen dieser Krankheit, ja sogar in gewisser Hinsicht mit manchen Eigenheiten unseres Zeitalters zusammenhängen.

Die Manie ist so alt wie die Menschheit, in weniger ausgeprägter Form durchaus nicht selten und in ihren zwischenmenschlichen, beruflichen und wirtschaftlichen Konsequenzen folgenschwer bis verheerend. Gemessen an den für die Betroffenen und ihre Angehörigen schwerwiegenden Konsequenzen, gibt es erstaunlich wenig Untersuchungen zu diesem Krankheitsbild. Ein Grund besteht darin, daß die meisten manischen und vor allem maniformen (leicht manischen) Zustandsbilder keinen Arzt, geschweige denn eine Fachklinik je erreichen. Zwar lassen sich die charakteristischen Krankheitszeichen gegenüber anderen psychiatrischen Krankheitsbildern gut abgrenzen. Auch bestehen bezüglich Beschwerde- und Krankheitsbild bemerkenswert wenig Meinungsverschiedenheiten. Doch trotz dieser eigentlich günstigen Bedingungen wird die Diagnose häufig verfehlt. Zum einen erweist sich im Alltag die Psychopathologie, also die Lehre von den krankhaften Veränderungen des Seelenlebens, als weitaus komplizierter und vielschichtiger, als man vermutet. Zum anderen sind „reine" manische Zustandsbilder eher die Ausnahme, atypische Verläufe häufig. So ist die Manie letztlich doch verhängnisvoll schwierig zu erkennen und wird – trotz guter Therapiemöglichkeiten – in der Mehrzahl der Fälle kaum adäquat behandelt.

Auch wissenschaftlich hat die Manie viel weniger Interesse erfahren als z. B. die „Melancholie". Deshalb verschwand sie in manchen Ländern zeitweise fast ganz aus der psychiatrischen Statistik. Selbst heute gibt es bei weitergehender Übereinstimmung kein einheitliches Manie-Konzept, das allgemeine Zustimmung finden würde.

Angesichts dieser Situation ist es wichtig, das manische Zustandsbild immer wieder in Erinnerung zu rufen, um es schon im Vorfeld zu erkennen. Und um rechtzeitig einzuschreiten. Denn gerät eine Manie erst einmal „in Fahrt", ist sie nur schwer zu bremsen. Dann pflegt sie eine breite Spur von Peinlichkeiten, Zerwürfnissen und finanziellen Einbußen zu hinterlassen und ist – wenn überhaupt – so schnell nicht mehr zu korrigieren.

Die manische Aussage

Vor allem gilt es trotz aller Auswüchse hinter jeder Manie etwas zu erkennen und zu respektieren, was die Ärzte als „manische Aussage" bezeichnen. Das heißt, der Betroffene hat sich irgendwie festgefahren: partnerschaftlich, familiär, finanziell, beruflich usw. Das versucht er nun auf zwar unmögliche, wenn nicht skandalöse Weise zu lösen oder wenigstens allen klarzumachen. Doch der Hintergrund ist und bleibt eine große, für den Patienten offensichtlich durch nichts anderes zu lindernde Not. Und dies zu erkennen oder zu akzeptieren ist natürlich schwer, besonders wenn man selber in ärgerlicher Weise davon betroffen ist. Andererseits: Wenn man die Nerven hat (und die Nerven der Umgebung werden bei einer manischen Hochstimmung in erster Linie strapaziert) und sich die Zeit nimmt (wozu man sich gerade bei einer Manie am wenigsten verpflichtet fühlt), dann kann man tatsächlich in der manischen Redewut, ja selbst in den „Verrücktheiten" die immer gleichen Probleme erkennen. Manchmal ist es nur *eine* Schwierigkeit, manchmal sind es mehrere, stets aber mehr oder weniger verwandte Kümmernisse, Sorgen, Kränkungen, Demütigungen, Enttäuschungen usw. Auf jeden Fall sind sie zum unüberwindbaren Kernproblem des Manikers geworden und sollen nun gleichsam „mit der Brechstange gelöst werden" (ein Patient).

Leider achtet man viel zu selten auf diese wichtigen psychologischen Feinheiten, nicht zuletzt deshalb, weil einem der Maniker mit seinen ständig wechselnden Attacken auch kaum Zeit dazu läßt. Doch wer einmal gelernt hat, nach den Hintergründen eines manischen Ausbruchs zu fahnden, indem er z. B. versucht den Redeschwall nüchtern zu analysieren, der findet auch leichter seinen Zugang zu diesen Kranken ohne Krankheitseinsicht. Und um diesen Verständnis-Zugang geht es ja, will man dem Betroffenen helfen und ihn nicht demütigen, strafen oder besiegen. Darüber auf S. 254 mehr.

Der Begriff Manie

Der *Begriff* „Manie" war schon im Altertum bekannt. Mit *mania*: griechisch = Raserei, Wut, Wahnsinn, aber auch Begeisterung, bezeichnete man ursprünglich alles Außer-sich-Sein, also Ekstase und Entrückung. Im Gegensatz zur eher unverständlichen, fremden und uneinfühlbaren Melancholie sprach man von Manie dann, wenn die Gemütsstörung nachvollziehbar und miterlebbar war. Das ist auch heute noch ein wichtiges Unterscheidungsmerkmal gegenüber anderen psychischen Erkrankungen, die in einzelnen Bereichen ein ähnliches Beschwerdebild bieten können.

Zur Klassifikation der Manie

Eine klare *Definition* des manischen Krankheitsbildes war lange Zeit nicht möglich. Auch im Mittelalter waren die Bedeutungen von Manie und Melancholie verschiedenen Anschauungen unterworfen. Erst Mitte des 19. Jahrhunderts ordnete man der Manie endgültig die eher heitere, der Melancholie die mehr depressive Verstimmung zu und faßte sie zu einer eigenen Krankheitsgruppe zusammen.

Heute umschreibt man die Manie als ein vielschichtiges Syndrom (also eine Gruppe von Krankheitszeichen), das man – im Gegensatz zur Depression mit ihrer „Herabgestimmtheit" – als krankhafte „Heraufgestimmtheit" bezeichnen könnte. Charakteristisch ist nicht so sehr die Art, sondern das überbordende Ausmaß und der ständige Wechsel des Gemütslebens.

Ätiologisch (Krankheitsursache) handelt es sich meist um eine affektive Psychose. Eine affektive Psychose oder Affektpsychose ist eine Geisteskrankheit (hier treffender als Gemütskrankheit bezeichnet), bei der eine schwere Störung im affektiven Bereich (Gefühlsstörung, Gemütsstörung) vorliegt: entweder depressive Verstimmungen, Angst, seelisch-körperliche Hemmung bzw. Erregung oder aber gehobene Stimmung, gesteigerter Antrieb usw. Vom Beschwerdebild her handelt es sich bei der Manie um das Gegenstück (jedoch nicht unbedingt Spiegelbild) zur Depression.

Manische Phasen gibt es bei folgenden (bedeutungsgleichen bzw. -ähnlichen) Störungen: affektive Psychose oder Affektpsychose (schwere Gemütskrankheit – s. o.); bipolare affektive Störung, bipolare Affektpsychose, manisch-depressive Erkrankung oder manisch-depressive Psychose (die beiden Gefühlspole Manie und Depression wechseln sich mehr oder weniger regelmäßig ab); zirkuläre Depression, zirkuläres Irresein (veralteter Begriff), Zyklophrenie, Zyklothymie (auch hier: manische und depressive Zustände wechseln sich mehr oder wenig regelmäßig ab, drehen sich – wie der Begriff aussagt – gleichsam im Kreis) usw. Es gibt jedoch auch manische oder maniforme/hypomanische/ submanische (= weniger ausgeprägte manische) Zustände allein, z. B. aufgrund exogener (äußerer) Faktoren oder körperlicher Erkrankungen, wenngleich seltener oder meist verkannt sowie bei schizophrenen bzw. schizoaffektiven Psychosen.

Bei den affektiven Psychosen, den Gemütskrankheiten, finden sich am häufigsten Krankheitsbilder, in denen „nur" mehrere depressive Phasen zu ertragen sind, und zwar ohne manisches Zustandsbild. Danach folgen einmalige depressive sowie variabel abwechselnde manische und depressive Phasen. Eine Rarität ist das Auftreten ausschließlich manischer Phasen. Ähnlich selten scheinen Krankheitsphasen zu sein, bei denen sich manische und depressive Zustände exakt abwechseln. Noch seltener sind einmalige manische Zustände. Allerdings gibt es auch die Vermutung, daß solche reinen Hochstimmungen in jeglicher Form viel häufiger vorkommen, wenngleich unerkannt (s. S. 6).

Zusammenfassung

Mit *mania* (griech.: Raserei, Wut, Wahnsinn, Begeisterung) bezeichnete man schon früher Ekstase und Entrückung. Eine klare Definiton war jedoch lange Zeit nicht möglich. Heute beschreibt man die Manie als krankhafte Hochstimmung. Ursache ist meist eine affektive Psychose (Geisteskrankheit, besser als Gemütskrankheit bezeichnet). Eine solche schwere Gemüts- oder Gefühlsstörung tritt entweder als depressive Verstimmung, Angst, seelisch-körperliche Hemmung/Erregung (= Depression) oder aber als gehobene Stimmung und gesteigerter Antrieb auf (= Manie). Es gibt aber auch äußere Faktoren oder körperliche Leiden, die eine solche krankhafte Hochstimmung auslösen können – wenngleich meist weniger ausgeprägt (= hypomanisch). Am häufigsten finden sich affektive Psychosen mit nur depressiven Phasen, gefolgt von Gemütskrankheiten mit abwechselnd depressiven und manischen Phasen. Ausschließlich manische Zustände sind selten.

Epidemiologische Aspekte

Häufigkeit

Die *Häufigkeit manischer Zustände* ist schwer zu fassen, sei es im Rahmen einer manisch-depressiven Erkrankung oder Psychose, vor allem aber als manisches Beschwerdebild durch andere Ursachen. Denn eine exakte statistische Erhebung ist in der Regel nur dann möglich, wenn sich der Patient in Behandlung begibt, am besten zur stationären Aufnahme in eine Fachklinik. Das aber ist gerade beim leichten bis mittelschweren manischen Patienten kaum der Fall (und sogar bei der Depression noch immer zu selten). Vor allem werden die leicht manischen (hypomanischen) Zustände in jungen Jahren oft nicht als krankhaft erkannt oder schamhaft verschwiegen. Gleichwohl schätzt man das *Morbiditätsrisiko* (die Wahrscheinlichkeit, daß eine bestimmte Person während ihres Lebens von einer bestimmten Krankheit befallen wird) bei manisch-depressiven Psychosen auf mindestens 0,6 bis 0,9 % der Bevölkerung.

Diese Zahlen, die aber lediglich aus der Erfassung der schwereren Fälle gewonnen wurden, dürften in Wirklichkeit zu niedrig liegen. Bezieht man insbesondere hypomanische Zustände mit ein, ergibt sich eine sogenannte *Lebenszeitprävalenz* (Häufigkeit einer Krankheit für den gesamten Lebenszeitraum) von 1,2 bis 3,1 %.

Alter

Entgegen der weitverbreiteten Meinung, daß manisch-depressive Erkrankungen oder Psychosen erst in der Lebensmitte (am häufigsten im 4. Lebensjahrzehnt) beginnen, wurde schon vor mehr als einem halben Jahrhundert festgestellt: Die meisten erstmaligen Krankheitsausbrüche häufen sich zwar zwischen 15 und 35 Jahren, am ehesten aber in der gemütsmäßig instabilen Zeit um das 20. bis 30. Lebensjahr.

Allerdings darf man auch hier ein methodisches Problem nicht außer acht lassen: Statistisch erfaßbar sind in der Regel nur jene Fälle, die stationär aufgenommen werden konnten. Gerade die ersten manischen Phasen in jungen Jahren pflegen aber eher atypisch, kurzfristig und von geringerer Ausprägung zu sein. Auch ist in diesem Lebensabschnitt die Toleranzgrenze der Gesellschaft weiter gesteckt (,,Pubertätskrise''), selbst bei umtriebiger, distanzloser oder gar aggressiver, ja vielleicht wahnhafter Färbung. Man muß also davon ausgehen, daß sich erstmalige leichtere manische Zustände früher äußern, als die Statistik festhalten kann. Nach amerikanischen Schätzungen betrifft dies etwa ein Drittel aller Fälle. Im mittleren Lebensalter wächst dann der Anteil der ,,klassischen Verlaufsformen'' mit charakteristischem Gepräge. Im höheren Lebensalter finden sich schließlich vermehrt organisch anmutende expansive, bisweilen altersparanoide Züge, also eine rastlose, bisweilen ratlose, gelegentlich sogar verwirrte Umtriebigkeit mit oftmals ausgeprägter Mißtrauenshaltung bis hin zum Wahn, wobei das charakteristische Manie-Bild eher verflacht (sogenannte „matte Manie"). Einzelheiten s. S. 129.

> Sowohl erstmalige als auch wiederholte manische Zustände gibt es in jedem Lebensalter.

Geschlecht

Bei rein oder überwiegend depressiven Zuständen dominiert das weibliche *Geschlecht* im Verhältnis 2 : 1. Allerdings gibt es Anhaltspunkte, daß der Anteil unbehandelter oder fehldiagnostizierter depressiver Männer doch erheblich größer ist als bisher vermutet. Bei manisch-depressiven Verlaufsformen scheinen Männer wie Frauen annähernd gleich betroffen, doch gibt es auch hier unterschiedliche Untersuchungs-Ergebnisse. In der Klinik sieht man gelegentlich mehr manische Frauen als Männer, was jedoch nichts über die reale Häufigkeitsverteilung aussagt. Zwar ist es in keinem Fall einfach, einen manisch Kranken zur stationären Aufnahme zu überreden, doch pflegt dies bei Männern erfahrungsgemäß mehr Probleme aufzuwerfen als bei Frauen. Dies hängt von verschiedenen Faktoren ab wie berufliche und Familienposition, gesellschaftliche Toleranzgrenze, insbesondere was finanzielle, vor allem aber zwischenmenschliche Auseinandersetzungen und „sexuelle Exzesse" anbelangt usw. Wahrscheinlich werden manische Frauen einfach öfter stationär eingewiesen (und damit auch rechtzeitig konsequent behandelt!) als männliche Maniker.

Zivilstand

Über den *Zivilstand* gibt es ebenfalls unterschiedliche Erkenntnisse: Die meisten Patienten mit einer affektiven Psychose sind verheiratet, wobei man das fortgeschrittene Alter während der statistischen Erfassung in Rechnung stellen muß (mehrfache stationäre Behandlungen im Laufe der Zeit). Bei den ersten, für eine stationäre Aufnahme nicht ausreichenden bzw. nicht klinisch behandelten manischen Zuständen dürften – altersbedingt – die Ledigen überwiegen. Die Zahl der Scheidungen nimmt aber mit Alter bzw. Zahl und Folgen der manischen Phasen zu. Das wurde früher mit jedem 10. bis 5. Patienten angegeben. Diese Häufigkeit wird aber schon dadurch relativiert, daß derzeit ohnehin jede dritte Ehe geschieden wird.

Soziale Aspekte

Bezüglich der *sozialen Schicht* (gemessen an Ausbildung und beruflicher Position) finden sich – im Verhältnis zu anderen psychiatrischen Krankheitsbildern – bei affektiven Psychosen etwas häufiger Angehörige der Mittel- und

Oberschicht. Es ist aber nicht auszuschließen, daß eine Manie in den einfachen Kreisen eher toleriert bzw. seltener klinisch behandelt und damit statistisch erfaßbar wird. – Ein *Stadt-Land-Gefälle* zu Lasten ländlicher Gebiete wird zwar diskutiert, scheint aber möglicherweise eher mit den speziellen Toleranzgrenzen zusammenzuhängen. So dürfte die bekannte „Einsamkeit in der Masse" in größeren Städten weniger rasch zu entsprechenden Konsequenzen führen als in kleinen Gemeinden, wo jeder jeden kennt und ein „Störenfried" ggf. rascher auffällt.

Zusammenfassung

Die Häufigkeit manischer Zustände ist schwer exakt zu fassen. Die Wahrscheinlichkeit, daß eine bestimmte Person während ihres Lebens von einer manisch-depressiven Psychose befallen wird, schätzt man auf mindestens 0,6 bis 0,9 % der Bevölkerung. Die Dunkelziffer ist jedoch hoch, insbesondere für mildere Verlaufsformen im allgemeinen sowie erstmalige Erkrankungen in jungen Jahren, die verkannt und/oder nicht behandelt wurden. Die meisten erstmaligen Krankheitsausbrüche häufen sich zwischen 15 und 35 Jahren, oftmals mit atypischen Verläufen, die erst im mittleren Lebensalter ein charakteristisches Gepräge bekommen. Im höheren Lebensalter finden sich vermehrt organisch anmutende umtriebige und wahnhafte Züge. Geschlechtsspezifisch scheint es keine Unterschiede zu geben. Der Zivilstand richtet sich im wesentlichen nach dem Alter: In jungen Jahren überwiegend ledig, in den mittleren Lebensjahren zumeist verheiratet, aber auch im wachsendem Maße geschieden (Manie-Folgen). Bezüglich der sozialen Schicht lassen sich keine eindeutigen Schwerpunkte feststellen.

Ursachen – Auslöser – Verlauf

Ursachen

Die meisten manischen Zustände, die den Arzt in Klinik oder Praxis erreichen, sind affektive Psychosen, also *endogener Ursache*. Das sind vor allem biologisch begründbare Geisteskrankheiten (Psychosen), in diesem Fall eher als Gemütskrankheiten bezeichnet, die von innen (endogen) kommen. Endogen heißt also aus dem Organismus heraus, jedoch ohne bisher erkennbare bzw. nachweisbare körperliche Ursachen, auch wenn erbliche und konstitutionelle Faktoren (z. B. ,,seelische Anlage'') eine Rolle spielen. Auf jeden Fall ist eine hereditäre Belastung (Erbanlage) nicht selten.

Die *erbliche Belastung* scheint bei manisch-depressiven Erkrankungen höher zu liegen, als wenn es nur zu depressiven (oder ausschließlich manischen) Zuständen kommt. Einzelheiten s. S. 15.

Zur Frage weiterer biologischer Ursachen s. S. 18.

Auf jeden Fall ist das Syndrom ,,endogene Manie'' das Resultat verschiedener genetischer, sozialer und biographischer Faktoren sowie Auslösesituationen einschließlich weiterer Aspekte, die schließlich zu jenen Funktionsänderungen führen, die sich in der für uns erkennbaren Krankheit äußern.

Es gibt aber auch manische (meist maniforme, submanische, hypomanische) Zustände aufgrund exogener (äußerer) Einflüsse oder körperlicher Erkrankungen (symptomatische Manie, sekundäre Manie – s. S. 131).

Auslösende Faktoren

Dem Ausbruch vieler affektiver Psychosen pflegen *belastende Lebensereignisse* vorauszugehen. Bei der endogenen Depression sollen es mindestens ein Fünftel, bei der manischen *Erst*erkrankung sogar die Hälfte bis zwei Drittel sein. Bei erneut auftretenden Episoden ist dies seltener festzustellen. Offenbar ist das *erstmalige* Ausklinken einer solchen Gemütskrankheit durch eine schwere Lebenskrise fast die Regel, während spätere Rückfälle eher biologisch bestimmt sind, d. h. nach einem ,,endogenen Muster'' ablaufen, dessen Hintergründe wir noch nicht kennen. Doch auch hier können immer wieder psychosoziale Belastungen beteiligt sein.

Eindeutige geschlechtsspezifische Unterschiede lassen sich nicht feststellen, wohl aber manchmal Schwerpunkte in bezug auf die Art der Belastung. So scheinen beim weiblichen Geschlecht vor allem zwischenmenschliche, d. h. partnerschaftliche und familiäre, beim männlichen nicht selten berufliche Schwierigkeiten zu dominieren.

Wenn man die Auslösungs-Muster affektiver Psychosen generell untersucht, also Manie und Depression, dann handelt es sich meist um bedrückende, auf jeden Fall unerfreuliche Ereignisse: bestimmte Belastungen aus dem näheren oder weiteren Umfeld, deren quälende Intensität nicht „objektiv", sondern nach der subjektiven Verarbeitungsmöglichkeit des Betroffenen beurteilt werden sollte. Dazu gehören auf *psychosozialem Gebiet* z. B. der Verlust entscheidender Bezugspersonen bzw. Störungen der familiär-häuslichen Sphäre, ferner Erkrankung, Trennung, Scheidung oder gar Tod von Angehörigen (sogenannte „fumeral mania"), ferner häusliche Differenzen und Probleme, berufliche Nöte (Prüfungen, Verpflichtungen, Überforderung, Änderungen oder sonstige Schwierigkeiten am Arbeitsplatz, aber auch plötzliche Entlastung nach längerdauerndem psycho-physischem Streß) sowie nachbarschaftliche (z. B. Konflikte mit Hausbewohnern) oder gesellschaftliche Auseinandersetzungen. Bisweilen wird auch von neuen, schwer zu integrierenden Rollenverpflichtungen, von erotischen und sexuellen Problemen, von Umzug, Wohnungswechsel oder Bedrohung des sozialen Prestiges (berufliche Position, Finanzen u. a.) berichtet.

Neben diesen überwiegend psychischen und psychosozialen Auslösern sind aber auch *körperliche Faktoren* möglich. So soll bei bis zu einem Drittel der Patientinnen die Ersterkrankung in das Wochenbett fallen, das dann auch später einschließlich vergleichbarer Krisenzeiten (z. B. Wechseljahre) mit einem erhöhten Risiko belastet ist. (Hypo-)manische Zustände häufen sich bisweilen prämenstruell, d. h. vor der Monatsblutung. Auch Schädel-Hirn-Unfälle sind beteiligt, wobei selbst leichtere Gehirn-Traumata und manchmal sogar ein verzögerter Erkrankungsausbruch von Wochen oder gar Monaten zur Diskussion stehen. Als weitere organische Auslöser gelten eine Überfunktion der Schilddrüse, grippale Infekte, Operationen, Lungenentzündung, Brüche und Verletzungen anderer Art, ferner Abmagerungskuren mit und ohne Appetitzügler und gelegentlich sogar notwendige und ärztlich überwachte Krankenhausaufenthalte.

Selbst eine *antidepressive Therapie,* also bestimmte Antidepressiva, ein therapeutischer Schlafentzug, eine Lichttherapie oder Durchflutungsbehandlung („Elektroschock") können einen manischen Zustand auslösen. Die Provokation einer manischen Phase durch Antidepressiva gilt als besonders ungünstig, vor allem in jungen Jahren.

Psychologisch gesehen scheinen zwei Schwerpunkte von Bedeutung: Bedrohung und – doppelt so häufig – Verlust und Trennung. Besonders gravierend pflegen auch widersprüchliche Situationen zu sein, in denen der Betroffene sich zwischen gleichrangigen Werten entscheiden muß. Ein solcher Widerspruch kann sich dann beispielsweise durch die manische Flucht in andere Regionen oder durch verstiegene Lösungen äußern, die eine konkrete Entscheidung unnötig machen. Kann einmal eine Auslösesituation auf den ersten Blick als positiv eingeschätzt werden, so stellt sich bei genauerer Untersuchung nicht selten heraus, daß der Betreffende hinter diesem Ereignis dennoch eine Bedrohung oder einen Verlust vermutet oder befürchtet. Manchmal ist auch ein Urlaubsbeginn beteiligt (Entlastung als Belastung eigener Art).

Bei den späteren Erkrankungsphasen ist es besonders ein Faktor, der bei genauer Prüfung immer wieder zu Rückfällen Anlaß gibt: das eigenmächtige *Absetzen* vorbeugender Arzneimittel, also die Unterminierung des Langzeitschutzes. Das sind in der Regel Lithiumsalze oder das Carbamazepin (Einzelheiten s. S. 307 und S. 353). Die Gründe sind unterschiedlich. Frauen macht beispielsweise vor allem die lithiumbedingte Gewichtszunahme zu schaffen, durch die man unattraktiv zu werden meint. Oft läßt sich auch bereits nach der ersten seelisch-körperlichen Stabilisierung durch diese Langzeitbehandlung ein Rückgang der Einnahmezuverlässigkeit feststellen. So etwas nennt man in Fachkreisen eine „innere Entwarnung". Lange Zeit waren Reue und schlechtes Gewissen bei dem Gedanken, was man sich während der manischen Phase „alles hat zu schulden kommen lassen" noch so frisch und mitunter quälend, daß die Einnahmezuverlässigkeit garantiert blieb. Doch nach einiger Zeit verblaßt das Bild. „Eigentlich war ja alles nicht so schlimm. Im Grunde hat man doch nur einmal richtig gelebt". Der Sinn der Therapie wird in Frage gestellt, die tägliche Medikamenteneinnahme als Zwang empfunden.

Nicht wenige Patienten entschuldigen sich auch damit, daß sie sich von den Neuroleptika (s. S. 295) und später vom Lithium manipuliert oder willenlos gemacht fühlten, und daß nach deren Weglassen „neues Leben" und die „innere Freiheit" zurückzukehren schienen. Nach dem Rückfall erweist sich zwar alles als grausame Illusion, aber zuvor fand man sich scheinbar eine zeitlang auf dem richtigen Weg.

Verlauf

Beginn: Manische Phasen können sich langsam, d. h. über Wochen entwickeln oder überraschend schnell ausbrechen. Dann kann dieses Krankheitsbild innerhalb weniger Tage, ja Stunden, oder in Einzelfällen sogar plötzlich dramatische Ausmaße annehmen.

Dauer: Manische Zustände können sich auf einige Tage, ja Stunden begrenzen; dies inbesondere im Kindes- und Jugendalter (s. S. 118). Sie können aber auch Wochen, bisweilen sogar Monate, früher und sehr selten auch heute noch über Jahre andauern. Das sind dann eher leichtere manische Zustände. Für eine extremere Hochstimmung mit entsprechenden Folgen über eine so lange Zeit reichen in der Regel die seelisch-körperlichen Reserven nicht aus. Die meisten klinisch erfaßbaren Verläufe variieren zwischen zwei Wochen und vier bis sechs Monaten, im Mittel etwa vier Monate, auch wenn die stationäre Therapie selber eher kürzer ausfällt, nämlich im Durchschnitt etwa 6–8 Wochen (Männer etwas kürzer als Frauen). Die Phasendauer ist trotz der medikamentösen Behandlungsmöglichkeiten gegenüber früher nicht wesentlich geringer geworden. Dafür kann der Schweregrad durch gezielte Therapie deutlich gemindert werden. Es gibt aber auch manische Zustände, die lange Zeit unerkannt bleiben („Hochstimmung", „Arbeitswut", „Verliebtheit" usw.), bis das Leiden plötzlich rapide eskaliert und sich meist durch berufliche Fehlplanungen („verkalkuliert") oder durch gesellschaftliche Ausrutscher demaskiert.

Das **Ende** einer manischen Episode ist entweder durch langsamen Symptom-Rückgang oder durch einen relativ abrupten Abschluß des Krankheitsbildes charakterisiert („wie an- und ausgeknipst"). Die Mehrzahl manischer Zustände läuft aber doch still und leise aus. Dies gilt vor allem für milde, also hypomanische/submanische/maniforme Phasen, die mehr oder weniger schnell und ohne ernstere Folgen (nach außen) zurückgehen. Man vermutet, daß es sich hierbei um die Mehrzahl entsprechender Episoden handelt, die nur nicht statistisch erfaßt werden.

In etwa der Hälfte der Fälle soll sich zwischen manischer und depressiver Episode keine „gesunde Zwischenzeit" finden, d.h. die eine Phase geht in die andere mehr oder weniger übergangslos über.

Um aus wissenschaftlicher Sicht Vergleichsmöglichkeiten zu haben, hat man die Manie in *3 Stadien* unterteilt (nach Carlson und Goodwin):

Stadium I: meist zu Beginn und Ausgang der Phase: Rededrang, körperliche Unruhe, Stimmungs-veränderung, doch bleibt die Fähigkeit des Patienten zu Dialog und Absprache im wesentlichen erhalten (entspricht einer hypomanischen, submanischen oder maniformen Phase).

Stadium II: zu einem sozialen Dialog nur noch punktuell im Stande. Handeln und Verhalten sind durch die monologisch-autistische Position geprägt (auf eine eigene Vorstellungs- und Gedankenwelt zentriert, nur noch Monologe haltend), jedoch verbal noch sozialen Normen angepaßt.

Stadium III: verworrenes oder paranoides (wahnhaftes) Syndrom, Überhandnehmen von Inkohärenz (Sprünge im Ablauf des Denkens) und/oder Wahn (oder gar Halluzinationen = Trugwahrnehmungen). Die Bestimmung der eigenen Position gegenüber der Umwelt ist weitgehend zusammengebrochen.

Eine voll ausgeprägte Manie zeigt meist folgende fließende Stadien-Übergange: I–II–(III)–II–I. Diese Stadien-Einteilung ist vor allem für wissenschaftliche Zwecke von Bedeutung. Sie soll nur in etwa skizzieren, worauf man sich in entsprechenden wissenschaftlichen Verlaufsstudien stützen kann.

Weitere Aspekte

Die Zahl manischer Phasen variiert zwischen nur einer manischen Episode im Leben bis zu zahlreichen Wiedererkrankungen, so daß manche Betroffene von einer Phase in die andere stürzen. Wie oft im Rahmen einer Manie eine *einmalige* Phase vorkommt, ist umstritten. Die Schätzungen variieren von etwa jedem Zehnten bis zur Hälfte aller manischen Erkrankungen. Manche Experten sind jedoch der Ansicht, daß eine einmalige manische Erkrankung extrem selten ist und daß man bei der statistischen Erfassung lediglich nicht konsequent genug nachfaßt, was leichtere Zeichen „unmotivierter Hochstimmung" anbelangt (häufigstes Gegenargument: „Muß man denn alles gleich als krankhaft abstempeln?").

Die *freien Intervalle zwischen den Phasen* sind unterschiedlich lang, machen aber im Schnitt zwei bis drei Jahre aus. Nach der Ersterkrankung scheint offenbar am längsten Ruhe einzukehren.

Jahreszeitlich scheinen Herbst und vor allem Frühjahr öfter betroffen zu sein. Ansonsten ist die Manie in jeder Jahreszeit möglich.

Die Suche nach *Risikofaktoren* hat noch keine zuverlässigen *Vorhersage-Kriterien* erbracht: am ehesten erbliche Belastung und Schweregrad des Leidens

(z. B. ausgedrückt durch Zahl und Dauer der Rückfälle bzw. stationären Behandlungen). Möglicherweise spielen auch die soziale Zugehörigkeit (günstiger in höheren Schichten?) sowie die Persönlichkeitsstruktur eine Rolle (ungünstiger bei neurotischen Zügen oder abnormen Persönlichkeiten?).

Der Krankheits-Umschwung

Eindrucksvoll ist der rasche Übergang bzw. konkreter: das *plötzliche Umschlagen* von einer depressiven in eine manische Phase. Das gleiche ist auch von einer manischen in eine depressive Phase möglich, obgleich in unmittelbarer Abfolge seltener. Dies bezeichnet man als *Syndrom-Umschwung* (engl.: *switch*). Als Auslöser diskutiert man neben einem spontanen Auftreten vor allem bestimmte (meist aktivierende) Antidepressiva, aber auch belastende Lebensereignisse (s. o.).

Rapid cycling-Syndrom

Ebenfalls eindrucksvoll, vor allem aber sehr peinigend für die Betroffenen und ihre Angehörigen, ist das *Rapid cycling-Syndrom*, der *schnelle Phasenwechsel* zwischen manischen und depressiven Episoden. Von einem Rapid cycling spricht man bei vier oder mehr affektiven (also manischen oder depressiven) Episoden innerhalb zwölf Monaten, und zwar in beliebiger Kombination und Reihenfolge. Ein noch häufigeres Auftreten bezeichnet man als Ultra rapid cycling-Syndrom, das sich bis zum Extrem steigern kann, nämlich dem Ultra-ultra rapid cycling-Syndrom (s. a. S. 377).

Dabei gibt es keine speziellen Kriterien gegenüber den selteneren Phasenabläufen. Entscheidend ist nur die größere Frequenz. Häufige manische oder depressive Phasen, die durch äußere Einflüsse ausgelöst wurden (z.B. Kokain, Corticosteroide oder andere exogene Ursachen) gelten nicht als Rapid cycling-Syndrom. In den Spezialkliniken oder -abteilungen für affektive Störungen im angelsächsischen Bereich soll das Rapid cycling ungefähr 5 bis 15% aller manisch-depressiven Erkrankungen ausmachen. Betroffen seien in 70 bis 90% aller Fälle das weibliche Geschlecht. Dabei haben diese rasch wechselnden Episoden keinen Bezug zum Menstruationszyklus und treten gleichermaßen bei Frauen vor und nach der Menopause auf. Offenbar gibt es aber Zusammenhänge mit einer Unterfunktion der Schilddrüse, bestimmten neurologischen Krankheiten (z.B. Multiple Sklerose), mit geistiger Behinderung, Schädel-Hirn-Traumata sowie antidepressiver Behandlung. Die Langzeitprognose ist eher ungünstig.

Zusammenfassung

Die meisten manischen Zustände sind affektive Psychosen, also endogener Ursache. Darunter versteht man eine biologisch begründbare Gemütskrankheit, von „innen" (endogen) kommend, obgleich man bisher keine Ursachen nachweisen kann. Eine erbliche Belastung ist nicht selten. Es gibt aber auch manische/hypomanische Zustände aufgrund äußerer Einflüsse oder körperlicher Erkrankungen.

Vielen affektiven Psychosen scheinen – zumindest bei der erstmaligen Erkrankung – belastende Lebensereignisse vorauszugehen: seelisch, psychosozial, exogen bzw. organisch. Zwei Schwerpunkte sind von besonderer Bedeutung: Bedrohung und Verlusterlebnisse. Spätere Rückfälle sind eher biologisch bestimmt, d. h. scheinen nach einem ,,endogenen Muster" abzulaufen, dessen Hintergründe wir noch nicht kennen. Einer der häufigsten Rückfall-Auslöser ist allerdings das eigenmächtige Absetzen einer medikamentösen Vorbeugung mit Lithiumsalzen oder Carbamazepin.

Manische Phasen können sich langsam, d. h. über Wochen hin entwickeln oder innerhalb weniger Tage bzw. sogar Stunden ausbrechen. Der Verlauf kann sich auf Stunden begrenzen (insbesondere im Kindes- und Jugendalter), aber auch Wochen, bisweilen Monate dauern, unter Therapie im Mittel etwa 4 Monate. Das Ende einer manischen Episode ist entweder durch langsames Auslaufen oder durch einen relativ abrupten Rückgang markiert. Die Zahl manischer Phasen variiert zwischen nur einer (eher selten) bis zu zahlreichen Episoden. Patienten mit mehr als vier Phasen pro Jahr werden als schnelle Phasenwechsler bezeichnet. Jahreszeitlich sind vor allem Frühjahr und Herbst betroffen. Die Suche nach Risikofaktoren hat noch keine zuverlässigen Vorhersage-Kriterien erbracht, mit Ausnahme des eigenmächtigen Absetzens von Medikamenten mit Langzeitschutz (s. o.).

Eindrucksvoll ist der sogenannte Syndrom-Umschwung (switch) von einer depressiven in eine manische Phase oder umgekehrt. Als Auslöser diskutiert man neben einem spontanen Auftreten vor allem bestimmte Antidepressiva und belastende Lebensereignisse. Zermürbend ist das Rapid cycling-Syndrom, der schnelle Phasenwechsel von manisch zu depressiv oder umgekehrt, bis hin zum Ultra-rapid cycling, gleichsam der Sturz von einer Phase in die andere.

Zur Frage der erblichen Belastung

Die Frage der *erblichen Belastung* von sogenannten affektiven Psychosen, also Gemütskrankheiten wie endogene Depression, endogene Manie bzw. beides hintereinander, also manisch-depressive Psychose oder Erkrankung, löst heute keine Diskussionen mehr aus. Die globalen Risikoziffern für depressive und manisch-depressive Erkrankungen zusammen betragen zwischen 10 und 20 % für alle Verwandten 1. Grades, also für Eltern, Geschwister und deren Nachkommen. Amerikanische Untersuchungen fanden sogar noch deutlich höhere Zahlen. Das Erkrankungsrisiko für Enkel (1,9 bis 3,3 %), Neffen und Nichten (1,3 bis 2,7 %) scheint jedoch nur wenig höher zu liegen als das Durchschnittsrisiko (0,6 – 0,9 %). Eine sichere Aussage ist deshalb so schwierig, weil die affektiven Störungen nicht schon bzw. ausschließlich in jungen Jahren, sondern oft erst im mittleren bis höheren Lebensalter (erstmals) ausbrechen können. Ganz sicher ist man deshalb erst nach dem Tod eines potentiell Gefährdeten.

Patienten, die sowohl an manischen und depressiven Zuständen als auch an schizophrenen Symptomen erkranken (sogenannte schizoaffektive Psychose – s. S. 141) sind vermutlich keine einheitliche Krankheitsgruppe, haben aber wahrscheinlich ein noch höheres Erkrankungsrisiko für Verwandte 1. Grades (zwischen 13 und 45 %). Hier bezieht sich die erbliche Belastung vor allem auf affektive Störungen (7 bis 35 %), aber auch schizophrene Psychosen (1 bis 13 %). Die Vererbung einer schizoaffektiven Psychose selber hält sich hingegen zahlenmäßig in Grenzen.

Dies zu den reinen Zahlen bzw. Risikostreuungen. Dabei gibt es natürlich unterschiedliche Wertungen. Dem einen, der eher biologisch orientiert ist, sagen sie etwas aus; dem anderen, der sich mehr an die psychosozialen Aspekte des näheren und weiteren Umfeldes hält, erscheinen sie vernachlässigbar. Eines fällt jedoch allen auf, die sich ernsthaft mit diesem Phänomen beschäftigen: Je öfter man gezielt nachfragt, desto eher wird man fündig. Deshalb sollte für die hier zur Diskussion stehenden Aspekte: „Erkennen – Verstehen – Handeln" nie die Frage vergessen werden:

Hatten Großeltern, Onkel, Tanten, Nichten, Neffen, Cousins, Cousinen, schließlich Eltern oder Geschwister einmal unter einem ähnlichen Zustand zu leiden – und zwar sowohl väterlicher- als auch mütterlicherseits?

Wer allerdings nicht gezielt danach fragt, sei es als Therapeut, sei es im eigenen Familienkreis, der erhält in der Regel keine befriedigende Antwort. Über Krankheiten im allgemeinen und seelische im speziellen redet man nicht – früher noch seltener als heute. Dabei bleiben nicht so ausgeprägte manische (d. h. hypomanische oder maniforme) Verlaufsformen erfahrungsgemäß noch seltener in Erinnerung als Phasen von unbegründeter tiefer Melancholie, Apathie, ungerechtfertigter Schuldgefühle und einer Vielzahl diffuser und meist noch wandernder Beschwerden, „für die der Doktor keine Erklärung hatte".

Kann jedoch bei irgendeinem Vorfahren – oft überspringt es auch eine Generation! –, ein manischer oder depressiver Zustand erinnert werden, ist für die Diagnose und damit rasche Therapie schon vieles gewonnen. Dies besonders bei akuten oder unklaren Fällen von periodischer Hochstimmung, „übertriebener Heiterkeit mit ungewöhnlichen Streichen", „krankhafter Arbeitswut", die an einen „unverantwortlichen Raubbau erinnert" usw. Deshalb seien noch einmal die zwei wichtigsten Probleme wiederholt:

Zum einen erinnert man sich nicht gerne an Negatives, auch in der Verwandtschaft. So kommt es nicht selten vor, daß die Angehörigen zwar angestrengt nachdenken, „aber beim besten Willen nichts finden". Der Patient selber pflegt aus nachvollziehbaren Gründen in diesem Punkt ohnehin keine Hilfe zu sein – nicht in der depressiven, schon gar nicht in der manischen Phase. Faßt man bei den Verwandten jedoch immer wieder nach, so werden plötzlich genauso selbstverständlich kuriose Fälle berichtet, die der aktuellen Situation des Patienten recht nahe kommen (s. u.). Macht man die Angehörigen auf diese Situation aufmerksam, sind sie erstaunt und verlegen. Dabei steckt jedoch hinter diesem erst nachträglich ergiebigen Erinnerungsvermögen keine böse Absicht. Das ist eine Mischung aus Unkenntnis und psychologisch verstehbarem unbewußtem Abwehrmechanismus. Das muß man wissen, um trotz allem an sein Ziel zu gelangen, d. h. *immer wieder nachfragen.*

Zum zweiten kehrte man früher unangenehme Vorfälle, insbesondere den Verdacht auf eine Geisteskrankheit, schneller und vor allem rigoroser unter den Tisch. Man kann es nicht anders ausdrücken. Da wurde vertuscht, was irgendwie zu vertuschen ging, selbst bzw. gerade die Aufnahme in eine „Heilanstalt" oder gar den Tod von eigener Hand. Zumeist war man auch überfordert, konnte noch weniger als heute zwischen Fehlverhalten und Krankheit differenzieren, was auch gerade bei der Manie Verwirrung schafft. Deshalb ist es ergiebiger, Diagnosen und Fachbegriffe völlig wegzulassen, wenn man auf eine mögliche erbliche Belastung zu sprechen kommt, und sich dafür mehr auf detaillierte „Lebens-Schilderungen" aus der Verwandtschaft zu stützen.

Solche "Geschichten von früher" sind sogar für die Differentialdiagnose von Bedeutung. Dabei ist wichtig zu wissen, daß manische Zustände früher häufiger vor allem den schizophrenen Psychosen zugeordnet wurden. Nach heutiger Ansicht würde diese damalige Diagnose öfter in Manie oder zumindest schizomanisches Syndrom bei schizoaffektiver Psychose (s. S. 141) abgeändert. Das ist aber nur möglich, wenn man sich den Zustand genau und unverfälscht und vor allem mit den damaligen Bemerkungen bzw. Verdachtsmomenten aller Beteiligten schildern läßt.

Dabei finden sich mitunter erstaunliche Parallelen, wenngleich eingebunden in die Möglichkeiten und Grenzen der jeweiligen Epoche. So jagte beispielsweise der manische Enkel seine 150 Pferdestärken rücksichtslos über die Autobahn und scheuchte alle von der Überholspur, während der manische Großvater „im Frühling und Herbst seine Pferdekutsche wie ein Verrückter übers Land peitschte, daß sich die Leute nur durch einen Sprung zur Seite retten konnten". Und dazwischen fanden sich bei beiden Betroffenen „Zeiten unerklärlicher Düsternis und Melancholie".

„Das Leben hält nicht nur die gleichen Begabungen und Eigenheiten, sondern auch die gleichen Leiden und sogar Symptom-Schablonen bereit, wenn man genetisch an der Angel hängt" (ein manischer Arzt).

Zusammenfassung

Die endogene, d. h. biologisch begründbare Manie geht nicht selten auf eine erbliche Belastung zurück. Zur Sicherung der Diagnose und damit zur rechtzeitigen Einleitung einer gezielten Therapie kann es sich deshalb als nützlich erweisen, die Angehörigen nach vergleichbaren Episoden im näheren und vor allem weiteren Verwandtenkreis – väterlicherwie mütterlicherseits – zu befragen. Man darf jedoch nicht gleich bei der Eltern-Generation aufhören, sondern muß auch die Großeltern-Generation mit einbeziehen, und zwar so weit gespannt wie möglich. Denn seelische Krankheiten überspringen oft eine Generation. Dabei ist es üblich, daß der erste Anlauf der Befragung unergiebig bleibt. Das besagt jedoch wenig. Hier darf man sich nicht gleich mit einer sogenannten „leeren Anamnese" (kein gezielter Hinweis) zufrieden geben. Meist muß man den Angehörigen etwas Zeit lassen, um ihre Zurückhaltung, Scheu oder gar Scham zu überwinden bzw. in Ruhe nachzudenken oder bei Angehörigen gezielt nachzuforschen lassen.

Die Frage nach einer möglichen erblichen Belastung dient nicht der Befriedigung der Neugier oder gar der nachträglichen Diskriminierung der Vorfahren. Hier geht es um das möglichst rasche Erkennen, Verstehen und Handeln im Rahmen eines häufig unklaren oder gar täuschenden, aber ggf. folgenschweren Krankheitsbildes. Und dafür können gerade die Hinweise auf eine erbliche Belastung sehr hilfreich sein – sofern man gezielt danach fragt und dann therapeutisch konsequent reagiert.

Biologische Aspekte

Gibt es eine oder mehrere *biologische Ursachen* der Manie? Diese Frage ist bis heute nicht befriedigend geklärt. Insofern kann man dieses Kapitel kurz halten. Das heißt aber nicht, daß die biologischen Aspekte keine Bedeutung hätten – im Gegenteil. Man wird nicht umhinkommen, sich mit dem Gedanken vertraut zu machen, daß nicht nur alles Organische, sondern auch jede geistige Aktivität und seelische Regung eine biologische Grundlage haben muß – und damit auch ihre krankhafte Entgleisungen.

Leider kam es in der letzten Zeit aus historischen und weltanschaulichen Gründen zu einer Polarisierung in soziale oder psychodynamische sowie biologische Psychiatrie. Das war nicht immer hilfreich. Denn trotz der begrenzten Definierbarkeit seelischer Krankheit sind psychische Funktionen ohne Zweifel an die Funktionstüchtigkeit eines Organs gebunden, nämlich des Gehirns. Insofern muß man auch annehmen, daß kranke seelische Funktionen auf einer Funktionsstörung des Gehirns basieren. Daß sich solche krankhaften Hirnveränderungen bisher nicht eindeutig nachweisen ließen, bedeutet jedoch nicht ihr Fehlen, sondern wahrscheinlich nur unzureichende biologische Meßmethoden. Zudem sind nicht einmal die Voraussetzungen für ein exaktes Messen gegeben, weil ihre Grundlage, die Definition und Klassifikation seelischer Störungen, nicht scharf genug getrennt und zudem immer wieder geändert wird.

Auch die permanenten biochemischen und anatomischen Interaktionen auf allen Organisationsebenen des Organismus mit seinem Umfeld erschweren eine verläßliche Prüfung. So wird der Mensch ständig durch seine Welt beeinflußt und geprägt, was sich wiederum biologisch niederschlägt. Noch komplizierter wird es bei einer Erkrankung, weshalb man heute von der *multifaktoriellen Entstehung psychischer Störungen* spricht, in der sich biologische, soziale, lerntheoretische und psychodynamische Psychiatrie begegnen, ergänzen und (hoffentlich mehr als früher) befruchten.

Ursache, Verlauf und Entstehung der Manie aus biologischer Sicht

Um es gleich vorwegzunehmen bzw. noch einmal zu wiederholen: *Es gibt beim derzeitigen Forschungsstand keine biologische Ursache, die eine Manie erklären könnte.* Dies gilt für alle affektiven Störungen, zu denen man nicht nur die Manie, sondern auch die Depressionen und Angststörungen rechnet.

Am ergiebigsten sind noch die *genetischen Aspekte:* Wie bei vielen anderen Leiden gehen auch die Affektstörungen auf ein komplexes Zusammenspiel zwischen *genetischer Ausstattung* des Menschen und seinen Umwelteinflüssen zurück. Einzelheiten dazu siehe S. 15.

Bei den *exogenen (äußeren) Faktoren* spielen vor allem hormonelle Einflüsse (die das Überwiegen des weiblichen Geschlechts bei Depressionen erklären sollen) sowie sogenannte Stressoren (belastende Lebensereignisse) eine Rolle. Ein interessantes Phänomen stellen auch Wetter- und Klimaeinflüsse sowie jahreszeitlich gebundene Gemütsstörungen dar. Früher bezeichnete man sie als „Winterdepression", heute als saisonale affektive Störung, die im Spätherbst beginnt und sich erst im Frühjahr wieder aufzulösen pflegt. Sie hängt offenbar mit den in bestimmten Breitengraden (Canada, Skandinavien u. a.) besonders extremen Licht-Dunkel-Zyklen zusammen und spricht gut auf eine Lichttherapie an. Auch der antidepressive Effekt des Schlafentzugs geht in diese Richtung.

Hilfreich sind auch die neurobiochemischen Erkenntnisse durch *psychotrope Substanzen*, die die Stimmung beeinflussen (z. B. Reserpin oder die Phasenprophylaktika Lithium und Carbamazepin). Dadurch lassen sich manche Wirkmechanismen besser verstehen.

Intensiv beforscht wird derzeit die Dysregulation der *Neurotransmitter* (Botenstoffe). Ein besonderes Augenmerk richtet man dabei auf verschiedene Neurohormone, deren Sekretion von einem oder mehreren solcher Neurotransmitter gesteuert wird (z. B. Dopamin, Noradrenalin, Serotonin). Einzelheiten würden auch hier zu weit führen, doch soll noch kurz auf einen Begriff zurückgekommen werden, der die Fachliteratur lange beherrscht hat: der Dexamethason-Suppressionstest (DST). Er sollte Diagnose und Behandlungskontrolle affektiver Störungen begleiten, hat aber die in ihn gesetzten Hoffnungen nicht erfüllt. Ähnliches gilt für weitere neuroendokrine Marker und andere biologische Korrelate.

Pathologisch-anatomisch wurden bisher ebenfalls keine spezifischen Befunde erhoben, die auf eine krankhafte Veränderung des Gehirns hinweisen. Dies gilt sowohl für neuroradiologische Verfahren als auch spezielle Hirndurchblutungsmessungen.

So gesehen scheint das Gesamtergebnis erst einmal dürftig. Doch dies täuscht. Mehr als kleine Mosaiksteine der Erkenntis kann man nicht erwarten. Denn diese setzen sich langsam, aber kontinuierlich zu einem nützlichen Gesamtbild zusammen. Neue Methoden und Techniken signalisieren ermutigende Fortschritte. Dies betrifft nicht nur Diagnostik und Verlauf, sondern auch die Therapie. Und hier ist schon vieles geschehen und wird wohl auch in nächster Zukunft Konkretes zu erwarten sein. Das ist das Verdienst der biologischen Psychiatrie in Zusammenarbeit mit allen anderen medizinischen Disziplinen.

Zusammenfassung

Die biologischen Hintergründe der Affektstörungen im allgemeinen sowie der Manie im besonderen sind bisher weitgehend unklar – trotz einer Vielzahl von praktischen Erkenntnissen, weiterführenden Hinweisen und interessanten Hypothesen. Das hört sich erst einmal ernüchternd an. Doch handelt es sich gerade bei den biologischen Abläufen um ein so komplexes Zusammenspiel, nicht zuletzt beeinflußt durch vielfältige Umweltfaktoren, daß man gerade hier nur mit einem langsamen Fortschritt rechnen kann. Eine vor allem in den letzten Jahren rapide zugenommene Vielfalt und Genauigkeit entsprechender technischer Verfahren läßt jedoch hoffen, daß sich hier bald mehr bewegt.

Gibt es eine charakteristische Persönlichkeit bei manisch-depressiven Erkrankungen?

Allgemeine Aspekte

Nichts interessiert viele Menschen brennender als die Frage nach Persönlichkeit, Wesensart, Charakterstruktur des anderen. Wenn man die durchschaut hat, meint man den Schlüssel zu besitzen, wie man den anderen am sichersten einzuschätzen, vielleicht sogar zu manipulieren vermag. Auf diesem ureigenen menschlichen Verlangen basiert das wachsende Interesse an entsprechenden populärmedizinischen Lebenshilfen, die mit immer „neuen Erkenntnissen" aufwarten (die aber bei genauem Hinsehen kaum so neu sind, wie man manchen Leichtgläubigen gerne weismacht).

Andererseits ist die Erforschung der *Persönlichkeitsstruktur* ein legitimes Anliegen, das auch die Wissenschaft, insbesondere Psychologie und Psychiatrie, nie ruhen ließ. Und tatsächlich sind ja damit auch vorbeugende, therapeutische und rehabilitative Möglichkeiten verbunden – wenn auch alles bei weitem nicht so einfach ist, wie man es sich in der Regel vorstellt oder wünscht. Denn der Mensch ist ein komplexes Wesen, zusammengesetzt aus biologischen Vorgaben und lebensgeschichtlich Geprägtem.

Dabei beginnt es schon mit rein methodischen Problemen. So muß man sich nämlich fragen lassen: Darf man nach der ersten manischen oder depressiven Phase rückwirkend auf die sogenannte *prämorbide Persönlichkeit* schließen, also die Wesensart des Betreffenden vor Ausbruch der Krankheit? Die Auffassungen sind geteilt: Manche sagen: Ja, weil sich alles völlig zurückbildet. Neuere Erkenntnisse aber sprechen dagegen. Es bildet sich nämlich nicht alles zurück, weder bei der Depression noch bei der Manie (Einzelheiten s. S. 182). Also darf man nicht einfach von heute auf früher zurückschließen. Wissenschaftlich exakt wären ohnehin nur die sogenannten prospektiven Untersuchungen, die vom ersten Tag an ein Leben begleiten – über gesunde und kranke Zeiten hinweg. Das aber ist nur selten möglich und ungeheuer aufwendig. Meist erfaßt man mit dieser „Rückschau" eine sogenannte „Intervall-Persönlichkeit", also eine Wesensart in gesunden Zwischenzeiten, die aber wohl nicht mehr die gleiche sein dürfte wie vor Ausbruch der ersten Krankheitsphase.

Gleichwohl gibt es für viele psychologische und psychiatrische Aspekte zahlreiche Persönlichkeitsstudien mit unterschiedlichen Untersuchungsinstrumenten. Dies geht vom persönlichen Eindruck bis zu sogenannten psychopathometrischen Messungen mittels mehr oder weniger komplizierter Frage- oder Erhebungsbogen. Einzelheiten würden hier zu weit führen, selbst bei der Manie, bei der sich solche Studien zahlenmäßig in Grenzen halten. Im übrigen nicht nur zahlenmäßig, sondern auch inhaltlich, denn die Ergebnisse sind mehrdeutig bis vielsagend – und damit letztlich ohne jene Aussagekraft, die man eigentlich für Vorbeugung, Diagnose, Therapie und Rehabilitation fordern müßte. Faßt man jedoch einmal mit allem Vorbehalt die wichtigsten Kriterien zusammen, die in verschiedenen Studien über ein halbes Jahrhundert hinweg erarbeitet wurden, dann finden sich sowohl charakterlich positive als auch negative und nicht zuletzt widersprüchliche, ja sich ausschließende Befunde.

Die Manie im Spiegel der Persönlichkeitsforschung...

Eher *negativ getönten Persönlichkeits-Merkmalen* manisch Erkrankter gelten Charakterisierungen wie überaktiv, hektisch, unstet, extravertiert (nach außen gerichtet), oberflächlich, impulsiv, distanzlos, hitzig, neidisch, mißgünstig, gereizt oder aggressiv.

Eine Mischung, *teils positiv, teils negativ* interpretierbar, insbesondere auf das Berufsleben bezogen, sind folgende Kriterien: ehrgeizig, aufstiegsbezogen, risikofreudig, hart arbeitend, initiativ, an Leistung und Erfolg orientiert, deshalb auch meist erfolgreich, nicht zuletzt durch eine überdurchschnittliche Leistungserwartung an sich selber.

Wieder mehr den charakterlichen Aspekt betreffend und in der Mehrzahl durchaus *positiv interpretierbar* sind schließlich folgende Merkmale, die sich offenbar immer wieder im persönlichen Eindruck oder testpsychologisch objektivieren lassen: gesellig, gemütlich, heiter, gutherzig, humorvoll, offen, großzügig, begeisterungsfähig, originell, vielseitig interessiert, phantasievoll, angepaßt bis überangepaßt, wohlerzogen, warmherzig, zugewandt, ferner traditionell eingestellt bzw. konform bis zur Autoritäts- und Ordnungsgläubigkeit.

Maniker gelten aber nicht nur als eigenständig, lebhaft und vital, sondern zeigen anscheinend auch eine Neigung zu geringem Selbstwertgefühl und Selbsttäuschung, reagieren mit einem starren Kontrollbedürfnis und sind gewissenhaft bis übergewissenhaft, wenn nicht gar skrupelhaft oder zwanghaft.

Nach Durchsicht dieser Wesensmerkmale, die die Persönlichkeit des Manikers bzw. des Patienten mit einer manisch-depressiven Erkrankung in gesunden Zwischenzeiten widerspiegeln sollen, fällt zweierlei auf: 1. eine gesamthaft gesehen eher positive Charakterisierung, und das für einen psychisch Kranken, der während seines Leidens „alles auf den Kopf stellt" und 2. der Umstand, daß man mit solchen Begriffen konkret letztlich wenig anfangen kann. Und dies wird auch wissenschaftlich durchaus zugegeben.

...und Partnerbeziehung

Von größerem Interesse sind deshalb einige zwischenmenschliche Besonderheiten, insbesondere was *Partnerschaft* und *Familie* anbelangt, zumal auch hier die jeweilige Persönlichkeitsstruktur einen großen Einfluß ausübt. Solche psychodynamische, d. h. unbewußte Konflikte beschreibende Aspekte sind allerdings recht kompliziert und wirken auf den fachlich nicht geschulten Betrachter mitunter etwas gekünstelt bis verstiegen. Man darf sie auch nicht verallgemeinern. In Einzelfällen sind sie jedoch ein guter Verständnis-Einstieg in die komplizierte Natur mancher Partnerschaften mit einem manisch Erkrankten.

Relativ nachvollziehbar sind folgende Erkenntnisse: Männer mit einer manisch-depressiven Erkrankung sollen oft Frauen heiraten, die in Partnerschaft und Familie dominieren – wie einst ihre eigenen Mütter. Dagegen sollen Frauen mit einer Manie in einer Art Identifikation, also unbewußten Gleichsetzung mit ihrer Mutter, eher passive Männer ehelichen. Bei solchen Konstellationen können Konflikte nicht ausbleiben. Die Folge sind Auseinandersetzungen, Krisen, ja eine heimliche Feindseligkeit zwischen den Eheleuten, die jedoch nicht offen ausgetragen wird. Der Grund ist die Furcht vor dem Verlassenwerden. Und die Schwäche und Wehrlosigkeit vieler dieser Menschen, die Trauer, Zorn und demütigende Abhängigkeit zu verleugnen pflegen und sich lediglich in hilfloser Wut zu äußern vermögen.

Ein anderer psychodynamischer Erklärungsversuch lautet: Für manisch-depressiv Erkrankte ist der Berufsbereich nur Außenfeld und Kompensation (Ausgleich) ihres primären Konfliktfeldes, nämlich der Familie. Zu Hause werden Aggressionen – im Gegensatz zur beruflichen Durchsetzungsfähigkeit – eher unterdrückt. Diese Patienten sind letztlich enttäuscht von den Eigenschaften ihres Partners, der einerseits passiv, andererseits fordernd auftritt. Diese Enttäuschung wird verleugnet, der Partner idealisiert. Deshalb entwickeln sie dem anderen gegenüber ein sorgendes, ja überbesorgtes, auf jeden Fall verwöhnendes Verhalten, vermeiden alle Konflikte und neigen dazu, alles in Harmonie zu sehen. Trotz dieser frustrierenden Situation und des Versuchs, den Mangel des Ehepartners überkompensatorisch auszugleichen, fühlen sie sich diesem moralisch meist unterlegen. Und weil sie ihn in ihrem Wunsch nach Kontakt und Nähe häufig überfordern, werden sie oftmals noch von ihm verlassen. Das alles ist eine große Belastung, die nicht ohne Folgen bleiben kann, bis hin zum Ausbruch einer manischen Erkrankung. Vor allem in der akuten manischen Phase zeigt sich dann die Enttäuschung über den Partner besonders ausgeprägt, besonders bei manischen Frauen. Manche versuchen diesen Konflikt selbst in der Manie noch romantisch zu lösen, indem sie ihre trostlose Beziehung geradezu verklären (weitere Einzelheiten s. auch in dem Kapitel über die sexuellen Folgen auf S. 43).

Das alles hört sich ein wenig sonderbar an, wenn man die extravagante, ja rücksichtslose Art mancher manisch Erkrankter in Rechnung stellt, die ihre Umgebung zur Verzweiflung bringen. Das aber ist auch ihr Problem, ihre Tragik. Maniker wirken robust – und sind doch meist überempfindliche Wesen, die sich in ihrer Krankheit nur im Ton vergreifen, wie der resignierte Kommentar eines Patienten lautet.

Weitere psychodynamische Aspekte

Vor allem die reizbar-aggressive Art vieler Maniker ist es, die das nähere und weitere Umfeld schier verzweifeln läßt. Tatsächlich sind die Aggressionen ein Dreh- und Angelpunkt im Leben dieser Menschen: Während der manischen Phase zeigen sie einen *hohen Aggressionspegel,* der nach außen, gegen die anderen gerichtet ist. Dafür ist die sogenannte Autoaggressivität gegen sich selber gering. Das führt dazu, daß Maniker während einer manischen Episode so gut wie nie suizidgefährdet sind. Nach der manischen Phase dreht sich jedoch alles um: Jetzt droht eine hohe Selbst-Aggressivität mit Neigung zu Selbstbeschuldigungen und erhöhter Selbsttötungsgefahr. Dagegen fällt die Fremdaggressivität gleichsam in sich zusammen – zumindest in offener Form. Je höher das Alter und je größer die soziale Angepaßtheit, desto ausgeprägter ist diese Aggressionsunterdrückung – mit allen Folgen.

Faßt man die *Psychodynamik der manischen Erkrankung* noch einmal zusammen, so läßt sich dies am besten mit den Worten des Psychiaters H.-L. Kröber skizzieren:

„Charakteristisch für Patienten mit manisch-depressiver Erkrankung sind Aggressionsunterdrückung und Konfliktverleugnung, soziale Angepaßtheit, hohes Verantwortungs- und labiles Selbstwertgefühl. Dabei darf man eine große Irrtumsmöglichkeit nicht übersehen: Wenn diese Kranken großsprecherisch auftreten, ist das natürlich nicht Ausdruck von Selbstsicherheit und erhöhtem Selbstwertgefühl, wie dies oft fehlinterpretiert wird. Die extrem entwickelte Fähigkeit akut Manischer, geradezu tödlich zu beleidigen, lächerlich zu machen und andere gegeneinander auszuspielen, legt die Vermutung nahe, daß sie all dies zuvor schon am eigenen Leib erfahren haben durch Ehepartner, Mutter oder Vater, im Beruf usw.

Viele dieser Patienten getrauen sich jedoch nicht, selbst jenen Normen die Gefolgschaft aufzukündigen, die von ihnen bereits leidvoll als hohl, scheinheilig und böse erfahren worden sind. Dieser Schritt, selbst wenn er als Verrat an den sozialen Normen interpretiert würde, wäre zwar moralische Pflicht, nämlich Mißstände anzuprangern, und zudem eine Entwicklungschance für den Betreffenden. Es wäre aber auch das Ausschlagen einer gleichsam psychologischen Erbschaft und damit quasi der Bruch mit den Ahnen.

Der Depressive erstarrt vor dieser Wahl, der Maniker versucht diese Situation aktiv zu bewältigen, ohne aber letztlich eine Entscheidung zu treffen. 90 % der Redeflut der Maniker geht in der Beteuerung auf, daß man sich noch immer im Hoheitsgebiet der Wohlanständigkeit befände.

Gewiß, man kann in der Manie real intensiver leben und erleben. Die Tragik erneuert sich aber, wenn aus dem zwangsläufigen Scheitern der Manie für den Alltag nichts oder nur falsches gelernt wird. Und das ist leider die Regel. Hier aber könnte die Kenntnis der Psychodynamik dieses Leidens und eine daran anknüpfende gezielte Psychotherapie manches zum Besseren wenden" (s. S. 254).

Anhang: Zur Persönlichkeitsstruktur von Patienten mit ausschließlich depressiven Phasen

Ist es schon schwer, sich aus dem bisher Gesagten, einen praktisch nutzbaren Überblick zu verschaffen, so wird es noch komplizierter, wenn man zwischen Patienten unterscheidet, die

– manische und depressive Phasen ertragen: manisch-depressive Erkrankung oder Psychose, Zyklothymie, nach neuerer Klassifikation bipolare (affektive) Störungen und solchen, die
– nur depressive Phasen erdulden müssen: monopolare Depression, depressive Episode bzw. Episode einer Major Depression u. a.

Schon früher wurde der sogenannte *„Typus melancholicus"* wie folgt umschrieben:

Hang zu Pflichtbewußtsein, Gewissenhaftigkeit, Korrektheit, Pünktlichkeit, Ordentlichkeit, ja fast Neigung zu Zwanghaftigkeit und Pedanterie. Im Arbeitsleben dominieren Fleiß, Solidität und Einsatz, was mitunter auch mit erhöhtem Zeitaufwand erkauft werden muß. Dabei sind diese Menschen fast immer freundlich, mitfühlend, warmherzig, zugewandt. Es kann aber auch zu scheinbar unerklärlichen und unangemessenen Episoden von Reizbarkeit und Aggressivität kommen. Auch finden sich gelegentlich zaghafte bis avitale, grüblerische, empfindsam-launische und genierliche Charaktere.

Im allgemeinen wird versucht, sich aus allen zwischenmenschlichen Auseinandersetzungen, Konflikten, Reibungen und Störungen herauszuhalten oder gar möglichst aktiv solche atmosphärische Trübungen auszugleichen. Ehe, Familie, Arbeitsfeld u. a. profitieren von diesen Bemühungen um ein harmonisches Miteinander – vorausgesetzt man kann sich dem mitunter übersteigerten Bedürfnis nach Sauberkeit, Pünktlichkeit, Aufrichtigkeit, Mitarbeit usw. weitgehend anpassen oder unterordnen.

Als Vorgesetzter sind solche Persönlichkeiten vom ,,Typus melancholicus" zwar betont liebenswürdig und verständnisvoll, häufig jedoch auch konsequent bis unflexibel, wenn es um die Durchsetzung ihrer Ansichten geht (,,sanfte Tyrannei"). Als Untergebene imponieren sie als hilfsbereit, treu, zuverlässig, dienstwillig, meist in langjährigen Arbeitsverhältnissen stehend und als Mitarbeiter sehr geschätzt.

Noch konkreter wird eine Untersuchung, die sich auf die Unterscheidung der Persönlichkeitsstruktur zwischen Patienten mit ausschließlich depressiven und solchen mit depressiv und manisch abwechselnden Phasen zur Aufgabe gemacht hat. Was fand man nun bei *Depressiven mit nur depressiven Phasen*?

Gute Kommunikationsfähigkeit, wenig ichbezogen, sehr altruistisch, manchmal aber auch nur begrenzte Fähigkeit, auf fremde Schicksale verstehend einzugehen bzw. sich darauf einzustellen. Auf übersichtliche Verhältnisse und soziale Integration bedacht. Bedürfnis nach geborgener, vertrauter Atmosphäre mit einem festen Kreis Bekannter. Stark auf das ausgerichtet, was ,,man" tut. Zwischenmenschlich zentriert auf das Verhältnis zum Ehepartner, unverrückbar, fast alteingefahren, mehr gebend und opfernd als nehmend und fordernd. Religiöse Fragen werden meist rein konventionell interpretiert. Die Einstellung zum Besitz konzentriert sich auf Daseinssicherung durch sehr bescheidene Ansprüche. In der Sexualität relativ spät erste Kontakte, betont ,,natürliches" Verhalten, oft Heirat mit dem ersten Sexualpartner. Sexualität wird vielfach eher als ein notwendiger Bestandteil der Ehe als ein personaler Akt erlebt.

Das eigene Leistungsvermögen wird nüchtern abgeschätzt, eher als bescheiden eingestuft. Kaum Suchtgefährdung. Eher Abneigung gegen Medikamente. Wichtig ist die Einstellung gegenüber Partner, Familie, Eltern sowie weiterem Umfeld. Festes familiäres Gefüge (,,so war es immer..."). Fleißig in der Schule, allseits beliebt, später häufig Wahl eines gesicherten Arbeitsverhältnisses. Hohe Anforderungen an die eigene Leistung: unermüdlich, rastloses Schaffen, aufopferungsbereit, minutiöse Ordentlichkeit. Beliebt bei Vorgesetzten, Mitarbeitern und Kunden. Nie Planung über eigene finanzielle Möglichkeiten hinaus.

Schlußfolgerung

Wer nach dieser allgemeinen Übersicht den Eindruck hat, das alles höre sich zwar ausgesprochen interessant an, doch im Grunde wisse er jetzt weniger als zuvor, teilt dieses Los nicht nur mit so manchem Leser, sondern auch mit den Wissenschaftlern selber. Daraus sollte sich aber keine Frustration oder gar Resignation ergeben. Der Mensch läßt sich nicht auf ein einheitliches Charakterbild reduzieren, selbst wenn sich bei einigen Krankheiten bestimmte Wesensmerkmale immer wieder finden. Jeder hofft zwar von sich selber, daß er ein Individuum sei, das in dieser Konstellation nirgends mehr zu finden ist, von der Prägung durch sein persönliches Schicksal ganz zu schweigen, hätte aber gerne für andere eine handliche Anweisung zur Charakterkunde verfügbar. Das gibt es nicht.

Dennoch sind die wissenschaftlichen Bemühungen um manche (!) verwertbare Persönlichkeitszüge eines bestimmten Leidens, in diesem Fall der Manie, nicht umsonst. Man darf nur keine zu hohen Ansprüche stellen. Und schon gar nicht glauben, mit einigen wenigen – scheinbar typischen – Persönlichkeitsmerkmalen den anderen völlig erfaßt (und damit beeinflußbar?) zu haben.

Wertvoll sind diese Hinweise jedoch grundsätzlich dann, wenn man dem anderen in seiner Not zu helfen versucht, und sei es ein umtriebiger Maniker, der nur zu Ärger Anlaß gibt. „Am besten fährt man, wenn man diese Aufstellung zur Persönlichkeitsstruktur eines manisch Erkrankten nicht mit dem Verstand, sondern mit dem Herzen liest" (ein manischer Arzt).

Zusammenfassung

Obgleich man schon vor einem Vierteljahrhundert glaubte, *charakteristische Persönlichkeitseigenschaften* für die endogene Depression/Manie bzw. für die manisch-depressive Erkrankung herausarbeiten zu können, hat sich letztlich gezeigt: Feste Zuordnungen lassen sich mit der gewünschten Sicherheit nicht belegen. Heute neigt man eher zu der Ansicht, daß bei der Mehrzahl der Patienten die manisch-depressive Erkrankung nicht an eine spezielle prämorbide (schon vor der Erkrankung typische) Persönlichkeitsstruktur gebunden ist.

Charakteristisch für diese Menschen sind jedoch soziale Angepaßtheit, Verantwortungsgefühl, aber auch Aggressionsunterdrückung, Konfliktverleugnung und ein labiles Selbstwertgefühl. Diese Erkenntnis, die die meisten Untersuchungen bestätigen, irritiert zwar, wenn man an den "Aufstand" denkt, den der Maniker in der Regel auslöst. Sie zeigt aber auch deutlich die Not hinter der distanzlosen, gereizten oder aggressiven Fassade. Eine Not, der man gezielt psychotherapeutisch begegnen muß, auch wenn die äußeren Bedingungen zuerst nicht günstig erscheinen.

Zur Psychopathologie manischer Zustände

Übersicht

Das *manische Krankheitsbild* (von einem Beschwerdebild kann man ja nicht reden, ,,Beschwerden hat der Maniker keine") ist von verwirrender Vielfalt. Es ist besonders anfangs schwer einzuordnen, aber auch später häufig täuschend und nicht selten nach Inhalt und Form rasch wechselnd. War man sich lange unsicher und von Zweifeln geplagt und meinte schließlich die Diagnose gesichert, so kann schon am nächsten Tag wieder alles anders sein. Die Manie ist ein ,,Chamäleon". Sie täuscht verhängnisvoll lange sogar Angehörige und Arzt – wohl nicht zuletzt deshalb, weil ,,nicht sein kann, was nicht sein darf". Denn wenn die Diagnose feststeht, muß auch eine Therapie begonnen werden – und das wird zum Problem eigener Art (s. später).

Auf was ist nun im Rahmen eines manisches Krankheitsbildes zu achten? Nachfolgend zuerst eine eher psychopathologisch orientierte, später eine mehr beschreibende Darstellung aus dem Alltag (s. S. 37).

> Die am häufigsten angeführten *Krankheitszeichen einer Manie* sind gehobene Stimmung, Rededrang und krankhaft gesteigerte Aktivität.

Tatsächlich fällt am ehesten die *euphorische* (d. h. inhalts- bzw. motivlos gehobene) *Stimmung* mit überströmender und vor allem mitreißender (!) Heiterkeit und sogar Glückseligkeit sowie unbegründetem, aber strahlendem Optimismus auf. Dies kann allerdings auch leicht in eine gereizte Mißstimmung bis hin zu aggressiven Durchbrüchen umschlagen, besonders wenn sich der Maniker in seiner Aktivität behindert fühlt.

Fast immer irritiert auch ein krankhaft *gesteigerter Tatendrang*. Auffallend ist auch eine ungewöhnliche Gesprächigkeit bis zum *Rededrang* mit erhöhtem Sprechtempo. Das *Schlafbedürfnis* ist deutlich vermindert. Die geistige und körperliche *Leistungsfähigkeit* scheinen verstärkt, allerdings inkonsequent, ungebremst und unkritisch. Auffallend sind neben dem überbordenden Beschäftigungsdrang mit rastloser Vielgeschäftigkeit auch eine zwischenmenschliche, sexuelle und materiell orientierte Überaktivität bis *Enthemmung* (z. B. Kaufwut).

Häufig finden sich ein *gesteigertes seelisch-körperliches Wohlbefinden* mit überzogenem Selbstwertgefühl und Kritikschwäche, manchmal grotesker Selbstüberschätzung bzw. Größenideen.

Ein weiteres Kennzeichen ist der vermehrte Zustrom locker aneinander gereihter Einfälle, was sich in einem ständigen Wechsel des Denkziels äußert.

Dabei springt der Betreffende durch erhöhte Ablenkbarkeit von einem Thema zum anderen. Dies führt schließlich zu der – für die schwerere Manie charakteristischen – Denkstörung der *Ideenflucht*.

Eine häufige Komplikation ist der Mißbrauch von Substanzen mit Wirkung auf das Zentrale Nervensystem: zumeist Nikotin und Alkohol (zusätzlicher Enthemmungs-Faktor), gelegentlich entsprechende Arzneimittel, z. B. Psychostimulanzien (Weckmittel), seltener Beruhigungs- und Schlafmittel sowie Rauschdrogen.

Nachfolgend die wichtigsten manietypischen Symptome in ausführlicherer Darstellung.

Affektstörungen

Affekt, Emotion, Gefühl, Stimmung bezeichnen Zustandsgefühle, Befindlichkeiten, Gestimmtheiten in vielfältiger Weise. Meist versteht man unter Affekten ausgeprägte Gefühlsreaktionen, die relativ rasch einsetzen, nur kurz dauern und besonders intensiv erlebt werden (Gefühlswallung). Häufig gehen sie auch mit vegetativen Begleiterscheinungen einher (Herzschlagfolge, Pupillenweite, Muskelspannung, Schweißsekretion u. a.). Stimmung ist dagegen ein längerdauernder Gefühlszustand, der das ganze seelische Erleben färbt, z. B. dauerhaft gereizt oder glückselig.

Eine *manische Affektstörung* kann sich wie folgt äußern (wobei einen die Bezeichnung „Störung'' zumindest bei den positiven Zustandsgefühlen erst einmal irritiert, aber das ist ja nur die eine Seite des manischen Syndroms):

Die *Stimmung* ist zumeist gehoben, unbeschwert, übermütig, humorvoll, heiter, fröhlich, beschwingt, „sonnig'', wagemutig, unverwüstlich, optimistisch, ausgelassen, enthusiastisch. Der Maniker ist voller Wohlbehagen und strahlender Laune, witzig, spritzig, schalkhaft, schlagfertig, siegesbewußt, „mit goldenem Humor'' – kurz: „glücklich und froh''. Manchmal entsteht eine regelrechte „ekstatische Seelenstimmung''. Oft fällt auch ein ausgeprägt humoristischer Zug auf mit der Neigung, allen Dingen und Ereignissen die scherzhafte, positive Seite abzugewinnen. Daraus resultieren dann durchaus originelle Interpretationen, gutmütiger Spott, kleinere, letztlich durchaus treffende Sarkasmen sowie allerei Schabernack und Streiche.

> Kennzeichnendes Merkmal: Die positive Stimmung ist ansteckend!

Manchmal kann die Stimmung aber auch rasch und offenbar unbegründet in eine *Mißstimmung* umschlagen, vor allem wenn sich der Maniker in seinem Tatendrang nicht ernstgenommen oder behindert fühlt. Dann irritiert ein entgegengesetztes Bild: unzufrieden, unduldsam, nörgelnd, unverfroren, rechthaberisch, rücksichtslos, mißmutig, mürrisch, patzig, gereizt, querulatorisch, aggressiv („gereizte Manie"), ja sogar erregt-tobsüchtig („zornige Manie", früher auch als „Zorntobsucht" bezeichnet).

Solche leicht erregbaren bis aufbrausenden Maniker sind – je nach zugrunde liegender Persönlichkeitsstruktur und/oder Intensität des manischen Zustandsbildes – nicht nur leicht zu verärgern, ungesteuert, impulsiv und rasch erregbar, sie können sich auch nicht mehr bremsen und werden dann rasch streitsüchtig, grob, angriffslustig oder gar gewalttätig (s. u.). Mitunter erscheinen sie fast paranoid, d. h. sie reagieren wahnhaft.

Zu einem solchen Umschlag kommt es oftmals dann, wenn die überbordende Unternehmungslust und Überaktivität des Kranken von seiner Umgebung oder vom Arzt eingedämmt werden muß. Deshalb treffen diese Reaktionen insbesondere Angehörige bis hin zu *Tätlichkeiten* gegenüber Partner, Kindern und Eltern. Aber auch Freunde, Kollegen, Untergebene, Vorgesetzte, ja sogar zu Hilfe eilende bzw. besänftigende Nachbarn oder einschreitende Fremde werden nicht verschont. Glücklicherweise richten sich die heftigsten Wutausbrüche zumeist gegen das Mobiliar oder ähnliches – dann aber „gründlich".

Ernstere *Übergriffe* finden sich mehr bei Männern, während es Frauen im allgemeinen eher bei verbalen Aggressionen bewenden lassen. Überraschungen sind jedoch auch hier möglich, je nach Intensität des Leidens, Persönlichkeitsstruktur, alkoholischer Enthemmung, Auslösesituation usw.

Meist hat die Gereiztheit des Manikers den Charakter einer vorübergehenden Überreaktion, fixiert auf oft nahestehende Personen und entsprechende Situationen und in der Regel angeheizt durch Widerspruch oder Widerstand der empörten oder verzweifelten Umgebung. Deshalb fällt der ganze "Theaterdonner" in der Regel bald wieder in sich zusammen. Dann kann die verstörte Umgebung einen plötzlich ratlosen und verlegenen „Ex-Tobsüchtigen" erleben, der von der vorangegangenen „unschönen Szene" selber überrascht, ja überrumpelt scheint und oft sogar versucht, alles herunterzuspielen oder wieder ungeschehen zu machen: „Mir ist halt die Hand ausgerutscht", lautet dann nicht selten die verschämte oder gar forsche bis vorwurfsvolle Bemerkung, so als wundere sich der Patient, daß man noch immer nicht gelernt habe, mit seinem „Temperament" adäquat umzugehen.

Manchmal können aber selbst hoch-manische Patienten von einer geradezu *abrupten Stimmungslabilität* erfaßt werden, bei der die Hochstimmung von minuten-, stunden- oder selten auch einmal tagelangen Perioden der Niedergeschlagenheit oder gar Weinerlichkeit abgelöst wird. Bisweilen treten sogar beide Stimmungspole gemischt auf (eher bei jungen und alten Patienten und häufiger bei Männern?). Dann ist sogar mit einer zeitlich begrenzten Selbsttötungsgefahr zu rechnen, was ansonsten der Maniker nicht kennt. Sieht der Arzt den Maniker nur in einer solchen kurzen depressiven Episode, kann er sich verhängnisvoll täuschen, weshalb er grundsätzlich die Fremdanamnese (Befragung von Angehörigen usw.) nutzen soll.

Auf jeden Fall sind ausgeprägte Stimmungsausschläge in beide Richtungen möglich, wenngleich meist nur kurzfristig, aber wiederholbar. In einzelnen Fällen kann es auch zu einer dauerhaften gereizt-aggressiven Grundstimmung mit erneuten aggressiven Durchbrüchen kommen. Auch ein *durchgehendes Stimmungshoch* ist möglich, wenngleich seltener.

Störungen des Antriebs

Unter *Antrieb* versteht man – allgemein ausgedrückt – die Grundaktivität eines Menschen. Man unterscheidet Antriebsverminderung (Antriebsarmut, Antriebshemmung) und Antriebssteigerung. Solche manische *Störungen des Antriebs* im Sinne eines Antriebsüberschusses fallen relativ rasch auf: anfangs nur vermehrtes Pläneschmieden und erhöhte, aber noch zielgerichtete Geschäftigkeit; oft gepaart mit unermüdlicher Betriebsamkeit, was verhängnisvoll lange nicht als krankhaft erkannt wird. Maniker können in der Tat fast übermenschliche Leistungen erbringen. Das stößt erst einmal auf allseitige Bewunderung und Neid, gelegentlich aber schon hier mit Bedenken vermischt (,,jetzt hör' doch endlich mal wieder auf!''). Denn bei nüchternem Abwägen muß es jedem Beteiligten klar sein, daß ein solcher ,,Kahlschlag der Reserven'' irgendwann einmal mit einem Erschöpfungszustand zu bezahlen ist, unter dem Strich also keinen Gewinn darstellt. Doch der Maniker vermag überzeugend, ja geradezu motivierend zu argumentieren, ,,daß der derzeitige Aufgabenberg anders nicht zu leisten ist''. Die beeindruckte oder gar schuldbewußte Umgebung steckt zurück – und die Krankheit nimmt ihren Lauf.

> Der Unterschied zum ,,normalen Arbeitssüchtigen'' (,,workoholic'') besteht in
> 1. dem phasenhaften, d. h. zeitlich begrenzten Auftreten der manischen Arbeitswut, die ggf. in der drohenden nachfolgenden Depression vom Gegenteil abgelöst wird (Leistungseinbruch bis zur totalen Arbeitsunfähigkeit),
> 2. weiteren manietypischen Symptomen, die sich naturgemäß nur in einer Manie finden lassen – sofern man darauf achtet.

Nach und nach pflegt sich aber nicht nur ein überstarker, sondern sogar *ungebremster Bewegungsdrang* einzustellen, und zwar im direkten wie übertragenen Sinne: schnelle, laute und kaum zu unterbrechende Sprechweise, theatralisch wirkende Mimik, dramatische Gesten, Reden oder gar Gesänge. Mag dieses Gehabe vielleicht noch in akzeptablen Grenzen bleiben, fällt es meist dennoch auf, wenn man die frühere Wesensart des Betreffenden als Vergleich heranzieht (,,wie leicht angetrunken'', ,,beschwipst, aber eben dauernd'').

Maniker sind auch ständig in Bewegung. Bisweilen laufen sie sogar ruhelos große Strecken, was der Arzt therapeutisch zu nutzen versucht, sofern es sich ergibt. Die meisten wirken anfangs ,,dynamisch'', später eher rastlos und getrieben. Sie scheinen voller Vielgeschäftigkeit und Wagemut, riskieren einiges und gewinnen (anfangs) erstaunlich oft, was die Mahner wieder verunsichert (Einzelheiten s. später).

Fast immer besteht ein unstillbarer Drang zur Geselligkeit mit der Neigung, alte *Bekanntschaften* zu erneuern und neue zu knüpfen – gleichgültig, ob dies gewünscht wird oder nicht. Dies gilt auch für den bereits erwähnten Rededrang (Logorrhoe) sowie *ständiges Telefonieren* (von den Laien oft als ,,Telefonitis'' umschrieben), selbst zu den unmöglichsten Zeiten, z. B. nachts.

Charakteristisch sind im Rahmen eines manischen Antriebsüberschusses folgende Phänomene:
1. Unfähigkeit, Begonnenes zu vollenden,
2. vermehrte Ablenkbarkeit, allein schon durch Hintergrundgeräusche oder Bilder an der Wand,
3. Unfähigkeit, die aufdringliche und fordernde Art und damit belästigende Natur dieser Aktivitäten selber zu erkennen und zu steuern.

Denkstörungen

Formale Denkstörungen, also wie etwas (krankhaft) gedacht wird, sind beispielsweise gehemmtes, verlangsamtes, eingeengtes, umständliches, unklares u. a. Denken. Kennzeichnend für die manische Denkstörung ist die *Ideenflucht:* Das *beschleunigte oder ideenflüchtige Denken* ist charakterisiert durch vermehrten Zustrom locker aneinandergereihter Einfälle und ständigen Wechsel des Denkziels (vor allem durch erhöhte Ablenkbarkeit). Typisch ist auch das Springen von einem Thema zum anderen (vom Hundertsten ins Tausendste). Eindrucksvoll ist die stete Produktion (im wahrsten Sinne des Wortes) origineller, schlagfertiger oder gar witziger Einfälle, die zuletzt vielleicht nur noch nach äußeren Gesichtspunkten aneinandergereiht werden (Doppelsinn der Worte, Klangähnlichkeit). Dadurch verliert der Maniker schließlich den Faden und gleitet immer öfter ins Unwesentliche ab. Das stört ihn aber nicht, weil er alles, was er hervorbringt, für bedeutungsvoll hält oder zumindest das gesteigerte Interesse seines Gegenüber voraussetzt. Auf jeden Fall merkt er kaum, daß er dessen Aufmerksamkeit ungebührlich beansprucht oder ihn gar langweilt.

Allerdings kann sich der Maniker vorübergehend gut ,,zusammenreißen'', um dann eine Weile tatsächlich beim Thema zu bleiben – wenn auch bald mit spürbarer Anstrengung.

Das Wesen der manischen Ideenflucht ist jedoch mehr in einem Rededrang als in einem Denkdrang oder gar in einem nutzbaren Zustrom fruchtbarer Ideen zu sehen. Maniker produzieren viel, aber wenig Fundiertes. Konkrete Denkaufgaben lösen Maniker zwar rascher als Depressive, jedoch nicht schneller als Gesunde*.

Je ausgeprägter der manische Antrieb, desto mehr rücken formale und logische Sprachstörungen in den Vordergrund. Schließlich kann die Ideenflucht sogar als Gedankendrängen oder *Gedankenflucht* empfunden werden. Auch die Sprache wird laut, beschleunigt und damit schwer verständlich, ggf. durch Wortspiele, Wortwitze und andere überbordende Äußerungen aufgelockert, die die Umgebung einige Zeit amüsieren. Bei fortschreitender Ideenflucht drohen jedoch in schweren Fällen zuletzt *Neologismen* (Wortneubildungen), wenn beispielsweise einzelne Denkglieder wegen der hohen Denkgeschwindigkeit nicht mehr ausgesprochen werden können, zuletzt ein regelrechter „Wortsalat''.

In hochgradiger manischer Erregung vermag die Ideenflucht zu einem beziehungslosen Nebeneinander der Gedanken auszuufern und sich bis zur Verworrenheit und *Denkzerfahrenheit* zu steigern. Die Sprache wird dann inkohärent (unzusammenhängend) und läßt sich bei flüchtiger Betrachtung von derjenigen eines akuten schizophrenen (Erregungs)-Zustandes kaum mehr unterscheiden. Eine solche „verworrene Manie'' wirkt dann auch eher mißgestimmt-gereizt oder gar zornig. Einzelheiten zur diagnostischen Unterscheidung zwischen Manie und Schizophrenie s. S. 153.

Im allgemeinen vermag sich der Maniker jedoch trotz seiner Ideenflucht ein klares Bewußtsein und eine ungestörte Denkfähigkeit sowie ein ausreichend funktionierendes Gedächtnis zu bewahren. Fehlt die Ideenflucht ganz, was durchaus möglich ist, spricht man von „geordneter Manie''. Sie ist besonders schwer rechtzeitig zu erkennen.

---

* Es soll aber nicht verschwiegen werden, daß es nicht nur zahlreiche Persönlichkeiten aus Kultur, Politik und Wissenschaft gibt, denen durchaus fruchtbare manische (nach unserem Verständnis wohl eher hypomanische/maniforme) Phasen nachgesagt werden (z. B. Händel, Rossini, Robert Schumann, Balzac, van Gogh, Hemingway, Teddy Roosevelt, Churchill u. a. – s. S. 404). Auch viele Betroffene mit weniger ausgeprägten Gaben halten zumindest mildere manische Phasen für die einzig konstruktive und damit lebenswerte Zeit ihres Daseins und lassen sich deshalb ungern medikamentös „ausbremsen'', was sie nur unproduktiv, öd und fad mache (s. das entsprechende Kapitel auf S. 344).

Manische Wahnzustände

Der *Wahn* ist das wahrscheinlich komplexeste Phänomen in der Psychopathologie, schwierig zu verstehen und deshalb schwer zu erläutern. Die kürzeste Definition lautet: „Wahn ist die krankhaft entstandene Fehlbeurteilung der Realität". Dabei sind zahlreiche Formen des Wahnerlebens zu unterscheiden: z. B. Wahnstimmung, Wahneinfall, Wahngedanken, Wahnwahrnehmungen, Wahnerinnerungen, der Ausbau eines ganzen Wahnsystems usw. Die meisten Erscheinungsformen des Wahns sind durchaus negativer Art: Beeinträchtigungs-, Verfolgungs-, Untergangs-, Fremdbeeinflussungs-, Krankheits-, Verarmungs-, Schuld-, Eifersuchts-, Bedrohungswahn usw. Es gibt aber auch vordergründig angenehme, ja erhöhende Wahnformen: Heils-, Weltverbesserungs-, Omnipotenz- (Allmachts-), Abstammungs-, Reichtumswahn u. a.

Die *Wahnbildungen manischer Patienten* sind – im Gegensatz zu schizophrenen Wahnformen – meist flüchtig und ständig im Wechsel. Sie werden überwiegend spielerisch-scherzhaft vorgebracht und oft als „schemenhaft" beschrieben. Offenbar verhindern rasche Ablenkbarkeit und Flüchtigkeit im Denken die Ausbildung eines stabilen Wahnsystems. Geprägt wird der manische Wahn vor allem durch die gesteigerte Erlebnisfähigkeit und das überproportionale Selbstwertgefühl mit Neigung zu z. T. grotesker Selbstüberschätzung. Deshalb dominieren *Größenideen,* die sich früher eher auf religiöse, heute überwiegend auf sexuelle, wirtschaftliche, künstlerische, finanzielle und politische Inhalte beziehen.

Mitunter wird die Situation durch Beeinflussungs- und Verfolgungsideen kompliziert. Diese sind aber gelegentlich als nachfühlbare Reaktionen auf die restriktiven Maßnahmen einer irritierten Umgebung zu interpretieren. Das setzt dann einen Teufelskreis in Bewegung. Bisweilen klingen auch sogenannte stimmungskongruente Fremdbeeinflussungsideen an. *Stimmungskongruent* bedeutet, daß diese Wahnideen der krankhaften Hochstimmung entsprechen (z. B. Größenwahn), und nicht jene unfaßbare Skurrilität aufweisen, wie sie zumeist schizophrenen Wahnideen eigen ist. Manische Fremdbeeinflussungsideen äußern sich angesichts der unkritischen Selbstüberhöhung beispielsweise in der krankhaften Meinung, „ausführendes Organ hochgestellter Persönlichkeiten" oder „weltumspannender Mächte" zu sein.

Mitunter kann es auch zu einem *Liebeswahn* kommen, der in verschiedenen Ausprägungen aufzutreten vermag. Dazu einige Sätze vorab:

Zu einer Manie gehört nicht selten ein *spontanes Verliebtsein.* Frauen trifft es öfter als Männer. Vielleicht wird es aber beim weiblichen Geschlecht auch nur häufiger mißbilligend registriert. Dabei wird die – schon beim normalen Verliebtsein mitunter zu beobachtende – unrealistische, fast traumhafte Verklärung von Partner und Situation geradezu peinlich übertrieben. So etwas beschränkt sich nicht nur auf Jugendliche, denen man derlei als pubertäre Schwärmerei nachsehen könnte, sondern erstreckt sich auch auf „gestandene" Männer und reife Frauen mit großer Lebens- und Partnererfahrung. Deren „liebestolles Abheben" stößt dann natürlich auf besonderes Unverständnis, von gelegentlich tragischen Folgen ganz zu schweigen (z. B. Verleumdungen, Erpressungen, Schwängerung, verzweifelte Abtreibungsversuche usw.). Über die psychodynamischen Hintergründe dieses „königskindhaften" Verhaltens („Märchenprinz"), gleichsam als Errettung von allem Unbill, das in der Vergangenheit bedrückend, schmerzlich, demütigend, kränkend über den (meist weiblichen) Patienten hergefallen war und nunmehr durch eine ausschließlich strahlende Zukunft abgelöst werden soll.

In einfacher Form kommt es nur zu einer unkorrigierbaren Verliebtheit, die alles verklärt. Sie vermag geradezu ansteckend zu wirken. So etwas kann durchaus mehrere Wochen bis Monate dauern. Im fortgeschrittenen Stadium, in einem manischen Liebeswahn, wähnen sich die Betroffenen von zwar meist realen, oft aber unerreichbaren Bekanntschaften oder Personen des öffentlichen Lebens (z. B. aus Film oder Fernsehen) verehrt und geliebt. Und/oder sie sind davon überzeugt, kurz vor der Verehelichung zu stehen. Daraus können glühende Liebesbriefe oder Telefonate resultieren, in Einzelfällen sogar Besuche mit konkreten Wünschen, Angeboten oder Forderungen. Diese pflegen überwiegend erotischer, manchmal aber auch eindeutig sexueller Natur zu sein. Es gibt jedoch auch eine manische Verliebtheit bis hin zum Liebeswahn, die sich durchaus mit „platonischer Zuneigung" begnügen würde, dann aber bisweilen mißverstanden oder ausgenützt wird.

Gerade beim Liebeswahn führt das Mißverhältnis zwischen subjektiver Wahngewißheit („er ist mein") und objektiver Ernüchterung oft zu bezeichnenden Rechtfertigungsversuchen, die den heimlichen Zwiespalt zwischen fehlender Krankheitseinsicht und Realität beleuchten: „Vielleicht denkst Du..., aber ich bin nicht krank. Du wirst sehen, daß wir ein wunderschönes Paar abgeben... Wir werden herrliche Söhne und schöne Töchter haben..." (aus einem manischen Liebesbrief).

Störungen der Wahrnehmung

Störungen der Wahrnehmung kann man unterteilen in Ausfall einer Wahrnehmungsfunktion aus organischen oder seelischen Gründen (z. B. seelisch bedingte Blindheit), ferner in Abnormitäten der Wahrnehmung (Wahrnehmungserlebnisse reicher oder öder), in veränderter Größen- und Gestaltwahrnehmung (Größersehen, Kleinersehen), in qualitative Abnormitäten (alles unwirklich, fremd, vermeintliches Wiedererkennen usw.) und schließlich in Halluzinationen (Sinnestäuschungen, Trugwahrnehmungen).

Tatsächlich berichten auch manche Maniker auf gezieltes Befragen über *Intensitätsveränderungen ihrer Wahrnehmung:* besonders eindrucksvolle Wahrnehmung von Farben, Hell-Dunkel-Unterschieden, Geräuschen, Sprache, Musik sowie von Gerüchen – und zwar sowohl angenehmer wie unangenehmer Art. Dabei können alle Sinnesgebiete betroffen sein, einschließlich der Tastwahrnehmung. So beschäftigen sich beispielsweise manche Maniker interessiert mit den feinen Einzelheiten von Oberflächenstrukturen und Geweben usw. (s. auch die Schilderung auf S. 393ff).

Sinnestäuschungen

Mitunter können in einer manischen Phase auch *Halluzinationen* (Trugwahrnehmungen, Sinnestäuschungen) oder *illusionäre Verkennungen* (wahnhafte Umdeutungen realer Gegebenheiten) auftreten. Meist sind sie akustischer (Stimmen) oder optischer Art, die Personen, Gegenstände und Bilder betreffen. Auch hier dominiert das Vage, Schemenhafte, Flüchtige, Unvollkommene der Sinnestäuschung. Vor allem fehlt die aufdringliche sinnliche Deutlichkeit, wie sie schizophrene oder delirante Halluzinationen charakterisiert. Inhaltlich stehen diese Halluzinationen meist in Beziehung zu den manischen Größenideen, wenn beispielsweise hochgestellte Persönlichkeiten oder Mächte dem Maniker seine ,,Mission'' erläutern.

Dies alles kann natürlich zur Diagnose einer Schizophrenie verleiten. In der wahnhaften Manie aber werden solche Trugwahrnehmungen vom Betroffenen selber nicht völlig ernst genommen. Auch droht nicht die sonst psychosetypische Tendenz, das Geschehen systematisch, gleichsam in ein umfassendes Wahngebäude einzubetten. Maniker sind von ihren Wahngebilden nicht so völlig in Bann geschlagen wie Schizophrene.

Wahnsyndrome im Rahmen einer reinen Manie sind allerdings selten. Was sich jedoch zu häufen scheint, ist das gleichzeitige Auftreten einer schizophrenen sowie manischen Psychose in annähernd gleicher Intensität, zusammen oder kurz hintereinander. Man spricht dann von einer *schizoaffektiven Psychose*. Einzelheiten s. S. 141. Bei den zahlenmäßig dominierenden leichteren manischen Zustandsbildern (hypomanisch, maniform, submanisch) finden sich jedoch so gut wie nie Wahnphänomene.

Weitere Unterscheidungsmerkmale zwischen manischen und schizophrenen Wahnsymptomen s. S. 153.

Zusammenfassung

Die häufigsten Krankheitszeichen einer Manie sind gehobene Stimmung, Rededrang und krankhaft gesteigerte Aktivität. Tatsächlich fällt am ehesten die euphorische (d. h. inadäquat gehobene) Stimmung mit mitreißender (!), sorgloser Heiterkeit und sogar Glückseligkeit sowie strahlendem Optimismus auf. Fast ebenso häufig wirken die Patienten allerdings gereizt, überheblich und (meist verbal) aggressiv, besonders wenn sie sich von ihrer Umgebung gebremst fühlen. Nicht selten finden sich ein gesteigertes seelisch-körperliches Wohlbefinden mit überzogenem Selbstwertgefühl und Kritikschwäche, ja teilweise grotesker Selbstüberschätzung bzw. Größenideen.

Fast immer irritiert eine ungewöhnliche Gesprächigkeit bis zum Rededrang mit raschem Sprechtempo. Das Schlafbedürfnis ist deutlich vermindert. Charakteristisch sind auch vermehrte Ablenkbarkeit oder Sprunghaftigkeit bis zum ideenflüchtigen Denken. Die geistige und körperliche Leistungsfähigkeit scheinen verstärkt, allerdings inkonsequent, ungebremst und unkritisch. Auffallend sind überbordender Bewegungs- und Beschäftigungsdrang mit rastloser Umtriebigkeit sowie eine Enthemmung im zwischenmenschlichen und materiellen Bereich (z. B. Kaufwut).

Meist besteht ein unstillbarer Drang zu Geselligkeit mit der Neigung, alte Bekanntschaften zu erneuern und neue zu knüpfen, ohne daß die manchmal peinliche Distanzlosigkeit vom Patienten als taktlos erlebt wird.

Wahnsymptome sind möglich, wenngleich meist flüchtig, schemenhaft und von ständigem Wechsel. Oft dominieren Größenideen, die sich auf berufliche, künstlerische, finanzielle und politische Inhalte beziehen. Insbesondere bei Frauen kann es zu einer romantischen Verliebtheit bis hin zum Liebeswahn kommen. Nicht nur der Liebeswahn, auch die Verliebtheit ist ein durchaus kritisches Symptom mit manchmal folgenschwerem Ausgang.

Gelegentlich findet sich auch eine Intensitätsveränderung der Wahrnehmung: Farben, Geräusche, Sprache, Musik, Gerüche. Ausgeprägte Sinnestäuschungen oder illusionäre Verkennungen lassen eher an eine schizoaffektive Psychose mit manischen und schizophrenen Anteilen denken.

Die Manie und ihre Folgen im Alltag

Die psychopathologische Dokumentation eines psychischen Krankheitsbildes reicht natürlich nicht aus, die Wirklichkeit im Alltag auch nur annähernd zu skizzieren. Selbst die jetzt folgende freie Darstellung der wichtigsten Symptome und ihrer Konsequenzen ist nur eine unzulängliche und blasse Wiedergabe von dem, was sich täglich viele Male in der Realität abspielt. Gleichwohl soll der Versuch gemacht werden, einige wesentliche Folgen dieses – in seinem Ablauf so eindrucksvollen und dennoch oft verkannten – Leidens zu schildern. Eines Leidens, das für den Betroffenen keines zu sein scheint, bis das Krankheitsbild abgeklungen ist und sich die Nachwirkungen in ihrer ganzen Tragweite auszuwirken beginnen.

Die manische Enthemmung

Die *Enthemmung* ist ein Charakteristikum des manischen Krankheitsbildes – wahrscheinlich das folgenschwerste überhaupt. Am tragbarsten ist die Enthemmung noch in Form anzüglicher Witze oder eines bisweilen peinlichen Dranges, ständig aktiv, dynamisch, originell und der Mittelpunkt sein zu müssen, was dennoch irgendwie etwas Frisches und Amüsantes an sich haben kann. Dies übrigens im Gegensatz zur rast- und ratlosen Betriebsamkeit oder Witzelsucht bestimmter hirnorganischer Störungen, z. B. einer beginnenden Demenz mit geistigen Einbußen und gemütsmäßigen Auffälligkeiten.

Der Maniker selber hält sein Verhalten natürlich für Frohsinn, gute Laune, Humor, Lebenslust, für bestenfalls ein wenig übermütig, ausgelassen und schalkhaft. Einwände jeglicher Art wischt er souverän vom Tisch und beklagt sogar noch, daß die Mitbürger heute so wenig ungezwungen, lustig, locker, zwanglos und gelöst seien. Dabei appelliert er geschickt an die Träume eines jeden Menschen, sich endlich einmal freizumachen von allen jenen Belastungen, die ihn täglich bedrücken: berufliche Zwänge, gesellschaftliche Konventionen, zwischenmenschliche Rücksichten, kurz: tun müssen, was *man* tut. Ganz anders der Maniker:

> Der Maniker tut, was sich andere nicht trauen.

Das macht übrigens einen nicht geringen Teil jenes allgemeinen Zwiespaltes aus, der dazu führt, daß man diesen ,,krankhaft gelösten Menschen'' so lange so duldsam begegnet.

Doch die Enthemmung geht ja weiter, kennt keine Grenzen und wird sogar reizbar-aggressiv, wenn sich der Patient ,,in seiner Willens- und Entscheidungsfreiheit behindert sieht''. Dann sind Charme, gute Laune und mitreißender Frohsinn plötzlich verschwunden, dann wird der Betreffende keck, dreist, taktlos, unverfroren, schließlich frech, anmaßend, flegelhaft, ausfällig, beleidigend und am Ende gar handgreiflich.

Allerdings – und das geben sogar die Opfer zu – wirkt der Maniker dabei nur selten so richtig hämisch, gehässig, konsequent niederträchtig, falsch, intrigant, schikanös, bösartig oder gar hinterhältig-heimtückisch. Natürlich hängt dies weitgehend von der zugrunde liegenden Persönlichkeitsstruktur ab, doch im allgemeinen fehlt bei seinen Attacken letztlich das gezielt Boshafte. Wenn man genau hinsieht, wirkt der Maniker in seinen ,,geladenen'' Phasen eher unmutig, mißgestimmt, verärgert, aufgebracht oder grollend, manchmal auch irgendwie nur vergrämt. Doch ist er einmal zornentbrannt, dann läßt sich die manische Enthemmung nicht mehr aufhalten. Jetzt ,,wütet er ggf. wie ein Orkan'', kurzfristig vielleicht, aber verheerend, insbesondere was das Mobiliar anbelangt – und leider auch oft genug gegen nahe Verwandte, z. B. Partner, Kinder, Eltern, Geschwister usw.

Doch das sind glücklicherweise seltene Extreme. Meist bezieht sich die Enthemmung des Manikers vor allem auf zwischenmenschliche bzw. gesellschaftliche Kontakte, die er allerdings auch nicht meidet, sondern gezielt sucht. Und wo er sich ungeniert ausläßt und leicht an die „Grenze von Anstand und Sitte gerät". Dabei fällt er erst einmal durch besagte Selbstsicherheit auf. Je nach Persönlichkeitsstruktur, Intensität des Krankheitsbildes, besonders dann, wenn er sich nicht akzeptiert oder gar zurückgewiesen bis lächerlich gemacht fühlt, kann das alles auch in Selbstgefälligkeit, dümmliches Eigenlob, in Dünkel, Einbildung, Stolz, Aufgeblasenheit, Überheblichkeit und Anmaßung münden. Dabei sind alle Varianten möglich, vom gezierten Getue mit permanenter Affekthascherei bis hin zum ausgeprägten Größenwahn. Allerdings ist auch ein durchgehend souveränes Auftreten nicht selten, das scheinbar aus der natürlichen Autorität einer hochgestellten und eindrucksvollen Persönlichkeit erwächst.

Es sind also alle Intensitätsgrade und Variationen möglich. Die Manie verfügt über eine fast beispiellos breite Palette menschlichen Denkens und Handelns, von leichten Andeutungen, die nur der näheren Umgebung auffallen, weil sie nicht zur vertrauten Persönlichkeit passen, bis zu den geschilderten Extremen, die natürlich am ehesten im Gedächtnis haften bleiben (und auch die Lehrbücher füllen).

Am häufigsten irritiert ein ungewöhnlicher Initiativeschub, meist verbunden mit „lustigem" Übermut, mit einer „nervenden" Redeflut, ggf. losen bis schnodderigen Kommentaren, Anspielungen und unpassenden Vertraulichkeiten gegenüber Bekannten, ja Fremden oder auch Höherstehenden. Manchmal duzt der Maniker plötzlich jeden, schließt mit den Erstbesten Freundschaft und Blutsbrüderschaft oder versucht mit Intimitäten, großen Taten oder Besitztümern zu prahlen. Das kommt an oder auch nicht und kann im schlimmsten Falle finanzielle Belastungen nach sich ziehen. Sehr viel folgenschwerer aber ist jene Form der Enthemmung, „die aus ihrem Herzen keine Mördergrube macht", d. h. die den anderen auf den Kopf zusagt, was man von ihnen hält – und zwar „ungeschminkt und ohne Deckung". Was hier den Betroffenen besonders wehtut, ist nicht nur die „Wahrheit", die kann sich jeder selber zurechtlegen. Es ist die typisch manische Prägnanz, mit der manche Patienten trotz aller Schnodderigkeit ihre herben Charakterisierungen exakt, wenngleich bewußt überspitzt und deshalb so eindrücklich und peinlich auf den Punkt bringen. Und oftmals – Salz auf die frisch geschlagene Wunde – witzig, ironisch oder gar sarkastisch verbrämt. Daß dabei Sache und Person, d. h. die Aufgaben und Zwänge einer beispielsweise vorgesetzten Position nicht auseinandergehalten werden (können), stört den Maniker nicht, d. h. er blendet es aus. Dafür trifft es aber den Beschuldigten um so härter. Dies und vor allem dies können viele nicht verzeihen, auch wenn sie erst einmal stillhalten (was nur heißt, daß es dann halt zu späteren Konsequenzen kommt).

Daneben häufen sich ggf. unnötige „Lausbuben-Streiche" (wie es später vom Patienten oft beschönigend interpretiert wird), die sich allerdings zu handfesten Dummheiten oder rufschädigenden Albernheiten auswachsen können. Ferner kleine Bosheiten, Schwindeleien und Betrügereien, die in der Tat nie ganz ernst gemeint sind, auch nicht konsequent, vor allem nicht mit „krimineller Zielstrebigkeit" durchgeführt werden, dennoch für Verärgerung, Auseinandersetzungen oder schließlich gerichtliche Schritte sorgen (Einzelheiten s. S. 192).

Ein ernstes Problem mit z. T. tragischen Folgen (Ehe, Familie) ist die sexuelle Gefährdung, insbesondere für das weibliche Geschlecht. Sie soll deshalb ausführlicher besprochen werden. Ähnliches gilt für die finanzielle Heimsuchung, die fast unlöslich mit einer Manie verbunden ist. Sie kann harmlos ausgehen, aber auch in langfristigen Belastungen oder gar katastrophaler Verschuldung enden. Eng damit verbunden sind oftmals berufliche Konsequenzen. Zwar werden sie erfreulich häufig von einem letztlich (gezwungenermaßen) verständnisvollen Arbeitgeber abgefangen, doch kann man darauf nicht immer bauen.

Manische Enthemmung und Persönlichkeitsstruktur

Gerade in diesem Zusammenhang sei noch einmal betont, was schon angeklungen ist und noch mehrfach an entsprechender Stelle bewußt wiederholt werden soll: Es sind nicht nur die äußeren Umstände, insbesondere finanzielle und berufliche Folgen sowie entsprechende Reaktionen der betroffenen Umgebung, die Verlauf und Ausgang bestimmen. Auch die zugrunde liegende Persönlichkeit des Patienten spielt eine wichtige Rolle. Die Manie pfropft sich gleichsam auf den bestehenden Charakter auf, wobei nicht nur die bekannten, sondern auch bisher unbekannten, nicht nur die bewußten, sondern auch unbewußten Wesenszüge, Wünsche, Frustrationen, Fähigkeiten, Beeinträchtigungen usw. über die bisher vertretbare Grenze gehoben werden. Zwar ist es nicht ganz so einfach, wie es sich anhört, doch kann man letztlich mit gewissen Einschränkungen sagen:

Die Manie demaskiert, sie reißt die Maske vom Gesicht, stürzt die Fassade ein, die bisher den allgemeinen Eindruck nach außen beherrschte. Die Manie kann zwar dem bislang unentdeckten, zumindest ungenützten Potential der geistigen, seelischen, körperlichen, psychosozialen und sonstigen Eigenschaften und Fähigkeiten eines Menschen zum Durchbruch verhelfen. Sie verstärkt aber natürlich auch seine negativen Eigenschaften, und zwar so unkontrolliert, daß es den Patienten gleichsam fortschwemmt. „Dabei wird alles, das Gute wie das Böse, die Fähigkeiten und Schwächen in einen Topf geworfen, auf große Flamme gesetzt – und nun brodelt dieses unkalkulierbare Gebräu über den Rand hinaus. Jetzt tun Sie was dagegen – wenn Sie können" (ein Studienrat).

Im glücklichsten Falle halten sich die Folgen in Grenzen, weil Persönlichkeitsstruktur und näheres Umfeld sowie die Möglichkeit zum raschen therapeutischen Eingreifen allesamt günstig waren. Dies betrifft einen Großteil der manischen und die überwiegende Zahl der hypomanischen Zustände, die deshalb öffentlich gar nicht weiter auffallen. Zum anderen gibt es jedoch eine Reihe von grenzwertigen Fällen, die – zumindest auf dem Höhepunkt ihres ungebremsten manischen Leidens – für jegliche Aufregung sorgen und ggf. längerfristig und teuer bezahlt werden müssen – auf allen Ebenen. Wenn es sich hier um eine charakterlich überwiegend negativ belastete oder gar dissozial gefährdete Person handelt, die schon in gesunden Zeiten mit Gesellschaft und Gesetz in Konflikt zu geraten drohte und der in Krisenzeiten wenig konsequent korrigierende Einflüsse zur Verfügung stehen (Eltern, Partner, Freunde, Betreuer, Vorgesetzte usw.), dann können während einer manischen Phase sämtliche Dämme brechen. Dies betrifft vor allem die Enthemmung.

Glücklicherweise ist dieser Extremfall eher selten, auch wenn sich die Statistik dadurch verschiebt, daß gerade solche Patienten am ehesten durch Behandlung und Begutachtung aktenkundig und damit als Fallbeispiel erfaßbar werden, was wiederum die Lehrmeinung und damit die allgemeine Meinung prägt.

Bei welchen Formen der Enthemmung drohen nun die meisten Konflikte? Dazu jeweils kurze Übersichten in den nachfolgenden Kapiteln.

Zusammenfassung

Das wahrscheinlich folgenschwerste Charakteristikum der Manie ist die Enthemmung mit einem breiten Spektrum von Krankheitszeichen und Folgen: ständig im Mittelpunkt stehen müssen, anzügliche Witze, ggf. dreist, impertinent, unverfroren, taktlos, anmaßend, flegelhaft, ausfällig, beleidigend, u. U. handgreiflich. Dabei jedoch selten bösartig, hämisch, gehässig, niederträchtig, intrigant, schikanös oder hinterhältig-heimtückisch. Meist bezieht sich die Enthemmung auf zwischenmenschliche bzw. gesellschaftliche Kontakte, die – unglücklicherweise – in der Manie nicht gemieden, sondern gezielt gesucht werden. Das führt dann zu vielfältigen Varianten entsprechender Auffälligkeiten, vom gezierten Getue über die permanente Affekthascherei bis zum Größenwahn. Beispiele: "lustiger" Übermut, unpassende Vertraulichkeiten, schnodderige Reden, distanzloses Duzen oder Freundschaft-Schließen, Prahlereien mit Intimitäten, großen Taten oder Besitztümern, vor allem aber "schonungslose Aufklärung" ("aus dem Herzen keine Mördergrube machen"). Letztere ist zwar überspitzt bis unverschämt, meist aber auch nicht völlig ohne Berechtigung, was den Opfern besonders weh tut – und damit auch kaum vergessen bzw. verziehen wird.

Daneben häufen sich handfeste Dummheiten, rufschädigende Albernheiten, kleinere Bosheiten, Schwindeleien und Betrügereien, allerdings ohne "kriminelle Zielstrebigkeit", oft aber mit den gleichen Folgen: Verärgerung, Auseinandersetzung, gerichtliche Schritte usw.

Ein ernstes Problem ist die sexuelle Gefährdung, nicht zuletzt für das weibliche Geschlecht (s. später).

Wichtig, ja oftmals entscheidend ist die Kombination aus manischer (d. h. krankhafter) Enthemmung und zugrunde liegender Persönlichkeitsstruktur.

Manchmal ist es ausgerechnet die Krankheit, die hier tiefere Einblicke ermöglicht – sehr zum Erstaunen des Betroffenen und seines näheren Umfeldes. Eine Manie (besser Hypomanie) kann zwar bisher unentdeckte bzw. nicht geförderte geistige, seelische, körperliche und psychosoziale Fähigkeiten aktivieren. Sie kann aber auch negativen Eigenschaften zum Durchbruch verhelfen. Dabei wird das Problem naturgemäß um so schwerer lenkbar, je "heikler" die entsprechenden Persönlichkeitszüge sind, die zum Durchbruch kommen, bis hin zur dissozialen Persönlichkeitsstörung. Das ist zwar selten, gemessen an den leichteren Dissonanzen im statistischen Durchschnitt. Es bleibt aber am ehesten im Gedächtnis haften – und prägt damit den (negativen) Gesamteindruck der Manie.

Manie, Liebe und Sexualität

Auf den ersten Blick weniger dramatisch, in Wirklichkeit und in verschämt verschwiegenen Einzelfällen durchaus schwerwiegend und langfristig folgenschwer pflegen die *sexuellen Fehlhandlungen* auszugehen. Sie basieren auf einer krankheitsbedingten Hypersexualität, wie man immer wieder hört. Die Grundlage ist jedoch – man muß es stets wiederholen - die Kombination aus Persönlichkeitsstruktur, psychosozialer Ausgangslage, Intensität und Verlauf des manischen Zustandsbildes sowie weiterer belastender Faktoren wie beispielsweise Konsum, Mißbrauch oder Abhängigkeit von Alkohol, Rauschdrogen und bestimmten Medikamenten mit Wirkung auf das Seelenleben.

Es beginnt mit vermehrt erotischen Gedanken und geht über den Verlust des Schamgefühls und eine – bisher meist unbekannte, ja unfaßbare – sexuelle Aufdringlichkeit bzw. Gefährdung bis hin zur offenen Promiskuität (häufiger Geschlechtsverkehr mit wechselnden Partnern). Sogar eindeutig kriminelle Aspekte wie Vergewaltigungsversuche sind nicht auszuschließen, wenigstens aus der Sicht des Opfers. Soweit die gängige psychiatrische Lehrmeinung, wie sie meist zu lesen ist. Werden in dieser Hinsicht noch ein paar Zeilen mehr aufgewendet, heißt es oft noch: Trotz der knisternden erotischen Atmosphäre bleibt der Maniker beiderlei Geschlechts auch in sexueller Hinsicht oberflächlich, leicht ablenkbar und zu keinem tieferen Erleben fähig.

Das ist alles richtig, wenngleich natürlich verkürzt und damit häufig ein einseitiges Bild vermittelnd. Denn aus der Sicht jener Psychiater, die sexuelle Störungen im allgemeinen und solche in einer manischen Psychose im besonderen behandeln, hört sich dies etwas anders an: Im allgemeinen findet man bei der Manie nämlich etwa gleich häufig eine Vermehrung wie eine Verminderung von sexueller Wunschwelt und Leistungsfähigkeit. Es gibt also auch hyposexuelle, ja sogar asexuelle Manien. Eine deutliche Steigerung des sexuellen Erlebens und Begehrens zeigt sich eher bei schizoaffektiven Psychosen (s. S. 141). Bei diesen findet man dann auch häufiger exzessive *masturbatorische Manipulationen (Onanie, Selbstbefriedigung)* oder gar ausgeprägte sexuelle Aufforderungen an die Umgebung, bis hin zu provozierendem Entblößungsverhalten oder gar „nackten Eskapaden". Die *Promiskuität* scheint überwiegend bei jenen Patienten aufzutreten, die bei ihrer erstmaligen manischen Erkrankung jünger als 20 Jahre waren und ihre ersten Intimkontakte in einer manischen Hochstimmung erlebten. Auch hier dominieren vor allem Patientinnen mit einer schizoaffektiven Psychose.

Bevor aber auf das Liebes- und Sexualverhalten des manischen Patienten näher eingegangen wird, soll auf einen psychologischen Umstand hingewiesen werden, den es in dieser Form so ausgeprägt bei keinem anderen Krankheitsbild gibt:

Die erotische Ansprechbarkeit des Manikers

Natürlich läßt sich auch in der Manie – wie bereits erläutert – gelegentlich eine Verminderung, ja ein völliger Ausfall von erotischer Ausstrahlung, sexuellem Verlangen und Potenz registrieren. Doch im allgemeinen ist der Mehrzahl der Maniker eines gemeinsam: eine verstärkte erotische Ansprechbarkeit bis hin zu einem unnachahmbaren *erotischen Fluidum*.

In der Tat geht von vielen Manikern etwas eigentümlich "Erotisierendes" aus, auch wenn sie in gesunden Tagen noch so unfrei, genierlich, verschüchtert oder "verklemmt" bis sexualfeindlich wirken. Für sich genommen muß diese gesteigerte erotische Ansprechbarkeit noch kein Problem darstellen. Auch wenn sie sich verlieben, oft ohne ausdrückliche sexuelle Absichten, halten sich die Folgen meist in Grenzen. Manchmal ist es geradezu rührend zu sehen, wie ansonsten völlig verhuschte Geschöpfe ihrem Angebeteten (z. B. dem Arzt) errötend und mit glänzenden Augen lange die Hand halten oder gar ein Küßchen auf die Wange hauchen, wobei sie „in gesunden Tagen allein schon bei dem Gedanken daran vor Scham in den Boden versinken würden" (eine Betroffene). Weitere Einzelheiten zur manischen Verliebtheit s. S. 46.

Zwar können auch manische Männer plötzlich charmant und sexuell anziehend wirken, doch ist das erwähnte „erotisierende Fluidum" in plötzlichem und übersteigertem Ausmaße ein Charakteristikum, das meist weiblichen, insbesondere jüngeren Manikern gegeben ist. Dazu kommt der äußere Aspekt, der natürlich vor allem wiederum beim weiblichen Geschlecht zum Tragen kommt: Bewegung im allgemeinen, insbesondere aber Mimik, Gestik und Gang, ferner Make up, Frisur usw.

Manische Frauen im allgemeinen und jüngere im besonderen pflegen sich während ihrer Krankheit in der Regel auch *auffallender zu kleiden*. Dabei muß die Kleidung noch nicht einmal provozierend oder gar „schamlos" sein, wenngleich es nicht selten vorkommt, daß selbst „die farbloseste Jungfer in manischer Hochstimmung mindestens einen Knopf an ihrer Bluse weiter aufknöpft" (eine Stationsschwester). Ansonsten finden sich des öfteren auffallend kurze oder geschlitzte Röcke, durchscheinende Blusen, im Sommer ggf. nabelfrei usw. Auf jeden Fall kommt der Gesamteindruck so an, wie er – wenn auch krankhaft forciert – gemeint ist: lebensfroh, auffallend und kontaktfreudig. Daß sich hinter der ganzen Show eine seelische Not zu verbergen pflegt, fällt natürlich niemandem auf und wird häufig auch erst in der Therapie deutlich – sofern sie zustande kommt.

Aber erst einmal trägt zu der ansprechenden bis aufreizenden Fassade das meist glänzende Aussehen, die elegante und irgendwie „flotte", auf jeden Fall stimulierende bis „aufregende" Art bei, mit der vor allem Manikerinnen sitzen, stehen, gehen, kurz: sich in Gesellschaft zwanglos und sicher bewegen, wie es ihnen sonst in ihrem ganzen Leben nicht gegeben ist. Daneben führen sie eine anregende, vielleicht unbewußt leichtfertige, manchmal auch „eindeutige" bis aufreizende Sprache („flotte Lippe"), bei der es auch an Zweideutigkeiten nicht mangeln muß. Dies ist zwar ein Charakteristikum des Manikers schlechthin, doch fällt es beim weiblichen Geschlecht besonders auf – einschließlich möglicher Folgen. Der Maniker liebt den Witz und geistreichen Dialog und reagiert demzufolge auf jede Bemerkung oder Anzüglichkeit spontan und schlagfertig. Dieses Flirten (früher ,,Tändeln'', in der Sprache der heutigen Jugend ,,Anmachen'') kann dann allerdings auch einmal in intimere Kontakte münden, zumal Maniker beiderlei Geschlechts gerne Gesellschaften, Parties, Diskotheken und sonstige Treffen aufsuchen und im übrigen vermehrt eingeladen werden, weil sie in der Tat eine ,,erfrischende Komponente des Festes'' darstellen. Mitunter sind aber dafür nicht einmal solche Anlässe notwendig. Für manche männliche und sogar weibliche Maniker ergeben sich scheinbar permanent Gelegenheiten, ,,in denen man sich näherkommen kann'', auch wenn dies gesamthaft gesehen sicher nicht so häufig ist, wie manchmal renommierend berichtet und neidvoll vermutet wird.

Natürlich spielt auch hier die zugrunde liegende Wesensart eine nicht unerhebliche Rolle. Doch kann man dabei manchmal unerwartete Überraschungen erleben: So gibt es Fälle, in denen ein ,,früher doch so anständiges Mädchen'' durch die Manie sexuell derart enthemmt zu werden scheint, daß sie "keiner mehr wiedererkennt''. Bisweilen ist es aber auch geradezu erschütternd zu beobachten, wie diese Patientinnen (und im übrigen auch die meisten männlichen Kranken) hilflos, ja verwirrt und ratlos hin- und hergerissen werden zwischen den Normen, Ge- und Verboten ihrer Erziehung und Gesellschaft und der krankhaften Enthemmung, die sie immer wieder zu steuern versuchen, ohne ihr letztlich Herr zu werden. ,,Einer Manie erliegt man'', bemerkte eine Betroffene bezüglich sexueller Versuchungen treffend.

Gesamthaft gesehen findet sich das erwähnte ,,erotisierende Moment'' bei der manischen Erkrankung zwar häufig (mindestens zwei Drittel aller Frauen und rund die Hälfte aller Männer bei klinisch untersuchten Patienten), meist jedoch ohne ernstere Folgen. Manchmal macht es richtig betroffen, wie ansonsten vom Schicksal benachteiligte Geschöpfe im Rahmen ihrer ,,manischen Befreiung'' für kurze Zeit jene beschwingte Stimmung durchschimmern lassen, die ihrem Lebensweg einen anderen Glanz und eine frohere Richtung gegeben hätte, sofern es Anlage und Erziehung zulassen würden.

Ausgerechnet diese Patienten sind es übrigens dann, die sich am ehesten zu einer Therapie überreden lassen. Und das, obgleich sie es vielleicht am wenigsten nötig hätten und man ihnen zu gerne mehr von dieser vergoldeten Zeit gönnen würde. Da die Manie aber nicht nur aus psychosozialer, sondern auch aus biologischer Sicht eine Belastung darstellt, weil der Organismus den krankhaft vergeudeten seelisch-körperlichen Vorschuß eines Tages wieder zurückfordert, sei es als depressiver oder auch nur reaktiver Erschöpfungszustand, sollte man selbst dort umgehend und konsequent intervenieren, wo das ,,kurzfristige Glück auf krankhafter Grundlage'' angesichts der schicksalhaften Endsumme durchaus einmal angebracht wäre. Eine unphysiologische, d. h. nicht aus den natürlichen Abläufen erklärbare Hochstimmung, sei sie biologisch (endogen) oder exogen bedingt (Weckmittel, Rauschdrogen usw.), muß stets bezahlt werden. Der Organismus gewährt auf Dauer keinen Kredit.

Das manische Liebes- und Sexualverhalten und seine psychologischen Hintergründe

Ein eigenartiges Phänomen ist die besonders bei Manikerinnen häufig zu findende Neigung zur *naiven Verliebtheit,* die alles gleichsam traumhaft verklärt. Sicherlich würden sich auch viele zu intimen Kontakten bewegen lassen, allerdings zumeist mit ihrem ständigen Partner – sofern verfügbar. Das rein Sexuelle muß dabei erst einmal gar nicht im Vordergrund stehen. So legt es die Mehrzahl der manischen (Ehe-)Frauen nicht unbedingt auf den sexuellen Vollzug an (sehr im Gegensatz zu ihrem „schlechten Ruf", in den sie sehr bald geraten), schon um möglichst unerwünschte Folgen wie einen Ehebruch oder gar eine Schwängerung zu vermeiden. Daß sie ihre erotisierende Ausstrahlung und wohl auch die krankheitsbedingt unterminierte und damit mangelhafte Selbstbeherrschung, „nicht zum Äußersten zu gehen", dennoch immer wieder zum Opfer männlicher Überrumpelungsversuche macht, wurde schon erwähnt. Viel wichtiger aber für das Verständnis des manischen Liebes- und Sexualverhaltens sind die psychodynamischen Hintergründe. Und die werden vor allem dann deutlich, wenn man dem Maniker einmal zuhört, trotz Redeflut, Sprunghaftigkeit und möglicherweise Verärgerung aus tausend Gründen, wie der Psychiater H.-L. Kröber aufgrund seiner Untersuchungen anmahnt:

Denn im Rahmen des manischen Rededrangs werden häufig auch sexuelle Themen angeschnitten und entsprechende Wünsche geäußert. Bei *Männern* geschieht dies allerdings oft – entkoppelt von realer sexueller Aktivität – überwiegend als lautstarkes und meist durchsichtiges Aufschneiden, wieviel Frauen man gehabt habe oder gehabt haben könnte. Interessanterweise begehren manisch verliebte Männer insbesondere Frauen aus höheren sozialen Schichten. Das demonstriert nicht nur die sexuelle Komponente, sondern auch bisher unerfüllte psychosoziale Wünsche: Die höhergestellte Partnerin soll den eigenen beruflichen, finanziellen oder künstlerischen Aufschwung ermöglichen, also gleichsam die sexuelle Stufe zum sozialen Aufstieg.

Und wo liegen die psychodynamischen Hintergründe beim *weiblichen Geschlecht?* Viele Manikerinnen erklären auf konkrete Fragen und sogar unaufgefordert, sie seien verliebt: nicht einfach so, sondern häufig in eine bestimmte, reale, aber meist unerreichbare Person. Dies betrifft nicht nur junge oder solche im mittleren Alter, nein, sogar recht betagte Patientinnen. Auch hier spielt also das rein Sexuelle keine vordergründige Rolle. Der geliebte Mensch wird eher romantisch idealisiert. Die Experten sprechen deshalb auch von einer *„manischen Verliebtheit in königskindhafter Weise".* Zwei Bemerkungen sollen dies verdeutlichen: „Durch einen Kuß in ein ganz neues Leben übergehen", also auch hier Liebe als Basis für psychosoziale Änderungen. Oder noch treffender, nämlich der Vorwurf einer empörten Tochter an ihre manische Mutter: „Hast Du Dir wieder einen Prinzen gebaut!?"

Dabei muß dieser Prinz gar kein idealisierter Fremder sein. Viele der manischen Patientinnen sind in ihren bisherigen ständigen Begleiter oder Ehemann verliebt. Nur eine Minderheit sucht letztlich einen neuen außerehelichen Partner, der unerreichbar oder gar eingebildet ist. Und das sonderbarste: Viele Manikerinnen haben einerseits heftigen Streit mit ihrem Lebensgefährten, was aus der Kenntnis des manischen Zustandsbildes nur zu verständlich ist (z. B. Kaufwut) – ohne sich aber in der unrealistischen Verklärung der gleichen Person stören zu lassen. Hier erkennt man, wie in einer Manie die Verstandeskräfte gleichsam beliebig manipuliert bis „vergewaltigt" werden. So sind die skurrilsten Kombinationen möglich, schon innerseelisch, was sich dann natürlich auch auf Wunschwelt, Handlungsweise und Konsequenzen im Alltag verwirrend ausdehnt.

Diese Liebesbedürftigkeit hat aber noch eine weitere Komponente, die auch langfristige Probleme aufwerfen kann: Mindestens jede zweite Manikerin im gebärfähigen Alter in der Untersuchung des Psychiaters Kröber äußerte den Wunsch, schwanger zu werden. Einige ließen deshalb vor der Klinikaufnahme ihre Pille weg, erklärten, ihrem Geliebten/Ehemann (nochmals) ein Kind schenken zu wollen und nun auch im Stande zu sein, es gut aufzuziehen (offenbar gab es hier früher gewisse Defizite). Begründet wird das ganze mit einer besonderen Kinderliebe (die im übrigen auch viele männliche Maniker äußern).

Psychologisch interessant ist bei diesem „heißen Liebesbegehren bis hin zum konkreten Schwangerschaftswunsch" folgender, letztlich tragischer Hintergrund: Von diesen liebesentrückten oder gar durch einen Liebeswahn gefangenen Patienten hatten in Wirklichkeit nicht wenige entweder keinen Partner und damit keinen regelmäßigen Intimverkehr oder Probleme in der Partnerschaft und damit keine oder nur unregelmäßige Kontaktmöglichkeiten. Häufig war die Intimität innerhalb der Ehe auch durch Impotenz oder Rückzug des Partners (nicht des Patienten) zum Erliegen gekommen. Daraus folgt die Frage: Wird ein manisches Liebesverhalten oder ein Liebeswahn vor allem durch sexuell unbefriedigende Situationen ausgelöst?

Eine solche Überlegung ist deshalb einiges Nachdenken wert, weil sich in Wirklichkeit ganz andere Fronten abzeichnen: In der Öffentlichkeit sieht man nämlich vor allem eine „sexbesessene Person", wie manchmal die empörten Kommentare, zumindest aber das heimliche Urteil lauten. In Wirklichkeit handelt es sich dabei um kranke Menschen, die gerade auf diesem Gebiet oft in Not sind bzw. ein „sexuelles Kümmerdasein zu ertragen haben, ohne Aussicht auf Änderung für den Rest ihres Lebens". Natürlich betrifft das nicht jede Situation. In Einzelfällen aber kann es sich lohnen, auch einmal diesen Aspekt zu prüfen. Dabei zeigt sich dann übrigens auch, daß bei einer manischen Verliebtheit das Manische, also Krankhafte, häufig gar nicht erkannt wird, weil alle anderen manischen Symptome entweder in dem „Verliebtheits-Spektakel" (ein betroffener Ehemann) untergehen oder nicht so ausgeprägt sind.

Es bleibt also bei der „unverständlichen Verliebtheit einer Person, der man das nie und nimmer zugetraut hätte". Hier ist es besonders wichtig, das Pathologische zu erkennen, in die „moralische Wertung" mit einzubringen und vor allem den Betroffenen und seinem Partner die notwendige Hilfe zukommen zu lassen (Aufklärung, Begleitung, Stützung).

Die Folgen...

Bei allem Verständnis für die psychologischen Hintergründe manischer Aktivität auf dem Gebiet von Liebe und Sexualität darf man aber auch nicht die *Folgen* vergessen, zumal es der Maniker ja nicht einmal seinem Arzt, geschweige denn seiner näheren oder weiteren Umgebung leicht macht, Verständnis aufzubringen. Gewiß bleiben alle nur am äußeren Aspekt hängen, aber der kann eben ernst bis verheerend sein. In manchen Fällen hinterläßt er eine „breite Schneise der Zerstörung", sei es auf beruflichem, finanziell-wirtschaftlichem, vor allem aber familiärem und partnerschaftlichem und schließlich gesellschaftlichem Gebiet. Zwar sind folgenschwere Entgleisungen keinesfalls die Regel, bleiben aber auch nicht ausgeschlossen. Wahrscheinlich findet man bei keinem seelischen Leiden, wohl bei keiner Krankheit überhaupt so viele zwischenmenschliche Auseinandersetzungen nebst tragischen Konsequenzen wie bei der Manie. Mit was ist nun zu rechnen?

Es kann damit anfangen, daß nicht nur Verwandte, Bekannte, Nachbarn, Arbeitskollegen, Lehrer, Ärzte, sondern sogar Unbekannte oder Honoratioren (Pfarrer, Bürgermeister, sonstige bekannte Persönlichkeiten aus Politik, Wirtschaft und Kultur) mit überschwenglichen Liebesbeteuerungen belästigt, vielleicht sogar mit eindeutigen Versen angedichtet oder zuletzt mit delikaten Zeilen oder langen Liebesbriefen in Verlegenheit gebracht werden, von der telefonischen Kontaktaufnahme ganz zu schweigen. Die persönliche Vorsprache ist dagegen eher selten. Das Ende einer solchen ungesteuerten Entgleisung ist – neben der Irritation der meist hilflosen Opfer – für die Patienten selber unangenehm bis tragisch: Das fängt mit wahllosen und ggf. lästigen Bekanntschaften an, geht über kostspielige Verhältnisse und unbegreifliche Partnerschaften bis hin zu Eifersuchtsszenen, zu (öffentlichen) Auseinandersetzungen über den Intimbereich sowie Schwängerungen/ungewollte Schwangerschaften/Abtreibungen. Selbst heute noch sind Verlobungen und „unfaßbare" Eheschließungen möglich. Auf jeden Fall aber eine bedenkliche Zahl von (vorübergehenden) Trennungen sowie Scheidungen und damit der Zerfall von Familien (wobei der Plural darauf hinweist, daß meist zwei, wenn nicht gar mehr betroffen sind).

Zu einem Elend besonderer Art macht solche Verwicklungen und Auseinandersetzungen die Anwesenheit von Kindern. Dabei spielt ihr Alter eine gewisse Rolle, was das aktuelle Verständnis anbelangt. Das fortdauernde und psychosozial prägende seelische Trauma dürfte aber überall das gleiche sein.

Bei einigen Patienten entwickelt sich aus dem Verliebtsein ein regelrechter *Liebeswahn*. Dann wird es noch kritischer. Denn ein Wahn ist eine subjektive, krankhaft entstandene Fehlbeurteilung der Realität, die auch durch objektive Beweise nicht korrigiert werden kann. Wenn dann noch ein manisch gesteigerter Antrieb hinzukommt: Briefe, Telefonate, Überraschungsbesuche, öffentliche Auftritte mit Distanzlosigkeit, Aufdringlichkeit, verbalen sexuellen Anzüglichkeiten, „herausfordernder Garderobe" oder gar Entblößungsszenen bis hin zum „öffentlichen Ärgernis", dann brechen alle Dämme. Die Aufregung der Opfer kann man sich vorstellen. Glücklicherweise ist der Liebeswahn nur selten so extrem und damit von jener vernichtenden Wucht, wie sie von vereinzelten "Tragik-Komödien" ausgeht, die am ehesten im Gedächtnis haften bleiben. Meist meinen sich die überwiegend weiblichen Maniker lediglich von fernen Partnern geliebt und glauben unmittelbar vor der Verehelichung zu stehen. Allerdings hat ein solcher Liebeswahn eine gewisse Beharrlichkeit und kann noch fortdauern, wenn sonst alle anderen Wahnphänomene (z. B. Größenwahn) und sogar die Mehrzahl anderer manischer Symptome zurückgegangen sind.

...unterschiedlich je nach Geschlecht?

Die sexuellen Konsequenzen im Rahmen einer manischen Erkrankung pflegen für beide Geschlechter gleich folgenschwer auszugehen. Sie bringen aber für das *weibliche Geschlecht* härtere und vor allem längerfristige Nachteile. Frauen sollen in dieser Hinsicht auch zahlenmäßig häufiger betroffen sein. Ob dies stimmt, ist schwer nachzuprüfen, vor allem im statistisch nicht erfaßbaren Bereich, d. h. ohne Krankenhausbehandlung. Auch darf man die unterschiedliche gesellschaftliche Toleranzgrenze nicht vergessen – selbst heute noch: Frauen dürfen sich noch immer weit weniger herausnehmen als Männer, insbesondere was aktive Sexualität, geschweige denn wechselnde Bekanntschaften anbelangen. Was beim Mann eher hingenommen, ggf. sogar bewundert wird, kann eine Frau rasch diskriminieren. (Bezeichnenderweise gibt es für den Begriff „mannstoll" kein entsprechendes Pendant für sexuell entgleisende Männer.)

Männer können auch eher den Eindruck erwecken, es handle sich bei ihnen um ein „natürliches Bedürfnis, das es eben zu stillen gilt". Frauen geraten – nicht als manisch krank erkannt – sehr schnell in den schlechtesten Ruf und zudem in wiederholt heikle Situationen, die sie besonders nach Abschluß der manischen Phase noch lange auf das peinlichste beschäftigen werden: Tuscheleien, Gerüchte, erzwungene Verhältnisse, Erpressung, juristische Folgen mit ständiger Aufarbeitung der meist gar nicht mehr erinnerlichen oder verdrängten Szenen u. a.

Vor allem die erotisierende Ausstrahlung und ihre Folgen machen Frauen immer wieder zum Opfer männlicher Überrumpelungsversuche. Dabei muß es sich bei diesen „Liebhabern" keinesfalls nur um gewissenlose oder brutale „Machos" handeln. Die meisten sind angesichts der geradezu knisternden erotischen Spannung der vollen Überzeugung, hier habe eine reale sexuelle Einladung vorgelegen. Manche, insbesondere einfach strukturierte Männer können sich in einer solchen Situation nicht mehr steuern, geraten durch den scheinbar „plötzlichen Gesinnungswandel" und die damit verbundene „Abfuhr" in Wut und bringen damit die manische Patientin in peinliche bis gefährliche Situationen, die z. B. mit einer Vergewaltigung oder noch Schlimmerem enden können.

Männliche Maniker können sich – wenn sie entsprechende Bedürfnisse abrupt übermannen – auch eher in einschlägigen Etablissements abreagieren oder entsprechende Kontakte in „halbseidenen" Kreisen suchen. Natürlich kann auch das unangenehme Folgen haben, besonders wenn es sich um sonst völlig unauffällige Familienväter handelt, die plötzlich Kontakt zu einer oder gar zu mehreren „Personen" aufnehmen, sich kostspielige Verhältnisse leisten, in der Öffentlichkeit mit verschiedenen „Freundinnen", „Partnerinnen", „Bekannten" auftreten und – darauf angesprochen – zu allem Überfluß noch ihre erschütterte Ehefrau schlecht machen. Solche Geschmacklosigkeiten oder gar Verleumdungen pflegen dann jener Tropfen zu sein, der das Faß zum Überlaufen bringt und die definitive Trennung/Scheidung einleitet. Ein „Seitensprung" wird gelegentlich ertragen, besonders wenn der Partner ganz offensichtlich krankhaft ungesteuert handelte. Sobald der Kreis aber größer wird und schließlich Freunde, Nachbarschaft oder Berufskollegen in dieses peinliche Forum hineingezwungen werden, ist die Kränkung oft so groß und vor allem so nachhaltig, daß das Vertrauensverhältnis nicht mehr wiederhergestellt werden kann. Das ist tragisch für den Patienten und kann gefährlich werden, wenn er anschließend oder zu einem späteren Zeitpunkt in eine depressive Phase abstürzt, die mit jetzt berechtigten Schuldgefühlen in ernste Selbsttötungsabsichten treibt.

Am glimpflichsten pflegen solche Beziehungen dann auszugehen, wenn sich mit dem sexuellen Überschwang ein Reisetrieb (und die dafür notwendigen Mittel) paart, so daß in der Heimatgemeinde oder zu Hause niemand davon etwas mitbekommt (und wenn, dann kann es unter Ausschluß der Öffentlichkeit „ausdiskutiert" werden). Dabei zeigt sich dann aber auch ein tröstlicher Aspekt: Der Maniker geht in der Mehrzahl der Fälle – trotz aller fassadenhaften Raffinesse – nicht clever und vor allem durchtrieben genug vor. Er ist bisweilen meilenweit von jenem „klassischen" Frauenhelden entfernt, der „schweigt und genießt", so wie man sich das durch Literatur, Film und Fernsehen vorzustellen pflegt. Die Manie ist „nur" eine Krankheit, die dem Betroffenen weitgehend den Weg vorschreibt, mitunter aufzwingt, bis hin zum Desaster. Der Maniker ist kein kühl berechnender Liebes-Stratege. Er wird auch für dieses kurzfristige Abenteuer bitter bezahlen müssen.

Verliebtheit oder Manie?

In diesem Zusammenhang sei noch einmal zusammengefaßt, was vereinzelt schon mehrfach angeklungen ist, nämlich das mitunter ungeklärte Phänomen: *Was ist normale, was ist manische Verliebtheit?*

Bei dieser Frage wird sich Widerstand regen: Wie weit sind wir gekommen, daß bereits selbstverständliche, nicht nur gesunde und biologisch unerläßliche, sondern wunderbare, bezaubernde, hinreißende und damit kostbare Erlebnisse wie das Verliebtsein gleichsam als „pathologische Entgleisung denunziert" werden. Das keinesfalls. Gerade der Psychiater, der ja in der Mehrzahl der Fälle mit krankhaftem Unglück und seelisch-körperlicher Herabgestimmtheit konfrontiert wird, ist dankbar für alles, was sich ausgleichend und vor allem physiologisch nach oben abhebt. Dennoch hat er die Aufgabe, auf mögliche Konstellationen hinzuweisen, die als normales Verliebtsein erscheinen, in Wirklichkeit aber eine „larvierte Manie'' sein können, also eine krankhafte Hochstimmung, die sich durch das Haupt-Symptom „glückseliger Verliebtheit'' maskiert.

Daß sich junge Menschen verlieben, ist die Norm und wird auch oft genug in Kunst und Medien verklärt. Daß man sich im mittleren Lebensalter verliebt, ist schon seltener, wird zwar respektiert, aber schon nicht mehr so vorbehaltlos positiv beurteilt, selbst wenn dadurch keine Partner oder Familienangehörigen zu leiden haben, z. B. bei zwei Alleinlebenden, Geschiedenen oder Verwitweten. Im höheren Lebensalter wird es noch schwieriger. Dort nimmt es im allgemeinen Verständnis mitunter groteske oder peinliche Züge an. Daß man sich mit dieser Einstellung viel verbaut, von der Toleranz bis zur eigenen Glückseligkeit, muß nicht weiter diskutiert werden. Es scheint aber, als wende sich in unserer Zeit und Gesellschaft in dieser Hinsicht durchaus etwas zum Positiven.

Trotzdem sollte man sich nicht den Blick für die nüchterne Abwägung verbauen: 1. Was ist ein wahres „Himmelsgeschenk'' der echten Verliebtheit, und zwar in jedem Lebensalter und 2. was ist eine krankhaft gesteuerte, z. B. manische Verliebtheit, die eine ohnehin schon vorhandene Sorglosigkeit noch um ein Vielfaches folgenschwer übersteigt? Denn das eine ist eine Gottesgabe, das andere ggf. ein Schicksalsschlag.

Die *manische Verliebtheit* geht entweder im Rahmen eines manisches Syndroms auf, wobei die Verliebtheit dann nur ein Symptom von verschiedenen darstellt. Meist ist es jenes Krankheitszeichen, das am meisten auffällt, besonders jenseits jener Altersgrenze, wo die Verliebtheit noch am ehesten toleriert wird. Da die anderen Manie-Symptome aber ebenfalls für Verwunderung oder Ärgernis sorgen, ist diese Krankheitsform relativ schnell erkennbar, zumindest rascher als die folgende.

Denn die manische Verliebtheit kann auch einmal *monosymptomatisch* auftreten. Das heißt, daß sie das einzige Symptom darstellt, zumindest jenes, das herausragt bzw. für alle (Laien) augenscheinlich ist. Unabhängig davon, daß es eine natürliche Verliebtheit in jedem Lebensalter gibt, scheinen sich solche manische Verliebtheiten am ehesten in den mittleren, d. h. „besten Jahren'' zu finden. Das weibliche Geschlecht ist öfter betroffen oder fällt eher auf. Meist ist die Frau in einer solchen Situation aber auch ehrlicher, insbesondere aufrichtiger zu ihrem (bestürzten) Partner. Besonders in der manischen Verliebtheit, hin- und hergerissen zwischen dem verklärten neuen und konsternierten alten Partner, neigen viele Patientinnen zu einer Offenheit, die manche fast negativ empfinden – weil sie (dadurch?) nicht die tragische Not zu erkennen vermögen, in die ihre Frau geraten ist.

Die Dauer einer solchen Verliebtheit ist sehr unterschiedlich. Sie reicht von wenigen Tagen bis zu mehreren Wochen, selten mehrere Monate.

Die Frage, was nun eine „normale Verliebtheit'' von einer krankhaft-manischen unterscheidet, ist gar nicht so leicht zu beantworten. Am einfachsten wäre es, wenn der oder die Betroffene zumindest dezente sonstige Symptome einer Manie zeigen würde: weniger Schlaf und Appetit, dennoch blühendes Aussehen, dabei rede- und telefonierfreudig, etwas lockerer Geldbeutel, besonders was den verschönernden Eigenbedarf anbelangt, dazu unternehmungslustig (Reisewünsche) usw. Wenn das gegeben ist, hilft es weiter. Doch oft genug findet es sich nicht oder wird zumindest nicht so recht deutlich. Dafür kommt manchmal die vegetative Seite, also eine besondere körperliche Komponente zu Hilfe: sich plötzlich überaus gut fühlen, keine Beschwerden haben oder diese besser ertragen können, „innerlich vom Leben durchpulst sein", d. h. plötzlich gut durchblutete Haut und Schleimhäute (z. B. warme Hände und Füße), „ruhiger und kräftiger Herzschlag", „freie Atmung", „klarer Kopf" usw.

Gewiß vermag auch die "normale Verliebtheit" vegetativ zu beleben. In der manischen Verliebtheit aber scheint dies noch ausgeprägter – und vor allem nicht mehr ganz so alltäglich, wenn es sich um das mittlere oder höhere Lebensalter handelt.

Manchmal finden sich auch weitere Hinweise, die zumindest einer Prüfung bedürfen: „Ich sah ihn und war wie vom Blitz gerührt, aber positiv. Schon sein erster Händedruck durchrieselte mich, seine Stimme war so warm und gütig, so tröstlich und schützend. Seine Augen eröffneten mir eine Welt, in der ich zu versinken drohte – und warum sollte ich nicht, warum darf auch ich nicht einmal versinken..."

Die nun folgenden sexuellen Kontakte pflegen ebenfalls gewissen Hinweiswert zu haben: „Die Sexualität hat mir nie allzuviel bedeutet. Ich war nicht prüde und schon gar nicht frigide. Ich hatte durchaus etwas davon und mein Mann gab sich auch Mühe. Manchmal aber, wenn die Freundinnen von ihren Erlebnissen berichteten, machte ich mir schon meine Gedanken, ob ich selber auch in alles einbezogen sei, was die Sexualität so vorhält, ob mir vielleicht nicht doch etwas abgeht – aber wie gesagt: Ich litt nicht darunter, machte mir keine ernsteren Sorgen." Dann aber kommt der sexuelle Kontakt und eröffnet offenbar neue Dimensionen: „War ich schon vom ersten gesellschaftlichen Treffen überrascht, von Händedruck, Blick, Stimme, der ganzen Atmosphäre, so wurde ich durch das erste Beisammensein in einen regelrechten Strudel des Wohlgefühls, der sexuellen Erfüllung gerissen. Ich erlebte Gefühle – seelisch wie körperlich – die ich bisher nicht kannte (und deshalb auch nicht vermißt habe), ich erlebte mich plötzlich als Frau, voll und ganz, wie es mir bisher nicht vergönnt war. Vielleicht ein wenig mehr, etwas „über dem Strich". Aber ich genoß es und genieße es noch immer, so als bekomme ich nachgereicht, was mir bisher verwehrt wurde."

Diese Schilderung im Originalton sagt mehr aus als eine Darstellung in nüchternen Worten. Dabei auch die – in einem halben Satz durchschimmernden – Bedenken, es könne sich doch um mehr als nur eine übliche Verliebtheit handeln. Aber das ist auch bei letzterer nicht ungewöhnlich, was die differentialdiagnostische Abklärung wieder erschwert.

Ein weiterer, mitunter besser verwertbarer manie-typischer Aspekt ist zumindest gelegentlich auszumachen: Die Verklärung geht zu weit. Dies betrifft manchmal nur den Partner, bisweilen aber auch sein Umfeld. Bei der zwischenmenschlichen Beziehung an sich ist es noch nachvollziehbar. Doch wenn es zu einer unkritischen Überhöhung seiner Person, seiner beruflichen und gesellschaftlichen Stellung kommt und gar seine Angehörigen und Freunde mit einbezieht, dann sollte man ggf. aufhorchen. Bisweilen findet sich sogar die Verklärung von eindeutig negativen Charakterzügen, gesundheitlichen Problemen, beruflichen Nachteilen, gesellschaftlichen Einbußen, verwandtschaftlichen Belastungen, suspektem Freundeskreis usw. Dabei werden die negativen Punkte entweder verleugnet oder offen geschildert, aber positiv umgedeutet: ,,Gerade seine Krankheit zeigt mir, wie man mit dem Leben besser fertigwerden kann". ,,Sein berufliches Schicksal rührt mich und bindet mich noch fester an ihn". ,,Seine familiären Belastungen kann ich gut verstehen, insbesondere seine Scheidung, ich habe seine Ex-Frau kennengelernt". Dabei kommen nicht wenige dieser Menschen aus geradezu sorglosen Verhältnissen – und sind eigenartig fasziniert von einer fast schon erdrückenden Phalanx von Problemen seitens des neuen Partners. Wenn man sie darauf aufmerksam macht, sind sie nicht unbedingt uneinsichtig, schon gar nicht irritiert oder empört, eher von ,,lächelnder Duldsamkeit", weil dem Therapeuten offenbar jeglicher Zugang zu den wahren Offenbarungen dieser neuen Beziehung versperrt ist. ,,Kann man nicht auch aus Belastungen, Sorgen und Kümmernissen anderer lernen"? fragen sie. ,,Ist es nicht wunderbar, hier helfend eingreifen zu können?"

Was auch bisweilen zu denken gibt, ist die scheinbar beneidenswert gelassene bis unbekümmerte, fast leichtfertig erscheinende Art, wie mit den irritierten, resignierten oder deprimierten Angehörigen umgegangen wird: ,,Mein Mann ist natürlich völlig ratlos, ja hilflos; er fragt mich immer wieder, was er für mich tun kann, denn er will mich ja nicht verlieren. Er hat nie ein böses Wort zu der ganzen Sache geäußert. Meine Kinder – sie wissen alles, ich habe es ihnen gesagt – sind verwirrt, haben Angst, Mama und Papa gingen auseinander, können nicht mehr schlafen, träumen schwer, bringen erstmals schlechte Noten heim. Am heftigsten reagieren meine eigenen Eltern: Sie reden nicht mehr mit mir..." Das ganze wird nicht emotionslos oder kühl-berechnend, sondern durchaus sorgenvoll berichtet. Doch dann kommt der Satz: ,,Aber was bedeutet das alles, ich erlebe zum ersten Mal eine innere und sexuelle Erfüllung, wie noch nie in meinem Leben!"

Das Kapitel über die *manische Verliebtheit* als (scheinbar) einzigem Symptom einer nur leicht ausgeprägten, also hypomanischen oder maniformen Phase, ist heikel – in jeder Hinsicht. Wer möchte einem Menschen die emotionale und sexuelle Erfüllung verwehren, ihn deshalb voreilig ,,zum Kranken stempeln", gleichsam ,,psychiatrisieren". Keinesfalls der Hausarzt oder Psychiater. Zum einen bietet die Alltagspraxis genügend Negatives, da muß nicht noch sein, was nicht ist. Zum anderen ist mit einer solchen Diagnose nicht viel gewonnen, denn die therapeutischen Möglichkeiten, die vor allem von den unglücklichen Angehörigen gefordert werden, halten sich in Grenzen (s. S. 254). Wenn es aber so etwas gibt, und darüber besteht kein Zweifel, es ist sogar häufiger anzutreffen als man bisher zu realisieren scheint, dann muß man es auch diagnostizieren. Und man muß bei Bedarf *alle* Betroffenen zu betreuen versuchen.

Später, wenn sich der hochgestimmte Gemütszustand wieder normalisiert hat, empfiehlt sich allerdings auch eine psychotherapeutische Aufarbeitung des ganzen. Denn angesichts der ,,manischen Aussage" (s. S. 254) findet man schon im Gespräch während der hypomanischen Verliebtheit immer wieder die gleichen Hinweise, die meist auf einen unerfüllten sexuellen Bereich schließen lassen. Manche Therapeuten nutzen dabei schon die Diskussionswilligkeit des Patienten (und seines Partners) während der maniformen Phase, andere warten das Ausklingen der submanischen Episode ab, weil sie dann das Problem gezielter klären können. Wie auch immer: Wenn es sich um eine „manische Verliebtheit" gehandelt hat, dann lag ihr eine Ursache zugrunde. Diese gilt es gemeinsam zu bearbeiten. „So hat das ganze wenigstens noch einen Sinn gehabt" (ein betroffener Ehemann).

Homophile Kontakte

Erstmalige *homosexuelle/lesbische Kontakte* während manischer Phasen sind möglich, aber selten und kaum ohne entsprechende innere Voraussetzungen denkbar – aber auch nie auszuschließen.

Zusammenfassung

Manische Patienten sind in ihrem Sexualverhalten konformer, als man im allgemeinen annimmt. Anders lautende Vermutungen gehen in der Regel auf einzelne, spektakuläre Ereignisse zurück, die auch am ehesten in Erinnerung bleiben. Dabei stellen sich allerdings Patienten mit einer manisch-depressiven Erkrankung etwas besser als solche mit einer schizoaffektiven Psychose, bei der manische (und später depressive) sowie schizophrene Symptome gleichzeitig oder kurz hintereinander auftreten.
 Ein besonderes Phänomen ist die gesteigerte erotische Ansprechbarkeit, die insbesondere manischen Frauen zum Verhängnis wird (mißverständlicher Aufforderungscharakter). Allerdings pflegen sich manche manische Frauen im allgemeinen und jüngere im besonderen während ihrer Krankheit auch auffallender, ja aufreizender zu kleiden. Daneben führt der Maniker nicht nur eine anregende, sondern mitunter auch (unbewußt) leichtfertige bis zweideutige Sprache und sucht gerne entsprechende Gesellschaften, Parties, Diskotheken und sonstige Treffen auf – mit allen Folgen.

Frauen fallen auch öfter durch ihre Verliebtheit, ja eine Art „königs-kindhafte Verliebtheit" auf, die nicht selten in dem unrealistischen Wunsch gipfelt, ihrem Geliebten/Ehemann ein Kind schenken zu wollen. Ähnliches gilt auch für neue Bekanntschaften, wenngleich deutlich seltener als vermutet. Durch diese Schwangerschaft sollen – psycholo-gisch gesehen – vor allem fehlende Inhalte der Selbstverwirklichung ersetzt werden. Manisch verliebte Männer begehren gerne Frauen aus höheren sozialen Schichten, durch die man sich dann einen beruflichen, finanziellen oder künstlerischen Aufstieg erwartet.

Obgleich sich hinter dem manischen Liebes- und Sexualverhalten nur selten rein sexuelle Wünsche, sondern meist partnerschaftliche und psychosoziale Nöte verbergen, sind die Konsequenzen häufig folgen-schwer, nicht zuletzt bei einem Liebeswahn, bis hin zum Zerfall der Familie. Dies dokumentiert, wie wichtig eine rechtzeitige Diagnose bei Ersterkrankung und dann eine konsequente Behandlung sowie später eine zuverlässige medikamentöse Vorbeugung ist.

Zu einem Problem eigener Art kann die manische Verliebtheit dann werden, wenn sie nicht als krankhaft erkannt wird, weil weitere typische Symptome fehlen (oder hinter der Verliebtheit zurücktreten). Dabei muß man natürlich aufpassen, daß man „das seltene Geschenk einer normalen Verliebtheit nicht vorschnell psychiatrisiert". Dies besonders in jenen Altersstufen, in denen man diesen Zustand als nicht mehr „üblich" bis „befremdlich" abqualifiziert. Wenn sich jedoch der Verdacht erhärtet, dann legt er eine andere Strategie des Verständnisses und Umgangs mit diesem Phänomen nahe als bei normaler Verliebtheit. Dann geht es nicht nur um Toleranz oder Kränkung, sondern um Verantwortung und Hilfs-bereitschaft einem Menschen gegenüber, der in den Strudel krankhafter Steuerungslosigkeit gerissen wurde – einschließlich der späteren Gefahr einer depressiven Kippreaktion mit potenzierten Schuldgefühlen.

Denken, Sprache und Schrift

Um sich über die *manischen Denkstörungen* und ihre Folgen in Sprache und Schrift ein Bild machen zu können, gilt es ein wenig auszuholen: *Denken* umfaßt Konzentration, d. h. man muß bei seiner Aufgabe bleiben, nachdenken, d. h. sich ausdauernd mit einer Sache befassen können, erkennen und wiedererkennen, einordnen und verbinden nach logischen Kategorien, nach Gleichheit, Ähnlichkeit, Unterschied, Bedeutung, Ursache, Folge usw. Denken heißt überlegen (der Sache auf den Grund gehen), kombinieren, urteilen, entscheiden und dann die richtigen Handlungsvorbereitungen treffen, die auch durchgehalten werden müssen. Und schließlich wird das Denken von gemütsmäßigen Aspekten, d. h. von der jeweiligen Stimmung, von Wünschen, Neigungen, Trieben, Absichten und Motivationen bestimmt. Das ist ein ungeheuer komplexer Vorgang, über dessen Bedeutung man sich erst klar ist, wenn es gestört wird (Schädel-Hirn-Unfall, Depression, alters- oder krankheitsbedingte Demenz, also erworbene geistige Behinderung usw.). Denken ist also nicht nur von der Intelligenz abhängig, sondern von einer Vielzahl von Aspekten, die sich zudem ständig ändern. Das Denken ist deshalb eine besonders anfällige menschliche Dimension.

Die *Sprache* ist das Medium und der Ausdruck des Denkens. Ohne das Gespräch kann man sich kaum ein Bild machen von der Denkungsart eines Menschen. Die Verständigung geschieht vor allem im Gespräch. Die *Schrift* schließlich ist eine Art geronnenes Denken oder Sprechen. Sie bleibt und gibt damit beständige Kunde von dem, was gedacht und ggf. gesprochen wurde.

Damit sind Denken, Sprache und Schrift, auch wenn sie verschiedenen Kategorien angehören, wichtige Beweisstücke zur Frage: Liegt hier etwa eine Manie vor? Leider ist es zumeist nicht so einfach, wie in dem einführenden Kapitel über Denkstörungen auf S. 31 ausgeführt wurde, das vor allem das „klassische" manische Symptom der Ideenflucht erklärt. Wenn es jedem auffällt, sind es Extremzustände, die keiner Diskussion mehr bedürfen. Doch das ist nicht die Regel, besonders am Anfang, wo eine konsequente Behandlung noch am meisten erreichen könnte.

Vor allem zu Beginn eines manischen Krankheitsbildes fallen Denken, Sprache und Schrift keinesfalls negativ auf – im Gegenteil: Dazu die Selbstbeobachtung eines manisch erkrankten Arztes, der den Beginn seines Leidens wie folgt umschreibt:

„Die Manie vermittelt in der Anfangsphase viele eindrucksvolle und schöne Empfindungen und Erlebnisse: langsame Zunahme der körperlichen Leistungsfähigkeit, glückhaftes Lebensgefühl, ein von der Last der täglichen Unzulänglichkeiten befreites Denken, ja die Vorstellung, man denke in völlig neuen Dimensionen. Unvorstellbar die Leichtigkeit, sich scheinbar in jede Situation hineinzufühlen, ungeahnte Einsichten zu entwickeln, anschaulich und abstrakt zugleich denken zu können, deshalb zu raschem Urteilen und fundierter Kritik befähigt zu ein – und das natürlich auch gleich äußern zu können. Die Leistung nimmt kontinuierlich zu – geistig und körperlich –, aber absolut korrekt, ohne Fehler (jedenfalls am Anfang), kurz: Es fehlt nichts zur Glückseligkeit."

Oder die Schilderung einer Buchhändlerin: ,,Während einer Depression habe ich einen ,,Knoten im Gehirn", aber dann plötzlich ist die Befreiung da, man spürt es richtig. Ich kann nicht mehr schlafen, muß aber auch nicht mehr schlafen, brauche aber auch die Zeit, um die Fülle der Gedanken, der neuen Ideen, der herrlichen Vorstellungen fassen zu können, die mich regelrecht überfluten. Ich habe Einfälle, Einfälle, Einfälle. Ich habe neue Ideen für meine Arbeit im Büro, im Haushalt und für die Arbeit meines Mannes. Ich laufe überall hin, frage an und kehre zurück mit lauter neuen Ideen, die mich sofort wieder in Bewegung setzen.

Leider wird vieles begonnen und wenig fertig. Ich rede viel und gerne mit Freundinnen und Freunden, mit Nachbarn und Bekannten, die ich treffe und sofort anspreche. Nachts muß ich aufstehen und schreiben, schreiben, schreiben. Vom Telefonieren will ich gar nicht reden, das mache ich schon in gesunden Tagen zuviel, wie mein Mann behauptet. Aber ich bin auch intellektuell plötzlich so begierig, will alles wissen, alles lesen und erarbeiten. Mein Bücherstoß auf dem Nachttisch wird immer größer, weil ich viel anschleppe, aber immer weniger lese, d. h. alle Bücher sind angefangen, keines jedoch zu Ende gebracht. Gleichwohl: Ich begreife alles, erfasse alles, bin wie ein trockener Schwamm, der alles aufsaugt, kann mich einfühlen, hinein-denken, in alles versetzen, kenne mich innerhalb kurzer Zeit völlig aus, übersehe und beherrsche alles, durchschaue die Zusammenhänge, werde zum Sachverständigen kraft innerer Befreiung, wachsender Leistungsfähigkeit und Größe.

Denkvermögen, Urteilskraft, Logik, Klarheit, Lernfähigkeit, geistiges Fassungsvermögen, Beobachtungsgabe, Kombinationsleistung, alles ist geschärft und drängt ins Gespräch, muß zu Papier gebracht werden. Und das Ganze ist nicht etwa abstrakt, nüchtern, blutleer, nein, es ist eingebettet in Gemüt, d. h. Mitgefühl, emotionale Wärme und Schwingungsfähigkeit, in Mutter-witz und Hilfsbereitschaft. Und alles will natürlich raus aus mir, will seine Erfüllung finden. – Manchmal habe ich zwar den Eindruck, ich gehe den Leuten auf die Nerven, aber das kann ich nicht stoppen...''

Belassen wir es bei diesen beiden Schilderungen, zumal ihr Grundtenor der gleiche ist. Fassen wir noch einmal zusammen:

Reden und Schreiben können sich im Rahmen einer Manie auch ohne Ideen-flucht schier pausenlos hinziehen. Man fragt sich, wo diese Menschen die Kraft hernehmen und merkt erst bei der späteren tiefen Erschöpfung, mit oder ohne Depression, daß es sich hier um einen gnadenlosen Raubbau der Reserven handelte, für den der Betroffene plötzlich bitter bezahlen muß.

Unabhängig vom Inhalt ist auch die *Ausdruckskraft* des Manikers oftmals ein faszinierendes Ereignis: lebhaft, bunt, glutvoll, plastisch, mitreißend, leiden-schaftlich, prall, malerisch, sinnlich, ja poetisch. Auf jeden Fall für alle Beteiligten einprägsam, manchmal unvergeßlich, nie langweilig. Die Patienten sprechen aber nicht nur viel, sondern häufig beschleunigt bis hastig, mitunter auch laut, phrasenhaft-weitschweifig, gelegentlich auch in gesuchten oder hochtrabenden Wendungen und mit besonderer Betonung. Selbst ansonsten bescheidene und zurückhaltende Menschen sichern sich in der Manie den größeren Teil des Dialogs. Die eingestreuten Wortspiele, Gags, Witzeleien oder Fremdwörter können die Umgebung zunächst durchaus beeindrucken oder amüsieren. Nach und nach ermüden sie aber oder gleiten gar ins Vulgäre ab. Dies vor allem dann, wenn sie durch saftige Kraftausdrücke, Fluchen oder heftiges Schimpfen ergänzt werden. Solche evtl. bedrohlich wirkenden Verbal-attacken pflegen aber meist keiner echten Wut zu entspringen, ja, sie können sogar in eine abrupte Rührseligkeit umschlagen. Der rasche, häufig unvorbe-

reitete und konfuse Wechsel ist eines der Charakteristika manischer Ausdrucks-
form: von reizbarer Mißstimmung in grundlose Heiterkeit, von kochender Wut
in ansteckende Fröhlichkeit usw.

Wie bereits erwähnt, kann es im Rahmen einer fortschreitenden Ideenflucht
schließlich zu Wortneubildungen, zuletzt sogar zum unverständlichen
,,Wortsalat'' kommen, wenn einzelne Ideen wegen zu hoher Denkgeschwindigkeit nicht mehr klar ausformuliert werden können. Das sind allerdings
seltene Extreme.

Das *Telefon* hat dem Maniker eine neue Dimension eröffnet, von der er
reichlich Gebrauch macht (und die Arzt und Angehörigen sogar gewisse
Einblicke in den Verlauf der Krankheit ermöglicht – s. S. 237).

Auch die *Schrift* kann auffallen. Unabhängig von spezifischen graphologi-
schen Erkenntnissen weiß jeder von sich selber, daß sich seine Schrift in ihren
unterschiedlichen Elementen je nach inneren und äußeren Einflüssen zu ändern
vermag. Das ist schon in gesunden Tagen nicht unüblich. In krankhaften
Extremzuständen kann die Schriftgröße und der beanspruchte Raum auf dem
Papier beispielsweise bei depressiven Zuständen schrumpfen, bei der Manie
hingegen ,,genialische'' bis unproportionierte Formen annehmen. Jedenfalls
pflegen sich manische Schriftstücke rein formal plötzlich durch eindrucksvolle
Ausmaße, zahlreiche Ausrufungs- und Fragezeichen, durch Unterstreichungen
sowie Hervorhebungen durch Farbstifte u. a. anspruchsvoll und bedeutungs-
schwer auszunehmen. Bei Uneingeweihten erreichen sie manchmal schon
allein dadurch ihren Zweck, besonders wenn sich der Kranke noch nach Inhalt
(Titel!) und Form grandiose Briefköpfe drucken läßt.

Der *Schriftverkehr* selber kann zu gigantischen Dimensionen ausufern, mit
Vorliebe Beschwerde- oder Leserbriefe, aber auch Gedichte, Memoiren, Ent-
hüllungen usw. Bekannte Beispiele aus Politik und Kunst sind der amerikanische Präsident Teddy Roosevelt und der französische Romancier Honoré de
Balzac.

Zusammenfassung

Denken, Sprache und Schrift sind in der Manie charakteristisch verändert: zuerst fruchtbar-kreativ-produktiv im Sinne von (scheinbar) verbesserter Konzentration, erleichterter Assoziation, vergrößerter gedank-
licher Beweglichkeit, erhöhtem Ideenreichtum, vermehrtem anschauli-
chen Denken und intensivierter Kritikfähigkeit (gegenüber anderen). Die
Ausdruckskraft ist plastisch, lebhaft, mitreißend und leidenschaftlich.

Nach und nach ufern Reden und Schreiben aber derart aus, daß die Umgebung Bedenken entwickelt und Konsequenzen zu ziehen beginnt. Auch lassen Leistungsfähigkeit und damit Erfolg immer mehr zu wünschen übrig. Am Schluß irritiert ein unkontrollierbarer Rededrang, manchmal sogar eine Ideenflucht mit erhöhter Ablenkbarkeit und ständigem Wechsel des Denkziels. Allerdings ist die manische Denkstörung, ausgedrückt in Sprache und Schrift, viel zu selten Anlaß skeptischer Aufmerksamkeit und damit behutsamen Gegensteuerns. Zu sehr und zu lange ist man fasziniert, ja mitgerissen von einer Fassade ansteckender Heiterkeit, inhaltsloser Glückseligkeit, geistiger Aktivität und überdurchschnittlicher Leistungsfähigkeit. Gerade in einer solchen Phase wäre das rechtzeitige Eingreifen am wichtigsten, ist aber bekanntlich auch am schwierigsten und deshalb am seltensten konsequent realisierbar.

Körperliche Folgen

Körperliche Folgen sind – entgegen landläufiger Meinung – auch bei einem psychischen Leiden nicht ohne Bedeutung. Manchmal führen sie Patient, Angehörige und sogar Arzt lange in die Irre, wie das klassische Beispiel der sogenannten larvierten Depression (vom lat.: larva = Maske) zeigt. Aber nicht nur bei der Depression, auch bei Schizophrenien und anderen Psychosen, bei neurotischen Entwicklungen und – wie der Name schon sagt – psycho-somatischen Störungen (seelische Leiden äußern sich durch ein körperliches Beschwerdebild) sind organische Beeinträchtigungen nicht selten oder gar die Regel.

Während einer manischen Phase sind körperliche Folgen hingegen kaum zu erwarten – jedenfalls keine ernsteren negativen, wenn man die Patienten befragt. Bisweilen finden sich leichtere vegetative Veränderungen, die nicht zuletzt auf den Lebensrhythmus des Patienten zurückgehen: Der Puls geht schneller, gelegentlich auch die Atmung, „die Verdauung funktioniert öfter am Tag" und die Libido ist mitunter verstärkt. In psychosozialer Hinsicht finden sich auch einmal indirekte Hinweise wie vernachlässigte Hygiene oder übermäßiges bzw. schlecht aufgetragenes Make up. In der Mehrzahl der Fälle aber fühlt sich der Maniker „großartig", „voller Kraft und Saft", „bei bester Gesundheit", in „vorzüglicher Verfassung", „bereit, die Welt zu übernehmen" oder, auf einen kurzen Nenner gebracht: „Es ist kaum auszuhalten". Daß es dennoch eine Reihe von lästigen bis quälenden Störungen geben kann, die allerdings meist überspielt oder erst beim Ausklingen der Manie deutlicher werden, sei im Anschluß an dieses Kapitel kurz gestreift.

Das *äußere Erscheinungsbild* ist in der Tat das treffende Beispiel einer vitalen Persönlichkeit – und keine Spur von körperlicher Beeinträchtigung: „blühendes Aussehen", aufrechte Haltung, temperamentvolle, und dabei doch natürliche, geschmeidige Bewegung; lebhafte und leuchtende Augen; eindrucksvolle, ausdrucksstarke Mimik; gesunde, straffe Haut; glänzendes Haar, das sich gut legt usw. (s. S. 64).

Dieser Aspekt wird besonders deutlich beim raschen Umschlagen von einem depressiven in ein manisches Krankheitsbild oder umgekehrt. Letzteres kann sogar in einen geradezu erschütternden seelisch-körperlichen Verfall münden, der schon rein äußerlich zu vielschichtigen Ängsten Anlaß gibt, vor allem im höheren Lebensalter („Vergreisung", „Demenz"). Auf jeden Fall ist der Patient so oder so mitunter kaum wiederzuerkennen, so verwirrend gegensätzlich können die Unterschiede im äußeren Erscheinungsbild ausfallen, was dann in negativer Hinsicht auch zu einer gefährlichen Situation auswachsen kann (verzweifelte Selbsttötungsabsichten).

Was finden sich ansonsten für bemerkenswerte Veränderungen?

Appetit

Der *Appetit* pflegt eher gering zu sein, bisweilen kommt es zu völligem Appetitverlust. Manche Patienten verlieren trotz regelmäßiger Mahlzeiten an Gewicht. Einige magern sogar ab. Dies geht nicht zuletzt auf die pausenlose Überaktivität zurück. Vielen kommt dies sehr gelegen, erreichen sie doch scheinbar ohne Mühe und Entbehrungen plötzlich ihr Idealgewicht. Daß es sich hier um eine streßbedingte „Schlankheitskur" handelt, erkennen sie nicht.

Bisweilen findet sich jedoch auch eine Gewichtszunahme durch regelrechte Nahrungsmittelschlingerei (Polyphagie), am häufigsten während milderen manischen Zuständen (Hypomanie) oder nach einem Umschlag aus der Tiefe einer Depression in die Hochstimmung der Manie. Hier finden sich dann auch gelegentlich besondere Gelüste auf Süßes oder Saures wie bei Schwangeren.

Ansonsten bringt auch der während einer Manie häufig vermehrte Alkoholkonsum seine Kalorien.

Schlafstörungen

Schlafstörungen gehören fast regelmäßig zum manischen Krankheitsbild. Es gibt jedoch einen Unterschied zur quälenden Schlaflosigkeit des Depressiven, wie schon die alten Nervenärzte treffend erkannten:

> Der Depressive kann nicht schlafen, der Maniker braucht nicht zu schlafen.

Tatsächlich ist die Schlafdauer des Manikers auf fünf bis vier oder weniger Stunden pro Nacht reduziert, meist bedingt durch spätes Einschlafen oder frühes Erwachen. Doch diese an sich gefürchteten Schlafstörungsformen, mit denen sich eine Manie häufig ankündigt, empfindet der Betroffene keinesfalls als negativ. Schlaf hat er trotz pausenloser Aktivität kaum nötig. Und pausenlose Aktivität verträgt sich auch nicht mit Schlaf, den er als Zeitvergeudung empfindet, wo es doch so vieles zu tun gibt.

So wird das bisweilen erschreckende Schlafdefizit über Wochen oder gar Monate hinweg selten gespürt und so gut wie nie über Schlaflosigkeit geklagt. Im Gegenteil, man kann sie „herrlich nutzen", um endlich seine „Briefschulden innerhalb weniger Nächte aufzuholen". Und das ist noch harmlos, weil lautlos. Nicht wenige Maniker „laufen gerade nachts zu voller Größe auf", d. h. backen, kochen, waschen und vor allem: hören oder spielen lautstark Musik, begleitet von plötzlicher Freude an rhythmischer Bewegung. Oder sie organisieren Feste oder sind zumindest ständig unterwegs, was durch Türen und Treppenhaus der ganzen übrigen Hausgemeinschaft nicht lange verborgen bleibt. Doch zurück zum Schlaf an sich. Tatsächlich wird das Schlafdefizit deshalb nicht als störend empfunden, weil der Schlaf des Manikers dem physiologischen Schlafprofil der ersten Nachthälfte ähnelt. Und die hat einen hohen Anteil von Tiefschlaf- und REM-Phasen, die erfahrungsgemäß besonders regenerationsfördernd und damit erfrischend sind. Mit anderen Worten: Der Schlaf des Manikers ist kurz, aber intensiv und erquickend.

Manchmal legen sich Maniker auch tagsüber zu einem „Nickerchen" nieder, um auch hier kurz darauf beneidenswert erholt und voller Tatendrang zu erwachen.

Über ein unerwartetes und ausgeprägteres Schlafdefizit wird noch am ehesten in den Nächten vor Ausbruch einer Manie geklagt, wenn der Patient noch nicht weiß, welche Krankheit sich ankündigt bzw. wenn er von der Manie in seelisch-körperlicher Hinsicht noch nicht mitgerissen ist. Eine plötzlich neue Qualität des bisher problemlos hingenommenen Schlafdefizits erfährt der Patient auch beim Umschlag von einer manischen in eine depressive Phase. Auch dort kann er ja nicht schlafen, nur wird dieses Manko jetzt plötzlich als zermürbend erlebt.

Weitere geistige, seelische und körperliche Auffälligkeiten

Trotz „berstender Gesundheit" sind natürlich auch beim Maniker gelegentlich weitere seelische und körperliche Auffälligkeiten registrierbar, wenngleich selten oder kaum realisiert bzw. geklagt: Zum einen kann es zu *Wahrnehmungsveränderungen* kommen, die gelegentlich, aber nicht immer als irritierend oder gar direkt ängstigend empfunden werden. Dazu gehört eine ungewöhnlich intensive Beschäftigung mit feinen Einzelheiten von z. B. Oberflächenstrukturen (Bäume, Steine, Möbelmaserung usw.) oder Geweben. Auch *Farben* werden mitunter als besonders lebhaft oder strahlend schön eingeschätzt (s. auch die Erlebnisschilderungen auf S. 402). Ferner findet sich bisweilen eine subjektive *Verfeinerung der Gehörswahrnehmungen*. Am unangenehmsten scheint die aber sehr seltene Intensivierung der *Geruchswahrnehmung* zu sein, bisweilen in Zusammenhang mit Gefahr, Bedrohung, ja sogar Gift und Verwesung.

Ein interessantes Phänomen ist das sogenannte *Zeitraffererlebnis:* Das Zeitempfinden des Manikers ist gleichsam gerafft, alles läuft viel schneller ab als unter normalen Umständen, die Zeit scheint rascher zu gehen, sich sogar zu überstürzen. Diese Beschleunigung des Zeiterlebens findet man beispielsweise in Katastrophenreaktionen (Absturzerlebnis), zu Beginn epileptischer Anfälle (Aura), unter dem Einfluß bestimmter Drogen (z. B. Halluzinogene) und in der manischen Euphorie. (Dagegen können sich für manche Depressive oder Schizophrene die Stunden endlos lange dahinziehen (Zeitdehnungserlebnis), bis zum scheinbaren Zeitstillstand.)

Gelegentlich setzt zu Beginn einer manischen Phase auch die *Monatsblutung* aus oder es verstärkt sich während der Menses das manische Zustandsbild. Mitunter klagen manche Patienten auch über dumpfen Kopf, Druck im Kopf oder gehäufte Migräneattacken, über Rückenschmerzen oder Zungenbrennen. Dies wurde schon früher mit einer vegetativen Überempfindlichkeit während der manischen Phase erklärt, steht aber in lebhaftem Kontrast zu der ausgeprägten Unempfindlichkeit bezüglich Schlafdefizit/Müdigkeit, Appetitlosigkeit/ Hunger sowie Kälte (manche Patienten schlafen nächtelang draußen, selbst in kühleren Jahreszeiten).

Zusammenfassung

Die körperlichen Folgen während einer manischen Phase äußern sich zwar auf den ersten Blick vor allem in einer vitalen Persönlichkeit: Haltung, Bewegung, Mimik, Gestik, Augen, Haut, Haar usw. Es gibt jedoch auch vegetative Störungen wie Appetitlosigkeit (wird aber in der Regel nicht negativ vermerkt, eher zum Erreichen des Idealgewichts genutzt) sowie Schlafstörungen, die aber ebenfalls nicht als quälend empfunden werden. Im Gegenteil: Die kurzen Schlafphasen nachts oder die Nickerchen über den Tag hinweg erweisen sich als beneidenswert erholsam. Die gewonnene Zeit wird entsprechend genutzt. Weitere Auffälligkeiten sind bestimmte Wahrnehmungsveränderungen (Sehen, Riechen, Hören), eine Beschleunigung des Zeiterlebens sowie eine Reihe ansonsten uncharakteristischer Symptome, über die gelegentlich geklagt wird.

Das äußere Erscheinungsbild

Vom *Erscheinungsbild* des Manikers war bereits die Rede; jetzt sollen noch kurz weitere Attribute des äußeren Aspekts besprochen werden. Schon biologisch für die Zeit der manischen Phase von der Natur bestens ausgestattet, was Augen, Haar, Teint, Haltung, Gang usw. anbelangt, setzt der Maniker – insbesondere weiblichen Geschlechts – hier in der Regel noch einiges drauf: Make up, Frisur, künstliche Haarfarbe, Schmuck u. a. Allerdings pflegt sich alles, trotz gewisser Verstiegenheiten („modisch", „in"), im Rahmen des noch Akzeptierbaren zu bewegen. Vieles fällt auf und verwundert, aber hinterläßt z. B. kaum das sonderbar betretene Gefühl, das bisweilen schizophrene Patienten in dieser Hinsicht provozieren können (s. u.).

Make up

Auch das *Make up* gewinnt an Farbe, im wahrsten Sinne des Wortes: Lidschatten, Augenbrauen, Wimperntusche, Rouge, Lippenrot, Gesichtspuder oder -cremes sowie im weiteren Sinne der Nagellack von Finger- und Zehennägeln. Natürlich hängt dies nicht nur von der Intensität des manischen Zustands, sondern auch vom zugrunde liegenden Stilempfinden, von der bisherigen Versiertheit der Schmink-Technik usw. ab. Und natürlich gibt es auch hier Übertreibungen oder Exzesse, aber alles irgendwie noch vertretbar, fast animierend, wenn nicht gar verführerisch.

So wird man z. B. bei der reinen Manie nicht jene sonderbare, fast maskenhafte Schminktechnik finden, wie sie bisweilen schizophrene Frauen praktizieren. Schizophren Erkrankten gehen mitunter im Rahmen ihrer gefürchteten Ichstörungen die eigenen Gesichtszüge, zumindest aber -konturen verloren, was im Extremfall dazu führt, daß sie sich im Spiegel nicht mehr erkennen oder überhaupt nicht vorfinden. In einer solchen, natürlich erschreckenden Situation versuchen manche Betroffene durch übertrieben nachgezogene Augenbrauen oder grelles Lippenrot zu ersetzen, was ihnen die Geisteskrankheit vermeintlich entzogen hat. Wenn sich also solche – für Außenstehende schon fast schockierende – Übertreibungen finden, muß eher an eine schizophrene bzw. schizoaffektive Psychose (s. S. 141) gedacht werden.

Manikerinnen hingegen haben in ihrer Hochstimmung einfach Freude an einem frischen Make up, auch wenn es mitunter leicht überzogen wirkt. Dabei trifft die Kritik der Übertreibung weniger junge Patientinnen, denen man derlei eher durchgehen läßt, mehr das mittlere oder höhere Lebensalter, bei dem man eine solche „Schminkerei" schneller befremdlich findet. Hier finden sich dann auch gelegentlich Extreme, die sogar abstoßen. Da gibt es Patientinnen, die völlig verschiedene Personen zu sein scheinen, je nach Hoch oder Tief. In der Depression die „graue, blasse, unscheinbare, nachlässig oder unpassend gekleidete vorgealterte Frau, die fast erbarmungswürdig häßlich daherkommt. Und in der Manie die aufgeputzte, grell geschminkte gleiche Person mit einem Stich ins Ordinäre" (eine Stationsschwester).

Manche Frauen spüren ihre Grenzen, besonders wenn die Manie mit ihnen „durchzugehen droht". Hier wird deshalb lieber ein Kosmetik-Salon aufgesucht und „freie Fahrt" signalisiert, was neue und extravagante Modetrends anbelangt. Das ist dann zwar teuer, aber nicht ganz so entgleisungsgefährdet wie ein Make-up in eigener Regie und ohne gesunde Steuerung.

Kleidung und Schmuck

Ähnliches gilt für die *Kleidung:* Auch sie hängt ab von Persönlichkeitsstruktur und Lebensart, d. h. von Sinn für Geschmack, Schönheit, Qualität und Eleganz, ferner von den finanziellen Möglichkeiten, dem bisher dokumentierten ästhetischen Empfinden und damit bevorzugten Bekanntenkreis usw. Wie äußert sich das in der Manie?

Die Kleidung kann durchaus unauffällig bleiben, bisweilen sogar nachlässiger werden, pflegt aber meist aufzufallen, vor allem beim weiblichen Geschlecht. Das reicht vom billigen Ausverkauf-Fummel bis zur sündhaft teuren Einzelanfertigung. Natürlich gibt es auch hier genügend Ansatzpunkte zur berechtigten Kritik. Doch wer sich ein wenig Toleranz, gesunde Neugier, Freude am Neuen, an Schick oder gar Extravaganz und vor allem einen Blick für sprudelnde Kreativität bewahren konnte, pflegt dies erst einmal als willkommenen Farbtupfer im grauen Einerlei des Alltags zu begrüßen. Manchmal handelt es sich tatsächlich um ein Feuerwerk an Einfallsreichtum, Phantasie, Experimentierfreude und Lebenslust, besonders wenn dem ganzen Zauber ein schon zuvor gehobenes Modebewußtsein zugrunde liegt. Ein Maniker (bzw. noch häufiger eine Manikerin) mit treffsicherem Geschmacksempfinden in gesunden Tagen kann im Rahmen ihrer Hochstimmung in der Tat modische Akzente setzen.

Auf jeden Fall ist es ein „Augenschmaus", wie es ein zugleich faszinierter und ratloser Ehemann einmal ausdrückte, „wenn man nur nicht an die Kosten denken müßte". Und das ist es natürlich, was den Maniker in der Auswahl seiner Gardarobe nicht beschwert. Hier wird in der Tat einmal ein Traum wahr, sich nämlich frei und uneingeschränkt so auszustaffieren, wie es allein blühende Phantasie, Lust und Laune nahelegen.

Deshalb kleiden sich viele Manikerinnen nicht nur nach der neuesten Mode, sondern vor allem nach ihrem „ureigensten, persönlichen Geschmack", nach individuellen Creationen also, die zwar von schick bis „verrückt" reichen, aber irgendwie „den Punkt treffen". Dies bezieht sich natürlich meist auf jüngere Frauen, doch können Maniker jeglichen Alters und beiderlei Geschlechts ihre verblüffte Umgebung zum Staunen bringen, ja zu Beifallsstürmen hinreißen. Dabei muß es nicht einmal finanziell exzessiv zugehen, es kann sich auch um kleine Ideen mit großem Effekt handeln, was wiederum beweist, daß der Maniker auch kreativ aus dem Vollen zu schöpfen vermag.

Ähnliches gilt für den *Schmuck*. Dabei muß nicht weiter ausgeführt werden, welch fruchtbares Feld sich hier für eine manische Exzentrik auftut: von Kopf bis Fuß, in jeder Form und Größe, vom billigen Modeschmuck bis zum sündhaft teuren Unikat.

Bei manischen Männern sieht man „modische Verstiegenheiten" seltener, es sei denn, sie neigten schon in gesunden Zeiten zu forciert modebewußtem Verhalten oder zu Extravaganzen. Etwas anderes ist es natürlich bei kleinen und teuren Accessoires wie Siegelringen, Uhren, Krawattennadeln oder Brillen, inzwischen selbst Ohrschmuck, bei denen auch Männer mit entsprechender Neigung manisch mithalten können.

Kleidung, Schmuck und Make up gehören jedenfalls mit zu den häufigsten und kostenträchtigsten Manie-Folgen beim weiblichen Geschlecht. (Bei Männern schlagen eher Technik (insbesondere Autos) und Immobilien zu Buche – s. später.)

Frisur

Die *Frisur* als Ausdruck „manischen Abhebens" betrifft ebenfalls zumeist das weibliche Geschlecht. Im einfachsten Fall geht die Manikerin lediglich öfter zum Friseur, läßt sich konventionell, d. h. wie früher beraten und greift nur tiefer in die Tasche. Manchmal gibt sie aber auch ihrem verwunderten oder erfreuten Coiffeur grünes Licht für jede neue Modebewegung bis hin zur extremen Verstiegenheit. Bisweilen wird die Frisur auch selber arrangiert, was dann wegen mangelnder Fachberatung und Schnittechnik noch verrückter (und leider weniger professionell) ausfallen kann. Typisch sind aber nicht nur Schnitt, sondern auch Haarfarbe, ja kurzfristiger Haarfarbenwechsel, ggf. mehrere Farben auf einmal oder verschiedene Frisuren in unterschiedlicher Färbung im raschen Wechsel hintereinander.

Manche Friseure machen begeistert mit, auch wenn sie sich ihren Teil denken oder gar verunsichert sind – nicht was diesen „Modesprung" anbelangt, sondern die Person, die plötzlich solche Wünsche vorschlägt und durchsetzt. Sie pflegte nämlich in dieser Hinsicht bisher nicht sonderlich aufzufallen. Manche Friseure versuchen behutsam zu bremsen, zu korrigieren oder „zu retten, was zu retten ist" – meist vergeblich. Besonders wenn es sich um Stammkundinnen handelt, fühlen sich die wenigsten Coiffeure bei solchen Sonderwünschen wohl, die ganz offensichtlich aus einer plötzlichen und schwer durchschaubaren Laune hervorgehen. Bisweilen folgt nämlich nach Abschluß dieser „extremen Umgestaltung" entweder ein „geharnischter Protest seitens der Partner/Ehemänner" oder ein „Katzenjammer der Betroffenen selber", sonderbarerweise erst nach einigen Wochen, dann aber in ungewöhnlichem bis erschütterndem Ausmaß. Für den Eingeweihten, der diesen Ausführungen bis hierher gefolgt ist, wird schnell klar, um was es sich dabei handelt: die Ernüchterung nach abgelaufener Manie oder der Umschlag in die depressive Phase im Rahmen einer manisch-depressiven Erkrankung.

Parfüm und Duftwässer

Nicht zu vergessen sind beim äußeren Aspekt auch *Wohlgerüche* jeder Art, Intensität und Preislage: meist ein wenig überdosiert und damit am früheren Fingerspitzengefühl vorbei; mitunter auf der Suche nach neuen Parfüm-Creationen oder Rasierwasser-Angeboten, wobei auch hier die manische Exaltiertheit den früheren Sinn für Harmonie und Angemessenheit auf diesem Gebiet zumindest kurzfristig außer Kraft zu setzen vermag. ,,Man riecht es, wenn es wieder losgeht'', bemerkte einmal ein verbitterter Partner. ,,Danach kommen die ersten größeren Pakete aus der teuersten Modeboutique am Ort, und dann geht es los mit nächtelangem Ausstaffieren, Telefonieren und zuletzt Herumgeistern in Bars und Diskotheken''.

Zusammenfassung

Ein Maniker kann durch Äußerlichkeiten völlig unbeeindruckt bleiben (und z. B. die gesamte Energie in geistige Aufgaben investieren). Oder der Aufzug wirkt normal bis leicht verstiegen, aber irgendwie nachlässig bis schlampig. Im äußeren Erscheinungsbild ist alles möglich. Am häufigsten finden sich aber mehr oder weniger plötzliche Auffälligkeiten in Make up, Kleidung, Schmuck, Frisur, Parfum usw. Die Palette ist breit, von unverändert und gekonnt auffallend mit sicherem Geschmacksempfinden bis zu exaltiert oder gar ''verrückt'' – aber eigentlich stets in jenem Rahmen, den man noch akzeptieren kann. Das unterscheidet den Maniker beispielsweise von manchen schizophrenen Patienten, die durch ihre Ichstörung bisweilen zu grellen Überzeichnungen greifen müssen. Maniker leben einfach aus einer gleichsam explodierenden Lebenslust heraus, was sich in ihrem äußeren Erscheinungsbild widerspiegelt.

Das mag alles überzogen wirken, vor allem überraschend bei sonst unauffälligen Mitmenschen, hat aber auch etwas erfrischendes an sich, das viele (zumindest heimlich) schmunzeln läßt – so lange man es nicht selber bezahlen muß. Daß sich dennoch irgendetwas ereignet hat, was man im ersten Moment nicht einzuordnen vermag, läßt sich spätestens beim Umschlagen von einer manischen in eine depressive Phase erkennen. Dann ist der Patient (für den dieser Ausdruck plötzlich jedermann klar ersichtlich zutrifft) bisweilen kaum mehr wiedererkennbar, so verwirrend und erschütternd gegensätzlich können die äußeren Unterschiede ausfallen.

Soziale Fehlhandlungen und
ihre Folgen

Die *sozialen Aktivitäten* im Rahmen einer manischen Psychose gehören neben den zwischenmenschlichen Folgeschäden zu den schwerwiegendsten Hypotheken dieses Krankheitsbildes. Der Maniker fühlt sich ungewöhnlich leistungsfähig, einflußreich, souverän, überzeugend, hochintelligent und „weit über den kleinlichen Irrtums- und Fehlermöglichkeiten stehend", mit denen sich seine Umgebung auseinandersetzen muß. Seine Entschlüsse fallen rasch und ohne besonnenes Überlegen oder kritisches Abwägen. Er löst scheinbar alle Probleme, verblüfft durch revolutionäre Erfindungen, Verbesserungen und Entdeckungen, fesselt durch weltanschauliche, theologische, politische, kulturelle und wirtschaftliche Erneuerungsvorschläge, beeindruckt durch philosophische Gedankengebäude und vermag durch faszinierende finanzielle Projekte mitzureißen. Seine Selbstüberschätzung kann bis zu grandiosen Größenideen auswachsen, auch wenn sie nicht immer von echter Überzeugung getragen sein müssen. Schon immer und in unserer Zeit besonders gilt der Satz, der für Maniker speziell zutrifft: Oft reichen schon Aktionismus und schöner Schein aus, selbst wenn der Inhalt noch so hohl und leer ist. Wer will auch als kleinkariert gelten, wenn die Begeisterung aller Orten so groß ist. Doch diese unrealistische Selbstverklärung hat irgendwann ein Ende – und das staunende Publikum oder Gefolge beginnt sich seine Gedanken zu machen.

Und so pflegt auch eine solche „expansive Manie" dem Betroffenen, seinen (unschuldigen) Angehörigen und (mitschuldigen?) Mitläufern in finanzieller, vor allem aber gesellschaftlicher Hinsicht erheblich zu schaden.

Das beginnt schon damit, daß sich manche Kranke nicht nur gelegentlich Würden und Titel zulegen, die ihnen nicht zustehen (ohne es wirklich durchweg ernst zu meinen – aber wer kann das schon beurteilen). Sie benehmen sich auch gönnerhaft, herablassend, prahlen (Finanzen, Position, Beziehungen) und versuchen die Wahrheit zumindest zu ihren Gunsten auszulegen („man lügt absolut glaubwürdig"). Sie machen Versprechungen und folgenschwere Zusagen, mündlich und schriftlich, unterzeichnen Verträge und laden sich damit unerfüllbare Verpflichtungen auf. Dadurch geraten sie in die Nähe entsprechender Delikte, was zivil-, vor allem aber strafrechtliche Folgen haben kann. Manchmal gründen sie sogar Vereine, z. B. zur Linderung sozialer Nöte, bringen tatsächlich vieles in Bewegung, wecken Hoffnungen, Ansprüche und Bedürfnisse – und lassen plötzlich alles im Stich, weil „neue Aufgaben warten".

Maniker trumpfen auch mit Drohungen auf, und zwar so überzeugend, einschließlich der namentlichen Nennung „einflußreicher Freunde" oder gefürchteter Rechtsanwälte, daß viele erst einmal klein beigeben, wenn es sich nur irgendwie ohne Gesichtsverlust oder wirtschaftliche Folgen verkraften läßt. Maniker verfügen über ein umfassendes Repertoire von Überzeugungs-, Überredungs-, Überrumpelungs- und sogar Bedrohungstechniken, die im Einzelfall nur deshalb nicht so schwerwiegend ausfallen, weil sie 1. in der Regel keine „echten Bösewichte mit entsprechend krimineller Energie" sind und 2. weil ihre Sprunghaftigkeit sie zu neuen Taten wegreißt, bevor sie ihre alte Drohung wahrmachen können.

Die häufigsten Aktivitäten und Fehlhandlungen

Die Art und Zahl der häufigsten *manischen Aktivitäten und Fehlhandlungen* ist statistisch nicht erfaßbar. Wahrscheinlich gibt es so viele „Verrücktheiten" wie Maniker, multipliziert mit den Möglichkeiten eines jeden Tages, zumindest in der Hochstimmungsphase. Nachfolgend deshalb eine völlig unzulängliche Übersicht:

Am häufigsten und eher harmlos sind noch ständige Flirts. Ferner das großzügige Verteilen von Süßigkeiten, Kugelschreibern, Blumen, Feuerzeugen, Taschenrechnern, Füllern, Alkoholika, Bildern, Bücher, ja sogar von Wäsche usw. an Bekannte, Schulen/Heime oder auch Unbekannte. Gleiches gilt für ein Füllhorn von Ratschlägen – erwünscht oder meist unerwünscht, und oft in einem Ton, der keinen Widerspruch duldet oder selbst begründete Einwände als Undankbarkeit, Kränkung oder Beleidigung auslegt. Gelegentlich wird auch Geld verteilt, besonders in Lokalen, wo sich allerdings die Spendierfreude eher in „Freibier" usw. äußert. Maniker können aber auch – je nach zugrunde liegender Persönlichkeitsstruktur – plötzlich gezielte und vernünftige Spenden machen, dann allerdings in einem Umfang, der zu den eigenen finanziellen Möglichkeiten in keinem Verhältnis steht.

Schreib-Exzesse

Ein besonderes Problem sind die bereits erwähnten *Schreib-Exzesse.* Dies mündet häufig in eine Flut von Briefen, kurze, aber auch endlos lange, meist an einen bestimmten, manchmal beliebig wechselnden und vor allem wachsenden Empfängerkreis gerichtet, von dem eine ungeprüfte und umfassende Unterstützung oder zumindest Bestätigung „bahnbrechender" Vorschläge und Ideen erwartet wird. Manchmal kommt es auch zu Beschwerden, Protesten, Anklagen, Beschimpfungen oder Verleumdungen, je nachdem, was bereits an Auseinandersetzungen vorausgegangen ist. Dies betrifft auch Leserbriefe an Zeitungsredaktionen, Rundfunk- und Fernsehanstalten. Der Inhalt wirkt teils verworren oder zumindest verstiegen, kann aber auch „den Punkt treffen." Das wäre dann der Beginn einer Korrespondenz, die den arglosen Partner ggf. noch einiges an Zeit und Kraft kosten wird. Was viele dieser Briefinhalte charakterisiert, sind psychologisch geschickte Verweise auf weitere Korrespondenzpartner, mit denen man „einer Meinung sei", so daß sich der Empfänger irgendwie in Zugzwang gebracht fühlt – und willig und detailliert reagiert. Damit hat der Maniker die erste Runde bereits gewonnen.

Glücklicherweise verlaufen die meisten Schreib-Exzesse wegen des ständig wechselnden Interessenspektrums des Manikers irgendwann im Sande. Allerdings kann sich der Kranke auch an Einzelthemen oder Einzelpersonen festbeißen, was dann fast querulatorischen Charakter annimmt. (Die Unterscheidung zu einem Querulanten, z. B. auf der krankhaften Basis einer Persönlichkeitsstörung, ist rückblickend relativ einfach: Querulanten im eigentlichen Sinne sind durchgehend aktiv, Maniker mit querulatorischer Neigung nur während ihrer manischen Phasen. Bisweilen fallen natürlich beide Krankheitsbilder zusammen.)

Daneben verfaßt der Maniker auch Tagebücher oder betätigt sich als Verfasser größerer Werke (Sachbücher, Romane, Lyrik). Natürlich gibt es darunter auch völlig undiskutable Machwerke, die von den angeschriebenen Verlagen bisweilen nicht einmal mehr zurückgeschickt werden. Je nach Fähigkeiten kann es sich aber auch um durchaus lesenswerte Manuskripte handeln, bei denen die Lektoren jedoch meist zu monieren pflegen, daß das ,,Werk inhaltlich durchaus neue Perspektiven eröffne, in Aufbau bzw. Gliederung aber noch einer verfeinerten Nachbearbeitung bedarf, um die der Verlag bis zur erneuten Prüfung höflich bitte''. Das trifft den Sachverhalt recht gut. Denn inhaltlich können diese Werke durchaus neues Ideengut oder zumindest neue Gesichtspunkte eines bekannten Sachverhalts zu Tage fördern, und dies in anregender Weise. Doch die mühsame formale Aufgabe, nicht nur einzelne Gedanken schlußfolgernd zu Ende zu denken, sondern schließlich das ganze Manuskript so zu gliedern, daß der Leser über die einzelnen Gedankenschritte zielgerecht zum beabsichtigten Endresultat geführt wird, das ist während einer manischen Phase in der Regel nicht mehr möglich.

Es soll aber nicht verschwiegen werden, daß hier Begabung und Routine natürlich eine große Rolle spielen. In einem ausgeprägteren manischen Zustand wird jedoch auch das nichts nützen. Dagegen ist bekannt, daß eine ganze Reihe von erfolgreichen oder zumindest anerkannten Schriftstellern und Dichtern wahrscheinlich leichtere manische Zustände hatten (Hypomanie), in denen ihnen die guten Ideen und eindrücklichen Formulierungen nur so aus der Feder flossen. Dies gibt es natürlich heute noch. Und diese Autoren lassen sich dann nur ungern durch eine medikamentöse Langzeitprophylaxe ,,herunterbremsen''. Zwar leiden sie unter den drohenden depressiven Phasen mit völliger ,,Gedankenleere'' und damit Unproduktivität aufs Schwerste, doch stellen zumindest die leichteren Hochstimmungen dazwischen auch die Plus-Seite ihres Lebens und Schaffens und damit auch ihre wirtschaftliche Basis dar. Das gleiche gilt für alle anderen kreativ arbeitenden Berufe.

Aktives Musizieren und Malerei

Ähnliches gilt für *Musizieren, Malerei* und andere künstlerische, zumindest aber produktive Tätigkeiten. Da das Musizieren und die Malerei – im Gegensatz zum reinen Briefe-Schreiben – eine gewisse Begabung, Vorbildung und Übung voraussetzen, findet man hier ernstzunehmende Hyperaktivitäten und Übertreibungen seltener.

Lautes Musikhören

Dagegen ist vor allem das *passive Musikhören* ein häufiger Streitpunkt im Rahmen einer manischen Erkrankung. Denn Musik wird hier nicht mehr dezent genossen, wie üblicherweise und auch beim Patienten im gesunden Zustand praktiziert. In der Manie bemerkt der Betroffene entweder gar nicht, daß er andere belästigt oder ist der unrealistischen Meinung, „alle Welt soll an diesem Genuß teilhaben". Und das heißt Überlautstärke zu jeder Tages- und – im Rahmen des unphysiologischen Schlaf-Wach-Rhythmus dieser Kranken – sogar Nachtzeit. Dabei kann dann der protestierende Nachbar durchaus zu hören bekommen, ob er denn „kein Empfinden für Klassik" oder „keinen Nerv für guten Hard-Rock hätte". Kurz: Die Verhältnisse werden in geradezu absurder, um nicht zu sagen unverschämter Weise umgedreht. Doch sollte man sich dabei – nicht zuletzt zur Schonung der eigenen Nerven – immer wieder die psychiatrische Erkenntnis in Erinnerung rufen: Der Maniker ist nicht von Natur aus unverfroren oder rücksichtslos. Er denkt einfach nicht mehr in konventionellen Kategorien wie Rücksichtnahme, Umsicht, Ordnung, Gemeinsinn usw. Oder treffender: Er denkt überhaupt nicht daran. Dafür schwelgt er nur so in krankhaft-ekstatischem Kunstgenuß, und dies eben zu „seinen" Tages- und Nachtzeiten, so daß ihm gar nicht auffällt, daß er die anderen gleichsam vergewaltigt. Er sieht nur sich und seine Empfindungen, Wünsche, Forderungen, Vorschläge und Meinungen. Das aber nur für die Zeit seiner Erkrankung – im Gegensatz zu manchen „klinisch gesunden" Egoisten und Narzißten, die ihre Umgebung ein Leben lang belästigen. S. dazu auch ab S. 394.

Im übrigen keimen beim manisch Erkrankten selbst während der „heißesten Unverschämtheiten" immer wieder gewisse Bedenken, ja Zweifel und Schuldgefühle auf, die dem Betreffenden nur nicht bewußt bzw. vom „manischen Strom überflutet werden". Außerdem dürften – wie schon auf Seite 3 angedeutet und später noch einmal ausführlich dargestellt –, hinter den meisten Übertreibungen oder Unverfrorenheiten des Manikers manch unverarbeitete Frustrationen und Kränkungen Regie führen. Aber dies läßt sich am besten in einer psychotherapeutischen Behandlung klären, und zu der kommt es in der Regel ja nicht. Was also bleibt, ist der berechtigte Zorn der Umgebung über ein Fehlverhalten, das sich niemand erklären kann, besonders bei einer Person, die bisher eigentlich nie negativ aufgefallen ist.

Dazu einige Bemerkungen, gleichsam im Vorgriff zu den späteren therapeutischen bzw. Verhaltens-Empfehlungen, beispielsweise als Betroffener: Obgleich man als Nachbar zermürbt oder empört ist, so bewirkt die Strategie der „paradoxen Nachsicht" oft mehr als jede verbale

Attacke oder polizeiliche Intervention. Und die besagt: Als erstes entschuldige man sich für die eigene Störung, wenn man den Maniker wegen seiner nächtlichen Ruhestörung aufsucht. Das stimmt ihn in seiner krankhaften Selbstüberhöhung milde, besonders wenn man anschließend etwas von ihm verlangt. Als zweites finde man anerkennende Worte für den Geschmack bzw. für das gehörte Musikstück, weil viele Maniker selbst für dick aufgetragene Schmeicheleien durchaus zugänglich sind. Das hängt einerseits mit ihrer mangelhaften Selbstkritik, andererseits mit ihrer bisweilen lächerlich anmutenden ekstatischen Seelenstimmung einschließlich Verbrüderungswünschen zusammen. Aber auch mit dem ,,Frust'' und Widerstand, dem sie bisher durch ihr Verhalten ausgesetzt waren. ,,Wer freundlich zu mir kommt, rennt offene Türen ein'' (Zitat). In der Tat, von einem Maniker, den man – wie auch immer – für sich gewinnen konnte, kann man praktisch alles haben; vielleicht nicht auf Dauer, weil er viel zu sprunghaft ist, im Moment aber kann man damit schon ein gutes Stück weiterkommen. Als drittes bitte man um ,,Verständnis'', daß es jetzt nachtschlafende Zeit für hart arbeitende Nachbarn sei und man wieder früh am Morgen raus müsse, um sich sein Brot zu verdienen. Als letztes vielleicht das Versprechen, später den Kunstgenuß noch einmal nachzuholen, da nicht wenige Maniker im Rahmen ihrer Geselligkeitswünsche den Nachbarn sogar einladen dürften, mit hereinzukommen und gemeinsam Musik zu hören.

Inwieweit diese ,,sanfte Interventionsstrategie'' letztlich Erfolg hat, ist natürlich nur im Einzelfall zu klären und hängt auch oft von den vorbestehenden Nachbarschaftsverhältnissen ab. Für diese eine Nacht kann man aber zumindest mit partiellem Erfolg rechnen und vor allem: Das gute Verhältnis bleibt gewahrt. Es mag aber auch sein, daß sich der Maniker eben nur für diese eine Nacht (teilweise) zurückhält und in der nächsten alle Rücksichts-Versprechen nicht bewußt unterläuft, sondern schlichtweg wieder vergessen hat. Wenn die manische Phase vorbei ist, kann es übrigens dazu kommen, daß sich der ehemals Kranke noch leiser (bzw. zurückgezogener) verhält, vor lauter Schuldgefühlen. Daran sollte man sich erinnern, wenn bei einer erneuten manischen Phase ,,der ganze Zirkus von vorne beginnt''.

Weitere nächtliche Aktivitäten

Ein weiteres, auch durch ständige Bitten und Proteste kaum lösbares Problem ist das *stundenlange Baden oder Duschen* nachts oder zu sensiblen Grenzzeiten, z. B. in einem Mehrfamilienhaus. Zur Katastrophe wächst sich dies übrigens dann aus, wenn aufgrund der Ablenkbarkeit, Umtriebigkeit und damit Unzuverlässigkeit des Kranken die Badewanne überfließt, die Wohnung überschwemmt wird und dem Stockwerk darunter viel Aufregung beschert. Und das pflegt nicht nur einmal, das kann öfter passieren, wobei allein die Angst vor der nächsten Nachlässigkeit die Nerven der Nachbarn aufs äußerste anspannt.

Das gleiche gilt für *nächtliches Aufräumen* oder sonstige Tätigkeiten nach Mitternacht, die in der Stille plötzlich deutlich hörbar werden. Allein der Umstand, daß es den Maniker kaum im Bette hält, weshalb er es spät aufsucht und in aller Frühe wieder verläßt, führt zu einer nicht verhehlbaren Unruhe im ganzen Haus – mit entsprechenden Verstimmungen. Dazu kommt, daß zumindest männliche Maniker mitunter lange Nacht- oder Morgenwanderungen (oder -fahrten) unternehmen, was für ihren getriebenen Zustand durchaus entlastend ist, um die innere Unruhe abzuführen, die Mitbewohner aber bei jedem polternden Kommen und Gehen aufschreckt, besonders bei leichtem Schlaf bzw. in Erwartung der nächsten Störung. (Eine solch getriebene Unruhe ist übrigens auch bei schizophren Erkrankten möglich. Einzelheiten s. S. 153.)

Besuche

Besuche sind an der Tagesordnung, auch wenn die davon Betroffenen gar keine Zeit haben, zumindest aber überrascht sind. Die meisten sind durchaus harmloser Natur, es muß einfach der drängende Wunsch nach Kontakt, Verbindung, Nähe, die Möglichkeit zum Gedankenaustausch, zu Informationen gestillt und – noch wichtiger – Informationen weitergegeben, d. h. neue Ideen, Einfälle, Pläne usw. erläutert bzw. regelrecht doziert werden. Maniker sind zunächst unterhaltsam, lästig werden sie erst nach und nach. Glücklicherweise sind sie da oft schon wieder beim nächsten Opfer.

Manche Maniker nehmen aus einer plötzlichen Lust oder Eingebung heraus nicht unerhebliche Anreisen auf sich, tauchen plötzlich bei diesem oder jenem (vielleicht gar nicht so engem) Bekannten und Verwandten auf, bringen dort nach kurzer Zeit alles durcheinander, ggf. bis hin zu Partnerschaft, Familie, Haushalt oder Betrieb, reisen aber in der Regel rasch wieder ab und hinterlassen Ratlosigkeit, Verstimmung, Empörung oder gar Chaos. Nicht wenige Maniker kümmern sich plötzlich um Dinge, die ihnen früher gänzlich fern lagen oder die sie nichts angehen. Das hindert sie aber nicht daran, sich „voll und ganz einzubringen", was manchmal durchaus bedenkenswerte Lösungen ergibt, in der Mehrzahl aber nur Verwirrung stiftet bzw. Unmut bis Zorn auslöst.

Eine besondere Dimension ergibt sich aus teils angekündigten, teils spontanen, vor allem unpassenden Besuchen bei hochgestellten Persönlichkeiten und Amtsträgern, wobei sich der Maniker in der Regel von keinem Vorzimmer aufhalten läßt. Die Kontakte mit weniger prominenten Leidtragenden (Lehrer, Ärzte, Richter, Verwaltungsbeamte, Betriebsleiter, Redakteure usw.) können ohnehin zur Regel werden. Dabei kommt es zu unterschiedlichen Szenen, je nach Krankheitszustand bzw. „Temperament" (womit dann die Distanzlosigkeit oder Aufsässigkeit gemeint ist). Auch spielen natürlich Streitthema, Vorsicht, verfügbare Zeit und Verhandlungsgeschick des Opfers sowie die gesellschaftliche Position des noch nicht als krank Erkannten eine wesentliche Rolle. Meist versucht man sich – zwar unangenehm berührt, doch einigermaßen duldsam, vor allem mit Rücksicht auf die vielleicht bekannte Persönlichkeit, seine Funktion, seine Angehörigen, die Umgebung usw. – irgendwie still aus der Affäre zu ziehen. Das ist keine schlechte Lösung, zumindest vorübergehend. Es wiegt aber den Patienten in der irrigen Überzeugung, er sei im Recht – was den Teufelskreis noch mehr anheizt.

Gute Taten

Natürlich gibt es auch „positive Aspekte", wenngleich letztlich kaum für den Patienten selber: Maniker neigen nicht bloß zu großartigen Versprechen, sie sind auch in der Lage, neben zahlreichem und meist nutzlosem Kleinkram wertvolle, sinnvolle Geschenke zu machen, ohne dabei zu verarmen. „Nur in der Hochstimmung kann ich jene Großzügigkeit zeigen, die ich mir eigentlich immer wünsche", meinte einmal ein Betroffener. Oder sie stürzen sich mit spontaner und ungebremster Begeisterung in *gute Taten*. Dann engagieren sie sich mit Ideenreichtum, ansteckender Vitalität, ungeheurer Kraft und anfänglicher (!) Zielstrebigkeit für Hilfsgemeinschaften, Unterstützungsfonds, Sammlungen usw., wobei ihnen besonders die naheliegende Not, also das, was sie unmittelbar zu sehen oder hören bekommen, zu Herzen geht. Da sie sich nicht lange mit bürokratischen und sonstigen Zwängen aufhalten, die ansonsten Hilfswillige rasch blockieren, kann ihr Engagement durchaus nützlich sein, weil es sofort zur Sache kommt.

Das ist zwar lobenswert und effektiv und stößt häufig einen echten Hilfsschub an, pflegt aber nicht selten die Kräfte des Betroffenen und aller Aktivierten auf Dauer zu übersteigen. Die größte Hürde aber liegt im Patienten selber bzw. in dem typisch manischen Symptom der Sprunghaftigkeit. Deshalb pflegen selbst anfangs engagierte Maniker ihr Interesse rasch zu verlieren, weil sie von *neuen* Plänen fasziniert sind – und alles fällt in sich zusammen. Selbst ihren guten Taten ist also oftmals kein lobenswerter Abschluß beschieden, es sei denn, das kurze manische Gastspiel hat mit dem zeitlich begrenzten Anstoß seinen karitativen Zweck erfüllt bzw. andere übernehmen die begonnenen Aufgaben und beenden das Projekt.

Feste

Öffentlicher Höhepunkt manischer Umtriebigkeit pflegen die *Feste* dieser Patienten zu sein, die auch gelegentlich zu regelrechten Orgien ausufern können. Solche Veranstaltungen sind meist nicht ohne Geschick und mit großem persönlichem Einsatz und vor allem finanziellen Aufwand organisiert und können dann tatsächlich ein gesellschaftliches Glanzlicht werden. Für viele Gäste aber drängen sich – leider erst rückwirkend betrachtet – schon früh einige Ungereimtheiten auf. Doch da die Adresse oft sehr nobel gewählt ist (überwiegend bessere Hotels, da „zu Hause die Räumlichkeiten nicht ausreichen"), pflegen selbst jene zu kommen, die sich sonst nicht dazu bereit gefunden hätten. Es können aber auch ausgefallene bis skurrile Örtlichkeiten angekündigt werden wie Abbruchgebäude, eine leerstehende Fabrik, Ruinen, ein Floß, ein Alm, zumindest romantische Gartenhäuschen oder Waldhütten u. a. m. Jedenfalls verspricht das ganze irgendwie etwas besonderes zu werden, weshalb Interesse und Neugier selbst Langweiler und Skeptiker zum Ort des Geschehens treibt.

Das festliche Geschehen wird für den Maniker vor allem eine erhebliche finanzielle Belastung werden. Doch das läßt sich irgendwie arrangieren. Wenn alles gut geht, kann es ein voller Erfolg sein. Denn es treffen sich viele Menschen in anregender Atmosphäre und der Gastgeber selber amüsiert sich offenbar am meisten; auf jeden Fall ist er „in Form", wie man allseits registriert. Allerdings ist das vielleicht sonst gar nicht seine Wesensart, zumindest nicht in diesem Ausmaß. Deshalb beginnt sich eine Reihe von Gästen schon am Abend selber ihre Gedanken zu machen: Die Schar der Geladenen ist nach Zahl und Zusammenstellung ungewöhnlich; der Aufwand sprengt den gewohnten Rahmen und übersteigt vor allem die bekannten finanziellen Verhältnisse des

Gastgebers; der Grund des Festes steht in keinem vernünftigen, zumindest üblichen Verhältnis zum Einsatz; der oder die Gastgeber/in selber zeigt trotz Charme und gesellschaftlicher Souveränität zumindest dezente Zeichen von rastloser Unruhe, Getriebenheit, Sprunghaftigkeit, überdrehter bis verstiegener Originalität usw., was – in Ruhe überdacht – nachdenklich stimmt.

Im unglücklichsten Falle aber hat sich der Patient während dieser kritischen Zeit nicht mehr in der Hand. Er kann distanzlos, zudringlich, unverfroren, ja sogar gereizt oder aggressiv werden; er kann sich in jeder Hinsicht „daneben-benehmen", unnötige, kontroverse Diskussionen auslösen oder anheizen, Gäste gegeneinander ausspielen oder aufhetzen, ein „unmögliches" oder gar „scham-loses" Unterhaltungsprogramm erzwingen wollen usw. Vielleicht gerät er auch völlig außer Kontrolle – oder plötzlich in eine weinerliche Rührseligkeit oder wirkt „abgehoben" und melancholisch zugleich u. v. a. m. Manchmal verläßt er vorzeitig sein eigenes Fest und hinterläßt ratlose oder gar betroffene Gäste, die sich dann nach und nach davonstehlen müssen. Die „Gerüchteküche" ist angeheizt. Der noch nicht als krank erkannte Maniker hat seine eigene gesell-schaftliche Diskreditierung inszeniert.

Unerwünschte Einmischungen

Ein besonderes Problem sind *unerwünschte Einmischungen* bei Bekannten oder Fremden. Dies betrifft Lokale, Geschäfte, Betriebe, Büros, Verkehrseinrich-tungen, Redaktionen, die Vorzimmer von Honoratioren, aber auch den Alltag auf der Straße. Natürlich gibt es auch hier eine breite Palette von durchaus origineller Kontaktaufnahme mit vielleicht sogar anregenden Vorschlägen bis zu wüsten Beleidigungen oder aggressiven Durchbrüchen. Manchmal muß man sich später allerdings auch fragen, wie es der Patient nur geschafft hat, sich in diese oder jene „Verwicklung im Wartestand" hineinziehen zu lassen bzw. gezielt ins Feuer zu blasen. Maniker haben bisweilen ein regelrechtes Gespür dafür, „wo eine Ladung Sprengstoff auf ihren Zündfunken wartet". Dabei spielt neben den bereits erwähnten psychopathologischen Faktoren (gesteigerter Ta-tendrang, überzogenes Selbstwertgefühl, Kritikschwäche, Selbstüberschät-zung, ungewöhnliche Gesprächigkeit, ggf. Spottlust, Reizbarkeit, Aggressivität usw.) folgender Umstand eine Rolle, der später noch einmal gesondert bespro-chen werden soll:

Maniker wirken in der Regel nicht krank, zumindest nicht auf den ersten Blick. Damit sind sie in den Augen der Allgemeinheit für alles verantwortlich, was sie tun und lassen. Nimmt man z. B. einen Alkoholisierten, der sich in einem offensichtlichen Rauschzustand ähnlich verhält, so wird dies zwar allgemein mißbilligt, aber jeder sieht, was der Grund ist und hält sich zurück („laß doch, der ist ja betrunken"). Ein Maniker aber zeigt „lediglich" ein mehr oder weniger ausgeprägtes Fehlverhalten ohne registrierbare geistige oder körperliche Beeinträchtigung. Im Gegenteil, er scheint sogar „außerordentlich gut drauf zu sein" – nur eben in negativer Hinsicht. So kommt es dann zu entsprechenden Beurteilungen: offenbar ein „habitueller Stänkerer", "Miesmacher", ,,Streithahn", ,,Querulant", ,,Fanatiker", ,,Hitzkopf", ,,Choleriker", ,,Intrigant", ,,Rüpel", ,,Betrüger", ,,Schürzenjäger" und was an solchen Kommentaren ohne Kenntnis des krankhaften Hintergrundes sonst noch zu hören ist. Dabei spielt es auch keine Rolle, daß es sich mitunter um fast ,,slapstick-artige Frechheiten" handelt, wie in alten Klamotten-Filmen, vor allem wenn sie sich dem Tatbestand der Beleidigung oder gar Körperverletzung nähern (z. B. den Restaurantkoch in seiner Küche ,,stellen", in eine beleidigende Diskussion verwickeln und ihn schließlich in den eigenen Suppen-Bottich schubsen, ,,damit er merkt, welchen Fraß er auf den Tisch zu stellen wagte...").

> Kurz: Was als alltägliche Meinungsverschiedenheit begonnen hat und unter Gesunden auch so enden würde, eskaliert beim Maniker rasch und unkorrigierbar und mündet nicht selten in unnötige Konsequenzen (Anzeigen, Abmahnungen, Gerichtsverfahren usw.) mit meist dauerhaften Folgen.

Unerwünschte Einmischungen gehören also zu den häufigsten manischen Symptomen, wobei diese und andere Extremzustände glücklicherweise relativ selten sind – in Abhängigkeit von zugrunde liegender Persönlichkeitsstruktur und Intensität des Leidens. Was sich allerdings fast immer findet, ist eine – selbst bei bisher spontaner Wesensart nun doch ungewöhnliche – Kontaktfreude, die sich bis zur Distanzlosigkeit steigern kann. Dabei mischen sich die Betreffenden in alles ein, was sie nichts angeht und wundern sich, wenn man konsterniert bis unwirsch reagiert. Manchmal ist es auch fast erschütternd zu sehen, wie sie sich ungebremst bis zwanghaft auf Einzelpersonen oder Gesprächsrunden stürzen (müssen), und erst an der reservierten bis ablehnenden Reaktion erkennen, daß ,,ihr Temperament wieder einmal mit ihnen durchgegangen ist". Manche entschuldigen sich verlegen, halten sich zurück und warten, bis sie an der Reihe sind; aber man spürt, daß sie fast platzen vor Ungeduld, ja Begierde, ihren Beitrag loszuwerden. Andere zeigen für die ,,Zurechtweisung" oder ,,Abfuhr" keinerlei Verständnis und erzwingen die Kontaktaufnahme, auch wenn sie dadurch ihrem Anliegen nur schaden, weil man sich am Schluß des erzwungenen Gesprächs sofort kopfschüttelnd abwendet. Schädlich ist diese Distanzlosigkeit allemal. Besonders befremdlich wirkt die krankhaft getriebene Kontaktgier bei zuvor zurückhaltenden bis schüchternen Wesen, denen ihr ungewöhnliches Verhalten auch mal selber peinlich zu sein scheint – ohne daß sie es auf Dauer konsequent steuern können.

Taxifahrten – Führungen – Vorträge etc.

Kleinere Entgleisungen die zwar noch relativ tragbar sind, dafür aber regelmäßig für Furore sorgen, sind Taxifahrten, Führungen und Vorträge. Im einzelnen:

Taxifahrten, selten kürzere, manchmal endlose, und zwar bisweilen ohne ausreichendes Bargeld, gehören häufiger zum manischen Krankheitsbild. Dabei kommt es zu unterschiedlichen Reaktionen, je nach Kompromiß (so viel zahlen, wie Geld vorhanden; Pfand oder zumindest Adresse hinterlegen) bzw. Wesensart von Patient und Fahrer. Manche Taxifahrer wollen keinen Ärger und verzichten oder reduzieren den Fahrpreis; andere lassen sich auf keine Versprechungen ein – und dann geht es ggf. rasch hoch her. Besonders bei langen Strecken bleibt selbst einem unbedarften Taxifahrer nicht lange verborgen, wen er da im Wagen hat, besonders wenn es auch noch kein definitives Fahrziel zu geben scheint. Solche Fahrten pflegen dann nicht selten auf der nächsten Polizeiwache zu enden.

Ein besonderes „Kontakt-Spektakel” sind im übrigen *„Führungen”* von Einzelpersonen oder Gruppen, erwünscht, organisiert, spontan oder erzwungen, gleichgültig auf welchem Gebiet und manchmal gleich mehrere Fachbereiche erfassend, für die sich manche Maniker geradezu berufen fühlen. Die Reaktionen pflegen sich überall zu ähneln: zuerst interessiert, dann skeptisch, ratlos, schließlich verärgert, empört usw. Dabei ist jeglicher Ausgang denkbar. Das reicht von „zufrieden”, was auch möglich ist, besonders wenn der Maniker halbwegs auf dem Boden seines vertrauten Sachgebiets bleibt, bis zum „Skandal”.

Hält sich hier die Zahl der verärgerten Beteiligten in Grenzen, ist dies bei *öffentlichen Vorträgen* über aktuelle oder skurrile Themen schon anders, die nicht nur großartig angekündigt, sondern manchmal tatsächlich auch abgehalten werden – jedoch häufig ohne ausreichende Kenntnisse oder mit extremen Ansichten. Das ist schon eine Zumutung für sich. Daneben aber gibt es noch einen anderen Aspekt, der recht typisch ist. Bei Vorträgen geschieht oftmals genau das, was der Maniker als unsensibler bis rücksichtsloser Diskussionsteilnehmer in fremden Vorträgen verzweifelten Referenten und Moderatoren vorwirft, die ihr Thema wieder selber in den Griff bekommen wollen: Der Maniker als Redner erweist sich nämlich rasch als intolerant, stur, unhöflich, gereizt, aggressiv, vor allem dem Thema in seinen vielschichtigen Aspekten nicht gewachsen. Ein guter Vortrag bedarf eben fundierter Kenntnisse, Ruhe, Gelassenheit, Übersicht, sollte auch die Meinung anderer gelten lassen und ggf. einen Kompromiß akzeptieren. Doch das sind alles Eigenschaften, die der manischen Wesensart zuwider laufen. So enden solche Auftritte entsprechend unbefriedigend und zurück bleibt ein Redner, der eigentlich ernüchtert und frustriert sein sollte, als Maniker aber in Wirklichkeit rasch von neuen Ideen fortgerissen wird.

Nonsens, Albernheiten, Kinderstreiche

„In jedem Manne steckt ein Kind”, lautet die alte Weisheit, die auch das weibliche Geschlecht nicht ausnimmt. Und in der Tat macht sich im vertrauten, vielleicht ein wenig angeheiterten Freundeskreis bisweilen eine Neigung zu befreiender Albernheit breit, die auch vor Kinderstreichen nicht halt macht, die man diesem oder jenem im Alltag kaum zutrauen würde. Das ist gut so und häufig die letzte Bastion des Frohsinns und eine Quelle der Regeneration.

Außerdem setzt es eine intellektuelle Minimalausstattung voraus, wie die poetische Definition von „Albernheit" treffend umreißt: "Man muß Geist besitzen, um ihn aufgeben zu können...".

So gesehen sind die bei leichteren bis mittelschweren manischen Zuständen bisweilen eruptiv ausbrechenden Blödeleien, Dummheiten, Bubenstreiche und albernen Verhaltensweisen manchmal ein regelrechter Befreiungsschlag aus dem Konventions-Panzer des Alltags mit seinen vielleicht berechtigten, aber mitunter zermürbenden gesellschaftlichen, beruflichen und zwischenmenschlichen Zwängen. Einzelheiten dazu siehe auch in dem Kapitel über die „manische Aussage" auf Seite 254. Und daher kommt es auch, daß man derlei beim ersten oder zweiten Mal eher amüsiert bis heiter-verwundert registriert und erst mit der Zeit nachdenklich wird. Im Rückblick ist man natürlich schlauer, und alles wird dann plötzlich als „krankhaft übertrieben" erkennbar – aber wie gesagt, oft erst im Rückblick.

Solche – zumindest anfangs grenzwertigen – Phänomene im Rahmen einer manischen Enthemmung sind natürlich nicht in einem noch so dicken Buch unterzubringen. Sie sind – wie erwähnt – nach Form und Inhalt so vielschichtig wie die Zahl der manischen Einzelschicksale, multipliziert mit der Zahl der manischen Krankheitstage, von denen jeder für sich genommen mit einer neuen Überraschung aufzuwarten pflegt. Nachfolgend deshalb nur einige wenige Beispiele, um zu zeigen, daß nichts unmöglich ist – und zwar weitgehend unabhängig von Geschlecht, Alter, sozialer Schicht, Beruf, Position usw. In Stichworten:

Auf Bäume, Zäune und Mauern klettern, und sich dabei die (teuren) Kleider zerreißen („mal wieder ein Junge sein dürfen"). Am Ufer rumturnen, ins Wasser rutschen, halbnaß durchs Dorf laufen, „um sich öffentlich zu trocknen". Eine Melodie laut singend begleiten – unabhängig von Gelegenheit, Ort, Zeit usw. (Konzert, Festakt, Ausstellung, Kaufhaus, Verkehrsmittel). Auf einem Bein durch die Gegend hüpfen und andere auffordern, das gleiche zu versuchen. Auf den Knien dem Arzt begrüßend entgegenrutschen („da kommt mein Gönner"). Autoladungen von Schnittblumen und Topfpflanzen kaufen, im Gang des (Mehrfamilien-)Hauses und in der eigenen Wohnung aufstellen, bis kein Platz mehr bleibt. Wasserpflanzen in der Badewanne züchten wollen. Die Blumen vertrocknen lassen oder so überwässern, daß alles kurzfristig eingeht. Alle Bilder abhängen und durch entsprechend auffällige ersetzen und „originell aufhängen". Gleiches gilt für neue Tapeten und Vorhänge. Den neuen Wagen in Schockfarben umspritzen lassen („rasch erkannt, Gefahr gebannt"). Glückselig winkend durch die Straßen eilen und leutselig Bekannte und Unbekannte grüßen. Jedermann seine Hilfe aufdrängend, ob er es nötig hat bzw. will oder nicht („Mütterchen mit schwerer Einkaufstasche vom Markt kommend, meinte zuerst, ich wolle ihr die Kartoffeln klauen..."). Kauf oder Pflege von Tieren aus unterschiedlichen Gründen: Tierheim, Kettenhund von Bauernhöfen (Mitleidstour), riesengroß oder „putzig klein" (auffallen wollen). Kranke Tiere gesund pflegen wollen (was dann den Angehörigen überlassen bleibt). Mit Haustieren allerlei Unfug treiben (z. B. lustig anziehen oder Kunststücke lehren) bis an die Grenze der Tierquälerei. Tiere zur Nutzung oder Züchtung: Schafe, Ziegen, Chinchilla, Fische usw., die dann selbst in kleinen Vorgärten gehalten werden oder in Käfigen, Betten, Badewanne usw., auf dem Speicher, im Keller, in der Garage vernachlässigt und von Fremden versorgt werden müssen. Kerzenkult mit Gefahr des Zimmerbrands. Badewanne kritisch vollaufen lassen, sich nicht drum kümmern, bis die Überschwemmung zum Nachbarn durchtropft, oder entsprechende Eskapaden (z. B. Turnübungen, Tauchgang) in der Badewanne, bis die Wogen überschwappen. Den Clown spielen: Jux-Gedichte rezitieren, auch mal ,,schlüpfrige'' bis beleidigende, umhertanzen, in Zimmern und Gängen Klimmzüge machen und turnen, bis alles herunterreißt oder zusammenstürzt (z. B. während stationärer Behandlung). Die verrücktesten Sachen sammeln, anderen voll Stolz präsentieren, gekränkt sein, wenn diese nicht die gleiche Begeisterung demonstrieren: Sperrmüll als ,,Antiquitäten'', Gartenabfall, ,,um wertvollen Humus herzustellen'', auf dem dann wiederum ''seltene Blumen gezüchtet'' werden sollen, sogar ohne eigenen Garten bzw. entsprechende Ablagemöglichkeiten. Unordnung für ,,genial'' halten: Arbeitsplatz, Wohnung, Pkw (,,Unrat bis zum Schiebedach''). Autofahren mit heruntergedrehten Scheiben und aufgedrehtem Lautsprecher. Teuer essen gehen, aber an allem herummäkeln, Auseinandersetzungen mit Kellner und Koch provozieren. Gartenarbeit von morgens bis abends, aber ohne Notwendigkeit, Nutzen oder auch nur meßbaren Effekt (,,alles voller Löcher und Erdhaufen, sieht aus wie ein Bombenfeld''). Unrealistische Pläne schmieden: Bauernhaus kaufen, Nutzvieh halten, nach Australien auswandern, Goldgräber werden, Segeltour um die Welt machen, mit dem Fahrrad nach Hinterindien, auf Schiff anheuern, Kinder adoptieren, Brunnen in der Sahara graben, sein Geld als Kutscher verdienen usw. Sportarten aus früheren Zeiten, aber in damals besserem Trainingszustand wiederbeleben: Rollschuh, Schlittschuh, Stelzen, Leichtathletik usw. – unbeeindruckt von Bänderzerrungen, Muskelrissen, blauen Flecken, Prellungen (,,ihr hättet mich mal früher sehen sollen'') u. v. a. m.

Zusammenfassung

Einerseits meint man, es müsse so viele soziale Fehlhandlungen, also „Verrücktheiten" geben, wie es Maniker gibt; andererseits wiederholen sich doch immer wieder die gleichen oder ähnlichen Ereignisse, auch wenn die hier aufgezählten nur eine kleine Auswahl darstellen: Versprechungen, Zusagen, Verträge, Renommiersucht (Finanzen, Position, Beziehungen), Mißbrauch von Würden und Titeln, Schreib-Exzesse (Briefe, Leserbriefe, Bücher), störendes Musizieren oder Musikhören zu jeder Tages- und Nachtzeit, sonstige – nicht zuletzt nächtliche – Aktivitäten zu Hause wie stundenlanges Baden oder Duschen (mit Überschwemmung), nächtliches Aufräumen sowie lautstarkes Kommen und Gehen, unangemeldete und aufdringliche Besuche, nicht nur bei Verwandten, Bekannten und Freunden, sondern auch bei Unbekannten oder Prominenten, temperamentvolle Diskussionen vom Zaune brechen, schließlich gut gemeinte, aber häufig nur engagiert begonnene, später im Stich gelassene humanitäre und sonstige Projekte initiieren oder „originelle, rauschende, unvergeßliche Feste" feiern – mit und ohne peinlichem Ende oder gar Skandal. Nicht zu vergessen „kleinere Delikte" (Taxifahren, Einkäufe oder Spendierfreude ohne ausreichende Barmittel), verstiegene Vorträge und Führungen sowie die zahlreichen „Kindereien und Albernheiten", die sich fast nicht aufzählen lassen.

Kaufrausch

Die *finanzielle Heimsuchung* scheint unlöslich mit einer Manie verbunden zu sein. Deshalb soll ihr ein eigenes Kapitel gewidmet werden.

Maniker leben fast immer über ihre finanziellen Möglichkeiten, auch wenn dies im ersten Moment nicht so auffällt. Man muß bei diesem Ermessensspielraum einfach die individuellen Grenzen berücksichtigen. So kann sich ein erfolgreicher Makler mit einem Millionenprojekt noch immer in seinem gewohnten Rahmen bewegen, während sich das bisher übersparsame alte Mütterchen, das sich die längst fälligen beiden Mäntel auf einmal kauft, ggf. bereits in einem manischen Kaufrausch befindet.

Im einfachsten Falle „wird das Leben einfach teurer", der „Geldbeutel sitzt lockerer". Man hat mehr Freude am Einkaufen, alles bekommt eine ungeheure Anziehungskraft, ist plötzlich wichtig und unaufschiebbar für einen selber oder Verwandte, Freunde und Bekannte. Dabei schlägt ein an sich sympathischer Wesenszug durch: Großzügigkeit, Spaß am Schenken, am Freude bereiten. Manchmal wird der Geschmack des anderen zielsicher getroffen, manchmal eben nicht, wenn die eigenen überbordenden Ideen einfach kritiklos auf den anderen übertragen worden sind. Außerdem trifft man beim Einkaufen die meisten Menschen, kann schnell und gezielt Kontakte knüpfen, neue Einkaufsideen, neue Geschäftsadressen erfahren. Kurz: Mit einer Einkaufstour verbinden sich mehrere Vorteile, die einer manischen Wesensart entgegenkommen.

So bleibt ein „materieller Rausch" so gut wie nie aus, wenngleich auf unterschiedlichen Ebenen. Die meisten Maniker machen überdimensionierte („alles doppelt und dreifach") oder für ihre Verhältnisse unsinnige Geldausgaben. Im Extremfall zeigen sie sich spendierfreudig bis zur Verschwendungssucht (z. B. Pakete, natürlich mehr und größer als sonst, wobei nicht wenige halbgefüllt und nicht zu Ende gepackt liegen bleiben). Einige risikieren sogar gewagte Spekulationen. Manche erliegen ihrer – bis dahin verborgenen oder zumindest gezügelten – Spielleidenschaft: Kartenspiel, Spielautomaten, Spielbank. Andere gehen sonstige, im Regelfall unerfüllbare Verpflichtungen ein. Wieder andere geben gewaltige Bestellungen auf („Kataloge, Kataloge!"), kaufen groß und dabei unkritisch ein („günstig durch Massenabnahme"), machen Schulden, ja, gründen Firmen, ernennen Freunde, Verwandte, Arzt oder Mitpatienten zu Teilhabern und Geschäftspartnern u. a.

Zumeist werden die finanziellen Exzesse mit Bargeld, Überweisungen, Schecks und Kreditkarten getätigt, wobei letztere natürlich besonders ergiebige Möglichkeiten eröffnen. Es ist aber auch ein Charakteristikum der Manie, ohne oder ohne ausreichendes Bargeld bzw. sonstige Sicherheiten Einkäufe jeglicher Größenordnung durchzusetzen. Das mag bei größeren Projekten (Auto, Einrichtungen usw.) noch angehen, wo ohnehin erst später überwiesen wird. Was aber denkt sich das Verkaufspersonal bei den vielen Kleinigkeiten, die beim

Maniker ohne die sonst selbstverständliche Barbezahlung den Besitzer wechseln.

> Die meisten Käufe und Bestellungen beziehen sich auf Blumen, Süssigkeiten, Kerzen („Kerzenkult"), Briefumschläge („explodierende Korrespondenz"), Feuerzeuge, Füller, Taschenrechner, Platten/CDs/Kassetten, Haushaltswaren, Alkoholika, Oberbekleidung, Unterwäsche, Pelze, Schuhe, Schmuck, Teppiche, Möbel, Bilder, Bücher, Musikinstrumente (die selber gar nicht beherrscht werden), Antiquitäten, Personalcomputer, Stereoanlagen, Kassettenrekorder, Schreibmaschinen und andere elektrische Geräte, schließlich Fahrräder, Motorräder, Autos und Immobilien (Eigentumswohnungen, Häuser). Es ist mit jeder Überraschung zu rechnen – je nach Wunschkatalog, Möglichkeiten, Angebot, Modetrends – kurz: Alles, was durch Werbung oder fremdes Eigentum in einem Menschen irgendwann einmal entsprechende Begehrlichkeiten geweckt haben mag, steht jetzt zur Realisierung an. Problematisch sind vor allem Langzeitverpflichtungen, d. h. der Abschluß von Verträgen jeglicher Art.

Sollen Firmen (Lebensmittelgroßhandel, Supermarkt) oder soziale Einrichtungen (Kindergarten, Altersheime, Tagesstätten für Notleidende) gegründet bzw. unterstützt werden, beziehen sich die Anmietungen/Kaufinteressen/ Bestellungen auf Lagerhallen, Verkaufs- und Betriebsräume sowie (ggf. tonnenweise) Lebensmittel, Getränke, Textilien, aber auch bedarfsweise auf „Kleinigkeiten", dafür in großer Menge.

Es gibt Maniker, die sich ohne einen Pfennig Geld innerhalb kurzer Zeit die größten Wünsche erfüllen – und jeder fragt sich später, was sich die andere Seite dabei gedacht haben mag. In der Regel natürlich wenig. Andererseits kann die Manie aus einem selbst verschüchterten, ja völlig verklemmten Menschen einen versierten Verhandlungspartner zaubern, der sogar alte Verkaufsexperten überzeugt. Das ist zwar nicht grundsätzlich zu erwarten, kann aber in manchen Fällen selbst langjährige Freunde und enge Verwandte überraschen. Welche Krankheit macht schon als Symptom ihr Opfer so geschickt, versiert, ja vertrauenswürdig im Umgang mit selbst kritischem Verkaufspersonal? Wo gibt es auch sowas? Wo kann man das lernen?

So lautet die Ausrede stets gleich: Man war beeindruckt vom Auftreten und den Vorstellungen des Kunden und gab sich mit seinen Versprechungen zufrieden, weil sie so souverän und selbstverständlich vorgebracht wurden, daß skeptische oder absichernde Einwände als geradezu kleinkariert oder geschäftsschädigend gelten mußten. Umso größer ist dann die Überraschung, wenn alles auffliegt – und der Zorn derjenigen, die sich nicht nur finanziell betrogen und hereingelegt, sondern auch in ihrer Menschenkenntnis verunsichert fühlen.

Doch die wirklich Geschädigten bleiben letztendlich die Kranken selber. Rein finanziell sind die Beträge entweder vertretbar, summieren sich aber im Laufe der Zeit. Oder sie entgleiten von vornherein in Dimensionen, an die der Patient bisher nicht zu denken wagte. Dabei gibt es offenbar charakteristische Unterschiede, je nach *Geschlecht.*

Unterschiede nach Geschlecht

Auf den ersten Blick scheint die *manische Frau* bei ihrer Kaufwut zwar eher aufzufallen, doch dies pflegt im wesentlichen mit ihrem Status zusammenzuhängen: Ist sie Hausfrau, springt der plötzliche Vorrat an „günstigen Sonderangeboten" für Lebensmittel, aber auch Haushaltsgegenständen, ggf. an Kleidern und Möbeln naturgemäß sofort ins Auge. Außerdem verfügen viele verheiratete Frauen (noch immer) über kein eigenes Konto oder sind in finanziellen Angelegenheiten relativ unselbständig. Das kann bei der Bestellung ein Hindernis sein, trotz manischer Überzeugungskraft. Anders liegen die Dinge bei selbständigen Frauen mit eigenem Beruf und damit entsprechenden Möglichkeiten.

Gesamthaft gesehen aber pflegen die häufigeren und vor allem grotesk überdimensionierten Ausgaben eher vom *männlichen Geschlecht* zu kommen: elektrische Geräte, Personalcomputer, Mobiliar oder Immobilien: vom Einzimmer-Appartement bis zum Mehrfamilienwohnhaus, vom Wald/Fischteich bis zum Abbruch-Komplex oder sündhaft teuren Grundstück in „City-Lage" usw. Und vor allem Autos: „günstige Konditionen", preiswerte Auslaufmodelle, schnittige Sportwagen, unbezahlbare Nobelkarossen, aber auch kindliche Freude an den letzten „Schrottlauben", auf jeden Fall völlig unbrauchbaren Gefährten, die dem Patienten als „Oldtimer" angedreht wurden, die „täglich an Wert gewinnen...". Mehrere Autos auf einmal sind keine Seltenheit. Es dürfte keinen Klinik-Parkplatz in psychiatrischen Krankenhäusern geben, der nicht schon einmal mehrere solcher Errungenschaften auf einmal aufnehmen mußte, nachdem sein manischer Besitzer klinisch eingewiesen worden war. Es gibt Maniker, bei denen nach Ausbruch ihres Leidens der erste Besuch der nächsten Nobelmarken-Niederlassung oder zumindest dem Gebrauchtwagenhändler um die Ecke gilt. Im günstigsten Falle kennen sich die Verkäufer aber schon aus und winken ab. Das veranlaßt den Patienten aber lediglich dazu, mit einem typisch manischen Seitenhieb die nächste Firmenvertretung im Nachbarort anzusteuern („gerade Sie hätten es doch nötig, daß eines Ihrer schwer verkäuflichen Modelle vom Hof kommt..."). Ähnliches gilt natürlich für alle anderen Verkehrsgeräte: Mopeds, Roller, Motorräder, selbst Segel- und Motorboote, ja Kleinflugzeuge usw. Es kommt einfach darauf an, was in der heimlichen Wunschliste bzw. Prestige-Skala des Betreffenden oben ansteht.

Kaufrausch aus der Klinik

Eine besondere Aufregung ergibt sich aus der Fähigkeit der Maniker beiderlei Geschlechts, ihre Bestellungen auch nach der stationären Notaufnahme in einer – selbst psychiatrischen – Klinik weiterzuführen, die ja eigentlich schon mehrfach vorgewarnt sein sollte. Und zwar telefonisch oder schriftlich, wie sie das auch immer schaffen mögen. Hier ist schon manche Klinikabteilung überrascht worden: Süßigkeiten oder Blumen für Schwestern und Pfleger, Bücher für den Arzt, Kleider für „bedürftige Mitpatienten'', Möbel/neuer Fernseher für den Tagesraum, Alkoholika für das „Stationsfest'' usw. – und alles nicht gerade kleinlich. Das kann zu großen Problemen führen, besonders bei rasch verderblicher Ware, die umgehend wieder zurückgegeben werden sollte. Hier mußte sich schon so mancher Stationsarzt beklommen auf den Weg machen, um mit bisher brach liegendem Verhandlungsgeschick zu retten, was noch zu retten war. Und das alles nur, weil er die Ausgangsregelung des Patienten zu unerfahren, d. h. zu großzügig oder optimistisch gehandhabt hatte bzw. das Pflegepersonal nicht aufpaßte oder überrumpelt wurde, wenn die telefonischen oder schriftlichen Groß-Bestellungen die Station verließen. Deshalb empfiehlt sich eine lückenlose Information (Schichtwechsel) unter dem *gesamten* Therapie-Personal mit konkreten Anweisungen/Verboten für den Maniker (z. B. Telefon- und Brief-Kontrolle, Ausgang nur in Begleitung usw.), bis sich der Zustand so stabilisiert hat, daß nicht mehr mit entsprechenden Überraschungen gerechnet werden muß.

Und was danach?

Die Frage, wie die Folgen eines solchen „Kaufrausches'' schließlich finanziell zu regeln seien, wird stets ein individuelles Problem bleiben. Viel nutzloses, einfach begierig zusammengeramschtes Zeug kann kaum mehr zurückgegeben werden. Ähnliches gilt für Bekleidungsstücke, die bereits getragen worden sind – was wegen der Fülle des Erworbenen glücklicherweise nur selten durchgehend möglich ist. Bei Autos, Immobilien und ähnlichen Größenordnungen braucht es im allgemeinen die Vermittlung von Rechtsanwälten, Steuerberatern, Bankfachleuten – und oftmals den Arzt, der den krankhaften Zustand bestätigen muß (sofern er Gelegenheit hatte, den Patienten zuvor selber zu sehen, wenngleich auch nicht zu behandeln). Das kann für alle Beteiligten ein schweres Stück Arbeit werden, wobei das Ergebnis nicht zuletzt vom guten Willen der Verkäufer abhängt. Dabei gilt die nachvollziehbare Regel: Je größer der drohende Verlust, desto geringer die Flexibilität des Geschäftspartners.

Ein völliger Ruin für den Patienten scheint allerdings auch bei größeren Projekten nicht so häufig zu sein. Dafür gibt es meist die eine oder andere Übergangs- und Auffangmöglichkeit. Dagegen findet sich oft eine z. T. nicht unerhebliche Dauerbelastung, z. B. durch Kredite. Diese vermag in manchen Fällen und insbesondere auf lange Zeit natürlich mehr zu beschweren als ein rasches „Ende mit Schrecken''.

Zur Unterscheidung zwischen manischem Kaufrausch und „modernem Kaufdrang''

Nun gibt es in letzter Zeit immer häufiger ein Phänomen, das verdächtig an einen manischen Kaufrausch erinnert, allerdings so häufig wird, daß man eher an ein zeittypisches Phänomen denken muß: die heute übliche Konsum-Sucht, die sich tatsächlich bis zum Kaufrausch steigern kann, und zwar nicht nur während Schlußverkauf und Vorweihnachtszeit. Einzelheiten dazu, insbesondere zur Frage, wann man in diesem Zusammenhang an eine krankhafte Entgleisung denken muß, siehe das entsprechende Kapitel auf S. 179.

Zusammenfassung

Eine finanzielle Belastung droht fast immer, vom „lockeren Geldbeutel" bis zum ungebremsten Kaufrausch. Dieser erstreckt sich von nutzlosen Kleinigkeiten bis zu Großprojekten, die nur über die Bank finanziert werden können. Positiv fallen Großzügigkeit und Spendierfreude auf. Verwunderung wecken Masseneinkäufe. Zorn und Entsetzen drohen beim Erwerb größerer Objekte wie Elektrogeräte, Möbel, Autos usw. Am problematischsten sind Langzeitverpflichtungen wie Verträge und Kreditaufnahmen.

Meist stoßen die Maniker auf ein erstaunlich unkritisches Verkaufspersonal. Manchmal wird ihr offensichtlich krankhafter Zustand wohl auch vermutet, dennoch gezielt ausgenützt. Bezüglich des Geschlechts scheint es gewisse Unterschiede zu geben, was im manischen Kaufrausch von Männern oder Frauen angeschafft wird.

Die nachträgliche Regelung der Folgen ist meist mühsam, kompliziert und für beide Seiten nervenaufreibend. Manchmal bedarf es der Vermittlung von Rechtsanwälten, Steuerberatern, Bankfachleuten und Arzt, sofern dieser Gelegenheit hatte, den Patienten in seiner manischen Umtriebigkeit wenigstens einmal zu Gesicht zu bekommen.

Der Kaufrausch gilt als eher originelles Kapitel unter den vielschichtigen Folgen manischen Krankseins. Er pflegt aber neben den zwischenmenschlichen und gesellschaftlichen Konsequenzen (Partnerschaft, Beruf, Ansehen) zu den verhängnisvolleren Bürden zu zählen, nicht zuletzt langfristig (Schulden).

Da sich derzeit eine Art Konsum-Sucht verbreitet, die in Einzelfällen die Gestalt eines Kaufrausches anzunehmen scheint, ist es mitunter schwierig, zwischen manischer Kaufsucht und einem neuen Trend unserer Zeit zu unterscheiden.

Die manische Getriebenheit und Weglauftendenz

Der in der Manie typischerweise *gesteigerte Antrieb* kann sich in vielerlei Folgen ausdrücken. Eine direkte Konsequenz ist die seelisch-körperliche Unruhe, ja Getriebenheit, die sich in einer ständigen *Weglauftendenz* äußert. Dabei scheinen sich vor allem zwei Formen abzuzeichnen:

Die einen zeigen ein eher kopf- und zielloses „Abhauen" (ein von den Betroffenen sehr häufig gebrauchter Ausdruck), meist zu Fuß. Dabei können erstaunliche Strecken zurückgelegt werden, Tag und Nacht, selbst dort, wo das früher nicht üblich war, ja nicht einmal leistungsmäßig zur Diskussion stand. Rein körperlich wird damit zuerst einmal die innere Unruhe auf natürlichem Wege abgeführt. Manche verausgaben sich regelrecht durch stundenlanges Fahrradfahren über große Strecken hinweg. Das ist an sich günstig. Während der stationären Therapie in der Klinik fällt dies in der Regel weg und muß dann durch medikamentöse Dämpfung erreicht werden.

„Neben den Beinen ist aber auch der Kopf ständig getrieben", d. h. der Patient sucht den ständig wechselnden Kontakt, von Freunden bis zu Unbekannten. Im Extremfall irren die Kranken mehr oder weniger hilflos umher, suchen bei Bekannten oder sogar Fremden Unterschlupf oder nächtigen notfalls im Freien. Einige werden dann abgerissen, durchnäßt, hilflos, erschöpft und fast verwirrt, gelegentlich auch nach Diebstahl, Zechprellerei, sexuell anstößigem Verhalten usw. aufgegriffen. Dies scheint sich beim weiblichen Geschlecht häufiger zu finden, wenngleich diese kleineren Delikte keiner kriminellen Neigung entspringen.

Andere reagieren scheinbar souveräner, aber letztlich nicht minder hilflos-rastlos bis gehetzt. Sie nehmen öffentliche Verkehrsmittel, die sie nicht immer (voll) bezahlen können, besonders wenn es sich um ungewöhnlich weite Strecken handelt. Und dies ohne vorherige Planung, gleichsam „aus einer spontanen Eingebung heraus", was aber nichts anderes ist als ziellose, ja chaotisch getriebene Unruhe.

Am Fahrziel angekommen – bisweilen hunderte Kilometer vom Heimatort entfernt –, ist es mit Genuß oder wenigstens Nutzen der mühsamen Reise nicht weit her. Meist geht es weiter oder – noch häufiger – gleich wieder zurück, und zwar in einer eigenartigen Mischung aus „aufgedrehter Erschöpfung" und „besorgter Unbekümmertheit". Denn der krankhafte Antriebsüberschuß ist nicht immer gleich ausgeprägt, und wenn er etwas nachläßt, können schon gelegentlich Bedenken oder gar Schuldgefühle durchschimmern – wenngleich nicht lange bzw. ohne vernunftgesteuerte Konsequenzen.

Nicht wenige fahren mit ihrem eigenen, vielleicht noch nicht einmal bezahlten (neuen) Wagen enorme Strecken, wie sich an Benzinverbrauch und Tachometerstand ablesen läßt. Dabei können sie sich als unduldsame Verkehrsteilnehmer erweisen (s. S. 88). Dann übernachten sie bei überraschten Bekannten/Verwandten oder im Hotel. Der Schlaf ist kurz und erfrischend, und dann geht es weiter. Auch hier kann kein Ziel definitiv oder zweckmäßig genutzt werden. Alles ist auf rastlose Durchreise geschaltet – bis Benzin und Geld ausgehen. Dann kommt plötzlich aus dem fernen In- oder Ausland ein telefonischer Hilferuf: ,,Schickt Geld oder holt mich ab!'' – teils kleinlaut, teils unbekümmert, teils überschwenglich die Schönheiten der Region preisend, aber auch mal mit einem gereizt-anmaßenden Befehlston.

Hier scheinen Männer öfter beteiligt. Meist sind die Angehörigen bezüglich solcher Zwangslagen schon trainiert, schicken Geld oder kommen – verzweifelt oder verbittert darüber, daß sich solche Eskapaden immer wiederholen, ohne daß der Betreffende in solchen Phasen der Hochstimmung daraus etwas zu lernen vermag. Im Gegenteil: Auf der Heimreise plant er schon wieder neue Fahrten oder versucht gar seinem empörten Helfer interessante Zwischenziele abseits der Route aufzureden.

Zusammenfassung

Die manische Getriebenheit und Weglauftendenz äußert sich meist in einem kopf- und ziellosen ,,Abhauen''. Dabei können erstaunliche Strecken zurückgelegt werden – Tag und Nacht. Nicht selten werden dann die Patienten abgerissen, durchnäßt, hilflos und erschöpft aufgegriffen. Manche nehmen auch Verkehrsmittel (die sie nicht immer bezahlen können) oder den eigenen Wagen, ohne mit dem – häufig weit entfernten – Fahrziel etwas Sinnvolles anfangen zu können. Meist gehen Geld und Benzin aus, weshalb plötzlich die Angehörigen wieder gefragt sind.

Diese getriebene Rast- und Ruhelosigkeit findet sich zwar in unterschiedlicher Ausprägung, pflegt aber viel Sorgen zu bereiten, ohne daß der Betroffene in seinem manischen Zustand langfristig Rücksicht zu nehmen oder etwas daraus zu lernen vermag.

Der Maniker als Verkehrsteilnehmer

Maniker sind – im Gegensatz zu Depressiven – von ihrer geistig-körperlichen Aktivität her in der Regel nicht beeinträchtigt, im Gegenteil: Die Sinneswahrnehmungen können geschärft, die Reaktionszeit verkürzt und die Leistungsfähigkeit verstärkt sein. Erstaunlich, gelegentlich unfaßbar sind die riesigen Fahrstrecken, die ein Maniker z. B. im eigenen Wagen ohne sichtbare Ermüdung zurücklegt – manchmal nur, ,,um am anderen Ende der Welt einen Kaffee zu trinken'', um dann auch gleich wieder zurückzufahren.

Das Problem im *Straßenverkehr* liegt vor allem in der Ungeduld und Kritiklosigkeit (Überholvorgänge), in der leichten Reizbarkeit (,,dem zeig ich's'') und Ablenkbarkeit. Maniker sind auch im Verkehr oft sorglos, risikofreudig, leichtfertig, bisweilen sogar rücksichtslos oder gewalttätig – und dies dann mit der durchaus gefährlichen ,,Waffe'' eines vielleicht PS-starken Kraftfahrzeugs (also auch Motorrad usw.). Problematisch wird es vor allem dann, wenn sie schon in gesunden Tagen zu Unflexibilität, leichter Erregbarkeit und zu einem forschen (,,sportlichen'') Fahrstil neigen. Dazu kommt möglicherweise ein unkritischer Alkoholkonsum.

Maniker reagieren vor allem dann überzogen bis wütend, ja blind vor Zorn, wenn sie sich im Verkehrsablauf eingeengt oder gemaßregelt fühlen. Das sind natürlich sehr dehnbare Begriffe, deren Bedeutungsgehalt und damit Konfliktpotential nicht zuletzt von der ursprünglichen Wesensart des Betreffenden abhängen. Dazu kommen die krankheitstypische Ungeduld, ja Getriebenheit, das überzogene Selbstwertgefühl und die Unfähigkeit zur kritischen Selbstbeurteilung. Wenn dann noch ein langsamer Vordermann auf seine Rechte pocht oder der Besitzer von noch mehr Pferdestärken demonstrieren will, wo die Unterschiede liegen, dann können bei einem Maniker ,,alle Sicherungen durchknallen''. Dann riskiert er in seinem ,,berechtigten Zorn'' sogar das eigene Leben, von der Gefährdung der anderen ganz zu schweigen. Außerdem kann eine solche Auseinandersetzung, z. B. auf der Autobahn, in eine nicht endenwollende Hetzjagd münden, die auch die Reserven eines manischen Antriebs schließlich erschöpft – allerdings mit dem Unterschied, daß der Maniker seine Leistungsgrenzen oft nicht realisiert, ähnlich wie beim Doping. Später, nach Abklingen ihrer Krankheit, können sich viele Maniker gar nicht mehr recht vorstellen, was sie eigentlich zu diesem unbeherrschten Fahrstil oder gar gefährlichen Wettkampf auf der Straße getrieben hat.

Im übrigen pflegen Maniker eher durch ,,unnötige Auseinandersetzungen'' mit oder ohne ,,kleinere Frechheiten'' (z. B. bewußtes Falschparken, unverfrorene Parkmanöver, ,,Kavaliersstart'' mit Abdrängen usw.) gegenüber anderen Verkehrsteilnehmern aufzufallen als durch das sonst übliche ,,menschliche Versagen''.

Nicht so selten ist – wie erwähnt – in diesem Zusammenhang der Notruf aus der Ferne, wenn der Maniker plötzlich mangels Geld oder Benzin auf der Straße liegengeblieben ist. Je nach Temperament oder Intensität des Leidens kommt es dabei zu unterschiedlichen Reaktionen: vom kleinlauten Wunsch nach Geldüberweisung oder Rückführung über Schwärmen oder Schimpfen bezüglich Gegend und Leuten bis zur unverfrorenen Forderung: ,,Kommt runter und bringt Geld und Sprit mit, ich muß weiter...''

Ein heikles Problem ist die *Fahrerflucht* – meist ohne böse Absicht. Bei ernsteren Kollisionen mag dies seltener vorkommen. Doch wenn der Maniker ,,nur'' einen Leitpfosten, ein Verkehrsschild, einen Zaun u. ä. angefahren hat, hält er sich – getrieben wie er ist – manchmal nicht lange ,,mit vergeblichem Warten auf, bis die Bagatelle amtlich registriert wird'' (Zitat). Und ,,die Meldung später hat er einfach vergessen...''. Das kann zu unnötigen Komplikationen führen, die der Patient dann als ,,kleinkarierte oder böswillige Behördenwillkür'' zu interpretieren pflegt.

Interessant ist dabei noch ein Phänomen, das jedoch für die Manie typisch ist: Gerade jüngeren Manikerinnen mit Charme gelingt es immer wieder, empörte Verkehrsteilnehmer rasch zu versöhnen, ja sogar Polizisten zu milderen Maßnahmen und Strafen umzustimmen, die ein Normalbürger nie erwarten dürfte. Der Maniker ist eben in der Regel kein charakterlich rücksichtsloser Draufgänger, sondern ein seelisch Kranker mit einem gleichsam paradoxen Krankheitsbild, das zwar im nachhinein noch manchen Kummer bringen wird, aber auch seine sonnigen, d. h. kurzfristig vorteilhaften Seiten hat.

Es gibt aber auch eine durchaus negative geschlechtsspezifische Entwicklung: Immer mehr Manikerinnen gleichen sich dem rücksichtslosen und gefährlichen Fahrstil männlicher Kranker an. Da ihre Drängeleien und Drohungen auf der Straße aber manchmal zu höhnischen Reaktionen seitens der männlichen Kontrahenten führen, sobald diese erkannt haben, daß es sich um eine Frau handelt, eskalieren solche gefährlichen Situationen natürlich rasch.

Zusammenfassung

Der Maniker ist nicht nur ein plötzlich „sportlicher", d. h. forscher oder gar riskanter Verkehrsteilnehmer, er läßt es auch an Gelassenheit, Toleranz, Übersicht und Rücksicht mangeln. Fühlt er sich behindert oder provoziert, kann er gereizt, ja zornentbrannt und gewalttätig reagieren. Die Folgen sind Risikofreude, Behinderung, Nötigung, Bedrohung, ggf. Gefährdung, von den kleineren Rechthabereien bis Unverfrorenheiten im Verkehrsalltag ganz zu schweigen (z. B. Parkmanöver). Ein heikles Problem ist die Fahrerflucht, die als solche natürlich nicht gewollt wurde, angesichts der Ungeduld und Getriebenheit aber immer wieder droht – nicht so sehr bei ernsten Kollisionen, wohl aber bei kleineren Beschädigungen.

Da der „Kampf auf der Straße" aber immer härtere, ja bisweilen böswillige bis feindselige Züge anzunehmen scheint, kann man ohne nähere Kenntnis der Betroffen immer schwerer eine manische Erkrankung von einer inzwischen „alltäglichen Auseinandersetzung" abgrenzen.

Leistungsschub und Arbeitsrausch

Ein ausgeprägtes manisches Krankheitsbild ist mit einer konsequenten und letztlich ergiebigen *Arbeitsleistung* kaum mehr und vor allem nicht lange in Einklang zu bringen. Das aber ist nur die halbe Wahrheit. Denn manchmal gelingt sogar dies, obgleich dann alle Bedingungen, insbesondere die beruflichen Voraussetzungen stimmen müssen. So ist bisweilen bei einer – allerdings noch steuerbaren – Hypomanie (leichteren manischen Phase) nicht nur quantitativ, sondern auch qualitativ eine gute, ja vorübergehend bessere Leistung als in gesunden Tagen möglich. Wenn man also den irgendwann fälligen biologischen Preis (z. B. den drohenden Erschöpfungszustand danach oder gar eine depressive Phase) nicht einrechnet, der für diese unphysiologische Hochstimmung zu zahlen sein wird, dann ist dieses Ergebnis nicht nur negativ zu werten. Auch soll noch einmal hervorgehoben werden, daß nicht nur eine Reihe von Künstlern einen Teil ihrer großen Werke aus Musik, Malerei, Literatur usw. solchen Hochstimmungsphasen verdankt (s. S. 32), sondern auch der „einfache Sterbliche" erfreuliche „Leistungssprünge" registrieren kann, die ihm sonst versagt bleiben.

Manie als Leistungsschub...

Allerdings äußern sich viele manische und nicht wenige der hypomanischen Zustände in einer zwar offenbar überdurchschnittlichen Leistungsfähigkeit, die aber bei genauem Hinsehen eher einer „ungerichteten Arbeitswut" entspricht. Maniker machen also nicht nur „Dummheiten", sie können auch in kurzer Zeit einen Berg von Aufgaben wegschaffen, so daß die Umwelt nur so staunt – allerdings mit gemischten Gefühlen. Dies läßt sich am besten an den Kommentaren der Angehörigen, Freunde oder Kollegen ablesen, die da lauten: „Jetzt hör' doch auch wieder einmal auf". „Das hat doch Zeit, das muß doch nicht alles auf einmal sein". „Tagsüber, das mag ja noch angehen, aber jetzt auch nachts, das ist doch nicht mehr normal". „Gehen Sie denn überhaupt nicht mehr nach Hause?". „Wer erwartet denn von Ihnen, daß Sie plötzlich so viele Überstunden machen?" u. a. m.

Ein ähnlich ambivalentes Gefühl schildern dann rückwirkend die Betroffenen selber: „Kaum war die Schwermut verflogen, hatte ich fast über Nacht wieder Freude an meiner Arbeit und begann zu schaffen und zu schaffen..., gleichsam aus Erleichterung und Dankbarkeit heraus" (hypomanische Nachschwankung nach depressiver Phase – Einzelheiten s. S. 135). „Und dann stand ich plötzlich morgens in aller Frühe auf, ging energiegeladen ins Geschäft, arbeitete für drei und kehrte erst spät abends nach Hause zurück – und zwar frohgestimmt, zufrieden mit mir und meiner Welt und eigentlich ohne wesentliche Ermüdungszeichen". „Plötzlich machte es mir nichts mehr aus, daß zwei meiner

Mitarbeiter durch die Grippewelle ausfielen. Alles ging mir leicht von der Hand, der Chef staunte nur so – und kleinere Flüchtigkeitsfehler wurden hingenommen, denn alles zugleich kann man ja nicht verlangen: doppelt so viel und doppelt so genau wie sonst.'' ,,Alles ging mir flink über den Tisch, ich war nie müde, nie mürrisch, immer freundlich und zuvorkommend; und wenn ich mal etwas vergessen hatte, fiel mir gleich ein Scherz ein, der es wieder ausbügelte...'' ,,Eigentlich habe ich erst jetzt gemerkt, daß ich mir plötzlich immer mehr aufgeladen habe und am Schluß natürlich auch immer mehr zugeteilt bekam – bis ich schließlich vor Erschöpfung zusammenbrach'' (gemeint war der Umschlag in eine depressive Phase).

...und wie sich derlei als krankhaft erkennen läßt

Es gibt also hypomanische und sogar mittelschwere manische Phasen, die nicht nur die Vielzahl charakteristischer negativ auffallender Symptome zeigen müssen, sondern sich auch durchaus in konstruktiver Aktivität äußern können. Bei genauem Hinsehen finden sich dann allerdings doch zusätzlich dezente Zeichen von Rastlosigkeit, Sprunghaftigkeit, Schlafdefizit ohne Ermüdungserscheinungen, ein etwas übersteigerter oder künstlich bzw. aufgesetzt wirkender Humor (wenngleich durchaus ansteckend), ein häufiger Themenwechsel mit gelegentlich unmotiviertem Springen von einem Thema zum anderen usw.

Ähnliches gilt für eine irgendwie ungewöhnliche Kontaktfreude (z. B. Telefon), doch noch keinesfalls auffällig oder gar distanzlos. Und dann das bereits geschilderte Phänomen der plötzlichen Großzügigkeit und unerwarteten Spendabilität. Zuerst pflegt sich das nämlich nicht in sinnlosen Geldausgaben, sondern in einer vermehrten und noch zweckgerichteten Großzügigkeit auszudrücken, andere aus Anerkennung oder Dankbarkeit oder einfach aus purer Freude zu beschenken. Nach und nach kann aber dieser Wesenszug – eine ja durchaus positive und nicht allzu häufige Regung im Alltag – übertriebene Formen annehmen. Die Menschen beginnen aufzuhorchen. Die bisher noch nicht erkannte Manie enttarnt sich inzwischen nicht nur durch Geschenke (die meist in größerer Stückzahl erworben werden, weshalb sich oft erst nachträglich ein gewisser Zwang ergibt, auch zu Beschenkende zu finden), derlei kann sich auch in mündlichem oder schriftlichem Dank äußern, was als solches erst einmal erfreut registriert wird. Im Falle einer Manie pflegt er aber auch ein wenig zu emotional auszufallen. Oder er äußert sich in einer übersteigerten, überschwenglichen, für die Betreffenden fast unangenehmen bis peinlichen Hilfsbereitschaft, die sie plötzlich über sich ergehen lassen müssen. So eilte eine manische Patientin, die auch in gesunden Tagen durch ihre karitative Einstellung bekannt geworden ist, ,,auf dem Wochenmarkt von Mütterchen zu Mütterchen, um ihnen beim Tragen ihrer schweren Einkaufsnetze zu helfen''. Dabei kann man sich gut vorstellen, wie dies einige der überraschten Auserwählten interpretieren mußten und was das für Szenen zur Folge hatte.

Wie ist ein hypomanischer Arbeitsrausch zu beurteilen?

Doch zurück zur Arbeit. Das Zuviel an Leistungsbereitschaft und Leistungsfähigkeit, sowohl quantitativ als auch qualitativ, ist also nicht selten, wird aber während einer solchen Hochstimmung kaum realisiert und so gut wie nie gebremst. Erst wenn weitere, meist grenzwertige Symptome auffallen, beginnt man sich ggf. Gedanken zu machen. Doch die Konsultation eines Arztes, selbst eine telefonische Anfrage seitens der Angehörigen, steht trotz aller Bedenken so gut wie nie zur Diskussion. Wie soll man auch einen sozial akzeptierten, ja erwünschten Aspekt, selbst wenn er übertrieben erscheint, rechtzeitig als krank erkennen? Erstens dürften die Grenzen fließend sein, zweitens muß unter den heutigen Bedingungen jeder sein Bestes geben – ,,und wie viele arbeiten bis zum Umfallen''.

Nun darf man das ganze in der Tat nicht zu hoch hängen und unnötig problematisieren. Nicht jeder ,,Workoholic'', also (fast schon) krankhaft Arbeitssüchtige, ist manisch.

Nachdenkenswert wird es allerdings dann, wenn sich zeitlich umschriebene Phasen übersteigerten Tätigkeitsdrangs abzeichnen und episodenhaft wiederholen, vielleicht in immer den gleichen Jahreszeiten (z. B. Frühjahr oder Herbst). Und wenn der Betreffende solche Zeiten des scheinbaren Leistungsschubs immer wieder mit nachfolgenden Erschöpfungszuständen bezahlen muß, die manchmal einen fast schwermütigen Charakter annehmen. Dann besteht sehr wohl der Verdacht, daß sich hier nicht Hochleistungsphasen und Erschöpfungsreaktionen, sondern manische Hochstimmungen und depressive Phasen abwechseln. Dann handelt es sich nicht nur um ein durch äußere Anforderungen gesteuertes, sondern um ein biologisch ausgelöstes, krankhaftes Geschehen.

Natürlich würde man dem Betreffenden seine produktiven Hochstimmungen ohne ernstere gesellschaftliche oder finanzielle Ausrutscher gerne gönnen, sind sie doch materiell ergiebig und letztlich ein Pluspunkt in seinem Leben. Andererseits sind sie aber unphysiologisch, d. h. im normalen Kräftehaushalt eines Gesunden nicht vorgesehen und rauben ihm vor allem jene Reserven, die dann später fehlen werden, von dem drohenden Umschlag in eine Depression ganz zu schweigen.

Deshalb ist es nicht falsch, sich selbst bei milderen Verlaufsformen im Sinne einer *phasisch* auftretenden ,,Arbeitswut'' seine Gedanken zu machen. Und sollte das Ergebnis lauten: Dies sind im Grunde fast schon jahreszeitlich abhängige Phasen von Hochstimmung mit ungewöhnlichem Leistungsschub, die aber meist von einer unbegründeten Herabgestimmtheit mit Erschöpfungszuständen abgelöst werden (die alles Erreichte wieder zunichte macht), dann gilt es folgenden Kompromiß zu überlegen:

Leichtere, vielleicht sogar mittelschwere Zustände von zeitlich begrenzter Hochstimmung, die sonst zu keinen Bedenken Anlaß geben und sich lediglich neben einer positiven Gestimmtheit und vermehrten Kontaktfreude vor allem in einer verstärkten Leistungsbereitschaft und ungewöhnlichen Arbeitsfähigkeit bzw. Produktivität äußern, können in der Regel hingenommen werden – ob unbesorgt, steht auf einem anderen Blatt. Es ist aber empfehlenswert, sich ein kritisches Auge zu bewahren, am besten seitens der nahen Angehörigen (denn Arbeitskollegen und Arbeitgeber dürften sich hier naturgemäß weniger Sorgen machen). Sollte jedoch mit solchen Hochleistungsphasen ein (wachsendes) Schlafdefizit verbunden sein, auch wenn es der Betreffende nicht merkt bzw. nicht darunter leidet, ja zu Überstunden am Arbeitsplatz und zu Hause nutzt, dann ist es keine Überreaktion, den Rat eines Arztes einzuholen. Dabei darf man sich allerdings nicht auf die Schilderung des Leistungsschubs beschränken, sondern muß auch alle anderen Begleitsymptome nennen, auch wenn sie noch nicht zum Problem geworden sind. Wichtig ist stets der Hinweis auf das episodenhafte, also zeitlich begrenzte Auftreten solcher Phänomene.

Sollte der Arzt dann zu der Erkenntnis kommen, daß er hier eingreifen muß, bevor ernstere Folgen drohen, dann kann er vor allem das erwähnte Schlafdefizit nutzen, indem er mit niederpotenten Neuroleptika (s. S. 295) den offensichtlich entgleisenden Schlaf-Wach-Rhythmus wieder zu normalisieren vorschlägt, ,,damit sich kein schleichendes Energiedefizit aufbauen kann''. Dadurch lassen sich nämlich auch jene überschießenden Reaktionen dämpfen, die diese phasenhafte Arbeitswut begleiten, ansonsten nicht zur Wesensart des Betreffenden gehören und die Diagnose eines hypomanischen Zustandes rechtfertigen. Natürlich wird der Arzt seine Medikation ausschließlich mit dem drohenden Schlafdefizit begründen, denn alles andere könnte der Patient, der sich ja keinesfalls krank fühlt, nicht akzeptieren. Über die Regulation eines ungewöhnlichen Schlafverhaltens aber läßt im allgemeinen selbst ein manisch Getriebener mit sich reden, weil er weiß, daß man nicht endlos aus dem Vollen schöpfen kann. Weitere Einzelheiten zu dieser Behandlungsstrategie s. S. 216.

Zusammenfassung

In einer ausgeprägten Manie ist eine ergiebige Arbeitsleistung erschwert bis unmöglich, schon weil vieles begonnen und wenig vollendet wird. Es gibt aber auch leichtere manische Zustände, die sich in einer sowohl quantitativ als auch qualitativ verbesserten Leistungsfähigkeit niederschlagen. Davon zeugen durchaus respektable Ergebnisse, nicht zuletzt in der Kunst. Aber auch der ,,normale Sterbliche'' kann auf seinem Gebiet einen regelrechten Leistungsschub bis hin zur ,,Arbeitswut'' registrieren. Dagegen ist an sich nichts einzuwenden, geschweige denn eine Behandlungsbedürftigkeit abzuleiten.

Sollte es sich jedoch um eine eindeutig phasenhaft auftretende Hochstimmung handeln, die sich zwar – sozial integriert – lediglich in einem solchen Leistungsplus äußert, dafür aber jedes Mal mit einem „Erschöpfungszustand" bezahlt werden muß, der in Wirklichkeit eine depressive Phase ist, dann sollte man sich nicht gegen eine gezielte Behandlung stemmen. Dabei kann der Zugang zur Behandlungswilligkeit das wachsende Schlafdefizit sein, das auch in gesunden Zeiten nicht beliebig lange ausgedehnt werden darf, ohne ernste Folgestörungen nach sich zu ziehen. Die Schlafstörungen würden dann durch Neuroleptika mit sedierender Wirkung behandelt, die auch den gesamthaft überdrehten Organismus etwas zu dämpfen vermögen.

Die beruflichen Folgen

Der Maniker hat – wie mehrfach erwähnt – keinerlei Krankheitseinsicht und ein überzogenes Selbstwertgefühl. Sein Auftreten wirkt souverän. Häufig und verhängnisvoll lange hat er Erfolg. Bleiben „Ausrutscher" oder Exzesse aus, kann die Manie auch unerkannt wieder abklingen. Weitere Einzelheiten zu „Schein und Wirklichkeit" des manischen Phänomens s. S. 164.

Die *beruflichen Folgen einer Manie* sind mitunter noch schwerer abzuschätzen als alle anderen Konsequenzen. Dies äußert sich auch in der begrenzten Zahl wissenschaftlicher Untersuchungen zu diesem Thema. Zu komplex sind die Faktoren, die hier berücksichtigt werden müssen: Ausprägung des Beschwerdebildes, erstmalige Erkrankung oder Rückfall, Alter, Geschlecht, Persönlichkeitsstruktur, Position, berufliche Ersetzbarkeit, Art des Betriebs bzw. des entsprechenden Arbeitsplatzes (Team, Einzeltätigkeit für sich oder Kundenkontakte, Innen- oder Außendienst) usw.

Direkte Folgen während oder unmittelbar nach der manischen Phase sind eigentlich seltener als erwartet – zumindest hört man nicht viel darüber. Wahrscheinlich einigen sich Arbeitgeber und der beschämte, vielleicht sogar depressiv gewordene Patient im geheimen – oft natürlich zu Lasten des Kranken. Manche Arbeitgeber zeigen sich erst einmal generös, was aber langfristig keine echte Großzügigkeit und Toleranz sein muß. Zum einen stecken ihnen noch das ungezügelte Auftreten und die vielleicht schmerzlichen Schadensfolgen in den Gliedern. Zum anderen haben sie sich wahrscheinlich informiert oder belesen und hören mit Unbehagen, daß Rückfälle sowohl bezüglich Hochstimmung als auch Schwermut nicht auszuschließen sind.

Das eigentliche Problem liegt also vor allem in der Langzeitwirkung verunsicherter Arbeitgeber/Arbeitskollegen: „Wie soll das weitergehen, was hat man in Zukunft zu erwarten, wie soll mit einer obligatorisch dünnen Personaldecke das geforderte Leistungssoll erreicht oder gehalten werden, wenn man stets mit einem Ausfall rechnen muß – und zwar nicht nur für die Zeit einer Grippe, sondern längerfristig." Irgendwann werden deshalb bei einem ausgeprägteren und mehrfach drohenden manischen Syndrom fast immer irgendwelche Konsequenzen gezogen, nicht selten im erwähnten stillen Einverständnis mit dem verunsicherten und schuldbewußten Kranken. Allerdings gibt es auch genügend Beispiele für einen glücklichen Ausgang, selbst nach mehreren Rückfällen.

Berufliche Nachteile müssen aber nicht nur auf „organisatorische" Veränderungsvorschläge seitens der Betriebsleitung zurückgehen. Sie können auch Ausdruck dessen sein, was sich nach Abklingen des manischen Leidensbildes durch den Betroffenen selber ergibt, seien es Schuldgefühle, Scham oder Resignation, sei es das manische Residual-Syndrom (s. S. 182), dessen mögliche Restbeschwerden die alte Leistungsfähigkeit, Kreativität und Initiative untergraben können. Besonders mehrere Rückfälle pflegen auf Dauer nicht ohne Konsequenzen zu bleiben, vor allem ab dem mittleren Lebensalter und in verantwortlicher Position, insbesondere wenn deren Effektivität exakt überprüfbar ist. Dazu kommen möglicherweise noch die wirtschaftlichen und gesellschaftlichen Konseqenzen eines manischen Fehlverhaltens.

Wie und mit welchem Erfolg deshalb nach einer turbulenten manischen Phase alles wieder „zurecht gerückt" werden kann, ist im voraus schwer abzuschätzen. Die meisten Patienten wollen an ihren Arbeitsplatz zurück. Einige genieren sich aber so, daß sie um Versetzung bitten oder gehen.

Ein Problem besonderer Art ist der Umstand, daß nicht wenige Maniker während ihrer krankhaften Hochstimmung und damit Kritiklosigkeit ihre Stelle von selber kündigen, weil sie sich dafür plötzlich zu gut oder „überspezialisiert" empfinden, und zwar bevor sie die Zusage für eine neue haben. Das ist dann die allerungünstigste Lösung, besonders wenn die Manie abzuklingen beginnt oder sich gar eine Depression ankündigt. Eine weniger tragische Variante liegt dann vor, wenn der Betroffene aufgrund seines souveränen Auftretens während der manischen Phase die neue Stelle erhält, nach Rückgang der euphorischen Stimmung oder gar in depressivem Zustand ihr aber nicht gewachsen ist oder sie zumindest nicht als das empfindet, was er sich im manischen Überschwang vorgestellt hat. Natürlich ist die Schadenfreude groß, und aus der Sicht der düpierten Vorgesetzten und Kollegen nicht unbegründet. Wenn man sich aber klar macht, daß dieser sinnlose Wechsel mit seinen organisatorischen Konsequenzen, von den zwischenmenschlichen und psychosozialen Folgen ganz zu schweigen, nur aufgrund einer krankhaften Überreaktion möglich war, dann sieht dieser Schritt schon ganz anders aus – vor allem zu Lasten des Patienten.

Die manische Frau im Berufsalltag

Nicht nur im zwischenmenschlichen, auch im beruflichen Bereich scheinen *Frauen* im allgemeinen sowie Hausfrauen und Mütter im speziellen rascher aufzufallen. Das liegt nicht zuletzt an ihrem spezifischen Aufgabenbereich. So wird z. B. die Vernachlässigung von Haushalt und Kindern relativ schnell registriert. Man behauptet zwar immer, daß der Hausfrauenberuf die meisten Freiheitsgrade aufweise, doch die Wirklichkeit sieht anders aus. Niemand wird letztlich so lückenlos kontrolliert wie die Hausfrau, selbst wenn sie zwei Drittel des Tages allein ist. Erscheint sie plötzlich verändert, vor allem scheinbar vergeßlich, „schusselig", unpünktlich, ist plötzlich öfter weg, kommt vor lauter Reden nicht mehr vom Einkaufen zurück, telefoniert den halben Tag, kümmert sich um Dinge, die sie nichts angehen, gibt sie Familiengeheimnisse preis, wird vielleicht sogar noch ein wenig nachlässig, wenn nicht „schlampig", oder putzt sich auffällig oder „unseriös" heraus, wirkt distanzlos, insbesondere gegenüber dem anderen Geschlecht, von umfangreichen Vorratskäufen oder unabgesprochenen Anschaffungen ganz zu schweigen, dann läßt die Verwunderung nicht lange auf sich warten. Natürlich versucht man gerade bei der letztlich unersetzbaren Mutter und Hausfrau so lange wie möglich zuzuwarten, in der Hoffnung, es renke sich alles möglichst rasch wieder von selber ein. Doch das kann ein frommer Wunsch bleiben – und der krankhafte Zustand gewinnt an Fahrt.

Aber auch im Berufsleben darf die Frau nicht mit mehr Nachsicht rechnen, „wenn sie sich in eine untragbare Situation manövriert hat" (Personalleiter). Das Gegenteil ist wahrscheinlicher. Frauen wird (noch immer) nicht nur zwischenmenschlich und gesellschaftlich, sondern auch beruflich weniger nachgesehen als Männern. Zwar ist das Bemühen um eine gerechte Gleichbehandlung erkennbar, doch scheint es gerade bei einer manischen Fehlhandlung – zugegebenermaßen – schwer zu realisieren. Jedenfalls werden manische Frauen im allgemeinen rascher als solche erkannt, wenngleich oftmals nicht rasch genug gezielt behandelt.

Der manische Mann im Berufsalltag

Aber auch *männliche Maniker,* insbesondere mit verantwortungsvollen Aufgaben, können schnell Verwunderung und Anstoß erregen – wenngleich konsequente Schritte auch hier lange auf sich warten lassen. Dabei finden sich gelegentlich Unterschiede nach sozialer Schicht bzw. Position:

Einfach strukturierte Kranke und solche in untergeordneter Stellung fallen in der Regel eher auf. Vielleicht bringen sie weniger durcheinander, dafür werden sie schneller, direkter und konsequenter auf ihre scheinbaren Fehlhandlungen aufmerksam gemacht. Ein kleiner manischer Angestellter muß relativ bald beim Personalchef vorsprechen. Aber was geschieht, wenn der Personalchef selber manisch erkrankt? Wie lange werden seine Eskapaden kopfschüttelnd, aber eben auch hingenommen? Das gleiche gilt für alle anderen sogenannten gehobenen Berufe wie Ärzte, Ingenieure, Rechtsanwälte, Geschäftsführer, Richter, Abteilungsleiter usw. Beim manischen Lehrer ist es schon nicht mehr so einfach. Kinder sind in ihrem Urteil gerade heraus und unbestechlich. Schüler nutzen natürlich auch jede Lücke und Schwachstelle aus, die der Lehrer bietet. Und zu Hause werden solche „Siegesmeldungen" umgehend verbreitet. Manische Lehrer beiderlei Geschlechts pflegen nicht lange unerkannt zu bleiben – zumindest im ausgeprägteren krankhaften Zustand. Ob dann tatsächlich etwas geschieht, d. h. rechtzeitig, ist wieder eine andere Frage.

Auch das mittlere Management kann erstaunlich lange und vor allem kostspielig Unheil anrichten, wenn die Umgebung nicht rechtzeitig schaltet. Dort laufen häufig nicht nur viele Fäden zusammen, dort herrscht letztlich auch eine z. T. große, und damit bei manischer Gefährdung heikle Selbständigkeit. Die Untergebenen bemerken Ausfälle oder Fehlentscheidungen zwar relativ schnell, getrauen sich aber nichts zu sagen, teils aus den üblichen Befürchtungen heraus, teils weil sie alles mit der Geschäftsleitung abgesprochen vermuten. Diese hingegen hat andere Sorgen, als sich um den „täglichen Kleinkram des Mittelbaus" zu kümmern. So läuft gerade auf dieser Ebene so manche verlustreiche oder sonstwie verheerende Fehlentscheidung lange weiter, bis der Druck (und Schaden) so groß wird, daß er sich endlich bis zur „oberen Etage" durchspricht. Und auch dann kann noch so mancher manische Abteilungsleiter mit seiner krankheitstypischen Argumentierfreude und schwungvollen Selbstsicherheit seinen Chef lange Zeit von den ungewöhnlichsten Entscheidungen überzeugen. Die Manie im mittleren Management ist ein Kapitel für sich.

Zu einem regelrechten beruflichen Absturz scheint es jedoch – gesamthaft gesehen – relativ selten zu kommen. Doch können sich auch nicht alle Betroffenen halten – zumindest nach ernsteren Konsequenzen bzw. mehreren Rückfällen mit den immer gleichen Einbußen. Ein Abstieg auf Dauer ist bei Männern häufiger und ausgeprägter (oder auch nur augenfälliger) registrierbar als bei Frauen. Letztere bekleiden natürlich auch seltener jene Positionen, ,,bei denen so etwas absolut nicht mehr vorkommen darf''. So schmerzlich sich die Folgen bisweilen für den Kranken und seine Familie anlassen, so kommt man doch mitunter auch nicht um ein gewisses Verständnis für die Reaktion des Arbeitgebers herum. Dies betrifft nicht zuletzt langfristig bedrohte, immer wieder rückfallgefährdete und vor allem therapie*un*willige Patienten mit mangelnder Einnahmezuverlässigkeit bei unumgänglicher medikamentöser Langzeitvorbeugung (s. S. 285).

Offene Aussprache oder Zwang zur Vertuschung

Ein für viele Patienten und Angehörige unlösbares Problem ist die Frage: offene Aussprache oder Vertuschung am Arbeitsplatz?

Der ,,Zwang zur Vertuschung'' scheint dabei eher zu einer Dauerbelastung zu werden, zumal man gerade bei der unbehandelten Manie nie weiß, wann, wie schnell und in welcher Form sie wieder ausbricht. Patienten, die ihre Krankheit zur ,,Privatsache'' machen, was ihnen unbenommen bleibt, geraten dabei leicht unter doppelten Druck: Einerseits haben sie Angst vor Autoritätsverlust, Tuscheleien und vor konkreten Nachteilen bezüglich Beförderung usw. Andererseits halten sie viele ihrer Kollegen und Vorgesetzten (von vornherein?) für intolerant und trauen ihnen im Bedarfsfalle keine uneigennützige Hilfestellung zu. Was auch immer daran richtig sein mag, diese Einstellung ist ein zusätzliches Joch. Denn die Erfahrung spricht im allgemeinen gegen eine solche ,,Vorverurteilung'' durch Mitarbeiter und Vorgesetzte.

So sieht man immer wieder, daß jene Maniker, die ihre Krankheit angenommen bzw. sich damit ''konstruktiv'' abgefunden haben und offen darüber am Arbeitsplatz reden (können), erstaunlich viel Einfühlungsvermögen, Anteilnahme und konkrete Unterstützung mobilisieren. Es wurde schon mehrfach darauf hingewiesen, daß die Manie zu den am schwierigsten erkennbaren seelischen Leiden gehört, zumindest am Anfang und in milderer Verlaufsform. Das kann die Menschen im näheren Umfeld des Betroffenen sogar nachdenklich stimmen: ,,Warum habe ich das eigentlich nicht bemerkt''? ,,Man hätte ihm rechtzeitig helfen müssen!'' Auch spielt oft die Furcht mit herein, einmal selber betroffen zu sein, wie auch immer – und dann ebenfalls nicht auf Nachsicht hoffen zu dürfen. Und schließlich: Wenn ein Mitmensch nach seiner Krankheit um Verständnis bittet oder sich gar entschuldigt, ,,obgleich er das als Kranker ja eigentlich nicht müßte", dann gibt es kaum jemand, der das nicht akzeptieren würde. Ja, wer das nicht kann oder will, gerät sogar in ein schiefes Licht. Auch diejenigen, die aus der Krankheit des anderen ihren Vorteil schlagen konnten (Kompetenz-Zuwachs, Übernahme bestimmter Aufgaben und Rechte, sonstige (Be-)Förderung usw.), sind dann oftmals überaus freundlich, nachsichtig und hilfsbereit – mit einer Prise Schuldgefühle (,,Aufstieg durch schicksalhaftes Leid des anderen, ein zweifelhafter Erfolg...").

Und schließlich muß man im heutigen Berufsleben nicht befürchten, durch zu viel Rücksicht oder gar falsche Schonung behelligt zu werden. Das ist bei der üblichen knappen Mitarbeiterbesetzung nach ,,Anpassung des Personalstands" nicht zu erwarten. Wenn der ehemalige Patient also aufzuholen versucht, was er über Wochen oder Monate durch Krankheit ,,versäumt" hat – um so besser. Das wird mit Wohlwollen registriert (wenngleich es für die Genesung nicht immer optimal ist). Kurz: Eine offene Einstellung zur eigenen Erkrankung pflegt am Arbeitsplatz mehr Vor- als Nachteile zu bringen. Daß dabei individuelle Gegebenheiten zu berücksichtigen sind, versteht sich von selber.

> Bei der Bewertung aller Fakten muß man sich also fragen, ob der heimliche Wunsch zur Vertuschung nicht so manche Befürchtung hochspielt, die man eigentlich abbauen möchte.

Der attackierte Chef und seine Reaktion

Die *Reaktion der Arbeitgebers* ist naturgemäß unterschiedlich, in der Mehrzahl der Fälle jedoch erst einmal (notgedrungen) tolerant und kooperativ. Dies hängt zum einen mit der Persönlichkeitsstruktur vieler Maniker zusammen, die in gesunden Tagen als durchaus ,,angepaßt, ordentlich, kollegial, pünktlich, fleißig und gründlich" beurteilt werden. Als Gesunde versuchen sie ja häufig wieder wettzumachen, was sie in kranken Tagen anderen zusätzlich aufbürden mußten. Bei depressiven Phasen ist das Verständnis zwar größer als bei manischen, doch auch letztere können mit mehr Nachsicht rechnen, wenn sie sich zu einer ,,positiven Vorwärtsstrategie" entschlossen haben, die der Offenheit vertraut (s. o.).

Etwas anderes ist es natürlich, wenn der Maniker in seiner krankhaften Forschheit den Vorgesetzten in gnadenloser Direktheit und vielleicht sogar öffentlich ,,seine Meinung gesagt hat". Das gleiche gilt übrigens auch für Mitarbeiter und Untergebene – wenngleich mit anderen Konsequenzen. Sprichwörter sind jahrhundertalte Volksweisheiten, und so hat natürlich auch das Sprichwort: ,,Kinder und Narren sprechen die Wahrheit" einiges für sich. Vor allem: Das, was dabei unverschnörkelt bis knallhart zur Sprache kam, war natürlich nicht ganz unbegründet. So etwas schmerzt doppelt und bleibt haften – je begründeter, desto eher. Mit einem solchen ,,Schlag ins Gesicht" auch noch selbstkritisch umzugehen, ist natürlich nicht die Gottesgabe eines jeden Vorgesetzten. Da entläßt man lieber den ,,Propheten", als sich ständig an seine

Mahnungen erinnert zu sehen oder sich wirklich zu ändern. Besondes problematisch wird es natürlich bei einer öffentlichen Brüskierung des Chefs vor versammelter Belegschaft. „Schließlich konnte man den Mitarbeitern zwar den Schrecken, aber auch die heimliche Genugtuung geradezu ansehen..." (ein Betroffener).

Einige wenige Vorgesetzte nutzen den Inhalt und verzeihen die Form, wie er vorgebracht wurde. Andere ärgern sich über die Art und verdrängen den vielleicht bedenkenswerten Kern des Vorwurfs. Da die zweite Gruppe die größere zu sein scheint, ist es meist zweckmäßig, nach Abklingen der Manie auch die „oberen Etagen" über die krankhaft bedingten Hintergründe der unerwarteten Konfrontation aufzuklären, insbesondere was „einige Stilfragen" betrifft – sofern hier unnötigerweise „eine Zeitbombe vor sich hinglimmt, die nur darauf wartet, bei nächster Gelegenheit hochzugehen, um den ehemaligen und vor allem nicht als solchen erkannten Kranken aus der Firma zu katapultieren" (ein Personalchef).

Eine solche Erläuterung beinhaltet im übrigen die Bitte um Nachsicht bzw. sogar eine Entschuldigung, ohne daß der Patient derlei ausdrücklich formulieren muß – sofern ihm dies schwer ankommt. Ein seelischer Ausnahmezustand, den der Kranke nicht unverantwortlich selber herbeigeführt hat (wie z. B. einen Rausch), wird trotz aller Folgen erstaunlich oft akzeptiert, ohne daß man „sein Opfer noch durch eine unnötig lange Inquisition quält". Woher weiß man selbst als Chef, ob man nicht schon morgen selber dran ist – mit was auch immer. Und schließlich vergesse man nicht: Ein Vorgesetzter, der zur Großzügigkeit gezwungen wird, fühlt sich danach selber freier, ja größer, und verbindet mit dem ursprünglich ärgerlichen Ereignis neben dem Gefühl der Großmut vielleicht sogar noch eine positive Anregung im Sinne des obigen Sprichworts über Kinder und Narren. Ein Abteilungsleiter: „Und zu guter Letzt sagte dann noch meine Frau: Muß da erst einer krank werden, bevor Du merkst, wie Du mit den Leuten umgehst...?"

Krankschreiben oder nicht?

In diesem Zusammenhang seien schon jetzt einige Bemerkungen zur Behandlungsstrategie vorweggenommen, weil sie sich hier inhaltlich besser eingliedern als in einem späteren Teil. Dazu gehören im Rahmen der beruflichen Konsequenzen die Problemkreise Krankschreiben sowie Berentung/Pensionierung.

Das *Krankschreiben* durch den Arzt ist schon generell kontroversen Ansichten ausgesetzt, die in der Regel alle etwas für sich haben: Es gibt Menschen, die diese Möglichkeit für sich sehr großzügig in Anspruch nehmen und andere, die stolz darauf sind, auch im Krankenstand weiter verfügbar zu sein. Beides sind extreme Einstellungen, die nicht unbedingt Schule machen sollten. Wenn einer seine Rechte zu egoistisch durchsetzt, tut er das auf Kosten seines Arbeitgebers, insbesondere seiner direkten Kollegen, die ja in der Regel die Arbeit übernehmen müssen. Außerdem gibt es Leiden, bei denen man durch

Ablenkung (z. B. Berufsalltag) schneller wieder auf die Beine kommt, als wenn man zu Hause seiner Störung völlig ausgeliefert bleibt. Wer sich andererseits im echten Krankheitszustand nicht schont, zögert dadurch seine Genesung hinaus und kann am Schluß länger ausfallen, als wenn er sich eine ausreichende und rechtzeitige Regeneration zugebilligt hätte.

Der Arzt wird – sofern er konsultiert wird –, alle diese Überlegungen einschließlich des Befundes in seine Entscheidung einbeziehen und danach handeln. Er macht dies täglich und richtet sich dabei nach allgemein gültigen Richtlinien und eigenen Erfahrungswerten. Kurz: Der Patient kommt, klagt über sein Beschwerdebild, wird untersucht und das Ergebnis entscheidet die Frage einer Krankschreibung.

Was aber geschieht in der Manie? Der Maniker fühlt sich so leistungsfähig und ,,überhaupt so optimal wie nie'' und denkt gar nicht daran, 1. einen Arzt aufzusuchen und 2. sich krankschreiben zu lassen. Krankschreibung ist für Kranke, und davon ist er meilenweit entfernt. Ja, er wünscht den anderen aufrichtig ein ähnliches Wohlbefinden und vor allem mehr Aktivität, als er ringsherum registriert. Beim Maniker wird der Arzt also von der eventuell heiklen Frage erlöst, ob sich hier eine Krankschreibung rechtfertigt oder nicht. Doch die Realität sieht anders aus.

> Wenn die Diagnose einer Manie feststeht und das Krankheitsbild dies nahelegt, sollte der Patient – ob er will oder nicht – krankgeschrieben werden. Damit lassen sich während der ,,stürmischsten Zeit'' wenigstens am Arbeitsplatz die folgenschwersten Schädigungen von Ansehen und Position eindämmen sowie ggf. wirtschaftliche/finanzielle Einbußen bzw. Folgeschäden im Betrieb vermeiden.

Darüber hinaus sollte die Krankschreibung in großzügigem zeitlichen Rahmen gewährt werden. Das ist manchmal sogar für den Arzt schwer einzusehen. Bei genauem Nachdenken aber gehört die Manie zu jenen Schicksalsschlägen, die eine ärztlich verordnete Freistellung unbedingt rechtfertigen:

Ein Maniker, der durch Neuroleptika und Lithiumsalze oder andere Arzneimittel langsam gedämpft wird, muß krankgeschrieben werden, bis die Sedierung konsequent greift und keine Fehlleistungen mehr zu erwarten sind. Das mag noch einleuchten. Ein Maniker hingegen, der sich nicht behandeln läßt und bei dem offenbar die Bedingungen für eine gerichtliche Unterbringung (UBG) in eine geschlossene Klinikstation – aus welchen Gründen auch immer – nicht gegeben sind (bzw. sich nicht durchsetzen lassen), muß ebenfalls krankgeschrieben werden, solange sein Leiden ihn auf allen Ebenen dem Ruin auszusetzen droht.

Krankschreibung, ohne daß sich der Patient betreuen, geschweige denn gezielt behandeln läßt, das gibt es wahrscheinlich sonst nirgends – und ist einem Uneingeweihten auch nicht plausibel zu machen. Dennoch ist es berechtigt, ja zwingend. Denn die mangelnde Krankheitseinsicht ist ein Charakteristikum vieler seelischer Leiden. Bei der Manie aber gehört sie zum Kernsyndrom – in verheerender Weise durch maßlose Selbstüberschätzung und Fremdtäuschung verstärkt. Daran denkt der Arzt, obwohl ihm diese Krankschreibung manchmal selber widersinnig vorkommt. Vor allem wird es ihm auch noch schwer gemacht, den Patienten wenigstens ein Mal zu sehen, damit er sich ein Urteil bilden kann – von einer geordneten Erhebung der Vorgeschichte oder gar Untersuchung ganz zu schweigen. Glücklicherweise braucht er in einer manischen Hochstimmung nicht lange, bis man – unterstützt durch die Angaben der Angehörigen (Fremdanamnese) – weiß, worauf es hinausläuft.

Aber selbst eine inzwischen ausklingende manische Phase kann zu Fehlhandlungen jeglicher Art verleiten – allerdings mit dem verhängnisvollen Unterschied, daß der Patient jetzt u. U. noch ,,normaler'' als sonst erscheint. Das aber ist ja die größte Gefahr generell: Ein Kranker, der nicht wie ein Kranker wirkt, kann naturgemäß auf kein Verständnis und keine Entschuldigung seitens der Allgemeinheit hoffen. Eine ausreichend lange Krankschreibung beugt deshalb diesem verhängnisvollen Fehlurteil vor. Nicht nur weil Personalchef und Betriebsangehörige dadurch der Ansicht sein können, die Krankheit ist ,,amtlich'', sondern weil der Kontakt zu ihnen unterbrochen ist, der sonst nur zu einem zwischenmenschlichen oder beruflichen Fiasko führen könnte.

Leider lassen sich manche Patienten trotz Krankschreibung am Arbeitsplatz sehen und sorgen für den befürchteten Wirbel. Entsprechend freigestellt, wird es sie aber wohl die meiste Zeit andernorts umtreiben. Damit wäre erreicht, daß sie sich später wenigstens wieder unbeschwerter am Arbeitsplatz sehen lassen können.

Die Krankschreibung eines Manikers ist keine Ideallösung und ohne weitere medikamentöse Maßnahmen natürlich keine Therapie. Sie kann aber den Schaden begrenzen helfen. Das ist nicht wenig, wie jeder bestätigen kann, der einen solchen Schicksalsschlag miterlebt hat – aktiv wie passiv.

Berentung/Pensionierung?

Eine vorgezogene *Berentung/Pensionierung* ist zwar für die Manie auch keine Lösung, wird aber bisweilen praktiziert, insbesondere bei Neigung zu Chronifizierung oder präventiv schwer beherrschbaren Rückfällen. Häufig kommt sich dann der Kranke im gesunden Intervall noch wertloser oder gar schuldiger vor, weil er aus dem Arbeitsprozeß genommen werden mußte und sich zeitlich noch mehr überlassen bleibt. Eine vorzeitige Berentung/Pensionierung ist zwar mitunter nicht zu umgehen, aber psychologisch gesehen kein Vorteil.

Natürlich kann eine Manie, insbesondere eine manisch-depressive Erkrankung mit immer wieder auftretenden Hochstimmungen und depressiven Phasen und damit unklarer Prognose, nicht nur für (insbesondere kleinere) Betriebe eine fast untragbare Belastung werden, sondern auch den Betreffenden seelisch, psychosozial und sogar körperlich auf Dauer zermürben, nicht zuletzt durch den beruflichen Streß im mittleren und höheren Berufsalter. Andererseits hat der Berufsalltag auch eine psychophysisch und sozial stabilisierende Funktion, wie man aus den Folgen der Arbeitslosigkeit ersehen kann.

Deshalb sollte man sich eine vorgezogene Berentung/Pensionierung im Rahmen einer manisch-depressiven Erkrankung gut überlegen und lieber alle anderen Alternativen erwägen, bevor der Patient sich völlig selber überlassen bleibt. Es gibt auch Fälle, in denen dieser wohlmeinende Schritt erneute Rückfälle geradezu anzuheizen scheint – im manischen wie im depressiven Bereich. Glücklicherweise ist eine krankheitsbedingt erzwungene Berentung/Pensionierung relativ selten.

Zusammenfassung

Die beruflichen Folgen einer Manie sind schwer abzuschätzen. Letztlich hängen sie von folgenden Faktoren ab: Ausprägung des Beschwerdebildes und damit zwischenmenschlichen und wirtschaftlichen Fehlhandlungen, erstmalige Erkrankung oder Rückfall, Alter, Geschlecht, Persönlichkeitsstruktur, Position, Art des Betriebs bzw. Arbeitsplatzes sowie Ersetzbarkeit des Betroffenen usw. Und natürlich auch von der Frage: therapiewillig, insbesondere was Dauer-Rückfallschutz anbelangt bzw. entgleisende Selbstbehandlungsversuche (z. B. Alkohol).

Direkte Konsequenzen sind eher selten. Das eigentliche Problem liegt vor allem in der Langzeitwirkung. Diese betrifft einerseits die Frage des Rückfalls, besonders bei Behandlungs*un*willigkeit, was eine notwendige längerfristige medikamentöse Vorbeugung anbelangt. Zum anderen geht es um die Entscheidung, ob Arbeitgeber und Kollegen über die Krankheit informiert werden sollen oder ob man sich dem Zwang mühseliger Verheimlichungsversuche aussetzen will, die natürlich ihrerseits wieder Tuscheleien provozieren. Die Verheimlichung ist auf jeden Fall eine Dauerbelastung, die viel Kraft kostet, was sich wieder in der langfristigen Prognose des Leidens niederschlagen könnte. Dafür lehrt die Erfahrung, daß jene Maniker, die ihre Krankheit angenommen bzw. sich damit konstruktiv abgefunden haben und offen darüber am Arbeitsplatz reden können, erstaunlich viel Einfühlungsvermögen, Anteilnahme und konkrete Unterstützung mobilisieren. Dies betrifft nicht nur die Mitarbeiter, sondern auch die Vorgesetzten – selbst diejenigen, denen man in manischer Direktheit in einem „befreienden Rundschlag" einmal gründlich die Meinung gesagt hat.

Schließlich sei in diesem Zusammenhang die vielleicht ungewöhnlich anmutende, letztlich aber noch mehr Unheil verhütende Krankschreibung empfohlen: Wenn die Diagnose einer Manie feststeht und das Krankheitsbild dies nahelegt, soll der Patient – ob er will oder nicht – krankgeschrieben werden. Damit lassen sich wenigstens die folgenschwersten Schädigungen von Ansehen und Position sowie wirtschaftliche Schäden einschränken. Eine vorzeitige Berentung/Pensionierung dagegen sollte eher zurückhaltend gehandhabt werden. Hier sind im allgemeinen die Nachteile auf lange Sicht größer als die Vorteile, die in der Regel nur kurzfristig zu überzeugen vermögen.

Aggressive Durchbrüche

Maniker können *aggressiv* werden, und zwar nicht nur vorlaut, impulsiv, dreist, sondern auch flegelhaft, unverfroren, beleidigend und ausfallend – und selbst dort gelegentlich mitreißend oder unwiderstehlich. Sie können auch ungewöhnlich reizbar, enthemmt, hitzköpfig, ja besessen, explosiv, cholerisch, jähzornig, angriffslustig, im Extremfall feindselig, gehässig, wütend und in diesem Zusammenhang rücksichtslos, rasend, wie von Sinnen und haßerfüllt herumtoben. Dann ist keine Rede mehr von ausgelassen, übermütig, mitreißend und faszinierend. Dann versetzt eine breite Palette von unbeherrscht bis gewalttätig die verzweifelten Angehörigen in Angst und Panik. Denn die Angehörigen sind es meist, die es trifft.

Doch auch hier spielt die Kombination aus zugrundeliegender Persönlichkeitsstruktur und Intensität des manischen Krankheitsbildes, ggf. eine alkoholische oder sonstige Enthemmung sowie die Auslösesituation eine entscheidende Rolle. Doch gilt die Regel: Maniker sind im allgemeinen empfindlicher, als ihr robustes bis aggressives Auftreten ahnen läßt. Kommt es zu einer Kränkung, Zurückweisung oder auch nur Einengung ihrer expansiven Wünsche, können schnell lautstarke Auseinandersetzungen, Vorwürfe, Streit, Drohungen (,,Rechtsanwalt'', ,,Beziehungen'') resultieren – jedoch nur relativ selten körperliche Übergriffe, insbesondere bösartige oder gezielt gefährliche bis heimtückische. Die wenigen Erfahrungsberichte, die sich speziell mit der Kriminalität manischer Patienten befassen, stützen diese Erkenntnisse (s. auch S. 192).

> Die für eine Manie typischen Delikte sind vor allem ,,gewaltlose'' Vergehen, nicht zuletzt unter Alkoholeinfluß. Körperverletzungen sind selten und wenn, dann eher leichterer bzw. provozierender Natur: ,,Unverschämtheiten'', entgleiste Drohgebärden, Übergriffe im Handgemenge usw.

Allerdings kann die Manie – früher deshalb als ,,Zorntobsucht'' bezeichnet –, auch heute noch in eine eindrucksvolle Zerstörungswut münden. Dieser fällt nicht selten die eigene Wohnungseinrichtung zum Opfer. Dann fliegen nicht nur Kleider, sondern auch Möbel und sonstige Einrichtungsgegenstände zum Fenster heraus oder werden blindlings zertümmert. Oder die Wohnung wird unter Wasser gesetzt, Briefe und Bücher (im Papierkorb) verbrannt, Leitungen (Lampen, Telefon) aus den Dosen gerissen, Geschirr zerschmettert, Bilder zerfetzt, vor allem lieb gewonnene Erinnerungsstücke (eigene und fremde) zerstört – scheinbar zielbewußt. Ein solches ,,Schlachtfeld'' hinterläßt in der

Tat einen deprimierenderen Eindruck als jeglicher sonstige Vandalismus. Man spürt, hier ist jetzt mehr als nur Materielles kaputt gegangen.

Kommt es zur *brachialen Gewalt* gegen andere Personen, so merkt man ebenfalls rasch, daß es sich hier nicht um einen grundsätzlich aggressionsenthemmten Dissozialen handelt, sondern „daß einfach die Hand lockerer sitzt, besonders gegenüber Angehörigen" (ein zerknirschter Betroffener danach). Natürlich spielen auch hier die bereits erwähnten Einflüsse (s. o.) eine Rolle, so daß im unglücklichsten Falle neben hemmungslosen Schimpfkanonaden und ungerichteter Zerstörungswut auch einmal eine zielgerichtete Gewalttätigkeit mit Verletzungsfolgen droht. Im allgemeinen aber handelt es sich bei den manischen Attacken mehr um ein Schubsen, Stoßen, bedrängendes Bedrohen, An-den-Haaren-Ziehen, Hin- und Herzerren, manchmal durchaus bewußt entwürdigend, so daß der andere strauchelt, rutscht, über etwas stolpert, fällt usw. – kurz: nicht nur bedrängt, sondern auch gedemütigt wird. Das hat nicht zuletzt psychologische Hintergründe, beispielsweise eine zermürbende Partnerbeziehung, die nie durch eine klärende Aussprache entschärft wurde.

Gelegentlich ist auch ein fast blindwütiger Angriff möglich, mit teils ungerichteten, teils gezielten Attacken, die gefährlich aussehen und leider auch häufig mit Blutergüssen, Schrammen, Prellungen, leichteren Schnitt- und Stichverletzungen oder gar Frakturen enden können – aber in der Regel nicht die physische Vernichtung des Opfers zum Ziel haben. Denn der Maniker ist ablenkbar, glücklicherweise auch bei lebensbedrohlich erscheinenden Übergriffen. Außerdem ist er nur selten willens oder in der Lage, sich durch einen raffinierten Winkelzug oder eine geschickte Flucht aus der Affäre zu ziehen, wenn ihn eine Übermacht in Bedrängnis bringt, die dem Opfer zu Hilfe eilt. Der Maniker ist eben kein eiskalt berechnender Krimineller und der manische Antriebsüberschuß bis hin zu aggressiven Durchbrüchen ist keine zweckbestimmte kriminelle Energie, selbst wenn die erwähnten Faktoren Persönlichkeitsstruktur, Krankheitsausmaß und Ursache der Auseinandersetzung mitunter eine explosive Mischung ergeben.

Was den äußeren Aspekt anbelangt, so lassen sich letztlich keine konkret verwertbaren *Warnsymptome* für einen drohenden Ausbruch beim Maniker im speziellen zusammenstellen. Das Charakteristische der Manie ist das plötzliche, unvorhersehbare, ständig wechselnde Geschehen, das sich kaum an typischen Auslösern festmacht, die man sich zu Warnzwecken merken könnte. Allerdings gibt es dabei zwei Ausnahmen: 1. allgemeine Hinweise für eine drohende Aggressivität, die sich zumindest teilweise auch auf die manische Aggressivität übertragen lassen (s. u.) sowie 2. generelle Schlußfolgerungen. Denn dem Maniker geht es nicht anders als jedem Gesunden: Auch ihn regen immer wieder dieselben Personen, Frustrationen, scheinbaren Beeinträchtigungen, Kränkungen und Widerstände auf, was sich dann in die immer gleichen Szenen umsetzt wie in einem Theaterstück. Auf so etwas kann man sich deshalb besser einstellen bzw. – falls irgendwie vertretbar – das „Ganze erst gar nicht hochkochen lassen". Problematisch ist und bleibt die oft permanent hohe Frustrations-*In*toleranz bzw. damit verbundene Reizbarkeit. Ein besonderes

Problem ist die auch bisweilen extrem erhöhte Bereitschaft zur sogenannten *Rivalitäts-Aggression.* Die keineswegs einfache Aufgabe für Betroffene und Therapeuten besteht nun darin, dem Maniker einerseits klare Grenzen zu setzen, ihm aber andererseits so viel sogenannte „Grandiositätsgefühle" und erfolgreiche Rivalitäts-Aggression zuzulassen, daß es nicht zu überschießenden Reaktionen kommt. Weitere Einzelheiten dazu s. S. 214.

Was kann auf einen aggressiven Durchbruch hinweisen?

Um aber auf die äußerlichen Warnsymptome zurückzukommen, so hat die Aggressions-Forschung tatsächlich einige Hinweise zusammengestellt, die auf eine unmittelbar drohende Gewalttätigkeit schließen lassen – zumindest für Erfahrene. Bei Angehörigen sowie Berufsgruppen, die wenig Umgang mit solchen Patienten haben, kommt es nachvollziehbarerweise immer wieder zu Fehlbeurteilungen mit entsprechenden Konsequenzen. Und bei der Manie sind solche Charakteristika aus den erwähnten Gründen ohnehin nur bedingt verwertbar. Trotzdem sei nachfolgend eine kurze Aufzählung jener Verhaltensweisen und Krankheitszeichen gegeben, die einen *bevorstehenden Ausbruch von Gewalttätigkeit generell* signalisieren. Im einzelnen:

Sprechweise: Rein formal ist auf eine gespannte, vor verhaltener Erregung vibrierende, schließlich lauter und drohender werdende, zuletzt schrille oder sich überschlagende Sprechweise zu achten. Dabei muß man erst einmal zwischen Form und Inhalt unterscheiden. Meist achtet man auf den Inhalt und läßt sich den wegweisenden Anteil der formalen Ausdrucksweise entgehen. Äußert der Patient nur wenig oder sagt keinen Ton, ist dies natürlich kein grundsätzlich günstiges Zeichen, sondern lediglich das Fehlen eines sonst halbwegs verläßlichen Beurteilungskriteriums (z. B. bei der Schizophrenie, wo eine seelisch-körperliche Erstarrung plötzlich in einen unerwartet kraftvollen Erregungszustand umschlagen kann). Bei der manischen Angetriebenheit mit entsprechendem Redeschwall ist derlei jedoch kaum zu erwarten. Hier kann die gespannter werdende Sprechweise ein durchaus verläßliches Erkennungsmerkmal werden.

Inhaltlich sind es vor allem verbale Gewaltandrohungen, die den brachialen Übergriffen vorausgehen. Sie stehen aber ohnehin im furchtsamen Interesse-Mittelpunkt der alarmierten Umgebung.

Mimik/Gestik/Körperhaltung: In dieser vielschichtigen Sparte gibt es schon mehr Hinweise, insbesondere was den angespannten Muskeltonus anbelangt: das Spielen der Kaumuskeln, das Beißen auf die Lippen, das Hervortreten von Schläfen- und Halsgefäßen. Nicht zu übersehen die zunehmende Unruhe von Armen und Beinen. Bedeutsam ist auch das nervöse Spiel der Finger, das Ballen der Faust, die Verschränkung der Arme (sogenannte Barrière-Gesten), ferner stoßende Fußbewegungen oder auch nur das verspannte Sitzen auf der Stuhlkante usw. Vor allem bei einfach strukturierten oder gar schwachsinnigen Patienten kann eine stereotype Schaukelbewegung des Oberkörpers auffallen,

die immer schneller und ausfahrender wird. Am Schluß stehen eindeutig
erkennbare Drohgesten. Beim Maniker mit seinem Antriebsüberschuß wird die
gesamte Motorik immer hektischer.

Augen: Die Sprache der Augen ist vielsagend, nicht nur beim Gesunden.
Dabei ist es schwierig, diese Ausdruckskomponente in Worte zu fassen, obgleich sie das erste ist, was meist auffällt. Zur Beurteilung eines möglichen
Erregungszustandes werden deshalb am ehesten Umschreibungen herangezogen wie: unruhiger, unsteter, flackernder, brennender Blick, in Laienkreisen
auch „irrer Blick" oder „schizophrener Blick". Dabei ist die Weitstellung der
Pupillen trotz Blick ins Licht ein guter Gradmesser für die innere Anspannung
und Erregung. So schwer sich die Ausdruckskunde der Augen umschreiben
läßt, so vielsagend ist letztlich ein drohender Blick, der praktisch von jedem als
vorrangiger Beurteilungsmaßstab genutzt wird.

In der Tat findet man bei einer „überkochenden Manie" oder „Zorntobsucht"
kurz vor der Gewaltexplosion sehr häufig eine „Warnung durch die Augen".
Hier deuten sich dann Parallelen an zwischen einer manischen und schizophrenen Psychose. Übrigens scheinen die gravierendsten Gewalttaten von schizoaffektiven Psychosen zu kommen, also dem gleichzeitigen Auftreten eines
manischen und schizophrenen Krankheitsbildes (Einzelheiten s. S. 141).

Aggression und Geschlecht

Was das *Geschlecht* anbelangt, so sind Männer bei aggressiven Durchbrüchen
deutlich häufiger involviert als Frauen. Doch auch diese können eine erstaunliche Zerstörungswut entwickeln und ungewöhnlich handgreiflich werden,
wenngleich in der Regel seltener und mit weniger nachhaltigen Folgen für das
Opfer. In der Statistik der Kliniken kann es sogar sein, daß in puncto Zerstörungswut Frauen den Männern in nichts nachstehen. Das sind allerdings klinisch behandlungsbedürftige Extremzustände, die mit der Realität leichterer
manischer Phasen „draußen" kaum etwas zu tun haben.

Grundsätzlich gilt jedoch die überraschende Erkenntnis der Aggressions-Forschung: Bei drohender Gewaltanwendung soll man sich weder
vom sogenannten „schwachen" Geschlecht noch von der „Hinfälligkeit
im höheren Lebensalter" blenden lassen. Die Gefährlichkeit resultiert
nicht nur aus der schieren Kraftentwicklung, sondern auch aus der
blitzschnellen Verwendung scheinbar harmloser Hilfsmittel, die zu
nachhaltigen Folgen führen können (z. B. Kugelschreiber, Brieföffner,
zerbrochenes Geschirr, heißes Wasser usw.). Auch bedarf es keiner
Riesenkräfte, jemanden in Gefahr zu bringen, wenn er unglücklich
postiert ist (z. B. am Treppenabsatz). Solche Attacken sind zwar in der
Manie nicht die Regel, können aber bei unglückseliger Kombination aus
manischer Erregbarkeit und „heikler" Persönlichkeitsstruktur durchaus
problematisch werden.

Ein Kranker, der nicht krank wirkt

Obwohl es schon mehrfach angedeutet wurde und später noch einmal ausführlich besprochen werden soll, sei gerade hier noch einmal kurz jenes folgenschwere Problem angerissen, das dem manisch Erkrankten zu besonderem Nachteil gereicht: krank zu sein, ohne krank zu wirken. Denn vor allem seine blinde Wut erschüttert alle Anwesenden (und den Patienten im übrigen nachher selber), weil offenbar jenes Moment fehlt, das den entsetzten Beteiligten ggf. noch etwas Verständnis abringen könnte, nämlich das ,,eindeutig Krankhafte'', kurz: das ,,Verrückte''. Der Maniker wirkt zwar wie ein unbeherrschter, vielleicht tobender und brutaler, aber eben auch geistesgesunder ,,Verrückter'', so wie man sich in seiner Ratlosigkeit einen ,,normalen'' Menschen vorstellt, der schlichtweg ,,durchdreht''. Da also offensichtlich keine Geistesstörung vorliegt, sondern eine unentschuldbare Unbeherrschtheit, und weil man die manische Krankheit als solche (noch) nicht erkennt, fallen die Urteile der Umgebung umso vernichtender aus. Wenn dann noch nach kurzer Zeit dieser ,,blindwütige Rundschlag'' in sich zusammenfällt und der Betreffende teils verschämt lächelnd, teils verschmitzt unpassende Bemerkungen macht (,,Ich habe doch nur schwungvoll aufgeräumt...''. Oder: ''Eigentlich wollten wir uns schon immer neu einrichten''), dann ist das Maß voll und natürlich mit keiner Milde oder Nachsicht zu rechnen. Noch schlimmer wird es, wenn der Maniker behauptet, das sichtbar mitgenommene Opfer habe sich alles nur eingebildet.

Zudem wirken viele Maniker nach ihrem Erregungszustand nicht ratlos, verwirrt, hilflos, erschöpft, ,,ausgebrannt'', ,,trotz allem mitleiderregend'' oder gar behandlungsbedürftig, sondern beteiligen sich vielleicht noch mit schlechtem Gewissen an den Aufräumarbeiten. So zweckmäßig und irgendwie sympathisch dies auch sein mag, in der Endbeurteilung geht es natürlich zu ihren Lasten. Denn wenn jetzt aufgeschreckte Nachbarn, Polizei, Notarzt, Sanitäter usw. auf dem Plan erscheinen, wirkt der Maniker bestenfalls verlegen, fast gelassen, manchmal schuldbewußt, meist aber beschönigend und alles herunterspielend. Vielleicht entschuldigt er sich sogar bei Angehörigen und Nachbarn wegen der Umstände, die er ihnen bereitet hat – und alles zieht kopfschüttelnd von dannen. Maniker können sich eben im Bedarfsfall umgehend und eindrucksvoll zusammennehmen, und das ist auf Dauer ihr Schicksal. Denn jetzt verläuft erst einmal alles im Sande – nur nicht die manische Erkrankung, die nimmt ihren Lauf, mit allen Konsequenzen.

Bisweilen stellt sich die Frage, ob nicht so mancher aggressive Durchbruch, den man bisher in Laienkreisen mit einer ,,Charakterschwäche'' oder ,,kriminellen Persönlichkeit'' zu erklären versuchte, vielleicht eine tobende Manie war? Dabei ist folgendes abzuklären: Maniker können (aber müssen nicht) erregt bis aggressiv werden, jedoch nur während ihrer manischen Phase. Diese kann zwar Wochen bis Monate anhalten, doch nach Abklingen des Leidens sind diese Menschen wieder völlig unauffällig. Dann können sie selber nicht begreifen, was sie angerichtet haben. Und andere verstehen es auch nicht, weil ihre allseits bekannte Wesensart bisher zu keinerlei Klagen Anlaß gab. Eine andauernde Neigung zu Wutausbrüchen und aggressiven Handlungen hingegen ohne völlige Normalisierung dazwischen ist keine zeitlich begrenzte manische Phase und damit manische Erkrankung. Zwar gibt es Menschen, die ihr ganzes Leben leicht manisch angetrieben wirken (z. B. hyperthyme Persönlichkeit – s. S. 154), doch das hat wenig mit einer zeitlich umschriebenen krankhaften manischen Entgleisung zu tun. Kurz: Aggressive Dissoziale sind diesbezüglich ständig, Maniker nur während ihrer krankhaften Phasen ein Problem – falls überhaupt. Und sollte ein ständig gewalttätiger Persönlichkeitsgestörter zusätzlich in eine manische Phase geraten, dann potenziert sich sein Fehlverhalten eben noch. Das kann dann wirklich übel ausgehen.

Anhang: Aggressionen während klinischer Behandlung

Maniker in klinischer Behandlung sind ein besonderer Fall. Davon soll auf S. 234 ausführlicher die Rede sein. Im nachfolgenden Kapitel geht es um eine generelle Übersicht zum Thema *Aggression während klinischer Behandlung,* weil sich hier die meisten Irrtümer finden. Im einzelnen:

Aggressive Ereignisse sind in einem psychiatrischen Krankenhaus seltener als allgemein angenommen, nämlich in nur wenigen Prozent aller Klinikaufnahmen. Dabei überwiegen im stationären Bereich schizophrene Patienten, gefolgt von solchen mit Minderbegabung und Persönlichkeitsstörungen (früher als Psychopathie bezeichnet). Annähernd gleich selten betroffen sind organische Psychosyndrome (geistig-seelische Störungen durch körperliche Leiden), Alkohol- und Medikamentenabhängige, Epileptiker sowie Maniker.

> Affektive Psychosen (Gemütskrankheiten) sind bei aggressiven Übergriffen in der psychiatrischen Klinik selten beteiligt: Maniker in etwa jedem 20., Depressive in jedem 50. Fall.

Die *Altersverteilung* generell betrifft vor allem junge Patienten, insbesondere zwischen 15 und 35, mit einem Maximum zwischen 26 und 35 Jahren – und zwar für beide *Geschlechter* gleich.

Drei Viertel dieser Kranken hatten bereits früher aggressive Durchbrüche zu verzeichnen, teils gegen Mitpatienten, Personal oder Personen außerhalb der Klinik, teils gegen Sachen. Auch selbstschädigendes Verhalten (jeder Dritte) oder gar Selbsttötungsversuche (jeder Sechste) sind ein wichtiger Erkennungsfaktor im Vorfeld.

Die gründliche Erhebung der Krankheits-Vorgeschichte ist also das wichtigste Kriterium zur Erfassung potentieller aggressiver Handlungen. Dabei ist besonders die Fremdanamnese zu nutzen, also die Erhebung der Krankheits-Vorgeschichte durch Dritte, vor allem durch Angehörige.

Die häufigsten *Auslöser* sind Konflikte mit dem Personal (etwa die Hälfte), gefolgt von solchen mit Mitpatienten (ein Drittel) sowie disziplinarische

Maßnahmen und andere Ursachen. Allerdings hängt eine solche Statistik von der jeweiligen Klientel ab (Aufnahme-, Spezial- oder Rehabilitationsstation usw.). Zumeist wollen die Patienten ihre eigenen Wünsche durchsetzen, doch spielen auch Situations- und Personenverkennungen sowie entsprechende Frustrationen eine Rolle. Auch gewalttätige Reaktionen aus Angst (in die Enge getrieben) werden häufig unterschätzt.

Natürlich bereiten vor allem die ersten Tagen bis Wochen Probleme. Es gibt aber auch Langzeitpatienten, die nach längerem Frieden plötzlich mit aggressiven Handlungen überraschen. Zwischen der Schwere der Aggressionsfolgen und einem freiwilligen bzw. unfreiwilligen Unterbringungsmodus ergeben sich keine Zusammenhänge.

> Aggressiv können also nicht nur Akutpatienten, sondern auch Langzeitpatienten, nicht nur gerichtlich Untergebrachte, sondern auch freiwillig Aufgenommene werden.

Hinsichtlich der *Zeit aggressiver Handlungen* gibt es unterschiedliche Erkenntnisse: Gleichverteilung über den Tag, Häufung am Vormittag bzw. zwischen 17.00 und 20.00 Uhr, wenn die Therapeuten in der Regel nach Hause gehen usw.

Angegriffen werden insbesondere das Pflegepersonal, aber auch Ärzte bzw. Psychologen. Diese halten sich jedoch mit ihren Meldungen eher zurück, weil sie manchmal den aggressiven Durchbruch ihres Patienten auch als therapeutisches Versagen interpretieren. Das prägt dann die offizielle Statistik. Deshalb werden im Stationsalltag Ärzte und Psychologen wahrscheinlich öfter angegriffen als bisher bekannt geworden ist – vielleicht sogar am häufigsten von allen Beteiligten.

Beim Pflegepersonal ist vor allem die Altersgruppe zwischen 15 und 25 Jahren gefährdet – besonders beim weiblichen Geschlecht. Je erfahrener, desto weniger betroffen. Männliche Patienten scheinen überwiegend männliche, Frauen vor allem weibliche Pflegekräfte anzugreifen, obgleich es in der Regel auf allen Stationen gemischtes Personal gibt.

Die *Folgen* der Angriffe sind glücklicherweise meist harmlos. Immerhin ist mit einer ärztlichen Behandlung oder gar Arbeitsunfähigkeit beim Pflegepersonal „nur" in etwa jedem 6. Fall zu rechnen. Ärzte und Psychologen tauchen in dieser Statistik in der Regel lediglich in Extremfällen auf.

Die *Konsequenzen* für den Patienten sind in jedem zweiten Fall Isolierung, in vier Zehnteln sogar Fixierung (Festbinden), bei jedem Dritten eine entsprechende Medikation – überraschend selten aber ein entsprechend aufarbeitendes Gespräch (jeder vierte Patient). Dieses Verteilungsmuster betrifft insbesondere aggressive Handlungen gegenüber Pflegepersonal, Mitpatienten oder Sachen. Ist der Therapeut betroffen, pflegt er diesen Vorfall in einem klärenden Gespräch sofort oder später zu bearbeiten, um die Behandlung möglichst unbelastet weiterführen zu können.

Das sind die wichtigsten Erkenntnisse zum Thema Aggressionen während stationärer Behandlungen *generell*. Spezielle Untersuchungen zur Frage ,,aggressive Durchbrüche von manisch Erkrankten'' in dieser Situation sind uns nicht bekannt.

Zusammenfassung

Aggressive Durchbrüche gehören nicht obligatorisch zu einer Manie. Sie sind aber auch nicht auszuschließen, selbst dort, wo man sie nie erwartet hätte. Auch, ja gerade hier, spielt die Kombination aus zugrunde liegender Persönlichkeitsstruktur, Intensität des manischen Krankheitsbildes, Auslösesituation bzw. Umfeld und ggf. Zusatzfaktoren (z. B. alkoholische Enthemmung) die entscheiden- de Rolle.

Die für eine Manie tpyischen Delikte sind vor allem ,,gewaltlose'' Vergehen. Körperverletzungen sind selten und wenn, dann eher leichterer bzw. provozierender Natur (Drohgebärden, ,,Unverschämtheiten'', entgleiste Übergriffe). Allerdings kann die Manie – früher deshalb auch als ,,Zorntobsucht'' bezeich-net –, in eine beklagenswerte Zerstörungswut münden. Der fällt dann vor allem das (eigene oder gemeinsame, nur selten fremde) Mobiliar zum Opfer. Kommt es zur Gewalt gegen andere Personen, handelt es sich am ehesten um ein Schubsen, Stoßen, bedrohliches Bedrängen, Hin- und Herzerren, das weniger die körperliche, mehr die seelische Verletzung, also die Demütigung im Auge hat. Natürlich sind auch blindwütige Angriffe mit allen Folgen möglich. Sie haben aber in der Regel nicht die physische Vernichtung des Opfers zum Ziele. Der Maniker ist kein berechnender Krimineller, sondern ein Kranker mit unbremsbarem Antriebsüberschuß und meist kurz auflodernden Wutausbrüchen.

Zwar gibt es verwertbare Warnsymptome für einen drohenden Zornausbruch generell, die aber für den Maniker im speziellen keine besonderen Erkenntnisse bringen. Hier wie überall handelt es sich um entsprechende Hinweise bezüglich Augen, Mimik, Gestik, Körperhaltung, Sprechweise usw.

Geschlechtsspezifisch gibt es auch beim Thema ,,Manie und Gewalt'' gewisse Unterschiede nach Häufigkeit und aggressiver Intensität mit ernsteren Folgen. Doch tut man gut daran, sich nicht von der Metapher vom ,,schwachen Geschlecht'' und von der ,,Hinfälligkeit im höheren Lebensalter'' täuschen zu lassen. Das kann zu unangenehmen Überraschungen führen. Denn die Konsequenzen brachialer Übergriffe sind nicht nur von der reinen Kraftentfaltung, sondern auch von Faktoren abhängig, die viel zu wenig bedacht werden (z. B. harmlos erscheinende Gegenstände, die in überraschendem Einsatz trotzdem gefährlich werden können; riskanter Standort, z. B. an einer Treppe u. a.).

Ein besonderes Problem ist die Erkenntnis: Maniker sind zwar krank, pflegen aber nicht krank zu wirken, besonders zu Beginn ihres Leidens. Das wird noch dadurch bestätigt, daß sich viele Maniker nach ihrem Tobsuchtsanfall überraschend schnell zusammennehmen können und damit das irrtümliche Bild noch verstärken. So entschuldigt diese Patienten auch nicht eine offensichtliche Geistesstörung, im Gegenteil: Was man ihnen besonders anlastet, ist eine unentschuldbare Unbeherrschtheit. Maniker, so meinen nicht wenige empörte Angehörige selbst bei der Klinikeinweisung, die ja dann doch einen krankhaften Hintergrund nahelegt, Maniker würden ihre ,,Untaten'' durchaus ,,mit Absicht'' anrichten, sie wüßten sehr wohl, was sie tun.

Hier muß man immer wieder auf die in der Tat eigenartige und schwer verstehbare Kombination hinweisen: aggressiv oder gar tobsüchtig, und zwar scheinbar bei klarem Verstand, in Wirklichkeit aber durch eine schwer erkennbare Krankheit zu verhängnisvollen Impulshandlungen hingerissen, die zumindest teilweise nicht steuerbar sind.

Aggressive Durchbrüche während klinischer Behandlung gehören zum Alltag einer psychiatrischen Klinik, so jedenfalls meint man in der Allgemeinheit. Doch dies ist ein Irrtum. Gewalt ist selbst in solchen Fachkliniken selten, wie die Statistiken beweisen. Maniker spielen dabei sowohl absolut als auch relativ eine untergeordnete Rolle. Dennoch müssen sich Ärzte, Psychologen und Pflegepersonal auf solche Risiken einstellen. Dabei gilt es für *alle* Krankheitsbilder folgende Erkenntnisse zu berücksichtigen:

Vorsicht nicht nur im Akutbereich, sondern auch bei Langzeitpatienten. Betroffen sind meist jüngere Jahrgänge, und zwar sowohl bei den Patienten als auch beim Personal (Erfahrung). Die Folgen halten sich glücklicherweise meist in Grenzen. Eine sorgfältige Fremdanamnese (Kranken-Vorgeschichte, z. B. von Angehörigen erhoben) gehört zu den sichersten Vorhersage-Kriterien: Denn die meisten aggressiven Patienten sind schon früher durch aggressive Handlungen, aber auch selbstschädigendes Verhalten aufgefallen. Wichtigste Vorbeugungsmaßnahme ist eine sorgfältige Schulung, vor allem jüngerer Mitarbeiter.

Über die Aggressivität von Manikern während stationärer Behandlung sind keine detaillierten Untersuchungen bekannt.

Verwahrlosungsgefahr

Einer Neigung zur *Verwahrlosung* kann ebenfalls zum manischen Syndrom gehören. Dies beginnt mit der körperlichen Hygiene ("Ausdünstung") und erstreckt sich bis zu Wohnung und Arbeitsplatz. Ordnung und konsequente Pflichterfüllung, vor allem Pünktlichkeit, Zuverlässigkeit, Genauigkeit und Ausdauer sind mit einer ausgeprägten manischen Erkrankung meist nicht mehr vereinbar. Allerdings reagiert die viel zu lange entschuldigende, weil unschlüssige, gleichgültige oder wenig couragierte Umgebung oftmals erst dann, wenn sich ausgeprägtere Zeichen persönlicher Verwahrlosung erkennen lassen und die Peinlichkeiten überhandnehmen.

Dies fällt bei der Frau im allgemeinen sowie bei der Hausfrau und Mutter im besonderen rascher auf als sonst. Aber auch männliche Maniker, insbesondere mit verantwortungsvollen Aufgaben, geraten schnell ins Gerede. Die manische Verwahrlosung ist ein hilfreiches Erkennungszeichen und ein guter Anknüpfungspunkt für konsequentes Handeln. Sie hat aber – wieder einmal und leider – eine besondere Note: Mit Verwahrlosung verbindet man meist entsprechende Nachlässigkeiten bezüglich Frisur, Make up, Bart, Körperhygiene (vor allem Schweißgeruch), Kleidung sowie Zustand von Arbeitsplatz und Wohnung, zuletzt auch Zuverlässigkeit im zwischenmenschlichen und Leistungsbereich. Sollte der Patient darüber hinaus mit einer Alkoholfahne zu kämpfen haben und/oder zum fahrigen Kettenraucher mit gelben Fingern geworden sein, wäre das ein zusätzliches Indiz. Doch die potentielle Verwahrlosungsneigung des Manikers läuft häufig auf einer anderen Schiene und entwickelt auch andere Dimensionen. Das äußere Erscheinunsbild beispielsweise wird zwar als plötzlich „nachlässiger", aber vielleicht auch „extravaganter", als u. U. „modischverstiegener", aber eben mit dem Freibrief „modisch" interpretiert. Selbst die ansonsten eindeutigen Aspekte mangelnder Hygiene können nicht nur als „ungepflegt", „unzumutbar", „verlottert" oder „vergammelt" abgetan werden, sie erscheinen in einem irgendwie anderen, schwer durchschaubaren Licht – und werden dadurch leichter entschuldigt als im normalen Alltag: „zu sehr beschäftigt", „genialisch", „künstlerische Note", „jetzt zählen einfach andere Werte", „es gibt auch noch anderes" u. a. m.

Dazu kommt vielleicht die Gewandtheit, Souveränität und überzeugende Beredsamkeit eines selbstbewußten, ggf. geistreich-spöttischen, manchmal sarkastischen, auf jeden Fall um treffende Gegenargumente nicht verlegenen Manikers, der alle berechtigten Einwände vom Tisch fegt, blitzschnell zu seinen Gunsten umdeutet und die Mahner auch noch gekonnt als „Spießer" abfahren läßt. Manche Menschen verstehen es treffend, einen ständig geschäftigen Eindruck zu erwecken, so daß man z. B. ihre permanente Faulheit zu Lasten anderer nicht realisiert oder selbst als Betroffener zu entschuldigen versucht. Maniker ihrerseits verstehen es zumindest während ihrer Hochstimmungsphase hervorragend, selbst offenkundige Peinlichkeiten zu ihren Gunsten auszulegen und sogar die Opfer wirkungsvoll abzukanzeln, was dann allerdings später zu ihrem langfristigen Nachteil ausschlagen kann, denn das vergißt so schnell niemand.

Zusammenfassung

Im Rahmen der manischen Umtriebigkeit, Hektik, mangelnden Konsequenz und Zuverlässigkeit ist auch eine gewisse Verwahrlosungsneigung möglich: Hygiene, Frisur, Kleidung (,,verstiegen modisch, aber etwas schmuddelig''), ggf. die Mißbrauchsfolgen von Alkohol, Nikotin usw. Dennoch hat selbst eine solche Verwahrlosungskomponente eine besondere Note. Die Betreffenden wirken weniger ,,vergammelt'', eher ,,genialisch'', ,,künstlerisch'', ,,auf andere Werte fixiert''. Dazu kommt die typisch manische Fassade: gewandt, souverän, überzeugend, beredt, selbstbewußt, geistreich-spöttisch bis sarkastisch, um treffende Ausflüchte nicht verlegen.

Die Verwahrlosungstendenz im Rahmen einer Manie ist schwer zu werten und kaum zu korrigieren, weil ein ,,getroffener'' Maniker entweder unbeeindruckt kontert oder auf andere Schauplätze entflieht.

Spezielle Aspekte

Manie im Kindes- und Jugendalter

Die *Manie im Kindes- und Jugendalter* ist in ausgeprägter Form wohl selten, vor allem aber schwer erkennbar. Dabei wurde sie schon zu Beginn dieses Jahrhunderts sehr treffend beschrieben: übermütig, ausgelassene Stimmung, Selbstüberschätzung, z. T. „perverse Begehrungen und Strebungen", im Extremfall „Zornmütigkeit".

Daß sie dennoch bis heute so häufig verkannt wird, ist eine traurige Erfahrung (Verwahrlosungsgefahr!) und geht u. a. auf folgende *Ursachen* zurück:

1. Das Beschwerdebild affektiver Psychosen (Gemütskrankheiten wie Depression und Manie) ist alters- und entwicklungsabhängig. In jungen Jahren kann es sich vom erwachsenentypischen Erscheinungsbild deutlich unterscheiden und ist vor allem nicht so „lehrbuchmäßig" wie im mittleren Lebensalter. Deshalb ist es so wichtig, daß man sich über das depressive oder manische Syndrom im Kindes- und Jugendalter ausreichend informiert.

2. Bei Jugendlichen mit manischen Phasen finden sich häufig bestimmte Auslöser (und nicht Ursachen – s. u.), die zunächst als Erklärung für die Verhaltensänderungen herangezogen werden: Schul- und Ausbildungsprobleme, Pubertäts- oder Reifungskrisen, Ablösungskonflikte, Beziehungsschwierigkeiten mit Gleichaltrigen, sogenanntes Norm- bzw. Wertesuchverhalten u. a.

> Das alles sind jedoch alterstypische Belastungen, die besonders bei einem phasenhaften Verlauf, d. h. einer plötzlichen Verhaltensänderung bei zuvor eher angepaßter Persönlichkeitsentwicklung hinterfragt werden sollten.

3. Am häufigsten werden manische Phasen als Hyperaktivität, dissoziale Störung, Trotzreaktion usw. interpretiert. Verdacht auf Rauschdrogen-Mißbrauch werden manische Zustandsbilder oft irrtümlich auf den Drogenkonsum zurückgeführt. Dabei kann dieser jedoch bereits eine Folge der manischen Phase sein und nicht umgekehrt. Daran ist vor allem dann zu denken, wenn die Persönlichkeitsstruktur des Betroffenen *vor* dem manischen Syndrom eher angepaßt war.

Epidemiologische Aspekte: Der Ausbruch depressiver und manischer Gemütsstörungen vor dem 20. Lebensjahr ist selten. Oder treffender: Er wird relativ selten rechtzeitig erkannt, vor allem bei mittelschweren oder leichteren Verlaufsformen. Denn nur die schweren und damit stationär behandlungsbedürftigen Krankheitsfälle kommen in die Fachklinik und können deshalb auch konkret erfaßt werden. Man vermutet aber, daß etwa 15 %, nach anderen Untersuchungen bis zu einem Drittel der manisch-depressiven Erkrankungen erstmals zwischen 15 und 20 Jahren ausbrechen. Deshalb ist an eine hohe Dunkelziffer zu denken.

Geschlecht: Das männliche Geschlecht soll häufiger betroffen sein.

Alter: Affektive Psychosen, also manische und depressive Gemütskrankheiten können schon um das 10. Lebensjahr und früher auftreten.

Eine *erbliche Belastung* läßt sich um so häufiger feststellen, je konsequenter nachgefragt wird. Besondere Vorsicht ist geboten, wenn eine manisch-depressive Erkrankung in der familiären Vorgeschichte in zwei oder drei Generationen erkennbar ist.

Verlauf und Dauer: Die Manie im Kindes- und Jugendalter kann – wie die Erwachsenen-Manie – in ganz unterschiedlicher Form ausbrechen: zum einen plötzlich, aber auch mit mehrtägigen, manchmal mehrwöchigen Vorposten-Symptomen. Die Dauer erstreckt sich von wenigen Tagen über einige Wochen, bisweilen auch Monate hinweg. Es kommen schnelle und langsame Genesungs-Verläufe mit und ohne Rückschläge vor, mitunter auch jähe Stimmungs-Umschläge.

Eine Manie im Kindes- und Jugendalter äußert sich oftmals in auffällig kurzen Phasen. Dabei können sich manische und depressive Zustände rasch abwechseln, manchmal sogar innerhalb von Tagen, bisweilen Stunden, z. B. vom Vormittag auf den Nachmittag.

Prognose: Die Heilungsaussichten sind gut. Meist kommt es zur völligen Wiederherstellung ohne Schädigung der geistigen Fähigkeiten oder seelischen Verfassung. Eine *chronische* Manie im Jugendalter ist selten. Gehäufte manische Episoden können aber ein ernstes Hindernis für die geistige und psychosoziale Entwicklung werden. Bei sehr frühem und unbehandeltem Krankheitsbeginn drohen verstärkt kognitive Ausfälle.

Sichere Prädiktoren (Vorhersage-Kriterien) gibt es nicht. Immerhin zeichnen sich – rein erfahrungsmäßig – einige Hinweise auf einen *ungünstigen Heilungsverlauf* ab: 1. früher Beginn, vor allem mit einer oder gar mehreren manischen Phasen schon in den ersten Erkrankungsjahren (manisch-depressive Psychosen mit Beginn im Jugendalter fangen öfter mit manischen Episoden an, nach einigen Untersuchungen drei Mal häufiger als depressive). 2. Wiederholte Suiziddrohungen oder gar suizidale Handlungen (Vorsicht: bei Kindern ist die Selbsttötung noch sehr selten, bei Jugendlichen und jungen Erwachsenen jedoch bereits nach Unfällen die häufigste Todesursache!). 3. Ausgeprägte hypomanische (leichtere manische) bis aggressive Stimmung trotz konsequenter medikamentöser Behandlung. 4. Gleichzeitig vorliegende Persönlichkeitsstörung. 5. Schneller Phasenwechsel (rapid cycling – s. S. 13). 6. Mangelhafte Therapietreue und geringe Einnahmezuverlässigkeit bei den verordneten Arzneimitteln. 7. Überkontrollierendes Erziehungsverhalten der Familienmitglieder (s. u.). 8. Unbefriedigende geistige Entwicklung oder gar intellektueller Rückgang, ggf. durch gestörte Gehirnfunktionen.

> Eine besondere Vorsicht und konsequente Psycho- und Pharmakothera-
> pie empfiehlt sich also bei frühem Beginn, vor allem noch mit einer oder
> mehreren manischen Episoden mit erblicher Belastung.

Differentialdiagnostische Aspekte: Die Frage, womit eine Manie verwechselt
werden kann, ist besonders im Kindes- und Jugendalter von Bedeutung (s. o.).
Schon früher wurde darauf hingewiesen, daß „Verhaltensmerkmale, die besonders in den sogenannten Flegeljahren ins Üppige schießen, etwas Verwandtes
mit der Manie hätten", was die rechtzeitige Unterscheidung erschwere. Was
die Manie aber von der normalen „Jugendtollheit" trenne sei der Umstand, daß
bei der manischen Überdrehtheit eine normale Müdigkeit und der gesunde
Schlaf ausblieben. Das ist auch heute noch ein gutes Unterscheidungsmerkmal.
Und: Stimmungsschwankungen sind in der Pubertät an der Tagesordnung. Tritt
aber bei einem jahrelang unauffälligen und ausgeglichen dahinlebenden Kind
die Neigung zu unmotivierten Stimmungsausschlägen zutage, muß auch an eine
krankhafte Gemütsveranlagung gedacht werden.

Unterscheidungsschwierigkeit mit konkreten Krankheitsbildern gibt es bei
Störungen des Sozialverhaltens (dissoziales Syndrom), dem hyperkinetischen
Syndrom („Zappelphilipp – s. S. 155) und gelegentlich bei schizoaffektiver
Psychose (s. S. 141) oder paranoider (wahnhafter) Schizophrenie. Tatsächlich
kann die Abgrenzung gegenüber einer schizophrenen Psychose im Kindes- und
Jugendalter schwierig werden. Nicht selten wird eine Schizophrenie diagnostiziert, wo eigentlich (noch) eine Manie vorliegt. Deshalb spricht man in kinder-
und jugendpsychiatrischen Fachkreisen lieber von einer „endogenen Psychose" (dem Überbegriff), und nicht von einer Schizophrenie oder Manie (den
konkreten Diagnosen), bis man sich sicher ist. Dabei helfen vor allem die
Symptome: grundlos gehobene Stimmung, Größenideen, Gereiztheit, Schlaflosigkeit und Antriebsüberschuß weiter, die meist von kurzer Dauer sind und
im raschen Phasenwechsel mit depressiven Zuständen abwechseln.

Außerdem muß man zwischen einer echten Manie und der in diesem Alter
häufigeren „maniformen Abwehr von Konflikten" unterscheiden. Darunter
versteht man ein manie-ähnliches Verhalten, mit dem bestimmte innerseelische
bzw. zwischenmenschliche Probleme vom Bewußtsein und damit von einer –
vielleicht schmerzlichen – Lösung ferngehalten werden soll. Diese psychologisch ausgelöste Umtriebigkeit ist in der Tat öfter anzutreffen.

Das manische Krankheitsbild im Kindes-
und Jugendalter

Das manische Krankheitsbild in dieser Altersspanne ist vor allem durch folgende Verhaltensauffälligkeiten charakterisiert:

– Allmählich oder plötzlich zunehmende uneinfühlbare Aktivität bzw. Rast-
 und Ruhelosigkeit mit überbordender Betriebsamkeit, zielloser Umtriebig-

keit, gesteigerter Impulsivität, kräftezehrender Hektik (,,auf vollen Touren'')
und sprunghaften Handlungen bis hin zu sinnlosem Weglaufen (,,Abhauen'').

– Grundlos oder übertrieben heiter und ausgelassen mit inhaltslosem Glücksgefühl, Fröhlichkeit, ,,Schweben'' und Unfähigkeit, die anstehenden Probleme zu realisieren.

– Neigung zu ungewöhnlicher Albernheit und Blödelei, zu Schabernack und
derben Späßen.

– Gelegentlich mißgestimmt, unkonzentriert-unruhig-gespannt, gereizt, aggressiv, ,,ungezogen'', ,,aufsässig'', ,,frech'', sich in alles einmischend. Im
Extremfall kann sich dieses Verhalten bis zur nackten Rücksichtslosigkeit
oder gar Zerstörungswut aufschaukeln.

– Ideenflucht mit ausgeprägtem Rededrang und auffallender Sprunghaftigkeit
(ohne festes Gedankenziel, sich in Nebensächlichkeiten verlierend) bis zu
lockeren Verknüpfungen von Wort- und Klangassoziationen; im Extremfall
völlig verworren (,,sinnloses Geplapper'').

– Unverständlicher Schreib- und Bewegungsdrang: Denkschriften (in plötzlich
großartigem Schriftbild) an Schulbehörden mit Reformvorschlägen, distanzlose Kontaktversuche zu allen erdenklichen Persönlichkeiten – bekannt oder
unbekannt usw.

– Schlaf scheint nicht nötig, und wenn, dann zu unüblichen Schlafzeiten.

– Ggf. unrealistische Größenideen bis hin zum Größenwahn (Fußball-, Pop-
oder Filmstar).

Bei den Hinweisen, Klagen oder Eintragungen von Eltern, Lehrern, Ärzten usw. häufen sich
immer wieder folgende Bemerkungen: rastlos, schlaflos, enthemmt, Selbstüberschätzung, unverständliche Ausgelassenheit, Flegelhaftigkeit, Einreißen von Tabu-Schranken, Selbstüberschätzung, Wutausbrüche, krankhafte Heiterkeit, Beschleunigung des Vorstellungsablaufs,
ungewöhnlich gesteigerter Bewegungsdrang, Ideenflucht mit unaufhörlichem schnellem Sprechen: Eltern und Lehrer kommen nicht mehr zu Wort, das Kind schwatzt beim Unterricht
fortwährend dazwischen und kommt vom Hundersten ins Tausendste, ferner Faden-Verlieren,
Sätze und Worte ohne Zusammenhang oder ganz oberflächlich nach Klangähnlichkeiten verbunden, vorlautes Gebaren, Auflehnung gegen die Autorität von Eltern und Lehrern, phantastische
Zukunftspläne, unrealistische Größenideen, wie aufgezogen, in der Schule unerzogen und frech,
,,große Klappe'', fällt völlig aus dem Rahmen, verändertes Schriftbild, habe sich ,,total verliebt'',
mit anderen sexuell eingelassen, sei schwanger (gynäkologisch untersucht: stimmt nicht),
angesichts dieser Schwangerschaft sei alles andere unerheblich, tanzt verzückt umher, hem-
mungslos, beschleunigtes Denken, keinerlei Distanz mehr zur Umwelt, verminderte Gesamt-
schlafzeit, besonders in der ersten Nachthälfte, Beglückungsideen, außergewöhnlicher
Tatendrang, schneidet sich die Haare ab, färbt sie in Schockfarben, kleidet sich verrückt ein,
schneidert sich eine eigene Garderobe, entwendet Süssigkeiten, beißt sie an, legt sie wieder
angebissen zurück, trotz guter Mathematik-Kenntnisse kann keine Aufgabe mehr zu Ende
gerechnet werden, läppisch, distanzlos, unausstehlich, vorlaut, dreht ständig den Fernsehapparat
lautstark an oder bestimmt selbstherrlich das Programm, ungezügelt, lacht, schwatzt, geltungs-
süchtig, macht ständig Theater, impulsiv, wechselhaft, durch Ermahnungen nicht zu beeindrucken, oberflächlich, liederlich, fast ununterbrochen in Bewegung, clownhafte Übertreibungen, lacht anhaltend los, fast schon unangenehm gehobene Stimmung, ,,vergewaltigt'' jedermann
allein durch sein dominierendes Auftreten, läßt sich nur bei peinlichen Fragen kurzfristig
beeindrucken, nimmt keinerlei Probleme ernst oder zumindest zur Kenntnis, blödelt den ganzen
Tag umher, peinliche Späße, kritikschwach, plötzlich gereizt oder niedergeschlagen, rücksichtslos, zerstört gezielt Lieblingsgegenstände anderer, blinde Wut, plappert sinnlos drauf los,
entwickelt eine ,,größenwahnsinnige Schrift'', schreibt endlose Briefe, die eine Mischung aus

Schrift und Zeichnungen darstellen, belästigt damit die (Schul-)Behörden, ruft dauernd an, hält sich für eine Pop-Star und nervt alle mit lauten Gesangsdarbietungen und miserabler Gitarrenbegleitung u. a. m.

> Am häufigsten finden sich folgende Kennzeichen einer Manie im Kindes- und Jugendalter: inadäquat-gehobenes Gefühl im Sinne von Fröhlichkeit, Gutgehen, Schweben oder Neigung zu übertriebener Albernheit und Blödelei. – Reizbarkeit, unruhig-gespanntes, vor allem aber ungezogenes bis frech-aufsässiges, sich in alles einmischendes Verhalten. – Überaktivität, Rededrang, manchmal unverständliches Geplapper. – Vermehrte Ablenkbarkeit bis zur Sprunghaftigkeit oder gar Ideenflucht. – Kein „normales" Schlafbedürfnis. – Ggf. unrealistische Größenideen.

Abwarten oder handeln?

Sicherlich kann es gerade im Kindes- und Jugendalter schwer werden, zwischen einem noch tolerierbaren (Fehl-)Verhalten in diesem Altersabschnitt mit seinen spezifischen Schwierigkeiten und Problemen und einer beginnenden manischen Gemütskrankheit zu unterscheiden. Gerade hier sollte man es ja vermeiden, junge Menschen vorschnell zu „psychiatrisieren", wie die begründete Warnung lautet. Andererseits haben seelische Krankheiten in der Regel um so nachhaltigere Folgen, je früher sie ein junges Leben beeinträchtigen, das ja mitten in einem vielschichtigen und damit empfindlichen Entwicklungsprozeß steht, von den psychosozialen Folgen (Schule, Lehre, Prüfungen, Freundschaften) ganz zu schweigen.

Auf die immer wieder gestellte Frage: Handelt es sich um eine (negative) Persönlichkeitsentwicklung, die das ganze Leben beschweren wird, oder um eine Manie im Kindes- und Jugendalter? gibt es die schon mehrfach erwähnte Antwort bzw. Frage an den Beobachter: Sind es mehr oder weniger lange, meist aber kürzere Episoden, nach denen der Betroffene wieder zu einer „normalen" Wesens- und Lebensart zurückfindet, oder liegt ein weitgehend kontinuierliches (Fehl-)Verhalten vor, was keine Normalisierung mehr signalisiert? Die Entscheidung ist allerdings schwer zu treffen und wahrscheinlich nirgends so schwierig wie in dieser Altersstufe. Daraus resultiert auch die häufig abwartende, d. h. nach außen unsicher erscheinende Haltung aller Beteiligten einschließlich der konsultierten (Fach-)Ärzte und Psychologen. Hier einen vertretbaren Mittelweg zu finden, ist in der Tat mühsam. Deshalb gilt die immer wiederholte Empfehlung: sich gezielt informieren, aber nicht überreagieren. Und bei Unklarheit lieber einmal den Arzt bzw. Kinderpsychiater zuviel konsultieren.

Allgemeine Hinweise zur Behandlung im Kindes- und Jugendalter

Über die Psycho-, Sozio- und Pharmakotherapie manischer Zustände informieren die Kapitel ab S. 282. Zur besseren Übersichtlichkeit seien aber bereits hier einige allgemeine Hinweise vorgezogen:

Die *Akutbehandlung* manischer und depressiver Gemütsleiden im Kindes- und Jugendalter wird vom klinischen Bild bestimmt. Im Mittelpunkt stehen Psychotherapie, physiotherapeutische, beschäftigungstherapeutische und heilpädagogische Maßnahmen, dazu eine gestufte Belastung in Schule und Ausbildung sowie die Elternberatung. Häufig muß der junge Patient in einer kinder- und jugendpsychiatrischen Fachabteilung behandelt werden: bei manischen Phasen wegen unzureichender Krankheitseinsicht mit allen Folgen, bei ausgeprägten depressiven Phasen wegen der drohenden Selbsttötungsgefahr.

Bei den **psycho- und soziotherapeutischen Aspekten** wird der hinzugezogene Kinder- und Jugenpsychiater auf folgende Schwerpunkte achten:

– *Aufklärung:* Viele Eltern mit einem manischen Kind haben erhebliche Schuldgefühle, was sie alles falsch gemacht hätten. Das ist kein Wunder, wenn man sich das manische Krankheitsbild noch einmal vor Augen hält. Hier wirkt die Aufklärung über die wirkliche Natur des Leidens entlastend. Auch birgt sie die Möglichkeit des vernunftgesteuerten Umgangs mit allen Problemen und Mißverständnissen, die durch das immer neue ,,Fehlverhalten'' ständig angeheizt werden. Wichtig ist auch eine vorbehaltlose und umfassende Aufklärung über *Früherkennungsmerkmale* bei einem drohenden Rückfall. Diese Aufklärung gilt nicht nur den Eltern und sonstigen Angehörigen, sondern auch dem Kranken selber. Gerade hier ist es besonders wichtig, einen guten therapeutischen Zugang zum Patienten aufzubauen, damit dieser in den noch nicht kritisch erlebten ersten Tagen eines sich ankündigenden Rückfalls aus eigenem Antrieb den Arzt aufsucht. Im positiven Falle ist dies der größte Erfolg, den man sich wünschen kann. Im negativen drohen gehäufte und immer schwerere Rückfälle, die schließlich nicht einmal mehr durch eine konzentrierte medikamentöse und psycho- sowie soziotherapeutische Dauer-Vorbeugung in den Griff zu bekommen sind. Gerade in jungen Jahren sind also Aufklärung und tragfähiger persönlicher Kontakt die wichtigsten Grundlagen.

– Die *familiären Konsequenzen* einer oder gar mehrerer manischer Episoden mit allen Folgen sind ein weiterer, belastender Faktor, der gezielt neutralisiert werden muß. Wieder gilt es sich das manische Syndrom im Kindes- und Jugendalter vor Augen zu halten, um zu verstehen, daß sich das familiäre Bezugssystem radikal ändern kann, sogar in den gesunden Intervallen zwischen den manischen (und depressiven) Phasen. Einzelheiten dazu siehe auch die entsprechenden Kapitel ab S. 245. Für das Verhalten der Angehörigen, besonders bei jung erkrankten Patienten, wurde hier ein Fachbegriff geschaffen, den man ,,expressed emotions'' (EE) nennt. Er bezieht sich ursprünglich auf das Verhältnis zwischen Eltern (vor allem Mutter) und schizophrenen

Jugendlichen (am häufigsten dem Sohn). Damit wird ein überkontrollierendes, überkritisches, einengendes und ggf. ablehnendes Verhalten der Familienmitglieder mit eingeschränkten Bewältigungsmöglichkeiten bei normalen Lebensereignissen (z. B. Schulmißerfolg) und vor allem bei außergewöhnlichen Belastungen beschrieben. Im allgemeinen nimmt sich der hinzugezogene Kinder- und Jugendpsychiater neben der medikamentösen Langzeitbehandlung vor allem dieses Problems an und versucht durch intensive psychotherapeutische Behandlung während und zwischen den Phasen unter Einschluß der ganzen Familie die daraus erwachsenden Gefahren abzumildern.

– *Restsymptomatik:* Die Heilungsaussichten einer manisch-depressiven Erkrankung, selbst wenn sie im Kindes- und Jugendalter ausgebrochen ist, sind an sich gut, eine rechtzeitige Diagnose und konsequente Therapie vorausgesetzt. Es gibt aber auch sogenannte affektive Residualzustände, also nicht oder nur schwer ausheilende gemütsmäßige Restbeschwerden, wie sie auf S. 182 detaillierter aufgeführt werden. Auch im Jugendalter kann es bei mangelnder Therapietreue und Einnahmezuverlässigkeit der verordneten Medikamente, noch mehr natürlich bei unerkannten, unbehandelten oder inkonsequent mitmachenden Patienten zu einem abgestumpften Gemütszustand, geminderter emotioneller Mitbeteiligung und reduzierter Reaktionsfähigkeit kommen, kompliziert durch gelegentlich überschießende Gefühlsreaktionen. Dies und die Neigung zum Verdrängen der unangenehmen Erfahrungen und Erinnerungen erschweren eine Betreuung erheblich. Kommen dazu noch schwere oder ungern tolerierte Nebenwirkungen durch die medikamentöse Rückfall-Vorbeugung, ist die Therapietreue in Frage gestellt – mit allen Folgen. Auch das bedarf einer geduldigen kinder- und jugendpsychiatrischen Mitbehandlung in Zusammenarbeit mit Hausarzt und Angehörigen.

Pharmakotherapie: Die medikamentöse Akuttherapie und Rückfall-Prophylaxe im Kindes- und Jugendalter unterscheidet sich nicht wesentlich von der von erwachsenen Patienten mit einer manisch-depressiven Erkrankung. Einzelheiten dazu s. S. 282 im speziellen sowie ab S. 295 bei den einzelnen Wirkgruppen.

Zusammenfassung

Die Manie im Kindes- und Jugendalter ist scheinbar selten, auf jeden Fall aber schwer zu erkennen. Vor allem leichtere (hypo-)manische Hochstimmungen treten wahrscheinlich öfter auf, werden allerdings zumeist fehlinterpretiert oder hingenommen. Charakteristisch sind relativ kurze Krankheits-Episoden, rascher Phasenwechsel, manchmal innerhalb von Tagen, bisweilen Stunden umschlagend sowie eine Vielfalt der Ausdrucksformen im psychosozialen Bereich. Auf erbliche Belastung achten.

Krankheitsbild: allmählich oder plötzlich zunehmende uneinfühlbare Aktivität bzw. Rast- und Ruhelosigkeit mit überbordender Betriebsamkeit, zielloser Umtriebigkeit, gesteigerter Impulsivität, kräftezehrender Hektik und sprunghaften Handlungen bis hin zu sinnlosem Weglaufen. Grundlos oder ungewöhnlich („unnormal") heiter und ausgelassen mit inhaltlosem Glücksgefühl, Fröhlichkeit, übertriebener Albernheit und Blödelei, derben Späßen und Größenideen. Gelegentlich auch mißgestimmt, unkonzentriert-unruhig-gespannt, gereizt, aggressiv, „ungezogen", „frech", „aufsässig". Ausgeprägter Rededrang mit thematischer Sprunghaftigkeit. Unverständlicher Schreib- und Beschäftigungsdrang. Distanzlose Kontaktversuche zu allen erdenklichen Persönlichkeiten – bekannt oder unbekannt.

Sicherlich sind die Grenzen bisweilen fließend zwischen einem – in diesem Alter nicht so seltenen – angetrieben-distanzlose Fehlverhalten und einem krankhaften manischen Zustand. Deshalb soll man zwar nicht überreagieren, sich aber bei wiederholtem Auftreten gezielt informieren und lieber den Arzt bzw. Kinderpsychiater einmal zuviel als zuwenig konsultieren. Denn im Krankheitsfalle sind die Heilungsaussichten ohne konsequente psycho-, sozio- und ggf. Pharmakotherapie nicht so günstig.

Wichtig ist vor allem eine umfassende Aufklärung und der konsequente Einbezug der Angehörigen.

Maniforme Syndrome während der Monatsblutung

Das prämenstruelle Syndrom

Mehr als jede dritte Frau leidet unter seelischen und körperlichen Beschwerden während der Monatsblutung, 3 bis 5 % sogar ausgeprägt. Dies besonders im 4. Lebensjahrzehnt und bis zur Menopause (letzte Monatsblutung). Man bezeichnet das in Fachkreisen als *prämenstruelles Syndrom*. Dabei handelt es sich um mehr oder weniger charakteristische körperliche und/oder seelische/psychosoziale Krankheitszeichen, die regelmäßig 7 bis 10 Tage vor der Monatsblutung einsetzen und mit Regelbeginn am 1. und 2. Tag im allgemeinen wieder abklingen.

Seelische/psychosoziale Störungen: Nervosität, Reizbarkeit, innere Unruhe, Spannungen, Aggressivität, Ruhelosigkeit, aber auch das Gegenstück: Stimmungslabilität, Niedergeschlagenheit, manchmal schwere depressive Zustände mit Leistungseinbruch und sogar erhöhter Suizidgefahr. Gelegentlich Neigung zu abnormen Reaktionen wie unkontrollierte Affekthandlungen, Ladendiebstahl u. a.

Körperliche Störungen: Brust- sowie Magen-Darm-Beschwerden, Schwellungen, Kopfschmerzen sowie in Einzelfällen zahlreiche weitere Krankheitszeichen wie Herzrasen, Schwindel, Übelkeit, Kreuzschmerzen,Hauterkrankungen usw.

Periodische Psychosen der Adoleszenz oder Pubertät

Der Zusammenhang zwischen Menstruationszyklus bzw. prämenstruellem Syndrom sowie einer Häufung affektiver Psychosen (Gemütskrankheiten) wurde schon vor über hundert Jahren genau beobachtet und detailliert beschrieben. Meist handelt es sich um eine Verschlimmerung des Beschwerdebildes einer vorbestehenden affektiven Psychose während der prämenstruellen Phase. Es kann aber auch zu einer eigenständigen Auslösung psychotischer Störungen in den Tagen vor Eintreten der Menstruation kommen. Dies ist für den Kinder- und Jugendpsychiater kein seltenes Phänomen. Man nennt es deshalb auch eine *periodische Psychose der Adoleszenz* oder Pubertät.

Das *Beschwerdebild* zeigt maniforme und depressive Ausschläge:

– *maniformes/manisches Syndrom:* Antriebssteigerung, Bewegungsunruhe, Rededrang, Erregungszustände, Reizbarkeit, Aggressivität, Entkleiden in der Öffentlichkeit oder anderes inadäquates Verhalten, Vernachlässigung der Körperhygiene, ggf. Verwirrtheit oder gar Halluzinationen (Sinnestäuschungen)

– *depressives Syndrom:* Antriebsminderung, Rückzug, Gehemmtheit, Stupor (seelisch-körperliche Erstarrung), Mutismus (Sprachlosigkeit trotz intakter Sprachorgane), mißtrauische Gespanntheit oder Beziehungsideen u. a.

– *vegetatives Syndrom:* Gesichtsrötung, Heißhunger, Gewichtszunahme, Schlaflosigkeit, aber auch vermehrtes Schlafbedürfnis u. a.

– *Vorkommen:* meist Patientinnen unter 30 Jahren, in der Regel junge Mädchen und zwar erstmals in der Vorpubertät oder später. Die Menarche (erstmalige Monatsblutung) muß jedenfalls noch nicht eingetreten sein. Auf jeden Fall enges zeitliches Verhältnis zur Menstruation. Keine erbgenetischen Belastungen.

– *Häufigkeit:* selten; möglicherweise aber auch nur selten erkannt.

– *Verlauf:* nicht einheitlich. Meist akuter Beginn. Dauer 1 bis 3 Wochen. In der Regel phasischer Verlauf mit mehrtägiger Antriebssteigerung zu Beginn, gefolgt von einer seelisch-körperlichen Hemmung. Psychotische Erregungszustände während der Menstruation möglich. Zwischenzeitlich kann das Beschwerdebild sogar in Zusammenhang mit einer erwarteten, dann aber ausbleibenden Menstruationsblutung auftreten.

– *Prognose:* Der Heilungsverlauf ist günstig, meist Spontanheilung bis zum dritten Lebensjahrzehnt. Unklar bleibt jedoch, inwieweit periodische Psychosen der Adoleszenz später in andere Psychoseformen übergehen können, z. B. schizoaffektive oder schizophrene Psychosen (s. S. 141 bzw. S. 153).

– *Differentialdiagnose:* am ehesten mit dem Kleine-Levin-Syndrom zu verwechseln, das aber weitgehend auf Knaben und männliche Jugendliche beschränkt ist.

– *Ursache:* unklar. Zeitliches Auftreten sowie entsprechende Laborbefunde deuten auf eine Dysfunktion des endokrinen Systems („innere Drüsen") hin, möglicherweise im Bereich des Dienzephalons (Zwischenhirn).

– *Behandlung:* Progesteron vom 12. bis 26. Zyklustag. Neuroleptika und Antidepressiva sollen wirkungslos sein. Dagegen häufen sich Erfolgsberichte über eine Lithium-Behandlung (s. S. 307), vor allem aber mit Carbamazepin (s. S. 353).

Zusammenfassung

Auch während der Monatsblutung kann es nicht nur zu leichteren depressiven, sondern auch maniformen Beschwerdebildern kommen: ruhelos, nervös, innerlich unruhig, gespannt, getrieben, reizbar, aggressiv, Neigung zu unkontrollierten Affekthandlungen.

Periodische Psychosen der Adoleszenz oder Pubertät sind manische oder depressive Zustandsbilder in den ersten Lebensjahrzehnten, meist bei jungen Mädchen, mit akutem Beginn und einer Dauer von ein bis drei Wochen. Auf der manischen Seite finden sich dabei Antriebssteigerung, Bewegungsunruhe, Rededrang, Reizbarkeit, Aggressivität, Vernachlässigung der Körperhygiene, inadäquates Verhalten in der Öffentlichkeit, bisweilen Erregungszustände mit Verwirrtheit oder gar Sinnestäuschungen. Die Prognose ist günstig. Therapeutisch empfehlen sich vor allem Progesteron und/oder Lithium bzw. Carbamazepin.

Manie im höheren Lebensalter

Die sogenannte *Involutionsmanie im Rückbildungsalter* oder die *Altersmanie im höheren Lebensalter*, die also im letzten Lebensdrittel auftritt, und nicht aufgrund einer schon früher bestehenden manisch-depressiven Erkrankung, ist selten. Manische Syndrome im „dritten Lebensalter" sind oft Folge körperlicher Krankheiten. Man nennt sie dann *sekundäre* oder *symptomatische Manie* (s. auch S. 131). Dies betrifft insbesondere hirnorganische Psychosyndrome, vor allem (Stirn-) Hirntumoren und dementielle Entwicklungen (erworbene Geistesschwäche).

„Klassische" manische Bilder im Rückbildungs- oder gar Greisenalter kommen kaum vor, da eine voll ausgebildete Manie erhebliche seelisch-körperliche Reserven erfordert; und ein solches Kräftedepot muß man erst einmal haben, bevor man es (sinnlos) verbrauchen kann. Vor allem fehlt bei den älteren Manikern die sonst so oft imponierende, fast schon elegante Leichtigkeit, Großzügigkeit und nach außen bestechende Souveränität – trotz aller ärgerlichen Folgen. Die Manie im höheren Lebensalter wird vor allem durch eine Vielzahl gleichzeitig belastender Krankheiten (Multimorbidität) und altersbedingte Persönlichkeitseigenheiten geprägt. Dabei kann es zu sonderbaren Mischzuständen kommen: matte Manie, verwirrte Manie, Manie mit altersparanoiden (wahnhaften) Zügen oder starren Wahnbildungen usw.

Im allgemeinen findet sich eher eine umtriebige, zumeist ängstlich getönte, reizbar-mißmutige Überaktivität (maniformer Zustand), besonders für die ungünstigsten Tages- oder Nachtzeiten. Viele Patienten wirken sprunghaft, distanz- und kritiklos, quengelig, gespannt-getrieben, furchtsam und zugleich euphorisch-enthemmt. Nicht selten müssen die Betroffenen in eine Fachklinik aufgenommen werden, was die psychosoziale Situation noch verschärft. Da die Dauer der manischen Phase in diesem Alter jedoch in der Regel kürzer ist als sonst, beruhigen sich die Patienten in der Klinik unter vorsichtiger medikamentöser Behandlung rasch wieder. Nach der Entlassung sollten sie jedoch ambulant nervenärztlich weiterbetreut werden.

In der Vorgeschichte einer solchen *erstmaligen* Altersmanie ergeben sich typischerweise oft keine nennenswerten psychischen Auffälligkeiten, vor allem keine Hinweise auf eine manisch-depressive Erkrankung in früheren Jahren.

Zusammenfassung

Die sogenannte Involutions- und die Altersmanie sind selten. Am ehesten sind sie noch Folge körperlicher Krankheiten: sekundäre oder symptomatische Manie. Dies betrifft insbesondere hirnorganische Psychosyndrome (z. B. bestimmte Hirntumoren und dementielle Entwicklungen). Vom Beschwerdebild findet sich am ehesten eine umtriebige, ängstlich getönte, reizbar-mißmutige Überaktivität. Dabei wirken viele Patienten sprunghaft, distanz- und kritiklos, getrieben, furchtsam und zugleich euphorisch-enthemmt. Manchmal zeigen sich sonderbare Mischzustände: matte, verwirrte, wahnhafte Manie. Aufgrund mangelnder psycho-physischer Reserven dauert eine solche manische Phase im höheren Lebensalter kürzer als sonst und beruhigt sich vor allem unter vorsichtiger medikamentöser Behandlung rasch wieder. Dabei empfiehlt sich jedoch eine längerfristige ambulante nervenärztliche Nachbetreuung.

Sekundäre oder symptomatische Manie

Im Gegensatz zur endogenen, unter diesem Aspekt also primären, Manie gibt es noch eine *sekundäre Manie.* Sie weist lediglich das Krankheitsbild einer Manie auf, kommt jedoch nicht von innen (endogen), d. h. aus der Anlage des Organismus heraus. Deshalb nennt man die sekundäre Manie, die hier lediglich die gleichen Symptome zeigt, auch *symptomatische Manie.*
Also lautet die Definition:

> Als *sekundäre oder symptomatische Manie* bezeichnet man Zustände, die wie eine Manie wirken, ggf. in abgeschwächter Form (hypomanisch). Sie haben jedoch keine endogene Ursache, sondern treten als Folge anderer seelischer bzw. organischer Störungen auf.

Manischer Zustand als Folge seelischer Leiden

Krankheiten mit einem ggf. manieähnlichen Beschwerdebild sind auf psychischer Ebene beispielsweise die Schizophrenie, die schizoaffektive Psychose, gelegentlich eine neurotische Entwicklung oder bestimmte Persönlichkeitsstörungen. Im Kindesalter das hyperkinetische Syndrom.

Manischer Zustand als Folge organischer Krankheiten

Auf *organischer Grundlage,* vor allem bei hirnorganisch Kranken (z. B. Kinder), kann es mitunter zu chronischen, zumindest aber längerfristigen manischen/maniformen Zuständen kommen. Meist sind es jedoch kurzfristige maniforme Beeinträchtigungen. Dabei werden folgende körperliche Leiden diskutiert (Auswahl):
Hirntumoren (Fachausdrücke, die entweder die Art des Hirntumors oder deren Sitz im Gehirn charakterisieren, sind parasaggitale Mengingeome, dienzephale Gliome, ferner frontobasal, temporal usw.); Temporallappen- (Schläfenlappen-)Verletzungen des Gehirns, gewöhnlich in der nicht-dominanten Hirnseite; ferner Chorea Huntington (,,Veitstanz''), progressive Paralyse (,,spätsyphilitische'' Krankheit), Multiple Sklerose, Enzephalitis (Hirnentzündung)/Meningitis (Hirnhautentzündung); möglicherweise sogar durch einen Schlaganfall, und zwar durch einen klinisch stummen, aber großen Zerebralinfarkt, der so im Gehirn plaziert ist, daß er zu keinen auffälligen Folgen führt – mit Ausnahme manischer (und gelegentlich depressiver) Zustände. Ferner Epilepsie sowie andere hirnorganische Erkrankungen oder postoperative Psy-

chosen (Geisteskrankheiten nach Operationen). Im weiteren endokrine und metabolische Ursachen wie frühe hepatische Enzephalopathie (Hirnerkrankung durch Leberschaden), die hier nicht detailliert erläuterbaren komplexen Krankheitsbilder Morbus Cushing, Morbus Addison (häufiger depressive als manische Zustände), Morbus Wilson, Porphyrie, Hyperthyreoidismus (Überfunktion der Schilddrüse), Vitamin B_{12}-Mangel, Hämodialyse (Blutwäsche) und sogar ernstere Grippezustände.

Mit am häufigsten scheinen manische Zustände nach körperlicher Beeinträchtigung als Folge eines Schädel-Hirn-Unfalls zu sein, und zwar einerseits nach Hirntraumen die durchaus auch leichterer Art sein können und andererseits mit symptomlosem Intervall, also gesunder Zwischenzeit zwischen Unfall und Ausbruch der Manie.

Manischer Zustand als Folge pharmakogener/ toxischer Einflüsse

Manische, vor allem aber maniforme (hypomanische = leicht manische) Erscheinungsbilder können auch auf *Vergiftungszustände* verschiedener Ursachen zurückgehen. Dazu gehört z. B. die *medikamentöse oder pharmakogene (durch Arzneimittel ausgelöste) Manie.* Hierzu zählen Weckmittel (Psychostimulanzien, insbesondere chronischer Amphetamin-Mißbrauch, aber auch die ähnlich, wenngleich milder wirkenden Schlankheitsmittel), ferner Schilddrüsenhormone (vor allem bei Behandlungsbeginn), Glucocorticoide, Corticosteroide und das adrenocorticotrope Hormon (ACTH), L-Dopa, Bromocriptin, Amantadin und andere Dopamin-Agonisten, schließlich Isoniazid, Methylphenidat, Cimetidin, Captopril, Ranitidin sowie einige Beruhigungs- und Schlafmittel vom Typ der Benzodiazepine. Nicht zu vergessen bestimmte – meist aktivierende (z. B. MAO-Hemmer), aber auch dämpfende – Antidepressiva, wobei das damit behandelte depressive Beschwerdebild überraschend in ein manisches Syndrom umschlagen kann (s. S. 13). Neben diesen ausschließlich vom Arzt im Rahmen einer bestimmten Therapiestrategie verordneten Arzneimitteln sind manieähnliche Zustände aber auch durch sogenannte anabole Steroide möglich, wie sie ggf. beim Bodybuilding mißbraucht werden.

Eine weitere Gefährdung, zumindest bei entsprechender Disposition zu maniformen Ausschlägen, ist möglich durch Alkohol- und Koffeinmißbrauch. Das gleiche gilt für Rauschdrogen wie Haschisch/Marihuana, LSD, Meskalin, Kokain, Phencyclidin (PCP) sowie die sogenannten Designerdrogen („Ecstasy"?) usw.

Die meisten exogenen (von außen) ausgelösten manieähnlichen Zustände pflegen jedoch das Vollbild einer Manie nicht zu erreichen. Bisweilen finden sich noch andere Krankheitszeichen, die ebenfalls für eine reine Manie nicht typisch sind. Auch die Dauer pflegt in der Regel kürzer auszufallen, der maniforme Zustand bildet sich rascher zurück. Dies gilt vor allem für die potentiell „überdrehende" Wirkung mancher Medikamente. Außerdem sollte man bei einem erstmals im höheren Lebensalter beginnenden manischen Zustand grundsätzlich an eine organische Ursache denken und diese abzuklären suchen.

Zusammenfassung

Als symptomatische oder sekundäre Manie bezeichnet man Zustände, die wie eine Manie wirken, ggf. in abgeschwächter Form, jedoch nicht endogen (von innen kommend, d. h. biologisch entstanden), sondern als Folge anderer psychischer bzw. organischer Störungen. Dazu gehören

– *auf seelischer Ebene:* schizophrene bzw. schizoaffektive Psychosen, ggf. bestimmte neurotische Entwicklungen oder Persönlichkeitsstörungen; im Kindesalter das hyperkinetische Syndrom;

– *auf körperlicher Ebene:* Hirntumoren (in bestimmten Hirnregionen), Schläfenlappen-Verletzungen, Chorea Huntington, progressive Paralyse, Multiple Sklerose, Enzephalitis/Meningitis, Epilepsie, hepatische Enzephalopathie, Schlaganfall, nach anderen hirnorganischen Erkrankungen sowie bei postoperativen Psychosen. Im weiteren Morbus Cushing, Morbus Addison, Morbus Wilson, Hyperthyreoidismus, Hämodialyse, ernstere Grippezustände u. a.

– Eine *medikamentös/toxisch ausgelöste Manie* ist möglich durch Weckmittel (Psychostimulanzien, insbesondere chronischen Amphetamin-Abusus, aber auch Schlankheitsmittel), Glucocorticoide, Corticosteroide und ACTH, L-Dopa, Bromocriptin, Amantadin, Isoniazid, Methylphenidat sowie durch bestimmte, meist aktivierende Antidepressiva, aber auch Schlaf- und Beruhi- gungsmittel vom Benzodiazepin-Typ. Maniforme Syndrome sind auch nicht auszuschließen bei Alkohol- und Koffein-Intoxikationen. Das gleiche gilt für Rauschdrogen: Kokain, Haschisch/Marihuana, Meskalin, LSD, PCP oder Designer-Drogen.

Die meisten von außen ausgelösten manischen oder manieähnlichen Zustände pflegen jedoch das Vollbild einer Manie selten zu erreichen, in der Regel zeitlich kürzer auszufallen und sich rascher zurückzubilden. Und sie fallen dadurch auf, daß sie sich meist erst im mittleren und höheren Lebensalter äußern und nicht schon in jungen Jahren wie bei der endogenen Manie.

Manisch-depressive Mischzustände

So gegensätzlich das manische und das depressive Krankheitsbild auch sind, es gibt Fälle, in denen sich Symptome beider Leiden zur gleichen Zeit erkennen lassen. Früher wurden sie als Rarität eingestuft, heute weiß man, daß sie bei genauem Hinsehen nicht so selten sind. Solche *manisch-depressiven Mischzustände* finden sich sowohl im Verlauf manisch-depressiver Erkrankungen, als auch während der Übergangszeit, z. B. während Beginn oder Abklingen bzw. Umschlag von einer in die andere Phase. Beispiele solcher manisch-depressiver Mischzustände mit bisweilen verwirrenden Symptom-Kombinationen sind:

Manischer Stupor: deutliche Antriebs- bzw. Denkhemmung mit Entschlußunfähigkeit, in diesem Fall jedoch bei gehobener bis heiterer (Ver-)Stimmung. Die Patienten können stundenlang mit fröhlichem Ausdruck unbeweglich sitzen bleiben.

Gedankenarme Manie: heitere Betriebsamkeit, bei jedoch auffälliger Ideenarmut und verlangsamtem Gedankengang. Die Patienten versuchen zu reden, bringen aber nicht viel Effektives heraus.

Ängstliche Manie: aktiv bis umtriebig, bei jedoch furchtsamer oder ängstlich-depressiver Stimmung.

Schließlich gibt es *weitere Kombinationsmöglichkeiten* wie unproduktive, gehemmte, verschämte Manie usw. Auch wurden Fälle beschrieben von ideenflüchtiger bzw. überaktiver Depression. Meist sind also Stimmung und Antrieb von gegensätzlichen Kräften bestimmt (heiter und depressiv, aktiv und gehemmt) oder wechseln rasch ab.

Zusammenfassung

Manisch-depressive Mischzustände finden sich sowohl im Verlauf von manisch-depressiven Erkrankungen als auch während der Übergangszeit, z. B. während Beginn oder Abklingen bzw. Umschlag von einer in die andere Phase. Beispiele solcher Mischzustände sind: manischer Stupor, gedankenarme, ängstliche, unproduktive, gehemmte, verschämte Manie. Meist sind Stimmung und Antrieb gleichzeitig von gegensätzlichen Kräften bestimmt: heiter und depressiv, aktiv und gehemmt – oder wechseln rasch ab.

Manische und depressive Nach-schwankungen

Es gibt endogene Depressionen und Manien, die sich mehr oder weniger langsam ankündigen und solche, die innerhalb kurzer Zeit ausbrechen, manchmal wie „angeknipst". Ähnliches geschieht beim Abklingen einer manischen oder depressiven Phase: entweder langsam auslaufend oder plötzlich verschwunden (wie „ausgeknipst").

Unabhängig davon gibt es noch ein weiteres Phänomen, das die Betroffenen und ihre Angehörigen ggf. beunruhigt, nämlich

- *leichtere manische (hypomanische/maniforme) Nachschwankungen* nach depressiven Phasen,
- *leichtere depressive (subdepressive) Nachschwankungen* nach manischen Episoden.

Beide dauern in der Regel einige Tage bis Wochen, selten länger. Wahrscheinlich sind sie eher biologischer als reaktiver Natur, gelegentlich wohl auch beides. Bei hypomanischen Nachschwankungen nach quälender Depression kann es sich auch um ein verständliches Gefühl der Entlastung und Beglückung handeln, insbesondere nach abruptem Ende der zermürbenden Phase. Bei depressiven Nachschwankungen nach einer Manie wird der Betroffene vielleicht zusätzlich noch gnadenloser realisieren, welche gesellschaftlichen und sonstigen Folgen seine krankhafte Überaktivität hinterlassen hat. Hier muß man ggf. auf erhöhte Suizidgefahr achten.

Ein direktes Umschlagen in die gegenteilige Hochstimmung oder Schwermut, ein Syndrom-Umschwung (engl.: switch), ist auf S. 13 ausführlicher beschrieben.

Die Frage, ob es sich um manische bzw. depressive Nachschwankungen handelt oder ob sich ein echter Rückfall in das gegenteilige Beschwerdebild abzuzeichnen beginnt, ist natürlich erst durch längere Verlaufsbeobachtung zu klären. Im allgemeinen aber ist ein lückenloser Syndrom-Umschwung selten – sei er rasch oder langsam. Deshalb soll man depressive oder manische Nachschwankungen zwar im Auge behalten und dem Arzt melden, braucht aber nicht in Panik verfallen („jetzt geht es ja wieder los, nur mit dem Gegenteil...").

Zusammenfassung

Es gibt submanische/hypomanische/maniforme Nachschwankungen nach depressiven Phasen und depressive Nachschwankungen nach manischen Episoden. Dauer: einige Tage, selten wenige Wochen. Wahrscheinlich sind sie eher biologischer als reaktiver Natur, aber gelegentlich wohl beides. Bei hypomanischen Nachschwankungen nach einer Depression kann es sich auch um ein verständliches Gefühl der Entlastung handeln. Bei depressiven Nachschwankungen nach einer Manie wird der Betreffende ggf. besonders spüren, welche Folgen seine krankhafte Überaktivität hinterlassen hat.

Die Hypomanie

Auch die weniger ausgeprägten manischen Zustände sind seit alters her bekannt, früher als Mania mitis oder Mania levis, später als *Hypomanie* oder *Submanie* bzw. *maniformes Syndrom* bezeichnet. Zwar sind auch hier gehobene Stimmung und vermehrter Antrieb gegenüber der Norm in charakteristischer Weise verändert, doch ist der Betroffene noch in der Lage, sein Verhalten in sozial angepaßten Grenzen zu kontrollieren.

Am häufigsten finden sich bei der *Hypomanie*
- eine länger anhaltende, leicht gehobene Stimmung, wenigstens einige Tage hintereinander,
- ein gesteigerter Antrieb mit entsprechender Aktivität,
- ein auffallendes Gefühl von Wohlbefinden,
- eine vermehrte körperliche sowie geistige Leistungsfähigkeit.
- Typisch sind auch gesteigerte Geselligkeit, übermäßige Gesprächigkeit, ungewöhnliche Vertraulichkeiten, verstärktes sexuelles Verlangen und vermindertes Schlafbedürfnis.
- Kennzeichnend ist der positive Umstand, daß sich alles in noch vertretbarem Rahmen bewegt.

Krankheitsbild

Die gehobene Stimmung einer Hypomanie wird in der Regel als „ungewöhnlich gut drauf", fröhlich oder „high" beschrieben. Manchmal findet sich auch eine Euphorie, also ein inhaltloses Wohlgefühl bis zur Grenze der Glückseligkeit. Die gute Stimmung ist – wie bei der Manie – regelrecht ansteckend. Dies betrifft vor allem Fremde bzw. unbeteiligte Beobachter. Für die Angehörigen, Freunde und Arbeitskollegen aber wird langsam deutlich, daß es sich hier nicht nur um eine nachvollziehbare Fröhlichkeit handelt. Tatsächlich ist sie eher charakterisiert durch eine übersteigerte Begeisterung für fast alles und jedes, also zwischenmenschliche, soziale oder berufliche Aktivitäten bzw. Unternehmungen. Selbst ein etwas lockeres finanzielles Gebaren ist nicht auszuschließen („dann muß man halt den Geldbeutel besser festhalten..."). Törichte Geschäftsinvestitionen oder unüberlegte Großeinkäufe sind aber selten. Auch kommt es in der Hypomanie zu keiner ernsteren Verschuldung.

Obwohl die gehobene Stimmung dominiert, ist auch eine gewisse Reizbarkeit nicht auszuschließen. Oder die Stimmung wechselt mehr oder weniger abrupt zwischen Euphorie und Reizbarkeit. Das Selbstwertgefühl ist in der Regel übersteigert, aber ohne deutlichere Größenideen, eher auf dem Niveau überhöhten Selbstvertrauens bzw. einer unkritischen Selbstüberschätzung. Das zwischenmenschliche Verhalten reicht von „ein wenig aufdringlich" bis gelegentlich distanzlos oder gar unverfroren. Auch die sexuelle Aktivität ist häufig gesteigert. Das kann sich bei dem vermehrten Bedürfnis nach Geselligkeit durchaus folgenschwer auswirken. Im Gegensatz zur voll ausgeprägten Manie sind diese Aktivitäten aber eher von Kreativität und Produktivität als von dem sonst üblichen manischen Leerlauf geprägt.

Eine leichtsinnige Fahrweise aus „Übermut" ist möglich, aber ohne die „blinde Wut", die in der Manie drohen kann.

Auch die Sprache eines Hypomanikers ist etwas lauter und schneller als normal. Allerdings ist es nicht so schwierig wie bei der Manie, selber einmal zu Wort zu kommen. Witze, Wortspiele und heitere Belangslosigkeiten sind an der Tagesordnung. Eine Ideenflucht ist ungewöhnlich. Andeutungen davon können allerdings einmal kurz aufblitzen. Dafür ist der Hypomaniker durchaus ablenkbar und läßt sich durch die verschiedensten, meist unerheblichen äußeren Reize beeinflußen. Das äußert sich dann in einem schnellen Wechsel von Thema oder Aktivität. Auffallend ist sein vermindertes Schlafbedürfnis. Dabei wacht der Betroffene vor der gewöhnlichen Zeit auf, aber nicht müde, sondern energiegeladen. Interessanterweise wird aber auch gelegentlich über Merk- und Konzentrationsstörungen mit leichteren bis mittelstarken Leistungseinbußen geklagt. Dies geht vor allem auf die Unfähigkeit zurück, einerseits „am Ball zu bleiben" und sich andererseits aufgrund der ständigen Anspannung einmal konsequent zu erholen.

Maniforme Episoden bei Jugendlichen oder Kindern gehen nicht selten mit auffälligem bis dissozialem Verhalten einher, vor allem aber mit Schulschwänzen und damit Schulversagen. Ein möglicher Rauschdrogenkonsum potenziert ggf. das Problem.

Verlauf

Eine hypomanische Episode beginnt in der Regel plötzlich und eskaliert rasch, meist innerhalb weniger Tage. Die Zustände selber können Wochen bis Monate andauern. Nicht selten findet man eine Hypomanie vor oder nach einer endogenen depressiven Phase. Dann pflegt es sich meist um sogenannte hypomanische Nachschwankungen zu handeln (s. S. 135).

In etwa jedem 10. Fall (zwischen 5 und 15 %) kann sich aus einer Hypomanie auch das Vollbild einer manischen Phase entwickeln.

Differentialdiagnostische Aspekte

Schon eine ausgeprägte Manie kann differentialdiagnostische Probleme aufwerfen, vor allem zur Frage: „Echte", also endogene Manie oder manisches Syndrom im Rahmen einer anderen seelischen oder körperlichen Erkrankung.

Einige Leiden mit maniformen bis manischen Folgen wurden bereits auf S. 131 erläutert.

Was kann mit einer Hypomanie auf endogener, d. h. biologischer Basis verwechselt werden?

Gesteigerte Aktivität, ja Ruhelosigkeit und der damit häufig verbundene Gewichtsverlust kann auch durch eine *Hyperthyreose* (Überfunktion der Schilddrüse) oder *Anorexia nervosa* (Magersucht) bedingt sein. Selbst Patienten mit schweren *Zwangshandlungen* können nachts stundenlang ihre häuslichen Reinigungsrituale vollziehen, was an eine nächtliche manische Umtriebigkeit erinnert. Doch ist ihre Stimmung dabei nicht gehoben, sondern eher resigniert, weil sie um die Sinnlosigkeit ihres Tuns wissen und darunter leiden. Sogenannte *agitierte (unruhig-getriebene) Depressionen,* insbesondere zu Beginn und im höheren Lebensalter, können manchmal Ähnlichkeit mit der gereizten Form der Hypomanie aufweisen. Auch manche organische Leiden, wie sie auf S. 131 dargestellt wurden, sind mit einer hypomanischen Antriebssteigerung verbunden, z. B. Multiple Sklerose, bestimmte Hirntumoren, der Morbus Cushing usw. Und schließlich muß man auch an eine *Rauschdrogenver- giftung,* an eine *hyperthyme Persönlichkeitsstörung* (s. S. 154) sowie im Kindesalter an eine hyperkinetische Störung (s. S. 155) denken.

Hypomanische Zustände können für sich allein auftreten, manchmal das ganze Leben in nur dezenter Ausprägung. Es kann sich auch um ein stimmungsmäßiges leichteres Auf und Ab handeln. Diesem stimmungsmäßigen Fluktuieren widmet man heute wieder vermehrt Aufmerksamkeit und nennt es *Zyklothymia* (Einzelheiten s. S. 146). Hypomanische Zustände können aber auch das Anfangsstadium einer sich später voll ausbildenden Manie sein (s. o.).

Zusammenfassung

Zwar sind bei der Hypomanie oder Submanie bzw. beim maniformen Syndrom gehobene Stimmung und vermehrter Antrieb gegenüber der Norm in charakteristischer Weise verändert, doch ist der Betroffene noch in der Lage, sein Verhalten in sozial angepaßten Grenzen zu kontrollieren: gehobene Stimmung, Wohlbefinden, körperliche und seelische Leistungsfähigkeit, Geselligkeit, Gesprächigkeit, übermäßige Vertraulichkeit, gesteigertes sexuelles Verlangen und vermindertes Schlafbedürfnis. Aber auch Reizbarkeit, Selbstüberschätzung, unverforenes Verhalten, gelegentlich eine übertriebene Neigung zu neuen Unternehmungen und eine etwas lockere Geldausgabe.

Hypomanische Zustände sind für sich allein möglich und treten manchmal das ganze Leben lang nur in dieser dezenten Ausprägung auf. Sie können aber auch das Anfangsstadium einer sich später voll entwickelnden Manie sein. Medikamentös oder organisch bedingte Zustände von krankhafter Hochstimmung äußern sich zumeist maniform. Wahnsymptome oder Sinnestäuschungen sind mit einer Hypomanie nicht vereinbar.

Zur gezielten Abklärung und Therapie muß in diesen Fällen auch an Hyperthyreose, Anorexia nervosa, schwere Zwangshandlungen, eine agitierte Depression im Anfangsstadium und im Kindesalter an eine hyperkinetische Störung gedacht werden.

Die schizoaffektive Psychose

Es gibt die manisch-depressive Erkankung oder Psychose, bei der sich manische und depressive Phasen (meist unregelmäßig) abwechseln. Daneben gibt es die seltene reine manische Psychose, bei der nur manische Episoden auftreten. Und schließlich gibt es noch ein weiteres Krankheitsbild auf psychotischer Basis: die schizoaffektive Psychose.

Eine *schizoaffektive Psychose* deutet das mehrschichtige Krankheitsbild bereits im Namen an: *schizo* vom griechischen: schizein = spalten, gemeint ist das früher so benannte ,,Spaltungsirresein'', die Schizophrenie. Dazu kommt der bereits auf S. 4 erläuterte Begriff der *affektiven Psychose,* also der manischen oder depressiven Gemütskrankheit.

Definition

Eine schizoaffektive Psychose weist gleichzeitig (früher wurde auch eine rasche Folge hintereinander akzeptiert) ein ausgesprochen depressives oder manisches sowie ausgeprägtes schizophrenes Krankheitsbild auf. Man spricht dann von einer schizoaffektiven Psychose mit einem
– *schizodepressiven Syndrom:* schizophrene und depressive Symptome
– *schizomanischen Syndrom:* schizophrene und manische Krankheitszeichen.

Das Leiden tritt häufig innerhalb weniger Tage oder gar Stunden auf. Anfangs liegt meist das erwähnte Gemisch aus depressiven oder manischen sowie schizophrenen Symptomen vor, wobei unter der Therapie die schizophrenen Krankheitszeichen oft als erste zurückgehen. Schizoaffektive Psychosen äußern sich häufig dramatisch. Mit welchem Beschwerdebild ist zu rechnen?

Beschwerdebild

1. Schizophrene Krankheitszeichen: Gedankenlautwerden, Gedankeneingebung, Gedankenentzug, Gedankenausbreitung. Kontroll- und Beeinflussungswahn. Gefühl des Gemachten, deutlich bezogen auf Körper- und Gliederbewegungen oder auf bestimmte Gedanken, Tätigkeiten oder Empfindungen. Sogenannte kommentierende oder dialogische Stimmen, die entweder alles mit Kommentaren begleiten oder im Zwiegespräch über den Patienten reden. Diese Stimmen können von überall her, aber auch aus bestimmten Körperteilen kommen. Anhaltender, der jeweiligen Situation unangemessener und nicht einleuchtender Wahn, der weit über das hinausgeht, was man im Rahmen einer reinen Manie akzeptieren könnte (s. S. 33). Trugwahrnehmungen, vor allem akustische Halluzinationen, also z. B. die erwähnten Stimmen. Formale Denkstörungen wie Danebenreden oder Zerfahrenheit. Zerfahrene Sprache oder häufiger Gebrauch von Neologismen (Wortneubildungen). Schließlich

sogenannte katatone Symptome wie Haltungsstereotypien (eine einmal eingenommene Geste oder Haltung wird erstaunlich lange beibehalten oder in immer
gleicher Form wiederholt), wächserne Biegsamkeit der Glieder, Negativismus
(jede Aufforderung wird gleichsam mit dem Gegenteil beantwortet) usw.

2. Depressive Krankheitszeichen können sich seelisch, psychomotorisch
(s. u.) und körperlich ausdrücken und in entsprechende psychosoziale Folgen
münden. Im einzelnen:

– *Seelische Symptome:* bedrückt, niedergeschlagen, trostlos, quälend schwermütig; überdrüssig, lustlos, freudlos (!), genußunfähig; energielos, passiv,
  schwach, kraftlos, leicht und rasch erschöpfbar; ohne Initiative, Schwung und
  Antrieb; willenlos, matt, apathisch; mutlos, verzagt, ratlos, schwernehmend,
  pessimistisch, hoffnungslos, destruktiv, fatalistisch; unsicher, voller Minderwertigkeitsgefühle, ängstlich, empfindlich, leicht kränkbar; aber auch vorwurfsvoll, reizbar, mißgestimmt, aufbrausend, aggressiv bzw. gar feindselig
  (,,feindselige Depression'', besonders im höheren Lebensalter); Merk- und
  Konzentrationsstörungen, vergeßlich (,,Leere im Kopf''), entschlußunfähig;
  Grübelneigung bis zu sinnlosem Gedankenkreisen; Schuldgefühle, Beziehungsstörungen (,,wie unter einer Glasglocke'': selbst von den nächsten
  Angehörigen gefühlsmäßig wie mit Gewalt ferngehalten); Verarmungsideen,
  hypochondrische Befürchtungen, paranoide Fehldeutungen, Entfremdungs-
  erlebnisse (,,ich bin nicht mehr ich'', ,,alles so weit weg, sonderbar'');
  Absterben aller Gefühle, Gefühl der Gefühllosigkeit, wie ,,leer'', ,,verstei-
  nert'', ,,ausgebrannt'', ,,körperlich traurig'', grundloses Elendigkeitsgefühl
  u. a.
– *Psychomotorische Symptome:* depressive Antriebsstörungen, die entweder
  als innere Unruhe und Getriebenheit (innerlich unruhig, gespannt, anklam-
  mernd-getrieben = agitiert) oder als Antriebshemmung bis zur ''seelisch-körperlichen Versteinerung'' (Stupor) auftreten.
– *Körperliche Symptome:* Störungen im Bereich von Schlaf, Appetit, Magen-
  Darm-, Herz, Atmung, Kreislauf, Muskulatur- und Skelettsystem (Wirbelsäule und Gelenke), Sexualität, ja Augen, Zähne, Hals-, Nasen-, Ohren-
  bereich u. a.

Aus den seelischen, psychomotorischen und körperlichen Symptomen ergeben
sich nach und nach:

– *Psychosoziale Folgen:* Rückgang der Kontakte mit Partner, Kindern, Freunden, Verwandten, Bekannten, Nachbarn, Berufskollegen u. a. Dadurch Gefahr des Abbruchs alter Beziehungen bis hin zu Isolation und emotionaler
  Vereinsamung. In beruflicher Hinsicht Unvermögen, mit alltäglichen Aufgaben und bisher problemlos bewältigten Schwierigkeiten fertig zu werden;
  Leistungsabfall, unproduktiv; leere Aktivität bei unruhig-getriebenen Patienten; Gefahr der Versetzung, der Herabstufung oder des Arbeitsplatzverlustes
  durch Kündigung von Arbeitgeber oder Patient selber (krankheitsbedingte
  Minderwertigkeits- und Schuldgefühle) usw.

Schizodepressive Patienten zeigen also ein mehr oder weniger ausgeprägtes schizophrenes und depressives Beschwerdebild. Dabei muß man allerdings einkalkulieren, daß viele rein schizophrene Patienten nicht selten niedergedrückt oder gar schwermütig sind, teils reaktiv aufgrund ihres Schicksals, teils auch im Rahmen ihrer schizophrenen Psychose. Es kann also schwierig werden, hier die richtige Diagnose zu finden. Deshalb müssen diese Patienten grundsätzlich einem Psychiater vorgestellt werden.

3. Manische Symptome gehen aus der detaillierten Schilderung ab S. 27 hervor, weshalb auf eine erneute Aufzählung in diesem Zusammenhang verzichtet wird.

Patienten mit einem Gemisch aus schizophrenen und manischen Symptomen, also einem schizomanischen Syndrom, sind in ihren Gefühlsreaktionen eher flach, weniger mitreißend. Oft lassen sie auch den charakteristischen Humor der reinen Maniker vermissen. Ihre Denkstörungen sind allerdings weniger manisch, eher schizophren ausgerichtet.

Weitere Aspekte

Exakte *Häufigkeits-Hinweise* sind derzeit nicht verfügbar. Schizodepressive Syndrome sind jedoch öfter anzutreffen als schizomanische. Das weibliche *Geschlecht* überwiegt im Verhältnis 2 : 1. Das *Alter* bei erstmaligem Krankheitsausbruch liegt bei schizomanischen Patienten zwischen 20 und 30, bei schizodepressiven zwischen 30 und 40 Jahren. Die *Zahl der Phasen* hängt von rascher Diagnose und konsequenter Therapie ab. Die meisten Patienten zeigen im Verlauf ihres Leidens mehrere Phasen mit unterschiedlichem Schwerpunkt (schizophren, depressiv, manisch). Die schizophrene Symptomatik pflegt im Laufe der Zeit eher zurückzugehen.

Die *Suizidgefahr* ist hoch und fordert bei den schizoaffektiven Psychosen mehr Opfer als bei den rein schizophrenen und manisch-depressiven Psychosen. *Genetische Aspekte* (Erbanlage) spielen eine wichtige Rolle: Bei Verwandten 1. Grades von schizoaffektiven Patienten ist das Risiko einer Psychose (Geisteskrankheit) wesentlich höher als bei Verwandten von rein schizophrenen oder affektiven Psychosen (Gemütskrankheiten wie Depression und Manie). Die erblichen Konsequenzen äußern sich vor allem in depressiven/manischen, weniger schizophrenen und am seltensten schizoaffektiven Psychosen.

Was die *Zukunftsaussichten* (Prognose) anbelangt, so nehmen schizoaffektive Patienten eine Mittelstellung ein zwischen den etwas ungünstigeren Schizophrenien und den günstigeren Gemütsleiden Depression und Manie. Bei zwei Drittel aller Patienten findet sich ein völliger, bei einem Drittel zumindest ein teilweiser Symptomrückgang. Eine mögliche Rest-Symptomatik pflegt in der Regel leichter auszufallen als beispielsweise bei schizophrenen Psychosen. Psychosoziale Einschränkungen im zwischenmenschlichen und beruflichen Bereich sind zwar nicht auszuschließen, jedoch selten und dann meist erträglich.

Mit was können schizoaffektive Psychosen verwechselt werden?

Schizoaffektive Psychosen können vor allem mit rein schizophrenen sowie depressiven und manischen Erkrankungen verwechselt werden. Im weiteren ist aber auch an organisch bedingte Psychosen zu denken, insbesondere an sogenannte Rauschdrogenpsychosen (Vergiftungspsychosen durch Amphetamine, Kokain oder Halluzinogene wie LSD usw.). Das gleiche gilt für bestimmte Medikamente.

Behandlungsmöglichkeiten

Die therapeutischen Möglichkeiten werden zwar erst auf S. 213 aufgeführt, doch sei in diesem Fall schon hier kurz zusammengefaßt: Akut auftretende schizoaffektive Psychosen bedürfen einer klinischen *Therapie,* vor allem wegen des hohen Selbsttötungsrisikos. Beim *schizomanischen Syndrom* empfiehlt sich die Kombination von sogenannten hochpotenten und niederpotenten Neuroleptika (s. S. 295), ergänzt bzw. abgelöst durch eine Lithiumbehandlung bzw. -vorbeugung (s. S. 307). Im Unterschied zu rein manischen Patienten brauchen Kranke mit einem schizomanischen Syndrom jedoch länger bis zum völligen Beschwerderückgang.

Bei *schizodepressiven Patienten* können Neuroleptika den Antidepressiva überlegen sein. Manche Kliniken bevorzugen jedoch von vornherein die sogenannte „Zweizügeltherapie" mit Neuroleptika und Antidepressiva zugleich. Eine Lithiumbehandlung in Kombination oder gar alleine scheint im Akutfall weniger wirkungsvoll. Dagegen wird vor allem in den USA und in anderen angelsächsischen Ländern die Elektrokrampfbehandlung (Durchflutungstherapie, „Elektroschock") bevorzugt, besonders in der Akutphase bei schizodepressiven Patienten – offenbar mit Erfolg.

Zur *Vorbeugung* eines Rückfalls bleibt die Lithiumprophylaxe die wichtigste Methode. Sollte der Patient darauf nicht ansprechen oder wegen Unverträglichkeit das Medikament ablehnen, empfiehlt sich ein Versuch mit Carbamazepin (s. S. 353).

Zusammenfassung

Bei der schizoaffektiven Psychose kommen gleichzeitig sowohl depressive oder manische als auch schizophrene Krankheitsbilder vor. Man spricht dann jeweils von einem schizodepressiven Syndrom (schizophrene und depressive Krankheitszeichen) bzw. von einem schizomanischen Syndrom (schizophrene und manische Symptome). Das klinische Erscheinungsbild tritt innerhalb weniger Tage oder gar Stunden auf, nicht selten in dramatischer Form. Schizodepressive Zustände sind öfter anzutreffen als schizomanische. Das weibliche Geschlecht überwiegt. Das Alter beim erstmaligen Krankheitsausbruch liegt zwischen 20 und 30 (schizomanisches Syndrom) bzw. 30 und 40 (schizodepressives Zustandsbild). Die Suizidgefahr ist hoch und fordert mehr Opfer als bei rein schizophrenen und manisch-depressiven Psychosen. Die Erbanlage spielt eine nicht unwichtige Rolle. Bei zwei Dritteln findet sich ein völliger, bei einem Drittel zumindest ein teilweiser Symptomrückgang. Eine mögliche Rest-Symptomatik pflegt in der Regel leichter auszufallen als beispielsweise bei schizophrenen Psychosen.

Die Therapie richtet sich nach dem jeweiligen Beschwerdebild: Beim schizomanischen Syndrom vor allem hoch- und niederpotente Neuroleptika, bei schizodepressiven Patienten meist Neuroleptika und Antidepressiva zugleich. Im Extremfall kann eine Elektrokrampfbehandlung notwendig werden. Die Vorbeugung geschieht in der Regel durch eine Lithiumprophylaxe und/oder Carbamazepin.

Zyklothymia

In der 10. Ausgabe der Internationalen Klassifikation psychischer Störungen (ICD-10) der Weltgesundheitsorganisation (WHO) wird ein alter Begriff wieder neu definiert: die Zyklothymie. Bisher war Zyklothymie gleichbedeutend mit manisch-depressiver Erkrankung bzw. manisch-depressiver Psychose. Jetzt soll die Bezeichnung sogenannte *„anhaltende affektive Störungen"* charakterisieren, die zwar ebenfalls einen manischen sowie depressiven Pol aufweisen, jedoch weniger ausgeprägt als bei der früheren Zyklothymie. Man könnte es als ein leichtes bis mittelschweres, aber eigentlich permanentes Auf und Ab um die stimmungsmäßige Mittellinie bezeichnen. Früher wurden solche langdauernden Störungen den Psychopathien oder Persönlichkeitsstörungen zugeordnet; heute reiht man sie in die affektiven, also Gemütskrankheiten ein.

Um die zu erwartende Verwirrung in Grenzen zu halten, wird die neue Zyklothymie (mit einem „a" am Ende versehen: Zyklothym*a*).

Die *Zyklothymia nach ICD-10* ist durch zahlreiche Perioden leichter Depression und leicht gehobener Stimmung charakterisiert. Diese jahrelange Instabilität entwickelt sich in der Regel im frühen Erwachsenenleben und nimmt einen chronischen Verlauf, auch wenn die Stimmung gelegentlich normal und monatelang stabil sein kann. Meist findet sich kein direkter Bezug zu bestimmten Lebensereignissen. Da die Perioden gehobener Stimmung angenehm und fruchtbar zu sein pflegen und die leichteren depressiven Zustände in der Regel mit vermehrtem Energieaufwand überwunden werden, kommt es zumeist zu keiner ärztlichen Behandlung.

Diese anhaltende Stimmungs-Instabilität tritt häufig bei Verwandten von Patienten mit einer endogenen Depression und/oder Manie auf. Sie kann das ganze Erwachsenenleben hindurch bestehen, zeitweilig oder dauernd. Sie kann aber auch schließlich verschwinden. Oder in schwerere Stimmungsschwankungen übergehen, die dann einer endogenen Depression oder Manie entsprechen.

Zusammenfassung

Eine Zyklothymia ist eine anhaltende Stimmungs-Instabilität mit zahlreichen Perioden erträglicher Stimmungstiefs und leicht gehobener Stimmung, jedoch nie ausreichend schwer und andauernd genug, um als manisch-depressive Erkrankung bezeichnet zu werden. Ausbruch im frühen Erwachsenenalter; chronischer Verlauf, gelegentlich monatelange Stimmungs*in*stabilität. Meist kein Bezug zu auslösenden Lebensereignissen. In der Regel wird keine ärztliche Behandlung gesucht.

Hochleistungsphasen und Erschöpfungszustände

Wie die neue amerikanische Klassifikation des Diagnostischen und Statistischen Manuals Seelischer Störungen (DSM-IV) und die 10. Ausgabe der Internationalen Klassifikation psychischer Störungen der Weltgesundheitsorganisation (ICD-10) bestätigen, machen – gesamthaft gesehen – ernstere seelische Krankheiten eine relativ kleine Gruppe aus. Dagegen stellen sogenannte Befindensschwankungen oder grenzwertige Leiden bis leichtere Störungen im seelischen Bereich die überwiegende Mehrzahl der Erkrankungen dar. Da solche milderen Verlaufsformen jedoch kaum den Hausarzt, selten den ambulant tätigen Nervenarzt und so gut wie nie die Klinik erreichen, sind sie statistisch schwer erfaßbar. Auch werden sie in der Aus- und Weiterbildung der Ärzte und Psychologen bisher nur punktuell berücksichtigt.

Das ist ein Nachteil. Denn nicht nur Störungen oder Krankheiten, auch leichtere Befindenseinbußen können das Wohlgefühl beeinträchtigen, die Leistungsfähigkeit reduzieren und sogar die Angehörigen und Mitarbeiter belasten – wie jeder zu bestätigen weiß, der hier schon einmal involviert war. Schließlich droht durch fortdauernde (entlastungslose) seelische, im Verlaufe der Zeit auch körperliche und zuletzt psychosoziale Beeinträchtigungen die Gefahr, in ein ernsteres Leiden abzugleiten. Ein solches Beispiel ist die sogenannte Erschöpfungsdepression. Das ist eine depressive Entwicklung durch gemütsmäßige Dauerbelastung ohne Aussicht auf Entlastung. Sie pflegt sich in 3 Stufen zu entwickeln: 1. reizbare Schwäche, 2. psychosomatische Störungen (unverarbeitete seelische Probleme äußern sich körperlich) und schließlich 3. depressives Zustandsbild, der Endzustand der Erschöpfungsdepression.

Deshalb versucht man heute vermehrt auch „Symptome" zu erfassen, die zwar noch keinen Krankheitswert haben, aber die Basis dafür schaffen könnten. Auch die erwähnte neue Klassifikation der ICD-10 über „anhaltende affektive Störungen", speziell der „Zyklothymia" (s. S. 146), beginnt solchen Überlegungen Rechnung zu tragen.

Wie hat man sich *früher,* bevor die neuen Klassifikationen die alten Erkenntnisse wieder berücksichtigten, eine solche mehr oder weniger regelmäßige Fluktuation von Hochstimmung und Leistungseinbruch ohne ernstere Konsequenzen vorgestellt?

Aus den Untersuchungen über Lebensstil und Persönlichkeit bei Herzinfarkt-Patienten ging eine Typologie hervor, die zwar nicht unumstritten blieb, dennoch einige interessante Aspekte bot. So wird der sogenannte A-Typ wie folgt gekennzeichnet: schnelles und manchmal explosives Sprechen, rasche Bewegungen, schnelles Laufen und Essen; geringe Reizschwelle bei Enttäuschungen; Neigung, in immer weniger Zeit immer mehr zu leisten; Tendenz, verschiedene Dinge gleichzeitig zu tun und sich beim Nichtstun schuldig zu fühlen usw.

Hier tun sich Parallelen zur sogenannten *Hochform* auf, einem nicht-wissenschaftlichen Begriff, der auch in der Allgemeinheit verschiedene Deutungen zuläßt. In solchen Episoden länger anhaltender guter Stimmung und vermehrter Leistungsbereitschaft, die in der Regel weder nach oben noch nach unten krankhaft entgleisen und auch noch nichts Hypomanisches an sich haben, sind die Betreffenden faszinierende Erfolgsmenschen und dynamische Führungspersönlichkeiten auf wirtschaftlichem, politischem, künstlerischem, wissenschaftlichem und anderen Gebieten. Wenngleich häufig nicht problemlos in ihrer Wesensart, werden sie doch von vielen bewundert und beneidet. Was man nicht oder nur selten erfährt, sind die anschließenden Tiefpunkte, in denen sie als überarbeitet und übermüdet gelten, zu erschöpften Kämpfern werden und vor allem leistungsmäßig einen unerwarteten Einbruch hinnehmen müssen. In der Regel wird dies durch einen rechtzeitigen (wenngleich oft kurzfristigen) Urlaub wieder abgefangen. In ernsteren Fällen von Erschöpfung suchte man früher ein Sanatorium auf und heute eine darauf spezialisierte Kurklinik oder ähnliche Institution („Genesungs-Hotel"), in der man wieder „auftanken" kann, wie derlei häufig beschönigt wird.

Ob es sich bei solchen Hochleistungszeiten um mildere manische Zustände (Hypomanie) und bei den nachfolgenden Einbrüchen um leichtere depressive Episoden handelt, ist nur im Einzelfall zu klären. Legt man die bisherigen Definitionen dieser seelischen Störungen zugrunde, handelt es sich um keine manisch-depressive Erkrankung (die aber mitunter in der Verwandtschaft festzustellen ist). Wahrscheinlich zählen diese Phänomene auch nicht zu den auf S. 146 erläuterten „anhaltenden affektiven Störungen" im Sinne einer Zyklothymia. Letztlich ist das Ganze wohl auch nur eine akademische Frage, zumal eine exakte Diagnose und gezielte Behandlung so gut wie nie zustande kommt und scheinbar auch nicht zwingend erscheint.

Denn zumindest das Leistungshoch geht für die Betroffenen durchaus vorteilhaft und ergiebig aus. Gelegentlich kommt es dabei auch zu kleineren Entgleisungen: finanzielle Extravaganzen, aber tragbar; forsches bis gelegentlich rücksichtloses Verhalten, nicht zuletzt am Steuer; sexuelle Leichtfertigkeit usw. Ernstere Konsequenzen ergeben sich daraus jedoch selten, man hat sich nach außen noch ausreichend im Griff.

Nicht selten werden aber diese Hochleistungsphasen durch Erschöpfungszustände abgelöst. Ob dies das negative Spiegelbild sein muß, wie bei der manisch-depressiven Erkrankung, bleibt dahingestellt. Viele Menschen mit einer solchen zeitweiligen Kombination aus Hochstimmung und Überaktivität empfinden nämlich aufgrund ihrer Persönlichkeitsstruktur selbst eine Spanne normaler Leistungsbereitschaft als „Einbruch" oder gar „Absturz". Sie haben gleichsam das gesunde Empfinden für das natürliche Auf und Ab und vor allem die notwendigen Regenerationsphasen verloren – oder sie haben es nie besessen. Solch eine Zwangspause zieht dann sofort Resignation, Niedergeschlagenheit oder gar depressionsähnliche bis hypochrondrische Reaktionen nach sich. Die meisten dieser „Dynamiker" zählen, wenn es einmal nicht so geht, wie sie sich vorstellen, nicht gerade zu den "stillen Duldern".

Wie derlei wissenschaftlich einzuordnen ist, spielt – jedenfalls für den Praxisalltag – keine wesentliche Rolle. Entscheidend ist das, was die Betreffenden daraus zu lernen vermögen. Und das ist häufig wenig. Denn die

Hochstimmung ist ein Aktivposten der Karriere mit scheinbar unerschöpflichen Energiereserven, klugen Einsätzen, geschickten Investitionen, konstruktiven Ideen, kurz: Erfolg im Beruf (nicht immer aber in Partnerschaft, Familie und Freundeskreis). Wer diese Glücksphase nicht nutzt, wäre töricht. Und der Leistungseinbruch, der wird dann jeweils als Erholungsbedarf interpretiert, der am besten in die Urlaubszeit fallen sollte.

Doch das ist der Punkt, der selbst unkritischen Betroffenen langsam auffällt. Die Hoch- und Tiefphasen sind nicht programmierbar, jedenfalls nicht auf Dauer. Mehr und mehr wird dieser unsteuerbare Wechsel sogar als Last, als Risiko, schließlich als peinlich, zuletzt als Qual empfunden. Kann das Leistungstief nicht vertuscht werden, weil die Energie dafür nicht zur Verfügung steht, wird es auch langsam Tuscheleien geben. Die Kraft, die gebraucht wird, um einen solchen „Einbruch" wenigstens halbwegs zu überwinden, geht später ganz offensichtlich dem erwarteten Hoch ab. Und überhaupt: Im Laufe der Zeit lassen die Hochstimmungsphasen an Produktivität zu wünschen übrig, dafür verlängern sich die Regenerationszeiten. Ja, sie verlängern sich nicht nur, sie beginnen auch eine immer bedrückendere negative Tönung anzunehmen.

Jetzt entschließt man sich vielleicht sogar, einen Arzt zu konsultieren. Für das akute Problem findet sich dann zwar fast immer noch eine Lösung, für den langfristigen Raubbau an den seelisch-körperlichen Gesamtreserven aber ist es meist zu spät. „Die Endabrechnung kommt üblicherweise erst am Ende; hier wären einige Zwischenbilanzen günstiger. Wahrscheinlich werden sie einem wohl auch präsentiert, aber man achtet nicht darauf..." (Zitat eines Betroffenen).

Was ist zu tun?

Eine Therapie, ja auch nur eine Beratung, kommt – wie erwähnt – so gut wie nie zustande. Und wenn, dann unter gezielt oder unbewußt beschönigenden Gesichtspunkten. Auch könnte der Arzt kaum etwas dagegen tun, selbst wenn ihm die Hintergründe deutlich gemacht würden (z. B. von den Angehörigen). Die letztlich unphysiologischen Hoch- und Tiefphasen müssen von den Betroffenen selber geregelt werden. Die Frage, wie derlei zu bewerkstelligen sei, ist einfach zu beantworten: Genau so, wie man in Wirtschaft oder Technik eine „Überhitzung" regelt, um einer drohenden Kippreaktion zuvorzukommen. Also muß auch der Mensch rechtzeitig die Bremse ziehen. Denn die Energien, die ein Organismus zur Verfügung hat, sind nicht unerschöpflich: „Kraft ist Zuteilung, nicht Brunnen". Man kann auch unterhalb der Störungsschwelle mit seinen Reserven Raubbau treiben – nicht zuletzt durch kurzsichtige Ausbeutung solcher Leistungshochs.

Wer sie dagegen konsequent „ausreguliert", wird zwar anfangs große Mühe haben, sich zu zügeln oder gar zu dämpfen, nach und nach aber erkennen, daß der Organismus durchaus mitzieht. Dadurch lassen sich zwar die Tiefs nicht völlig ausschließen, aber ggf. spürbar mildern.

Die nicht-medikamentösen Methoden, mit denen man sich hier am besten in den Griff bekommt, pflegen zuerst ein Schmunzeln auszulösen, weil sie erstens banal und zweitens alt und verstaubt klingen. Beides soll – bewußt oder unbewußt – abwerten, weil die Mobilisierung der Selbstheilungskräfte natürlich mit Anstrengung und mit der Änderung bedenklicher, aber liebgewordener Gewohnheiten verbunden ist. Doch wenn ein Behandlungsverfahren ,,alt'' ist, dann hat es sich über viele Jahrzehnte oder gar Jahrhunderte bewährt, was man nicht von jeder neuen Methode behaupten kann. Deshalb schon hier in Stichworten, auf was es zur psycho-physischen Stabilisierung generell ankommt, Maßnahmen übrigens, auf die die Ärzte inzwischen konsequent selbst bei depressiven Phasen bestehen:

Tägliche körperliche Aktivität ohne überzogenen Leistungsanspruch (z. B. eine Stunde ,,Gesundmarsch'', Fahrradtour usw.). Dies alles am besten bei Tageslicht, besonders in der dunklen Jahreszeit, in der die zusätzliche Belastung einer saisonalen affektiven Störung droht, früher kurz als ''Winterdepression'' oder ,,Lichtmangel-Depression'' bezeichnet. Vorsicht mit Genußgiften: Nikotinstop; mäßiger Alkoholkonsum (keinesfalls als kaschierter Selbstbehandlungsversuch, z. B. Rotwein als ,,Einschlafhilfe'' usw.); Mäßigung bei koffeinhaltigen Getränken (der sogenannte Coffeinismus nimmt zu). Beruhigungs- und Schlafmittel nur bedarfsweise, kurzfristig und grundsätzlich ärztlich kontrolliert; zuvor lieber Versuch mit psychotropen Pflanzenheilmitteln (Baldrian, Hopfen, Melisse, Johanniskraut, Kava-Kava usw. – jedoch dann ausreichend lang und hoch genug dosiert!). Regelmäßige physikalische Maßnahmen: morgendliches Trockenbürsten, danach Wechselduschen; Kneippsche Anwendungen, Sauna usw. Viel Aufenthalt an frischer Luft (s. o.), notfalls halboffenes Fenster (alle bekannten Einwände stranden letztlich bei der Frage: Woher soll sonst der notwendige Sauerstoff kommen?). Vermehrte (wenngleich nicht einseitige) Nutzung von Vollkornprodukten und faserreicher Ernährung (z. B. Müsli, viel Obst und Gemüse, möglichst in roher Form, Reduktion raffinierter Produkte und Konserven). Rechtzeitig Entspannungsverfahren lernen und regelmäßig einsetzen (und nicht erst im Bedarfsfalle, wo dann dafür Zeit und Energie fehlen): Autogenes Training, Yoga, Entspannungsübungen nach Jacobson usw. Zum Zwecke der Psychohygiene reichlich Aussprachemöglichkeiten arrangieren, was die seelische Entlastung fördert und damit das gesamte psychophysische Gleichgewicht stabilisiert. Notfalls halblaute Gespräche mit sich selber üben (die sogenannte Soliloqui).

Und mit diesem Rüstzeug so weit als möglich die Hochstimmungs-Spitzen glätten und die gewonnenen Energiereserven derart strecken, daß die zu erwartenden Tiefs vorbeugend ,,aufgeschüttet'' werden können.

Zusammenfassung

Es gibt – im Bezug auf den negativen Pol – ernstere Krankheiten, mittelschwere Störungen sowie alltägliche Befindensschwankungen. Das gleiche gilt für die positive Seite: von der krankhaften Hochstimmung über noch steuerbare Leistungs- und Stimmungshochs bis zum dezenten Antriebsüberschuß („derzeit gut drauf"). Die leichteren Hochs und Tiefs kommen aber nur selten zum Arzt, geschweige denn in nervenfachärztliche ambulante oder gar klinische Behandlung. Aus diesem Grunde werden sie auch selten wissenschaftlich erfaßt und damit in Fach- bzw. Lehrbüchern festgehalten. Da sie aber zahlenmäßig weit häufiger vorkommen als nachhaltige Störungen, beginnt man sich inzwischen auch wissenschaftlich für sie zu interessieren. Zum einen pflegen sie durchaus zu belasten, zum anderen können sie ernstere Einbrüche einleiten oder bahnen. Auf jeden Fall werden sie in den neuen psychiatrischen Klassifikationen mehr und mehr berücksichtigt. Doch es gab sie natürlich schon früher, und zwar z.B. wie folgt dargestellt:

1. Hochleistungsphasen (noch keine Hypomanie)*:* aktiv, dynamisch, erfolgreich, konstruktiv, kreativ, „glückliche Hand", „gut drauf", aber auch gelegentlich forsch bis rücksichtslos (zwischenmenschlich, Verkehr), mitunter grenz- wertige finanzielle Extravaganzen oder sexuelle Eskapaden. Ernstere Konsequenzen ergeben sich jedoch selten. Die Betroffenen haben sich – zumindest nach außen – noch ausreichend im Griff.

2. Erschöpfungszustände: nervös, fahrig, mißgestimmt, Einschlafstörungen, unruhiger Schlaf, Merk- und Konzentrationsschwäche, rasche Ermüdbarkeit, unbeherrschte Gefühlsausbrüche, leichte Erregbarkeit. Folge: Leistungsrückgang. Gelegentlich greift die gefühlsmäßige Spannung auf den körperlichen Bereich über: vielfältige, oft rasch wechselnde vegetative und funktionelle Beschwerden: z. B. Magen und Darm, Herz und Kreislauf, Stoffwechsel oder Hormonhaushalt, nicht selten wechselnde Schmerzbilder, die sich mit Vorliebe an gewissen Schwachpunkten des Organismus festmachen = frühere Unfälle, Operationen oder sonstige Beeinträchtigungen, aber auch normale Verschleißerscheinungen von z. B. Wirbelsäule oder Gelenken u. a. Zuletzt leichteres depressives Bild möglich: ängstlich-resigniert, sorgenvoll, stimmungsla- bil, innerlich unruhig, entschlußlos, Konzentrationsschwäche, dezente Versagens- und Unfähigkeitsgefühle, erste Krankheitsbefürchtungen, verstärkte Lärm- und Schmerzempfindlichkeit, beginnende Schlafstörungen, „allgemeines Unwohlsein" usw.

Vorbeugung und Therapie: In den Hochleistungsphasen rechtzeitig zügeln oder gezielt dämpfen, insbesondere durch nicht-medikamentöse Methoden (Entspannungsübungen, körperliche Aktivität, physikalische Therapie). Ggf. schon hier sedierende Pflanzenmittel (s. u.). Damit lassen sich die zu erwartenden Tiefs vorbeugend mildern. Im Ereignisfall die gleichen Maßnahmen wie oben, u. U. durch ausreichend lang gegebene und hoch genug dosierte psychotrope Pflanzenheilmittel verstärkt: Baldrian, Hopfen, Melisse, Passionsblume, u. U. das stimmungsstabilisierende bzw. -hebende Johanniskraut sowie das angst- und spannungslösende Kava-Kava.

In diesen Zeiten leichterer Stimmungsschwankungen Vorsicht bei dem vorschnellen Griff zu synthetischen Psychopharmaka, insbesondere Beruhigungs- und Schlafmitteln oder gar Psychostimulanzien (Weckmittel).

Womit können manische Zustände verwechselt werden?

Die rechtzeitige und gesicherte Diagnose eines manischen Krankheitsbildes, gleich welcher Ursache, dürfte angesichts spektakulärer und oft charakteristischer Krankheitszeichen keine Schwierigkeiten bereiten. Doch die Wirklichkeit lehrt: Das Gegenteil ist der Fall. Dies liegt einerseits – psychologisch gesehen – an der mitreißenden (!) Hochstimmung, der faszinierenden und lange Zeit fruchtbaren bis erfolgreichen Aktivität, Kreativität und Phantasie sowie Initiative und Dynamik des Manikers („Erfolgsmensch"). Zum anderen gibt es das bereits erwähnte Phänomen, daß manische Zustände, insbesondere Hochstimmung und Antriebsüberschuß, bei verschiedenen Krankheitsbildern auftreten können. Daraus resultieren nicht selten differentialdiagnostische Probleme, die selbst den Ärzten Schwierigkeiten bereiten. Welche psychischen Leiden können mit einer Manie verwechselt werden?

Schizophrenien

Bei den *Schizophrenien* muß man sich vor allem darüber klar sein, daß nicht jeder (über)aktive bis getrieben wirkende Patient gleich eine Manie oder schizoaffektive Psychose (s. S. 141) hat. Auch „rein" schizophren Erkrankte können zumindest hypomanisch (submanisch, maniform) wirken, so wie es natürlich auch depressive Schizophrene gibt, und zwar nicht wenige, wenn man einmal genau nachfaßt.

Im Alltag sind es vor allem die Wahnsymptome, die eine definitive Abgrenzung erschweren. Natürlich hat der manische Wahn seine eigenen inhaltlichen und Verlaufs-Kriterien (s. S. 33). Handelt es sich zudem nur um eine sogenannte „paranoid (wahnhaft) überkochende Manie" mit gerade noch vertretbaren, weil manisch nachvollziehbaren (= stimmungskongruenten) Symptomen, bleibt es in der Regel bei der Diagnose einer Manie. Gewinnen jedoch eindeutig schizophrene (und damit aus manischer Sicht sogenannte stimmungs*in*kongruente) Krankheitszeichen die Oberhand, muß man an ein schizomanisches Syndrom bei schizoaffektiver Psychose denken (s. S. 141).

Im Unterschied zur Schizophrenie wird der während einer Manie auftretende Wahn eher als flüchtig, wechselhaft, spielerisch, schemenhaft beschrieben. Eigentlich steht er immer in enger Beziehung zur meist gehobenen Stimmung des Manikers. Auch ist der schizophrene Größenwahn mehr mit sich selbst beschäftigt, der manische vor allem expansiv, auf praktische Umsetzung gerichtet (z. B. „übernatürliche Beziehungen mit konkretem Auftrag"). Die Beeinflussungs- und Verfolgungsideen des Manikers sind häufig nachvollziehbar, wenn man die verzweifelten Gegenmaßnahmen einer zermürbten Umgebung in Rechnung stellt, die alle Hebel in Bewegung setzen muß, um die gröbsten Schäden zu verhindern. Fremdbeeinflussungsideen sind solche, in denen sich der Patienten von anderen in irgendeiner Weise beeinflußt glaubt. Hier fühlt sich der Schizophrene eher bedroht und ausgeliefert, der Maniker dagegen mehr einbezogen, z. B. zum „ausführenden Organ einer weltumspannenden Mission" berufen, was er dann auch in Angriff nimmt. Und die seltenen manischen Trugwahrnehmungen (Halluzinationen) pflegen nicht jene aufdringliche sinnliche Deutlichkeit zu entwickeln wie bei Schizophrenen. Meist bleiben sie unsystematisch, vage, wechselhaft.

Eindeutig wird die Diagnose Schizophrenie dann, wenn sich der Betreffende von außen gesteuert fühlt, über Gedankenausbreitung, Gedankeneingebung und Gedankenentzug klagt und Stimmen in Form von Rede und Gegenrede hört oder solche, die das eigene Tun mit Bemerkungen begleiten. Dies alles ist selbst bei einer sogenannten „überkochenden Manie" nicht üblich. Auch sei an die zwar nicht vorbehaltlos anerkannte, aber praktisch verwertbare Erkenntnis erinnert, die besagt:

> Reißt das auf den ersten Blick unklare Krankheitsbild gefühlsmäßig mit (dynamisch, witzig, interessant, sympathisch – trotz allem), handelt es sich eher um eine Manie. Wirkt es dagegen befremdlich, absonderlich, vielleicht sogar unheimlich, sollte man mehr an eine Schizophrenie oder zumindest schizoaffektive Psychose denken.

Gelegentlich lassen sich aber auch durchaus schizophrenietypische Symptome bei Manikern erkennen, allerdings meist kurzfristig: Stupor (seelisch-körperliche Erstarrung), Mutismus (beharrliches Schweigen trotz intakter Sprechorgane), Negativismus (grundsätzlich das Gegenteil dessen tun, zu was man aufgefordert wird), bizarre Haltungen usw. Entscheidend ist der Umstand, daß sich bei der Manie alles nach relativ kurzer Zeit wieder auflöst. Bleiben diese Krankheitszeichen jedoch über einen längeren Zeitraum neben dem manischen Syndrom bestehen, so wird man eine schizoaffektive Psychose erwägen müssen (s. S. 141).

Hyperthyme Persönlichkeitsstörung

Eine *Persönlichkeitsstörung* ist ein tief eingewurzeltes Fehlverhalten mit entsprechenden zwischenmenschlichen und gesellschaftlichen Konflikten. Bedeutungsgleich oder zumindest ähnlich gebraucht sind die Begriffe: abnorme Persönlichkeit, Charakterneurose sowie früher psychopathische Persönlichkeit oder Psychopathie. Die Begriffe dissoziale Persönlichkeit oder Soziopathie, die ebenfalls häufig gleichgesetzt werden, sind eher als spezielle oder Unterkategorien zu verstehen.

Am häufigsten finden sich wahnhafte, hysterische, depressive, sensitive, asthenische, zwanghafte, erregbare, antisoziale sowie hyperthyme Persönlichkeitsstörungen.

Hyperthyme Persönlichkeiten sind Menschen mit fröhlicher Grundstimmung, lebhaftem Temperament und ausgeprägter Aktivität, die als gesprächig, gesellig, heiter, stets optimistisch, leistungsfähig, entschlußfreudig, reaktionsschnell, tüchtig, einsatz- und hilfsbereit, mitunter etwas umtriebig, oberflächlich und bisweilen unzuverlässig bis rücksichtslos gelten. Das alles kann natürlich ein manisches Syndrom vortäuschen, ja sogar eine chronische Manie, wie sie früher unter den Psychiatern diskutiert wurde. Dies vor allem deshalb, weil manisch-depressive Patienten in ihren krankheitsfreien Zwischenzeiten nicht selten auch noch solche hyperthymen Wesenszüge zeigen.

> Ein brauchbarer Hinweis, der häufig weiterhilft, ist die alte Erkenntnis: Manische Episoden bieten einen phasenhaften, d. h. zeitlich begrenzten Verlauf mit entsprechenden Symptomen. Die hyperthyme Wesensart dagegen zeigt dieses Bild meist durchgehend.

Symptomatische (organische) Psychosen

Symptomatische oder organische Psychosen sind die seelische Folge körperlicher Krankheiten, Vergiftungen oder anderer äußerer Einflüsse. Beispiel: Schädel-Hirn-Traumen, oft gleich nach dem Kopfunfall, doch sind auch Phasenverzögerungen möglich, d. h. nach einem scheinbar beschwerdefreien Intervall: Tage, Wochen oder gar Monate später. Das vielfältige Krankheitsbild kann auch einmal ein manisches Gepräge aufweisen und dann entsprechende Diagnose-Probleme bereiten. Die meisten dieser Psychosen pflegen jedoch das Vollbild einer Manie kaum zu erreichen, sie bleiben also eher hypomanisch (submanisch/maniform). Bisweilen finden sich noch andere Symptome, die ebenfalls für eine reine Manie nicht typisch sind. Auch läßt sich eine familiäre Belastung mit depressiven oder manischen Zuständen selten oder nie nachweisen – im Gegensatz zu manchen Manikern. Der maniforme Zustand geht rascher zurück, die Dauer fällt in der Regel kürzer aus. Dies gilt vor allem für die Wirkung manisch anregender Arzneimittel. Auch treten solche Zustände eher in einem höheren Lebensalter auf, als es für die Manie charakteristisch ist.

Hyperkinetisches Syndrom

Das *hyperkinetische Syndrom*, heute als hyperkinetische Störung (ICD-10) bzw. Aufmerksamkeits- und Hyperaktivitätsstörung (DSM-IV) bezeichnet, tritt in der Regel in der Kindheit auf, meist vor dem 6. bis 7. Lebensjahr, kann in seltenen Fällen aber auch im Erwachsenenalter vorkommen.

Die Kinder zappeln mit Händen und Füßen umher (deshalb im Volksmund auch als „Zappelphilipp" bezeichnet) und können nur schwer sitzenbleiben, wenn dies von ihnen verlangt wird. Sie werden durch äußere Reize leicht abgelenkt, scheinen häufig nicht zuzuhören und platzen oft mit der Antwort heraus, bevor die Frage überhaupt abgeschlossen ist. In Spiel- oder Gruppensituationen können sie nur schwer warten, bis sie an der Reihe sind und drängen sich vor allem in das Spiel anderer hinein. Sie haben Schwierigkeiten, Aufträge vollständig auszuführen bzw. abzuschließen, und zwar nicht aufgrund von Widerspruchsverhalten oder Verständnisschwierigkeiten, sondern weil sie ihre krankhafte Unruhe umhertreibt. So mangelt es ihnen auch beim Spielen und bei Hausaufgaben an Aufmerksamkeit, d. h. sie wechseln von einer (nicht beendeten) Aktivität zur anderen und können überhaupt nur schwer ruhig spielen oder mitarbeiten. Sie reden übermäßig viel, unterbrechen die anderen oder drängen sich diesen auf. Auch verlieren sie oft Gegenstände, die sie für Aufgaben und Aktivitäten in der Schule oder zu Hause benötigen (z. B. Spielzeug, Bleistifte, Bücher, Anweisungen). Vor allem riskieren sie oftmals ohne Rücksicht auf mögliche Folgen gefährliche Aktivitäten (und zwar nicht aus Abenteuerlust). Beispiele: ohne zu schauen auf die Straße rennen, einen Fels oder Baum hinauf- oder hinunterklettern usw.

Einzelheiten würden hier zu weit führen, doch drängt sich bei einem solchen Verhalten natürlich die Frage auf: hyperkinetische Störung oder Manie? Die Antwort lautet: Hyperkinetische oder Aufmerksamkeits- und Hyperaktivitätsstörungen unterscheiden sich von einer Manie durch ihren in der Regel frühen Beginn (d. h. vor dem 6. bis 7. Lebensjahr) und einen eher chronischen als episodischen Verlauf. Außerdem läßt sich weder ein relativ klarer Anfang noch ein entsprechendes Ende erkennen, wie das eine manische Phase zu charakterisieren pflegt. Und es fehlen die abnormal expansive und gehobene Stimmung sowie ggf. Größenideen wahnhaften Ausmaßes u. a.

Zusammenfassung

Manische Zustände können auch bei anderen Krankheitsbildern auftreten. Dies betrifft vor allem die *schizophrene Psychose*. Bei gleichrangiger Ausprägung eines manischen und schizophrenen Krankheitsbildes spricht man vom schizomanischen Syndrom einer schizoaffektiven Psychose. Daneben gab und gibt es aber nicht bloß depressiv verstimmte, sondern auch überaktiv bis getrieben wirkende Schizophrene mit gehobener Stimmung, die bis ins Hypomanische gehen kann. Dabei pflegt sich folgendes Unterscheidungsmerkmal zu bewähren: Reißt das Krankheitsbild gefühlsmäßig mit, handelt es sich eher um eine Manie. Wirkt es dagegen befremdlich, absonderlich, vielleicht sogar unheimlich, sollte man mehr an eine Schizophrenie denken.

Außerdem gibt es eine Reihe weiterer differentialdiagnostischer Hinweise wie Stimmungskongruenz (alles paßt zur gehobenen Stimmung) bzw. Wahnsymptome und Sinnestäuschungen, die beim Maniker eher nachvollziehbar sind.

Hyperthyme Persönlichkeitsstörungen sind Menschen mit fröhlichen, lebhaften, aktiven, gesprächigen, geselligen, optimistischen, leistungsfähigen, tüchtigen und hilfsbereiten Wesenszügen, allerdings mitunter etwas umtriebig, oberflächlich und nicht immer ganz zuverlässig, manchmal sogar rücksichtslos. Das kann ein manisches Bild vortäuschen. Als brauchbarer Unterscheidungshinweis gilt: Manische Episoden zeigen einen zeitlich begrenzten Verlauf, die hyperthyme Wesensart dagegen ist (fast) durchgehend gleich ausgeprägt.

Symptomatische oder organische Psychosen sind die seelische Folge körperlicher Krankheiten, Vergiftungen oder sonstiger äußerer Einflüsse (z. B. Schädel-Hirn-Unfall). Auch hier kann das vielfältige Beschwerdebild manchmal ein manisches Gepräge aufweisen. Meist wird jedoch das Vollbild einer Manie nicht erreicht, es bleibt bei einem zeitlich begrenzten und dezenteren Verlauf. Auch findet sich in der Vorgeschichte von Patient und Angehörigen kaum eine erbliche Belastung (z. B. manische oder depressive Episoden).

Die *hyperkinetische Störung*, auch als Aufmerksamkeits- und Hyperaktivitätsstörung und im Volksmund als „Zappelphilipp'' bezeichnet, unterscheidet sich von einer manischen Phase durch ihren charakteristischen frühen Beginn (d. h.vor dem 6. bis 7. Lebensjahr), einen eher chronischen als episodischen Verlauf, durch das Fehlen eines zeitlich klar umrissenen Anfangs und Endes und die nicht vorhandene expansive oder gehobene Stimmung.

Manie und psychotrope Substanzen

Zu den *psychotropen Substanzen* mit Wirkung auf das Zentrale Nervensystem und damit Seelenleben gehören Alkohol, Nikotin (und andere Inhaltsstoffe des Tabaks), ferner Rauschdrogen und neben den Psychopharmaka (Antidepressiva, Neuroleptika, Tranquilizer, Psychostimulanzien) eine nicht geringe Zahl weiterer Arzneimittel mit entsprechenden Wirkungen bzw. Begleiterscheinungen: Schlaf- und Schmerzmittel, Narkotika, ja sogar Schlankheits- und Abführmittel usw.

Die Frage, wie ein Maniker mit solchen Stoffen umgeht und darauf reagiert, hängt von verschiedenen Faktoren ab: Kenntnisstand, Gebrauch/Mißbrauch solcher Wirkstoffe schon *vor* der manischen Erkrankung, Persönlichkeitsstruktur, vorbestehende körperliche Leiden und damit ggf. organische Schwachpunkte, derzeitiger Gesundheitszustand, Intensität des manischen Zustandsbildes, in gewisser Hinsicht Alter, Geschlecht, sozialer Status sowie Griffnähe entsprechender Substanzen u. a. m. Die Manie ist allerdings geeignet, jegliche Zurückhaltung und Vernunft zu untergraben und ggf. alle Dämme brechen zu lassen. Das kann – je nach Art des Mißbrauchs – folgenschwere Konsequenzen haben, wie in den einzelnen Kapiteln bereits angedeutet wurde. Auf was ist zu achten?

Nikotinabusus

Die Gesamtzahl der *Raucher* geht offenbar leicht zurück, nicht jedoch der Tabakverbrauch. Mit anderen Worten: Immer weniger scheinen immer mehr zu rauchen. Dies betrifft vor allem die junge Generation im allgemeinen und das weibliche Geschlecht im besonderen.

Über die Auswirkungen dieser Entwicklung soll hier nicht weiter diskutiert werden. Allerdings dürften die Folgen jedem rauchenden Mitmenschen bekannt sein, der sein Verhalten trotzdem nicht zu steuern vermag. Sogenannte Gewohnheits- und vor allem Suchtraucher rauchen viel und inhalieren offensichtlich gierig, besonders nach einer Zwangspause, die sie rasch in Konzentrationsstörungen, innere Unruhe, Mißstimmung und vegetative Entzugssymptome stürzt (z. B. Schweißausbrüche, Zittern). Deshalb rauchen sie auch häufig ohne Rücksicht auf die nichtrauchende Umgebung, manchmal mit verlegenen Kommentaren, aber letztlich ohne Konsequenzen, gelegentlich ohne Hemmung oder die geringste Rücksicht (beim Essen, in Konferenzen, im Auto, am Arbeitsplatz usw.). Entsprechende Mahnungen werden irritiert oder gar beleidigt zurückgewiesen. Manche Raucher sehen sich schon als diskriminierte Minderheit, denen man die „Grundrechte" zu beschneiden versucht.

Was geschieht nun, wenn eine Manie ausbricht?

> Raucher, die manisch erkranken, pflegen ihren Nikotin-, vor allem Zigaretten-Konsum oftmals schlagartig zu erhöhen.

Dem kommt die subjektiv empfundene Stimulierung und/oder Beruhigung entgegen, die vom Nikotin oder anderen Inhaltsstoffen des Tabaks ausgehen kann. Mäßige Konsumenten werden in der Manie häufig zu starken Rauchern, und Viel-Raucher gelegentlich zu fast zwanghaften Kettenrauchern. Die zu besinnlicherem Konsum animierenden Stumpen, Zigarren oder die Pfeife scheinen in der Manie weniger gefragt, es sei denn, es handelte sich schon zuvor um ausgeprägte Anhänger dieses Typs. Dann aber kann man gelegentlich beobachten, daß das eher harmlose „Paffen" durch vermehrte Inhalation ergänzt wird, was bei dieser Form des Tabaks noch problematischer ist. Außerdem nimmt dann selbst hier der unbeeindruckte bis rücksichtslose Pfeifen- und Zigarren-Konsum deutlich zu oder wird durch Zigaretten ergänzt. Wie überhaupt nicht nur generell, sondern vor allem in der Manie die Zigarette bevorzugt wird. Sie kommt offenbar nach Form und Tabakart, aber auch nach psychologischen Gesichtspunkten der Getriebenheit des Manikers am ehesten entgegen.

Allerdings pflegt der plötzlich angestiegene Tabak-Abusus im Rahmen einer Manie nur selten isoliert aufzufallen. Besondere psychische oder körperliche Konsequenzen ergeben sich daraus kaum. Die Angehörigen zu Hause und die nähere Umgebung im üblichen Umfeld empfindet es allerdings als lästig, zumal sich der manische Raucher noch weniger als sonst zurückhalten und keine (dauerhafte) Rücksicht durchstehen kann, auch wenn er immer wieder darauf angesprochen wird und vielleicht sogar Besserung gelobt.

Alkohol

Auf die Gefahr der *alkoholischen Enthemmung* im Rahmen einer manischen Episode wurde bereits mehrfach hingewiesen. Auch der Alkoholkonsum nimmt nach Krankheitsbeginn spürbar und häufig schlagartig zu. Dies hängt zwar von den bereits erwähnten Voraussetzungen ab (frühere Konsumeigenheiten, Persönlichkeitsstrukur usw.), doch wird der Alkohol sehr rasch als willkommene zusätzliche oder verlängernde Euphorisierung, „Befreiung" und ggf. Stimulation erkannt und bewußt oder unbewußt gezielt eingesetzt. War die Hemmschwelle schon zuvor eher niedrig, vielleicht sogar eine Mißbrauchsgefährdung gegeben, gibt es jetzt oftmals kein Halten mehr. Bei gesellschaftlichen Ereignissen oder kleineren Treffen sind Alkohol und vor allem das Animieren zum Mittrinken an der Tagesordnung. In entsprechenden Konsum-Kreisen bleiben viele Maniker nicht nur bis zur Grenze eines beginnenden Rausches hängen, sondern stimulieren solche Gelage auch noch durch großzügiges Spendieren von Frei-Runden. Der Maniker wird zum gefeierten Mittelpunkt, und je öfter man ihn hochleben läßt, desto großzügiger wird er – was den Teufelskreis noch mehr anheizt.

Verläßt er die fröhliche Runde, verfügt er in der Regel über einen erheblichen Blutalkoholspiegel und setzt sich und andere in seiner jetzt verstärkten Uneinsichtigkeit und Leichtfertigkeit vermehrten Gefahren aus. Dazu zählen vor allem die Teilnahme am Verkehr, aber natürlich auch jede andere Form unkritischer Aktivität (s. u.).

In der Mehrzahl der Fälle sind ausgeprägtere Rauschzustände allerdings ungewöhnlich, weil es den Maniker gar nicht lange in einem Kreis hält. Dafür findet sich öfters eine leichte bis mittelschwere Alkoholisierung, die fast noch gefährlicher ausfällt. Denn diese Kombination: manische *und* alkoholische Enthemmung ist noch weniger zu steuern als eine Belastung allein. Damit sind dann auch so manche Entgleisungen oder gar grenzwertige bis kriminelle Fehlhandlungen zu erklären, die trotz manischer Überaktivität im Rahmen der bekannten Persönlichkeitsstruktur kaum denkbar gewesen wären. Gegen eine solche ,,Doppel-Attacke" aber sind viele Betroffene machtlos. Daraus leiten sich dann nicht zuletzt anmaßende Auftritte, Beleidigungen, Hausfriedensbruch, aggressive Durchbrüche und – je nach Gelegenheit – auch sexuelle Übergriffe ab.

> Der Maniker ist weniger durch allseits erkennbare Rauschzustände, eher durch eine permanente, leichte bis mittelschwere alkoholbedingte Euphorisierung und Enthemmung gefährdet. Eine solche ,,übliche" Alkoholisierung wird in der Regel nicht als solche erkannt, kann aber gerade hier zu unnötigen Auseinandersetzungen bis verhängnisvollen Konsequenzen führen.

Rauschdrogen

Der Gebrauch von *Rauschdrogen* setzt erst einmal den Willen zu diesem ja verbotenen Konsum und schließlich die ,,Griffnähe" voraus, also die Möglichkeit, an solche Stoffe zu kommen. Zwar wird immer wieder behauptet, dies sei kein Problem. Doch dies gilt überwiegend für einschlägige oder gefährdete Kreise, die die Dealer ohnehin als potentielle Kunden ausgespäht haben. Wer jedoch als Unbekannter, insbesondere jenseits des Jugend- oder Adoleszentenalters in eine solche ,,Szene" einzudringen versucht, der stößt nachvollziehbarerweise erst einmal auf Mißtrauen; denn woher soll man wissen, daß es sich hier nicht um eine Falle handelt.

Wer nun lediglich angesichts einer manischen Phase spontan von entsprechender Neugier übermannt wird, der muß erst einmal Rauschdrogen auftreiben. Das kann also anfangs Schwierigkeiten bereiten, wird aber auf Dauer kein Problem bleiben, besonders bei der Kontaktfreude des Manikers – und wenn sein finanzielles Angebot überzeugt. Wie der Maniker dann auf die erworbenen Rauschdrogen reagiert, hängt natürlich wieder von vielerlei Faktoren ab: Art des Rauschgifts, Reinheitsgrad bzw. Stärke des Stoffs, zuletzt auch von ,,setting", also den innerseelischen, zwischenmenschlichen und weiteren Umfeldbedingungen. Und hier können im Rahmen einer manischen Erkrankung sehr unangenehme Folgen drohen. Dies bezieht sich vor allem auf die Halluzinogene (Haschisch/Marihuana, LSD, STP u. a.), auf Weckmittel und Kokain usw., ist aber auch bei den eher dämpfenden Opiaten nicht risikolos. Besondere Probleme ergeben sich nach Griffnähe (Diskotheken) und Wirkung durch die heute so ,,modernen" Designerdrogen.

So ist im Rahmen der manischen Gier nach Neuem ein sogenannter Neugier-Konsum bei entsprechender Gelegenheit nicht auszuschließen. Ob es dann zu weiteren Schritten kommt, vor allem angesichts der manischen Getriebenheit, die zu ständig wechselnden Tätigkeiten verleitet, ist fraglich. Dies hängt auch von den seelischen und körperlichen Folgen eines solchen Erstkonsums ab, die meist unangenehmer Natur sind, bis man sich an diesen Vergiftungszustand gewöhnt hat. Auf jeden Fall kann die Kombination Manie/Rauschdrogen zu ernsten Folgen führen, selbst wenn es darüber wenig Erfahrungsberichte gibt.

Umgekehrt können natürlich auch manche Rauschdrogen ein zumindest maniformes Bild auslösen, wie auf S. 132 dargestellt wurde.

Medikamente

Die Frage, welche psychotropen Substanzen zu einem manietypischen Mißbrauchsmuster gehören, ist schwer zu beantworten. Alkohol und Nikotin spielen sicher eine größere Rolle als Medikamente. Denn den Arzneimitteln wird – generell und nicht zu Unrecht – unterstellt, sie sollen und können „lediglich den herrlichen Zustand der (manischen) Befreiung auslöschen". Natürlich haben Medikamente für die meisten seelisch Kranken den Beigeschmack der „Fremdbestimmung". Vor allem der Maniker traut ihnen nicht; „sie sind lediglich Werkzeug einer mißgünstigen oder neidischen Umgebung", mit denen ein „unbequemer Mahner" oder „erfolgreicher Wirtschaftsboß" niedergemacht werden soll, wie sich diese Kranken oft unkritisch sehen.

Dennoch spielen natürlich *psychotrope Pharmaka* auch in der Manie keine geringe Rolle, selbst wenn dies weniger auffällt.

Denn Maniker greifen auch schneller als sonst zu irgendwelchen Tabletten, wenn sie etwas erreichen wollen, und zwar sofort, wie es ihrer krankhaften „Knopfdruck-Mentalität" (Zitat) entspricht. Ein „Kater" am nächsten Morgen wird mit reichlich Schmerzmitteln behandelt, weil für das sonst übliche Auskurieren keine Zeit bleibt. Manchmal werden massenweise Tabletten, Tropfen oder Säfte geschluckt, die „Vitamine, Spurenelemente, Aufbaustoffe" usw. enthalten sollen. Hier ist dann nichts mehr von der alten Vorsicht zu spüren. Und so kommen manche Maniker nach jedem Kaufhausbummel zurück, die Taschen voll mit dubiosen Flaschen und Schachteln, die alle Gesundheit und Leistungsfähigkeit verheißen. Glücklicherweise ist die Einnahmezuverlässigkeit auch hier nur von kurzer Dauer.

Manchmal, wenn sich die ersten seelisch-körperlichen Verschleißerscheinungen nach Überschreiten des manischen Höhenfluges bemerkbar machen, die Reserven schwinden und sich vielleicht sogar innere Zweifel ankündigen, hätte der Maniker nichts gegen Psychostimulanzien (Weckmittel) einzuwenden, „um sich wieder flott zu bekommen". An solche anregende Psychopharmaka konnte man früher leichter geraten als heute. So bleiben letztlich nur die (aktivierenden) Appetithemmer, sofern man um ihre stimulierende Wirkung weiß.

Bisweilen probiert der Maniker schon einmal selber ein Beruhigungs- oder gar Schlafmittel aus, besonders wenn ihn zwischendurch gewisse Skrupel plagen, ob man „ewig und ungestraft so aktiv sein kann, ohne sich nicht wenigstens kurzfristig eine regenerative Pause zu gönnen". Dies ist dann jener Abschnitt, den man nicht verpassen sollte, weil er gewisse Korrekturmöglichkeiten bietet – eine psychologisch geschickte und vor allem nicht zu plumpe bzw. unflexible Strategie vorausgesetzt (s. S. 216).

Handelt es sich jedoch bei dem Patienten schon zuvor um einen Menschen, der zu Medikamenten-Mißbrauch oder gar -Abhängigkeit tendierte, ist während dieses expansiven Leidens auch hier mit einem plötzlich erhöhten Bedarf zu rechnen. Dies betrifft vor allem die erwähnten Beruhigungs- und Schlafmittel (Benzodiazepine, seltener die noch im Handel befindlichen Barbitursäure-Kombination usw.) sowie Schmerzmittel (insbesondere mit Codein oder gar stärkeren Morphin-Derivaten). Meist meidet aber der Medikamentenabhängige in einer manischen Phase instinktiv den Arzt. Dieser könnte ihn ja auf seinen krankhaft-umtriebigen Zustand ansprechen. Auch das ansonsten bei Medikamentensüchtigen, insbesondere bei Privatpatienten zu beobachtende Aufsuchen neuer Praxen oder solcher im weiteren Umkreis („Doctor-shopping") wird eher reduziert. Immerhin muß der Patient befürchten, durch sein distanzloses Auftreten Verdacht auszulösen. Manchmal jedoch, wenn die Tabletten ausgehen und die Entzugserscheinungen immer quälender werden, sucht er dann doch fremde Ärzte auf, denen die Vergleichsmöglichkeiten fehlen. Oder er bettelt sich die Medikamente von allen Seiten zusammen bzw. zwingt seine Angehörigen, sich beim Hausarzt ein Rezpet für eigene alte oder simulierte Beschwerden zu beschaffen, das er dann für sich verwendet.

Doch wenn man von einem bereits vorbestehenden unkritischen Medikamentenkonsum, von Mißbrauch oder Abhängigkeit einmal absieht, scheint ein verstärkter Gebrauch von Arzneimitteln in der Manie nicht das schwerwiegendste Problem zu sein, auf jeden Fall deutlich seltener als der erwähnte Nikotin- oder Alkoholkonsum. Er ist aber auch nicht auszuschließen, weshalb man grundsätzlich daran denken sollte.

Einzelheiten zu dem Phänomen, daß bestimmte Arzneimittel zumindest maniforme Zustände auslösen, s. S. 132.

Zusammenfassung

Die Manie kann Mißbrauch oder Abhängigkeit fördern – meist auf die Zeit der manischen Phase beschränkt. Dies betrifft vor allem Alkohol und Nikotin, seltener psychotrope Medikamente oder Rauschdrogen. Bisweilen findet sich auch eine Polytoxikomanie (Mehrfachabhängigkeit). Die größte Gefahr geht vom Alkohol aus. Dabei ist weniger an offensichtliche Rauschzustände, mehr an eine permanente alkoholische Enthemmung zu denken. Diese Kombination, nämlich manische und alkoholische Euphorisierung und Enthemmung, ist für so manche Entgleisungen verantwortlich, die jeweils für sich genommen zur allseits brüskierenden oder schockierenden Realisierung nicht ausgereicht hätten.

Das Phänomen Manie – Schein und Wirklichkeit

Die unvergleichlich schillernden Facetten manischen „Fehlverhaltens" sollen noch einmal unter soziokulturellen Aspekten erörtert werden, ohne die sie ja kaum möglich wären. Dabei wird der an sich zutreffende Begriff „Fehlverhalten" in Anführungszeichen gesetzt, weil es sich hier um kein mutwilliges oder gar bösartiges Verhalten eines unbeherrschten oder dissozialen Gesunden handelt. Manisches „Fehlverhalten" – und sei es noch so unfaßbar – ist Ausdruck einer schweren seelischen Erkrankung, einer Psychose, einer Geisteskrankheit, in diesem Falle etwas abmildernd auch als Gemütskrankheit bezeichnet. Und dennoch trennen die Manie von allen anderen psychischen Leiden gleichsam Welten. Der Grund wurde bereits mehrfach angedeutet und muß doch stets wiederholt werden: Der Maniker fühlt sich nicht krank und wirkt auch nicht krank – zumindest nicht in der Anfangsphase, was für eine rechtzeitige Diagnose wichtig wäre.

Der Maniker aber wirkt nicht nur lange Zeit nicht krank, und damit eben auch nicht seelisch-geistig-körperlich behindert, er bietet sogar das Gegenteil davon: Aktivität, Selbstbewußtsein, Leistung, Erfolg. Sind also Aktivität, Selbstbewußtsein, Leistung und Erfolg krankhaft? Sieht das nicht nach Neid und Mißgunst aus? Das ist eines der entscheidenden Probleme: Der Maniker scheint zuerst einmal die positiven Seiten des Lebens zu verkörpern. Und seine weitere Umgebung (die weitere, wohlgemerkt, nicht die Angehörigen, die sind schon längst desillusioniert, ratlos oder verzweifelt) registriert erst einmal erstaunt oder gar resigniert den Unterschied zu sich selber. Und dadurch geschieht lange nichts, jedenfalls nichts Korrigierendes. Was besagt das im einzelnen?

Leistung oder Fassade?

Natürlich ist der Maniker pausenlos tätig, braucht fast keinen Schlaf, ist ununterbrochen „im Einsatz" (manchmal „an mehreren Stellen zugleich...") und hat in der Tat gute Ideen, auf die bisher niemand gekommen sein soll. Er wirkt einfallsreich, durchsetzungsfähig, energisch, hilfsbereit, geistig wendig, reaktionsschnell usw. Sein Blick ist geschärft, seine Argumente treffen den Punkt. In Gesellschaft dominiert er durch seine Schlagfertigkeit und vor allem verbale Überzeugungskraft.

In dieser Phase lassen sich viele täuschen, zumal sich das bisher Geleistete durchaus sehen lassen kann. Noch sind auch die negativen Konsequenzen tragbar (die es übrigens vom ersten Tag an gibt, man vermag sie nur schlecht zu erkennen und richtig zu deuten). Nach und nach treten aber die zumindest zwiespältigen Aspekte klarer zutage:

Es wird viel begonnen und wenig vollendet. Das meiste Angefangene bleibt halbfertig liegen. Die Ausführung ist sorglos bis liederlich. Der Maniker tut in der Regel nur, was ihm zusagt. Er vernachlässigt jene Aufgaben, die unangenehm sind, die konsequenten Einsatz oder durch ihre Komplexität eine mehrschichtige Strategie verlangen, möglicherweise noch in kollegialer Zusammenarbeit. Der Gedankengang wirkt schließlich überhetzt, bisweilen sogar verworren. Gezieltes Handeln wird immer schwieriger, besonders wenn es auf verschiedenen Ebenen ablaufen muß und ruhiger, besonnener Überlegung bedarf.

Kommen ernstere Zweifel auf, kann sich der Maniker aber zeitweise noch einmal entscheidend zusammennehmen. Dieses Phänomen droht auch bei der ersten Konsultation den Arzt in die Irre zu führen. Wieder verblüfft das forsche Auftreten, die Fülle der Ideen und Anregungen sowie eine durchaus mitreißende Wesensart. Kritische Einwände werden zwar nach wie vor ungern erörtert, doch meistert der Maniker auch dies, wenn er sich darauf nur kurzfristig konzentrieren muß.

Die Selbstzweifel der anderen

Das alles gibt in der Tat vielen zu denken, die eigentlich schon früh ihren berechtigten Argwohn anzumelden hätten. Man zögert mit entsprechenden Vorstößen, weil man vor allem Zweifel an sich selber bekommt. Handelt es sich bei dem Betroffenen z. B. um einen Vorgesetzten, sind die Untergebenen zwar bald erschöpft oder gar verzweifelt, können aber selten behaupten, daß sich „der Chef nicht selber hart herangenommen hätte, wenn nicht gar noch mehr als alle anderen". Sind es vielleicht tatsächlich Welten, die diesen Erfolgsmenschen vom Rest trennen. Hat man deshalb das Recht, seine eigene Mittelmäßigkeit zum Maßstab zu erheben?

Diese selbstkritischen Argumente und nachfolgenden Skrupel sind natürlich ehrenvoll, weil sie fair und objektiv die eigenen Grenzen berücksichtigen. Andererseits ist die Resignation und damit Selbsttäuschung der Umgebung auch ein entscheidender Faktor, der die rechtzeitige nüchterne Einschätzung des Geschehens und damit ggf. Diagnose und Therapie verhindert, von den wirtschaftlichen und zwischenmenschlichen Konsequenzen ganz zu schweigen.

So sind es nicht zuletzt die besonderen Bedingungen und Wertnormen unserer Gesellschaft (s. auch S. 187), und hier insbesondere der Erfolgsdruck, die selbst das phasenhafte und zuletzt sogar eindeutig krankhafte Auftreten verschleiern, in Einzelfällen sogar begünstigen. Denn Leistung, Produktivität, Einsatz, Kreativität usw. sind besonders in einer milden manischen Hochstimmung erfreulich gesteigert. Das führt zu bewundernswerten Spitzenleistungen manischer Manager, Wissenschaftlicher, Künstler usw. – und bringt sogar dem „einfachen Mann von der Straße" in seinem bescheidenen Rahmen noch einen Schub unerwarteter Anfangserfolge. Besonders trügerisch ist dabei die allmähliche

Zunahme der Leistung, möglicherweise noch in Verbindung mit breiter Selbstzufriedenheit und beneidenswertem Wohlgefühl.

Meist regelt sich die Situation aber von selber ein – wie so oft im Leben. Die erstaunliche Aktivität und Dynamik kann bestenfalls noch in leichteren, sogenannten hypomanischen Fällen in produktive und geordnete Tätigkeit umgesetzt werden. Bei weiterer Intensitäts- und Temposteigerung ist es unmöglich, logisches Denken und nüchternes Urteilsvermögen konsequent durchzuhalten. Auch Denkablauf und Zeitgefühl sind gegeneinander verschoben. Dadurch entsteht beim Maniker der Eindruck, das Gedachte sei auch schon ausgeführt. Am Ende wundert er sich, daß er als „unzuverlässig" gilt, weil in der Tat nichts davon Wirklichkeit geworden ist.

Aber nicht nur die geistige Ebene, auch die manuelle Geschicklichkeit beginnt zu leiden. Selbst einfachere Aufgaben werden schließlich nicht mehr bestimmungsgemäß durchgeführt; sogar täglich benutzte Apparate können bisweilen nicht adäquat bedient werden. Zuletzt verliert der Erkrankte auch jede vernünftige Beziehung zur Umwelt, vor allem zu Geld und Geldeswert. Alles scheint anschaffbar und durchführbar. Nun häufen sich auch die gravierenderen Fehlentscheidungen und daraus resultierenden Mißerfolge – und rufen die Verantwortlichen auf den Plan. Oder der Betroffene gerät in einen Erschöpfungszustand, weil er alle seelisch-körperlichen Reserven in kurzer Zeit aufgebraucht hat, auch wenn derlei unter besonderen Umständen Wochen oder Monate dauern kann. Dies muß jedoch kein plötzlicher Umschlag in eine depressive Phase sein, die sich eher später – nach einer gesunden Zwischenzeit – einzustellen pflegt. Auch sind unmittelbare Erschöpfungszustände nach einer manischen Phase nicht die Regel. Oft pendelt sich erst einmal ein unauffälliges, „gesundes" Intervall ein, bei dem sich bestenfalls diskrete Schwächen oder Ausfälle bemerkbar machen. Aber da man so dankbar ist, daß sich der „abnorme Höhenflug" verflüchtigt hat, kommt derlei kaum zur Sprache. Manchmal äußert sich dies auch nur in einem erhöhten Schlafbedürfnis, aber auch das ist ja nachvollziehbar.

Die verhängnisvolle Nachsicht oder: Niemand ist zuständig

Eine Manie im privaten Leben wird u. U. schneller erkannt: kein Schlafbedarf, nächtliche Umtriebigkeit, überaktiv bis überdreht, Kaufrausch, dominierend bis distanzlos, eigenartige Sprunghaftigkeit, ggf. sexuelle Eskapaden, vermehrte Streitbarkeit usw. Man kennt sich – und man wundert sich. Ob man es schon als krank einstuft, ist eine andere Frage, auch wenn man es nicht mehr für „normal" hält.

Außerhalb des familiären und engeren Freundeskreises ist die Situation schon viel schwieriger zu erfassen. Dazu zählen insbesondere die bereits dargelegten wirtschaftlichen, hierarchischen und psychologischen Faktoren. Doch auch eine manische Hochstimmung mit Erfolgssträhne hält nicht ewig an. Das liegt in der Natur der menschlichen Leistungsfähigkeit, die auch einmal Regenerationsphasen braucht, besonders ,,wenn man seine Reserven alle auf einmal zum Fenster rausgeworfen hat''.

Nachdem der Zenit überschritten ist, beginnt die positive Seite der Manie langsam in einen kritischen Zustand überzugleiten. Es häuft sich das unflexible, uneinsichtige, schließlich autoritär-provozierende oder gar reizbar-mißgestimmte bis streitsüchtige Verhalten des Betroffenen – oder es wird einfach schneller als solches registriert. Vor allem verblaßt jetzt das anfangs so ansteckende, mitreißende oder gar begeisternde Fluidum, das zuvor alle blendete. Trotzdem reagieren viele Arbeitskollegen, Nachbarn, sonstige Mitbürger, erstaunlicherweise auch Vorgesetzte eher milde und nachsichtig – gleichsam in Erinnerung an das positive Bild aus der Zeit zuvor. So versucht man z. B. – oft verhängnisvoll lange – die einzelnen Krankheitszeichen einfach umzudeuten:

> Das grund- und inhaltslose Glücksgefühl als gute Laune; Überaktivität und Rastlosigkeit als überdurchschnittlichen Einsatz; Intoleranz als Konsequenz; Streitlust als unbeirrbare Haltung; Ungeduld als Ausdruck schneller Pflichterfüllung usw.

Was nicht sein darf, kann nicht sein. Natürlich ist dieses Vermeidungsverhalten auch bequemer, risikoloser, umgeht Ärger und unnötige Auseinandersetzungen. Auf jeden Fall rückt man damit die angenehmeren Aspekte in den Vordergrund und versucht die negativen Folgen zu beschönigen, zu entschuldigen oder zu ignorieren – lange, viel zu lange. Was es vielfach soweit kommen läßt, ist oft genug nichts anderes als bequemes Anpassungs- oder Umgehungsverhalten bis hin zur Drückebergerei bzw. Flucht vor der Umtriebigkeit, ggf. auch vor der drohenden Unduldsamkeit, harschen Kritik, Spottlust, Reizbarkeit oder Aggressivität des Manikers.

Dazu kommt die bekannte Tatsache, daß Maniker mit ihrem ,,einnehmenden'' Wesen bei arglosen, mangelhaft informierten oder den Weg des geringsten Widerstandes bevorzugenden Mitbürgern rasch ,,Freunde oder Bundesgenossen'' gewinnen. Dies fällt ihnen vor allem zu Beginn ihrer Phase leicht. Doch selbst nach Umschlagen in den kritischen Krankheitsverlauf pflegen diese Kranken noch lange erstaunlich viel Schützenhilfe von allen Seiten zu mobilisieren. Denn erstens können sie sich mit einigen Anstrengungen kurzfristig erstaunlich gut zusammennehmen. Und zweitens sieht man sich ungern in seiner Menschenkenntnis getäuscht. Deshalb setzt man lieber den einmal eingeschlagenen Weg fort, als sich gänzlich umorientieren zu müssen. Also glaubt man eher der beredten Klage und den scheinbar einleuchtenden Rechtfertigungs-Argumenten des Manikers, als sich selbstkritisch Gedanken zu machen und unangenehme Konsequenzen zu ziehen.

Erst wenn der viel zu spät als krank Erkannte zunehmend lästig, aufdringlich, rechthaberisch oder gar zerfahren in Handlung und Sprache wird, schwindet allmählich die Geduld. Nun stellen sich vielleicht auch die ersten ernsteren Fehlverhaltensweisen oder gar Straftaten ein. Jetzt wird auch bekannt, was schon früher hinter vorgehaltener Hand getuschelt wurde. Jeder will es schon lange gewußt haben. Und nun schlagen Bewunderung, Toleranz und Mitläufertum in ihr Gegenteil um. Man ist erzürnt, fühlt sich an der Nase herumgeführt, veralbert, ausgenutzt, mißbraucht, hintergangen, provoziert, betrogen. Vor allem ärgert man sich über sich selber, insbesondere über seine Leichtgläubigkeit und den möglichen Eindruck mangelhafter Menschenkenntnis oder Führungsqualität, der nunmehr droht.

Diese Reaktion und der daraus resultierende Zorn sind berechtigt. Allerdings richten sie sich meist ungeteilt gegen den Maniker und verstellen dabei zwei wichtige Erkenntnisse, nämlich: Zum einen sind an diesem "Possenspiel" stets zwei Seiten beteiligt: der Maniker und sein „Publikum". Zum anderen handelt es sich hier um keinen „Skandal", oder wie die Vorfälle der Vergangenheit jetzt umschrieben werden, sondern um eine Krankheit. Die Folgen, vor allem für den Patienten, sind belastend bis verheerend – besonders langfristig. Deshalb kann man nur hoffen, daß der eine oder andere „Getäuschte" seine eigene Leichtgläubigkeit, Unerfahrenheit oder Bequemlichkeit in die Gesamtbilanz mit einbringt und dadurch schneller erkennt, daß es sich hier um kein bewußtes, böswilliges Fehlverhalten, sondern um eine besondere Form seelischen Leidens handelt, die den Betroffenen mitreißt und seine Umgebung täuscht. Das würde dem Kranken vieles erleichtern.

Daß darüber hinaus hinter aller „Tollheit" eine große, meist immer wiederkehrende Not steckt (manische Aussage), ist auf den S. 3 und 254 ausführlicher erläutert. Wer hier zuzuhören gelernt hat, auch als Laie, vermag sehr früh so manche Hintergründe einer Manie zu erkennen und zu steuern – zumindest was die folgenschwersten partnerschaftlichen, finanziellen und gesellschaftlichen Klippen anbelangt, in die sich der Kranke verirrt hat – obgleich er nicht leidend, sondern souverän bis anmaßend wirkt.

Das Ende

Doch die Wirklichkeit nimmt häufig den gleichen, unseligen Verlauf: Nach und nach reibt sich der Maniker auf, und zwar in so vielfältigen Zwistigkeiten mit seiner Umgebung und vielleicht auch noch mit der öffentlichen Ordnung, daß er schließlich vom Initiator zum Gehetzten wird. Ein solcher Ablauf hängt – wie bewußt schon mehrfach angedeutet – von verschiedenen Faktoren ab: von der Intensität des Leidens, von der zugrundeliegenden Persönlichkeit, von einer möglicherweise alkoholischen Enthemmung, vom näheren und weiteren Umfeld mit seinen eigenen Gesetzmäßigkeiten und natürlich von bequemer Zurückhaltung oder beherztem Eingreifen seitens der Umgebung einschließlich konsequenter Therapie. Nicht selten nimmt eine solche manische Phase zwar ein noch vertretbares Ende. Es kann aber auch zu einer Katastrophe auswachsen, deren größtes Problem die erwähnten Langzeitfolgen sein werden.

So gerät der – inzwischen vielleicht als krank erkannte, aber noch nicht entsprechend behandelte – Maniker mit seinen Vorgesetzten aneinander, die in ihrer Not schließlich mit disziplinarischen Strafen drohen. Er überwirft sich mit den vielleicht bisher hilfswilligen Mitarbeitern von Behörden, Gewerkschaften,

Lokalredaktionen von Zeitungen, Rundfunk- und Fernsehanstalten usw. und beleidigt schließlich wahllos alles, was auch nur andeutungsweise Einwände wagt. Manche Kranke verwickeln sich in Rechtsstreitigkeiten, die sie mit großer Leidenschaftlichkeit und in der schärfsten Form durch mehrere Instanzen zu peitschen versuchen. Oft werden sie wegen ihrer umfangreichen, von maßloser Selbstüberschätzung, kühnen Behauptungen und beleidigenden Äußerungen strotzenden Eingaben rasch für Querulanten gehalten und damit auch hingehalten. Trotzdem muß der Rechtsweg gewahrt bleiben – und bringt dadurch auf lange Zeit viel Kummer und handfeste Schwierigkeiten. Denn eine persönliche Auseinandersetzung, und sei sie durch den anderen noch so grundlos vom Zaun gebrochen, mag irgendwann, wenn die Narben schließlich verheilt sind, noch verkraftbar und verzeihbar sein. Doch eine juristische Auseinandersetzung unter Einschaltung von Rechtsanwälten und Gerichten, das gewinnt ungewohnte Dimensionen, das vergißt niemand, vor allem wenn man sich unschuldig hineingezogen fühlt.

Dies alles hinterläßt einen beträchtlichen Scherbenhaufen: Die gesellschaftliche Stellung ist angeschlagen oder ruiniert, die berufliche Position evtl. unhaltbar, die wirtschaftliche Existenz gefährdet. Manche Kranke sind deshalb gezwungen, nach Ausklingen ihrer manischen Phase Arbeitsplatz, Wohnung oder gar Wohnort zu wechseln. In einigen Fällen haben sie auch noch ihre Familie verloren, die sich verängstigt, verbittert oder unter dem Druck der gesellschaftlichen Sanktionen zurückgezogen oder „in alle Winde verstreut" hat.

Und dazu kommt jetzt noch die „Quittung" des wochen- bis monatelang überforderten bis geschundenen Organismus. Meist äußern sich diese Übergangsphasen in einem Mischbild aus restlichem manischem Aufbäumen und beginnender Erschöpfung. Solche eigenartigen Zustände können auch noch einmal in einem manischen Höhenflug aufflackern, um dann aber zunehmend reizbar, mißgestimmt, lamentierend oder schließlich resigniert bis depressiv gefärbt zu werden. Die „reizbare Schwäche" heizt dann das ohnehin gespannte Familien- oder Betriebsklima noch einmal an, allerdings häufig unter umgekehrtem Vorzeichen. Jetzt pflegen sich nämlich Angehörige oder Mitarbeiter beharrlicher zu wehren, zumal auch die mitreißende, souveräne, irgendwie positiv, wenn nicht gar euphorisch gestimmte frühere Atmosphäre verflogen ist. In diesem Stadium häufen sich dann die guten Ratschläge, überfälligen Reaktionen und zuletzt die erwarteten Sanktionen bis hin zur „gnadenlosen Abrechnung" – vor allem von denjenigen, die es „schon seit jeher gewußt haben". Nur hilft das jetzt auch nicht mehr weiter, wenn man sich nicht zuvor rechtzeitig und konsequent dem Problem stellen wollte.

Allerdings kommen bei dieser beklagenswerten Schilderung besonders die negativen Folgen zur Sprache. Selbstverständlich gibt es auch langsam ausklingende manische Phasen, deren Opfer gleichsam heimlich, still und leise wieder zur Normalität zurückfinden. In solchen günstig verlaufenden Übergangsphasen können mitunter sogar wieder gute Leistungen möglich werden, basierend auf einem wohligen Allgemeinbefinden und einer lebhaften, fruchtbaren geistigen Beweglichkeit, in einigen Fällen auch eine Zunahme schöner Träume. Dann ist die Umgebung auch eher geneigt, erleichtert zur Tagesordnung überzugehen. Sollten rückwirkende Korrekturen nötig werden (von der Bezahlung von „offenen Rechnungen" bis zur Entschuldigung), pflegt auch der Patient seinen Anteil willig zu leisten und seine „moralische", gesellschaftliche, finanzielle u. a. „Schuld" zu begleichen.

Wie aber steht es dort, wo scheinbar alles mutwillig in einen Trümmerhaufen verwandelt wurde? Was ist hier zu tun? Ohne den einzelnen Therapie-Kapiteln ab S. 213 vorgreifen zu wollen, sei vor allem eines betont: Das Stichwort, um das man letztlich nicht herumkommt, lautet: Nicht hadern, sondern wieder gemeinsam von vorne anfangen.

Denn wenn nun die Angehörigen, Freunde und Arbeitskollegen mehr oder weniger ernüchtert vor dem erwähnten Scherbenhaufen stehen und die Diagnose einer Manie ist wahrscheinlich oder gesichert, der Patient inzwischen vielleicht sogar behandlungswillig, dann gilt es vereint und ohne wechselseitige Schuldzuweisungen an Ordnung und Wiederaufbau zu denken – um zu retten, was noch zu retten ist. Eine Manie hat – das darf man sich zum Trost versichern – schon mehr Angehörige und selbst Kapazitäten oder professionell arbeitende Institutionen in die Irre geführt als im vorliegenden Fall. Es ist bisweilen unfaßbar schwierig, sie rechtzeitig zu erkennen, zu korrigieren oder zu bremsen. Das wurde schon in der Antike beschrieben und bekannt ist es seit Menschengedenken. Da hilft auch keine moderne Wissenschaft, vor allem was den erstmaligen Ausbruch dieses Leidens anbelangt. Das droht auch in Zukunft. Und selbst in diesem speziellen Fall, um den jetzt alle ratlos herumstehen, wird es vielleicht noch schwierig sein, nicht erneut darauf hereinzufallen – vielleicht sogar in den gleichen Situationen wie zuvor. Es ist alles schon einmal da gewesen und wiederholt sich ständig.

Deshalb gilt es, die Regeln über den Umgang mit manisch Erkrankten zu kennen und im Bedarfsfalle zu beherzigen – auch wenn es im Grunde wenige und noch nicht einmal besonders wirksame Erfahrungshinweise sind. Einzelheiten darüber s. S. 214.

Zusammenfassung

Die scheinbaren Vorteile der Manie werden dem Betroffenen schließlich auch zum Nachteil: Aktivität, Selbstbewußtsein, lange Zeit Hochleistung und selbst unwahrscheinlicher Erfolg. Mag der eine oder andere schon frühzeitig seine Zweifel hegen, für den Maniker und nicht wenige seiner Umgebung steht fest: Er wirkt nicht krank, er ist nicht krank, alle Einwände und Hinweise auf frühere Geschehnisse zählen letztlich nicht. Und beim ersten Mal gibt es sowieso keine Vergleichsmöglichkeiten. Warum passiert dies immer wieder?

Zum einen ist der Maniker tatsächlich einfallsreich, durchsetzungsfähig, geistig wendig, reaktionsschnell, schlagfertig, überzeugend usw. Natürlich können manchmal gewisse Zweifel aufkommen: Es wird viel begonnen und wenig vollendet. Große Ideen, aber mangelhaft durchdacht. Gezieltes Handeln wird immer schwieriger, besonders unter erschwerten Bedingungen. Schließlich deuten sich vielleicht schon erste Warnzeichen an, die den herkömmlichen Rahmen zu sprengen drohen. Doch noch ist der Maniker in der Lage, sich zumindest bedarfsweise zusammenzunehmen. Das zerstreut wieder die Zweifel, die ohnehin mühsamer sind als bequeme Zustimmung oder blindes Mitläufertum.

Auch machen einige, scheinbar berechtigte Selbstzweifel zu schaffen: Sind es vielleicht tatsächlich Welten, die diesen Erfolgsmenschen vom Rest der Welt trennen? Hat man deshalb das Recht, seine eigene Mittelmäßigkeit zum Maßstab zu nehmen?

Und selbst wenn sich Zweifel einschleichen, lassen sich viele Krankheitszeichen lange relativ einfach umdeuten: Euphorie als gute Laune, Überaktivität und Rastlosigkeit als überdurchschnittlichen Einsatz, Intoleranz als Konsequenz, Streitlust als unbeirrbare Haltung, Ungeduld als Ausdruck schneller Pflichterfüllung usw. Dazu kommt die bekannte Tatsache, daß der Maniker mit seinem einnehmenden Wesen bei arglosen oder mangelhaft informierten, vielleicht auch wenig standfesten bis bequemen Mitbürgern rasch ,,Freunde oder Bundesgenossen" zu gewinnen versteht. Und diese versucht er dann für sich einzusetzen oder zumindest mit ihnen zu drohen. Manche lassen sich tatsächlich einspannen, selbst wenn ihnen selber Zweifel kommen, nur um sich nicht in ihrer Menschenkenntnis getäuscht zu sehen. Letztlich ist aber das Ende nicht aufzuhalten. Im harmlosesten Falle läuft die Manie einfach aus, wie ein abflauender Sturm. Sie kann sich aber auch zu unübersehbaren Komplikationen verdichten, die dem Betroffenen später noch lange Schwierigkeiten im zwischenmenschlichen, gesellschaftlichen und beruflichen Bereich bereiten werden, bis hin zu Rechtsstreitigkeiten. Dann hat plötzlich jeder gewußt, daß es hier nicht mit rechten Dingen zugeht. Wie aber soll man sich nach so einem bitteren Ende verhalten?

Häufig führt es schon einen Schritt weiter, wenn man aufrichtig zu sich selber ist: Hat man nun einen Verdacht oder ist sich sicher, so etwas schon einmal erlebt zu haben? Oder ist man zu bequem, zu unlustig, hat Angst vor den Folgen und ist einfach zu feige? Nun muß man sich entscheiden, und auch zu dieser Entscheidung stehen. Das kann mühsam, lästig oder gar gefährlich werden – keine Frage. Deshalb halte man sich bei allen Schwierigkeiten immer wieder die Kenntnis vor Augen: Konsequenz hilft nicht nur der zermürbten Umgebung, sie hilft auch dem Patienten, der es ohnehin auf lange Sicht am schwersten haben wird.

Warum wird eine Manie so spät erkannt?

Warum wird eine Manie so schwer und damit meist (zu) spät erkannt? Warum ist es so selten möglich, rechtzeitig psychagogisch (eine Kombination aus psychotherapeutischen und pädagogischen Maßnahmen) sowie ggf. medikamentös einzugreifen? Warum denkt man nicht beizeiten an eine krankhafte Entgleisung, bisweilen nicht einmal im Wiederholungsfall?

Die Antworten ergeben sich aus zahlreichen Hinweisen, die den einzelnen Kapiteln zu entnehmen sind. Nachfolgend jedoch noch einmal eine Zusammenfassung wichtiger Faktoren, die das Meinungsbild im Alltag prägen:

Die Manie – ein seltenes Leiden?

Die Manie ist ein *relativ seltenes Leiden*. Jedenfalls ist dies der allgemeine, ja sogar klinische und damit wissenschaftliche Eindruck. In Wirklichkeit täuscht hier eine vermutlich hohe Dunkelziffer. Insbesondere mildere Verlaufsformen sind sicher häufiger. Denn Maniker – das sei immer wieder betont –, erreichen selbst bei ausgeprägterer Umtriebigkeit und damit besorgniserregenden Konsequenzen kaum den niedergelassenen, noch seltener den klinisch tätigen Facharzt. Wissenschaftliche Untersuchungen aber, insbesondere zu Häufigkeit und anderen epidemiologischen Daten (s. S. 6), werden vor allem in den Krankenhäusern, zumeist von den Universitätskliniken durchgeführt. Sogenannte Feldforschungen, die eine ganze Region erfassen, sind aufwendig und deshalb noch selten.

Fazit: Manische Zustände sind wahrscheinlich häufiger als bisher vermutet. Dies gilt auf jeden Fall für eine Hypomanie oder noch mildere Zustände von scheinbar tragbarer Hochstimmung. Da man sie aber für selten hält, denkt man auch selten daran, selbst wenn sich schließlich unübersehbare Verdachtsmomente abzeichnen.

Die Manie ist eine Krankheit, die nicht wie eine Krankheit wirkt

Als besonders schwerwiegend, vor allem folgenreicher als man im allgemeinen annimmt oder zugibt, gilt das schon mehrfach erwähnte Phänomen:

> Der Maniker hat nicht nur keinerlei Krankheitseinsicht, er wirkt auch lange Zeit nicht seelisch krank – zumindest nicht so, wie man sich derlei in der Allgemeinheit vorstellt. Dies ist wahrscheinlich seine größte Bürde, was das öffentliche Urteil und damit Verständnis, konkrete Reaktionen und konsequente Therapieempfehlungen anbelangt.

Ein depressiver Zustand beispielsweise ist zwar ebenfalls lange Zeit schwer zu erkennen, zuletzt aber in seiner quälenden Schwermut nachvollziehbar. Der manisch Erkrankte dagegen vermittelt das Gefühl, daß er sich eigentlich beherrschen könnte, wenn er nur wollte. Er tut es aber nicht, aus reiner Unvernunft, aus ,,Jux und Tollerei'' oder gar aus purer Bosheit, um nicht zu sagen Bösartigkeit. Das aber ist unverzeihlich. Wenn er wenigstens ,,schrullig, verschroben, wunderlich, übergeschnappt, durchgedreht, mit den Nerven fertig, daneben, umnachtet, schwachsinnig, irr oder geistesgestört'' wirken würde, oder wie diese Auswahl verbaler Diskriminierungen lautet, die ansonsten seelisch Kranke trifft. Aber nein, in dieser Richtung läßt sich – zumindest verhängnisvoll lange – kein entsprechender Anhaltspunkt konstruieren. Oder seit wann gelten Rechthaberei, Selbstsucht, Rücksichtslosigkeit, Reizbarkeit, Aggressivität, Untreue, häufig wechselnder Geschlechtsverkehr (AIDS!), sinnlose Alkoholexzesse, Verschwendungssucht, Aufsässigkeit usw. als krank? Schier unbegreiflich wird das ganze noch durch das selbstbewußte Auftreten des Betreffenden, der alle Vorhaltungen mit immer neuen ,,guten Gründen'' oder ,,unwiderlegbaren Argumenten'' pariert, was die Franzosen als ,,folie raisonnante''* bezeichnen. Kurz: Der Maniker macht es in jeder Hinsicht schwer, Verständnis aufzubringen.

Und selbst wenn sich die Manie schließlich als ,,nicht normal'' demaskiert, zuletzt von jedermann als krank erkannt wird, kann man sie nur schwer einordnen. Sogar eine manische Entwicklung im Endzustand mit allen zwischenmenschlichen, beruflichen und finanziellen Konsequenzen entzieht sich häufig einem halbwegs nachvollziehbaren Verständnis. Natürlich ist dieser Mensch nicht gesund, kann nicht normal sein, nach all dem, was hier geschehen ist. Aber ist er auch wirklich krank, vielleicht sogar ,,geisteskrank'', womit in der Allgemeinheit die schärfste Form verbaler Sanktionen gemeint ist? Da fehlt doch etwas für eine solche schwerwiegende Unterstellung. Dieser Mensch ist zwar haltlos, ,,darüber hinaus'', ,,völlig daneben'', ohne Scham und Anstand, aufsässig und unverschämt, unkontrolliert bis unbeherrscht, umtriebig und hektisch, täuscht und betrügt, kurz: Diese Person erregt Aufsehen, Verwunderung, Mißstimmung, Ärger, Empörung, provoziert Streit und sogar tätliche Auseinandersetzungen. Und doch ist irgend etwas anders als bei einem ,,gewöhnlichen Geisteskranken'', den man sich zwar auch nicht so richtig vorstellen kann, aber mit diesem Menschen hat es eigentlich nichts zu tun.

---

* französisch: folie = Tollheit, Narrheit, Torheit (veraltet) und raisonner = vernünftig denken, urteilen, schlußfolgern, überlegen, überdenken; aber auch raisonieren = widerreden, nörgeln.

Fazit: Die Manie stimmt nicht mit dem überein, was man sich in der Allgemeinheit unter einer seelischen Krankheit vorstellt. Im Gegenteil: Lange Zeit wirkt der Maniker nicht nur in keiner Weise beeinträchtigt, sondern aktiver, gewandter und erfolgreicher als zuvor. Und auf dem Höhepunkt einer manischen Psychose kommt es überwiegend zu ,,Fehlhandlungen'' wie Rechthaberei, Rücksichtslosigkeit, Reizbarkeit, Untreue, Aufsässigkeit, zu Alkohol- oder sonstigen Exzessen, zu Verschwendungssucht usw., die zwar in der Öffentlichkeit ausgesprochen negativ besetzt sind, mit denen man aber nicht (gleich) eine seelische Erkrankung assoziiert. Diese Einstellung – psychisch krank ist nicht gleichzeitig schlecht, moralisch verwerflich oder verkommen – ist zwar eine positive Entwicklung, verhindert aber in diesem Falle die rechtzeitige Diagnose einer Manie, zumindest in besonders schwierigen Fällen.

Die Ausstrahlung des Manikers

Schließlich sei noch einmal konkretisiert, was in der Tat häufig einen erstaunlich hohen diagnostischen Hinweiswert hat: Eine Manie mag noch so viele Probleme aufwerfen, sie ist und bleibt irgendwie ein besonderes Ereignis, ein persönliches Erlebnis. Dies geht nicht zuletzt auf ein ,,positives Fluidum'' zurück, das der Maniker um sich zu verbreiten vermag und das sogar ansteckend wirkt. (Ähnliches wurde ja bereits von einem ,,erotischen Fluidum'' berichtet, was zu manchen Fehlinterpretationen Anlaß geben kann – s. S. 44) Allerdings betrifft diese eigenartig faszinierende Ausstrahlung überwiegend diejenigen, die mit dem Kranken nur randständig in Berührung kommen, die er noch zu überzeugen oder mitzureißen beabsichtigt. Im näheren Umfeld, vor allem in der schon mehr oder weniger schwer beeinträchtigten Familie, ist davon nicht mehr viel zu spüren. Dort dominieren in der Regel die negativen Seiten dieser Krankheit: Unduldsamkeit, Reizbarkeit, Aggressivität, ja Feindseligkeit und ggf. Gewalt.

Aber nach außen fasziniert diese anregende, ja mitreißende Ausstrahlung immer wieder. Das ist im Bereich seelischen Leids in dieser Form einmalig. Um nur das Spiegelbild des Manikers zu nehmen: Der verzweifelte Versuch, Haltung zu bewahren oder gar eine ausgeglichene Stimmung zu zeigen, hat bei einem Depressiven etwas Quälendes an sich. Auch ein Schizophrener während eines psychotischen Schubs kann sich noch so ,,lustig und ausgelassen'' geben, er wird doch häufig das Fluidum des Absonderlichen, vielleicht sogar Unheimlichen nicht mehr los. Ein Alkoholiker oder auch nur Berauschter wirkt vielleicht tatsächlich heiter, aber offensichtlich nur ,,überdreht bis ungezügelt lustig'', meist an der Grenze zur plumpen Distanzlosigkeit bis Enthemmung. Und selbst eine hysterische Neurose oder hyperthyme Persönlichkeitsstörung wirkt in ihrem Auftreten oft gekünstelt, wenn sie beeindrucken will.

Die Heiterkeit eines Manikers hingegen kann eben mitreißen. Ein solcher Kranker, mag er in gesundem Zustand noch so still, verhuscht und farblos erscheinen, kann plötzlich eine erstaunlich positive Atmosphäre um sich verbreiten, niemand weiß woher und warum. Die Umwelt ist ,,wie in Gold getaucht", eine Metapher, die immer wieder zur Sprache kommt. Ein Hauch von Optimismus, Fröhlichkeit und Schwung breitet sich aus. Selbst eine ratlose, frustrierte oder verärgerte Umwelt kann sich „aufgebaut", heiter, ja größer fühlen, wenn etwas von der ausstrahlenden Dynamik des Kranken auf sie abfärbt. Dies geht auch dem Arzt nicht anders. Dabei kann man sich gleichzeitig verstimmt und gehoben, auf jeden Fall aber auf merkwürdige Weise mehr-schichtig angesprochen fühlen. Daher die alte Psychiater-Regel, die zwar nicht unumstritten, aber noch immer von Bedeutung ist:

> Wenn man von der irgendwie faszinierenden Ausstrahlung des Patienten erfaßt oder regelrecht angesteckt wird, obgleich man sonst nur den Kopf schütteln kann, ist eine Manie nicht auszuschließen.

Dieses diagnostische Hilfsmittel auf Gefühlsebene bleibt zwar letztlich dem Arzt überlassen, umreißt aber treffend die Situation. Außerdem kann es bei seiner schwierigen Diagnosefindung nützen, wenn ihm dieses Phänomen be-reits zuvor von anderen registriert und mitgeteilt wurde. Auch darf es sich nicht um eine gleichsam konstitutionell heitere Wesensart handeln, die den Betref-fenden mehr oder weniger *durchgehend* charakterisiert. Die ansteckende Euphorisierung im Rahmen einer manischen Phase ist *zeitlich begrenzt*. In den gesunden Zwischenzeiten ist davon nichts mehr zu spüren. Während depressi-ver Phasen droht sogar das Gegenteil.

Fazit: Zu einem Charakteristikum des manischen „Krankheitsbildes" gehört die irgendwie faszinierende Ausstrahlung dieser Patienten, eine Art „positives Fluidum". Es pflegt auf die (weitere) Umgebung nicht ohne Einfluß zu bleiben, bis hin zur regelrechten Ansteckung – obgleich man eigentlich sich nur an den Kopf fassen kann. Allerdings muß diese mitreißende Wesensart auf die Krank-heitsphase beschränkt sein, darf also nicht zur andauernden Persönlichkeits-struktur des Betreffenden gehören.

Der Maniker als Erfolgsmensch

Schließlich darf man in unserer (einseitig) erfolgsorientierten Zeit nicht ver-gessen, daß auch unter Gesunden der Zweck (oder das Ergebnis) die Mittel heiligt. Wer sein Ziel erreicht hat, muß – selbst wenn seine Methoden anrüchig waren – mit weniger Vorhaltungen rechnen. Der Maniker aber hat oftmals keine Skrupel in der Wahl seiner Mittel. Zwar handelt es sich hier um keine Charak-terschwäche, hier wird ein Patient krankhafterweise hinweggeschwemmt, ohne sich konsequent (!) selbstkritische Gedanken machen zu können. Doch ist damit auch der Grundstein für den häufig unfaßbaren (Anfangs-) Erfolg gelegt.

Neben diesem formalen Aspekt ist es aber vor allem ein inhaltliches Phäno-men: Wenn eine Manie schließlich „überkocht" und/oder das Chaos nicht mehr aufzuhalten ist, dann dämmert auch dem letzten, daß hier etwas nicht stimmt. Aber zuvor gibt es eine meist (über)lange Strecke, in der zwar manche ratlos oder gar fassungslos reagieren, heimlich aber trotzdem schmunzeln, resignieren oder schmollen, nicht zuletzt aus dem Eingeständnis heraus:

> Viele Maniker tun mit scheinbarer Selbstverständlichkeit, was sich die anderen nie trauen würden, wovon man höchstens zu träumen wagt.

Dieses souveräne Auftreten, diese unfaßbare Sicherheit, dieser kühne Mut, lange Zeit auch diese verblüffende Erfolgsserie, das alles läßt die anderen erst einmal anerkennend, verwundert oder neidvoll zuschauen – zu lange, wie sich später herausstellen wird.

Dazu kommen noch weitere Faktoren, die alle schon einmal für sich angesprochen wurden: ein erstaunlicher physischer Einsatz, der andere, aber auch sich selber nicht schont; die Gabe rascher Reaktionsfähigkeit; nicht unbedingt durchdachte Flexibilität, aber immerhin rasches Ausweichen oder geschickte Weichenstellung auf neue Gebiete, wenn sich auf dem alten die Widerstände häufen usw. Dies alles ist eingebettet in eine scheinbar souveräne Handlungsweise, die die anderen überrollt oder bei Widerstand auch mal kurzentschlossen umgeht. So registriert die beeindruckte oder frustrierte Umgebung nicht nur „Glück", sondern auch Souveränität und Können und nimmt die wie selbstverständlich wirkende, unerreichbare „Größen-Dimension" des Manikers als wohl oder übel gerechtfertigt hin.

Dabei darf man vor allem eines nicht vergessen: Die Manie zerstört nicht Körper, Geist und Seele aufgrund äußerer, scheinbar aktivierender, stimulierender Einflüsse, wie dies beispielsweise durch bestimmte Rauschdrogen (Kokain u. a.) oder Arzneimittel (z. B. Psychostimulanzien) drohen kann. Die Manie entführt erst einmal in physische und psychische Höhen durch endogene, also biologische, körpereigene Prozesse. So wie sich der Mechanismus der Krebsentstehung der normalen Zellfunktionen bedient, um durch bösartige Wucherungen den eigenen Organismus zu gefährden, so bedient sich die manische Psychose der körperlichen, seelischen und geistigen Kräfte des Opfers, um ihn auf eine kranke Fährte zu zwingen, die nach außen lange Zeit optimal erscheint. Einen intellektuell gewandten und in irgendwelchen Fachkenntnissen bewanderten Maniker, der sich noch einigermaßen im Griff hat, rational überzeugen oder umdirigieren zu wollen, kann für die Helfer schon deshalb zum Scheitern verurteilt sein, weil sie ihm eben schon in gesunden Tagen nicht gewachsen waren. Und in einer Hochstimmungsphase erst recht nicht, und sei sein Planen und Handeln noch so absurd. Was heißt dies für den Alltag? Nachfolgend ein Beispiel:

Ein Immobilien-Makler mußte in mehreren manischen Phasen so empfindliche wirtschaftliche Einbußen hinnehmen (von den sonstigen, insbesondere gesellschaftlichen und partnerschaftlichen Folgen ganz zu schweigen), daß ihm seine Frau ein Ultimatum stellte: Entweder er läßt während einer manischen Phase (die sich auch durch entsprechende Medikamente nicht ausreichend dämpfen ließ) alle seine Pläne und Aktivitäten durch seinen Arzt bzw. ein Gremium von Beratern kontrollieren – oder Trennung bzw. Scheidung. Der Patient stimmte zu und hielt auch sein Versprechen ein. Und so kam er „wie ein braver Junge" (Zitat) zu Beginn einer erneuten und wie üblich erst einmal leicht manischen Phase zu seinem Arzt und schilderte ihm das

Dilemma: Einerseits mußte er seine zumindest hypomanische Phase eingestehen. Zum anderen aber bot sich gerade in diesem Augenblick „die größte Chance seiner Makler-Tätigkeit", nämlich jenes Grundstück in zentraler Lage, auf das er jahrelang gewartet hatte. Der Arzt war entsprechend ratlos. Dann aber kam ihm die rettende Idee: Der Patient sollte einen Makler nennen, dem er selber vertraute und der als Fachmann dieses Angebot zu prüfen hatte. Dann würde sich ja zeigen, ob auch ein nicht-manischer Experte zum gleichen Ergebnis käme. Der Patient stimmte zu und reiste mit seinen Unterlagen zu dem weit entfernten Kollegen, um um dessen Entscheidung zu bitten.

Nach kurzer Zeit rief der Makler-Berater den Arzt an und versicherte: "Das ist ein einmaliges Angebot und – nach Durchsicht der wirtschaftlichen Basis des Patienten – durchaus vertretbar". Der Arzt stimmte zu, der Patient kaufte das Grundstück. Nachdem sich Monate später die manische Phase völlig zurückgebildet hatte, kam der genesene Patient bei einer Routine-Kontrolle auf das gemeinsam beschlossene Projekt zu sprechen und gestand, daß er es in gesundem Zustand wohl nicht gekauft hätte, jedenfalls nicht zu diesen Bedingungen. Der Arzt war verblüfft, mußte aber nach kurzem Nachdenken zugeben, daß er bei seinem an sich durchdachten Kompromiß etwas übersehen hatte, was viele, insbesondere nur leicht bis mittelschwer manisch Erkrankte auszeichnet: mitreißende Hochstimmung, strahlender Optimismus, unerschütterliches Selbstwertgeühl, gesteigerter und meist unbremsbarer Tatendrang und damit faszinierende Redegewandtheit, unnachahmlich souveränes Auftreten und scheinbar logisch-zwingende Argumentationskraft.

Mit anderen Worten: Der hypomanische Makler hatte seinem Kollegen, der natürlich wenig über das Erscheinungsbild einer Manie wußte, das Projekt und seinen wirtschaftlichen Hintergrund so überzeugend dargelegt, daß er selber mitgerissen wurde (Kommentar an den Arzt: „Ich hätte es selber erstanden, wenn es nicht Ihr Patient ins Auge gefaßt hätte").

Fazit: Die Erfolgssträhne eines Manikers – zumal in einer Zeit, in der vor allem der Erfolg zählt -, geht auf verschiedene Faktoren zurück: unbremsbarer Tatendrang, mitreißende Hochstimmung, strahlender Optimismus, unerschütterliches Selbstwertgefühl, faszinierende Redegewandtheit, scheinbar logisch-zwingende Argumentationen. Die Manie optimiert vorhandene Begabungen und verhilft noch ungehobenen oder verschütteten Fähigkeiten zum Durchbruch – jedenfalls in den leichteren Abschnitten manischer Hochstimmung. Dazu kommt ein erstaunlicher physischer Einsatz, der andere, aber auch sich selber nicht schont. Vor allem aber tut der Maniker mit scheinbarer Selbstverständlichkeit, was sich die anderen nicht trauen. Das alles zusammen ist das äußere Geheimnis seines Erfolgs.

Zusammenfassung

Warum wird eine Manie so schwer erkannt? Das hat verschiedene Gründe: Die Manie ist ein relativ seltenes Leiden, so scheint es. In Wirklichkeit dürften zumindest leichtere manische Phasen, auf jeden Fall aber zeitlich begrenzte Zustände von Hochstimmung und ungewöhnlichen Leistungsvermögen häufiger sein, als in der Öffentlichkeit realisiert wird.

Zudem ist eine Manie eine Krankheit, die nicht wie ein Leiden aussieht. Der Maniker hat nicht nur keinerlei Krankheitseinsicht, er wirkt auch lange Zeit nicht seelisch krank – zumindest nicht so, wie man sich derlei in der Allgemeinheit vorzustellen pflegt. Damit entfällt aber auch gleich ein wesentlicher Entschuldigungsgrund. Krank, das wäre ein Schicksalsschlag, den man hinnehmen muß.

Wer jedoch offensichtlich gesund erscheint, seine Grenzen aber nicht kennt, der muß mit entsprechenden Sanktionen rechnen.Mit anderen Worten: Maniker wirken nicht nur nicht beeinträchtigt, sondern im Gegenteil: aktiv, gewandt und vor allem erfolgreich. Und wenn es zu Fehlhandlungen kommt, dann sind es Punkte, die auch in einer ,,gesunden Ellenbogen-Gesellschaft'' nicht selten sind: Rechthaberei, Rücksichtslosigkeit, Reizbarkeit, Aggressivität, Untreue, dazu Alkoholexzesse usw.

Dazu sind viele manisch Erkrankte keine ,,Widerlinge'', sondern werden fast vom Gegenteil, einer Art ,,positivem Fluidum vergoldet''. Man ärgert sich und fühlt sich gleichzeitig irgendwie mitgerissen. Außerdem muß man sich eingestehen: Hier tut jemand mit lockerer Selbstverständlichkeit etwas, was man sich selber nie trauen würde, wovon man höchstens zu träumen wagt. Ist man deshalb berechtigt, auf der Basis seiner eigenen Unzulänglichkeiten diesen ,,Erfolgsmenschen'' herunterzubremsen? Sieht das nicht nur nach Neid, Mißgunst und ,,Kleinkariertheit'' aus?

Das Problem liegt auch darin, daß die Manie so mancher verschütteten oder bisher ungenutzten Begabung zum Durchbruch verhilft, jedenfalls zu Beginn manischer Hochstimmung. Dann zeichnen sich erstaunliche Fähigkeiten ab: Tatendrang, Optimismus, Selbstwertgefühl, Redegewandtheit, logische Argumentation – und bei allem lange Zeit Glück und Erfolg. Letzteres überzeugt am meisten.

So sehen viele nur die positive Seite dieser unfaßbaren Karriere und spüren nicht das Krankhafte und den Teufelskreis, in den sich der noch nicht als krank Erkannte verstrickt. Das Schicksal nimmt seinen Lauf.

Ist der moderne Kaufrausch eine Manie?

Der *Kaufrausch* ist ein Charakteristikum der Manie. Einzelheiten s. S. 81. Der Kaufrausch scheint aber auch ein Charakteristikum unserer Zeit zu sein. Sind das alles manisch Erkrankte?

Tatsächlich überkommt es viele gesunde Betroffene fast anfallsweise. Sie werden plötzlich unruhig und brechen zu wahren Einkaufsorgien auf. Manche überziehen dabei ihr Konto, andere verschulden sich sogar erheblich. Die Experten für Konsumtheorie und Verbraucherpolitik sprechen hier von einer Sucht nach Konsum, der sich bis zu einem Kaufrausch steigern kann. Das ist offenbar kein seltenes Ereignis und nimmt noch zu: Man schätzt, daß es jeden 20. Bundesbürger betrifft, rund vier Millionen Menschen. Dabei handelt es sich nicht nur um eine ,,typisch weibliche Eigenschaft'', denn rund 40 % der ,,Kaufsucht-Gefährdeten'' sind Männer. In den neuen Bundesländern spielt dieses Phänomen bisher noch keine Rolle, doch soll es auch dort nur eine Frage der Zeit sein.

Sucht ist charakterisiert durch Dosissteigerung und Entzugserscheinungen, wenn man seinem Suchtverhalten nicht mehr nachkommen kann. Tatsächlich ähnelt auch die Kaufsucht anderen Abhängigkeitsformen. In den Betroffenen wächst das Gefühl eines unentrinnbaren inneren Zwangs. Nichts anderes kann sie in diesem Augenblick befriedigen. Man muß dem Zwang nachgeben, und zwar immer häufiger und intensiver. Kann der Kaufsüchtige nichts mehr konsumieren, stellen sich auch bei ihm Entzugserscheinungen ein, die bis zu körperlichen Syptomen gehen können, zumindest fühlt er sich unwohl, wenn nicht ,,krank''.

Die Hintergründe sind noch wenig untersucht. Offenbar tritt der Kaufrausch phasenweise auf. Viele bevorzugen jedoch – sofern sie sich noch steuern können -, Zeiten, in denen ihr Suchtverhalten nicht so auffällt: Schlußverkauf, Sonderverkauf, Vorweihnachtszeit usw. Andere können sich nicht mehr halten. Sie werden einfach mitgerissen, wenn sich der Kaufrausch wieder meldet.

Die Ursachen sind mehrschichtig. Für viele hat die Kaufsucht offenbar eine ,,Ventil-Funktion'' für Probleme aller Art. Dem kommt nicht zuletzt unsere ,,moderne'' konsumorientierte Weltanschauung entgegen, mit der ja bereits Kinder konfrontiert werden (,,Spielzeug statt Zuwendung, Geld statt Lob''). Die raffinierte Werbung tut das ihre. Nicht selten sind es also partnerschaftliche, familiäre, nachbarschaftliche, berufliche und sonstige Probleme, die nicht gelöst, sondern durch einen Kaufrausch neutralisiert werden (,,man gönnt sich ja sonst nichts''). Dabei ist die Palette weit gesteckt: Vom unbewußt gesteuerten Kaufverhalten bis zur beabsichtigten Selbsttröstung oder -belohnung, von heiter-vergnügt und unbelastet bis zu resigniert, verbittert, deprimiert (s. u.), von übertrieben, aber noch im Griff, bis zu nicht mehr steuerungsfähig, ja zwanghaft, von leichteren, gerade noch vertretbaren „Dummheiten" bis zur bedenklichen Verschuldung, ja zu sozialem Abstieg einschließlich Obdachlosigkeit u. a.

Wie aus amerikanischen Untersuchungen hervorgeht, zeigen nicht wenige Kaufsüchtige tatsächlich eine verstärkte Anfälligkeit für depressive Verstimmungen. Zumindest sollen sie unter einem schwachen Selbstwertgefühl leiden. Deshalb hat man es nicht nur mit psycho- und soziotherapeutischen Maßnahmen, sondern auch mit Arzneimitteln versucht. Und hier scheinen vor allem die modernen Antidepressiva, die sogenannten Serotonin-Wiederaufnahmehemmer erfolgreich zu sein. Unter einer mehrwöchigen Behandlung hätte bei selbst schweren Fällen der bisher unstillbare Kaufdrang nachgelassen. Allerdings seien die Patienten nach Absetzen des Medikaments und einer Phase der Ruhe wieder rückfallgefährdet. Deshalb wäre grundsätzlich eine längerfristige psychotherapeutische Nachbetreuung notwendig. Noch wichtiger aber sei für die Betroffenen die Zuneigung, die Familienmitglieder, Freunde, Kollegen und Vorgesetzten ihnen entgegenbringen sollten, bevor sie sich diese zu erkaufen suchten. Denn auch das ist ein interessanter Aspekt: Gekauft wird nicht nur für sich selber, sondern auch für andere, um ihnen eine Freude zu bereiten bzw. – nüchtern betrachtet – um sich die erwähnte Zuneigung zu sichern. So gesehen gibt es anscheinend nicht nur einen manischen Kaufrausch, sondern auch eine depressive Kaufsucht, ähnlich wie die Selbsttherapie bzw. Selbstbelohnung durch Süßigkeiten bei Resignation, Enttäuschung und Niedergeschlagenheit. Das entgleiste Kaufverhalten ist offenbar für beide Seiten möglich, Manie wie Depression.

Unabhängig davon gibt es aber auch eine konsumpsychologische Entwicklung, die man heute bereits als „Nation im Kaufrausch" umschreibt. Das sind in der überwiegenden Zahl der Fälle keine oder noch keine krankhaften Zustände, sondern unüberlegte bis ungezügelte Einkaufsorgien, hineingezogen von einer geschickten Werbung und mitgerissen von einer kaufhektischen Umgebung. Und hier ergibt sich für den manisch Bedrohten bzw. Erkrankten das bereits mehrfach erwähnte Problem: Wie soll man diese Patienten in einer solchen Umgebung rechtzeitig erkennen? Doch nur, wenn der Betroffene bereits in voller Fahrt ist, wenn sich noch andere, inzwischen eindeutige Symptome dazugesellen oder wenn die Einkäufe solche Dimensionen annehmen, daß selbst eine konsumorientierte Umgebung erschrickt. Doch dann ist es zu spät.

Weitere Aspekte ab S. 187.

Zusammenfassung

Die Sucht nach Konsum nimmt zu. Man spricht bereits von einer „Nation im Kaufrausch". Betroffen ist bereits jeder zwanzigste Bundesbürger, d. h. Millionen Menschen, und zwar Männer fast so häufig wie Frauen. Meist handelt es sich um eine „Ventil-Funktion" für ungelöste Probleme aller Art. Im zwanghaften Endzustand kann es zu ernsten finanziellen und damit psychosozialen Folgen kommen.

Ob noch steuerbares „modernes" Konsumverhalten, ob Kauforgie oder bereits Kaufzwang, alles ist von großem Nachteil für das rasche Erkennen eines manischen, also krankhaften Kaufrausches, besonders zu Beginn dieses Leidens, wo man noch den größten Schaden abwenden könnte.

Bleibt von einer Manie etwas zurück?

Im Gegensatz zu manchen seelischen Leiden bleiben nach Abklingen einer manischen bzw. depressiven Phase keine Krankheitszeichen (Residualsymptome) von Bedeutung zurück. Doch kann man bei beiden auch nicht in jedem Fall eine sogenannte Vollremission (vom lat.: remittere = nachlassen, aufhören, also völliger Symptomrückgang) versprechen. Dies hat man schon früh erkannt, und zwar nicht nur für so nachvollziehbare Konsequenzen wie Verunsicherung, Verängstigung bzw. Beschämung oder Resignation. Zwei Punkte sind es, die einer besonderen Erörterung bedürfen, und zwar sowohl allgemeiner als auch spezieller Art. Im einzelnen:

Was heißt gesund?

Die Frage, wie man „Krankheit", ja sogar wie man „Gesundheit" definiert, hat schon dickleibige Bände gefüllt. Sie hat viel mit der Frage der *Norm* zu tun. Denn von keinem Normtyp kann das vielschichtige Phänomen „Krankheit" befriedigend erfaßt werden. Jede Definition hat ihre Grenzen, zumal Krankheit auch stets eine subjektive Komponente aufweist, die mit Selbstwertgefühl, Stimmung, Wünschen und den spezifischen Kriterien des engeren und weiteren Umfelds zu tun hat. Und sogar die Gesundheit ist nicht allseits akzeptiert definierbar. Einst wurde Gesundheit sogar als die Fähigkeit verstanden, Krankheit und Leid auszuhalten, da Schmerzen und Tod als wesentliche Charakteristika des menschlichen Lebens galten. Später war man der Ansicht, daß Gesundheit nicht als naturgegeben hingenommen, sondern stets von neuem erworben werden muß. Inzwischen hat sich viel gewandelt – und zwar nicht nur zum Vorteil. Das drückt sich u. a. in dem Philosophenwort aus: „Frühere Generationen hatten ein gesundes Verhältnis zu ihrer Krankheit. Heute hat man ein krankes Verhältnis zu seiner Gesundheit" (H. Rombach). Mittlerweile versteht die Weltgesundheitsorganisation (WHO) Gesundheit sogar als „Zustand vollständigen körperlichen, geistigen und sozialen Wohlbefindens und nicht nur als Freisein von Krankheit und Gebrechen". Wer aber kann sich unter diesem Aspekt als gesund bezeichnen, und dies noch in einer Zeit, in der der ironische Satz die Runde macht: „Gesund ist schlecht untersucht...". Deshalb neigt man wieder zu der alten Definition, die die Gesundheit auch als Aufgabe sieht:

> Gesundheit ist die Fähigkeit, mit Behinderungen und Schädigungen leben zu lernen.

Denn Gesundheit und Krankheit wechseln sich nicht nur im zeitlichen Verlauf ab, sie existieren sogar nebeneinander. So kann es gleichzeitig spezifische Bereiche oder Funktionen von Körper, Seele und Geist geben, die gesund, andere dagegen, die anfällig, gestört oder krank sind. Man denke nur an die zahlreichen „Behinderten" (die in der Gesamtbevölkerung hochindustrialisierter Länder mehr als 10 % betragen sollen!), aber dennoch auf ihrem Gebiet Überdurchschnittliches, ja Großes zu leisten vermögen.

Neben diesen mehr philosophisch-ethischen Überlegungen gibt es zur speziellen Frage dieses Kapitels einen medizinischen, konkreter: psychopathologischen bzw. ätiopathogenetischen Aspekt zu Krankheitsbild, Ursachen und Verlauf.

So bedeutet „symptomfrei", also derzeit ohne eindeutige Krankheitszeichen, zumindest für einen Patienten mit einer endogenen Manie oder manisch-depressiven Erkrankung soviel wie „gesund" im pragmatischen Sinn des Wortes. Denn für einen Menschen mit einer solchen Psychose kann diese Geisteskrankheit (oder für affektive Psychosen etwas milder ausgedrückt: Gemütskrankheit) zum Begleiter des gesamten Lebens werden. Sicherlich braucht sie nur einmal auszubrechen, um dann nie wieder in Erscheinung zu treten. Es können aber auch mehrere, unbehandelt sogar viele Episoden werden. Letztlich bleibt diese Krankheit bestehen, wenngleich im Wartestand bzw. durch präventive Langzeitmedikation (Lithiumsalze, Carbamazepin) beherrschbar – jedoch nicht ursächlich heilbar, jedenfalls zur Zeit.

Etwas anderes ist es bei kurzfristigen manischen Zuständen aufgrund äußerer Einflüsse (s. S. 131), die dann in der Tat vorübergehender Natur sind und nach Abklingen wieder völlig genesen lassen. Aber auch für die Patienten einer manisch-depressiven Psychose oder endogenen Manie besteht kein Grund zur Resignation. Denn es gibt überall seelische und noch mehr körperliche Leiden „im Wartestand". Sie alle lassen die Betroffenen zwar nie mehr völlig gesund sein im Sinne von keinerlei Erkrankungsgefahr. Doch die modernen Behandlungsmöglichkeiten – insbesondere bei der manisch-depressiven Erkrankung – kommen bei optimaler Betreuung und Mitarbeit des Patienten dem Idealbild dieser Gesundheitsvorstellung sehr nahe:

> Unter konsequenter psycho- und soziotherapeutischer Nachbetreuung und medikamentösem Langzeitschutz droht keine Rückfallgefahr mehr – und wenn, dann stark abgemildert und verkürzt. Das ist – gemessen an dem Los unserer Vorfahren vor noch wenigen Generationen – ein großer Fortschritt, der zu etwas Dankbarkeit anregen sollte.

Das sogenannte manische Residualsyndrom

Wie bereits dargelegt, bleibt von einer Depression oder Manie in der Regel nichts zurück. Das ist für die Mehrzahl der Betroffenen ein Trost, den man nicht jedem psychiatrischen Patienten mitgeben kann. Gibt es davon keine Ausnahme? Doch, die gibt es. Mit was muß ggf. gerechnet werden?

Bei der Depression gibt es sogenannte therapieresistente depressive Zustände, die auf keine der eingesetzten psychotherapeutischen, soziotherapeutischen und medikamentösen Maßnahmen befriedigend ansprechen. Sie drohen also chronisch zu werden. Dies ist im höheren Lebensalter gar nicht so selten. In mittleren und jüngeren Jahren pflegt es aber in der Mehrzahl der Fälle kein rein endogenes, also biologisch vorgezeichnetes Schicksal zu sein. Es hat viel mit den spezifischen Umweltbedingungen des Betreffenden zu tun, insbesondere im zwischenmenschlichen, vor allem partnerschaftlichen Bereich. Bei einer solchen therapieresistenten Depression mit Gefahr der Chronifizierung lohnt es sich, genauer beispielsweise das Verhältnis zwischen Patient und (bestimmten) Angehörigen zu untersuchen. Dort ist nicht selten der Grund verborgen, weshalb der Patient nicht mehr gesunden kann oder gar will – bewußt oder unbewußt. Oder auf einen kurzen Nenner gebracht: zuerst ,,Nicht-mehr-Wollen'' und am Ende tatsächlich Nicht-mehr-Können.

Auch die Manie pflegt zwar viel mehr psychodynamische Hintergründe aufzuweisen, als man angesichts des angerichteten Chaos erst einmal eingestehen will. Doch eine chronische Manie sieht die Natur in der Regel nicht vor. Es gibt zwar langfristige manische Zustände, die Monate, manchmal sogar mehr als ein Jahr andauern können. Danach kommt es aber – zumindest bei ausgeprägteren manischen Bildern – zu einem Einbruch, teils zum depressiven Umschlag, teils zu einem reaktiven Erschöpfungssyndrom, manchmal zu beidem. Natürlich kommen auch lang anhaltende hypomanische (maniforme, submanische, also leicht manische – s. S. 137) Zustände und sogenannte hyperthyme Persönlichkeiten (s. S. 154) vor, die fast ihr ganzes Leben ,,ein wenig über dem Strich'' erscheinen. Auch sei an die wiederbelebte Diagnose der Zyklothymia (s. S. 146) erinnert. Dies hat aber mit einer ausgeprägten Manie nichts zu tun. Intensivere manische Zustände gehen so gut wie immer vorbei, das erzwingen nicht zuletzt die in kurzem Zeitraum aufgebrauchten seelisch-körperlichen Reserven.

Wenn es also keine Fortdauer der krankhaften Hochstimmung gibt, bleiben dann etwa andere negative Folgen zurück, z. B. im Sinne eines langanhaltenden Erschöpfungszustandes? Das wäre genauso beängstigend. Die Antwort lautet: zumeist nicht. In seltenen Fällen, vor allem bei wiederholten manischen Phasen ohne medikamentöse Milderung und Verkürzung, ist aber ggf. ein meist dezentes Rest-Beschwerdebild nicht auszuschließen: das sogenannte *manische Residualsyndrom*.

> Das manische Residualsyndrom äußert sich beispielsweise in innerer Leere, gelegentlicher Teilnahmslosigkeit, ja sogar Reizbarkeit, Affektlabilität (Rührseligkeit), Willenlosigkeit, Gleichgültigkeit oder gar mitunter stumpfer Apathie (seelischer Gefühllosigkeit).

Einige Betroffene meinen, zumindest nach einer Reihe manischer/depressiver Phasen, ,,nicht mehr so schnell wie früher auf die Beine zu kommen''. Sie beklagen mangelnden Schwung und Elan und pflegen sich (deshalb?) eher im Vertrauten und Gewohnten zu bewegen. Auch seien die innere Schwingungs-

und Resonanzfähigkeit gemindert. Vor allem könne man eine vorbehaltlos frohe Gestimmtheit seltener registrieren. Dies ist tatsächlich ein häufiges Argument, wenn man gezielt danach fragt. Und es ist bedenklich. Denn es hat nicht nur eine möglicherweise organische Grundlage, die man ggf. hinnehmen muß. Hier schlägt sich auch eine zwar nachvollziehbare, aber verhängnisvolle psychologische Komponente nieder, von der schon mehrfach die Rede war:

Weder die Familienmitglieder, noch die Freunde und ggf. Arbeitskollegen erfreuen sich in Zukunft vorbehaltlos und ohne sorgenvollen Beigeschmack an der plötzlich guten Stimmung oder gar häufigeren Heiterkeitsausbrüchen des ehemaligen Patienten ohne die Befürchtung: Geht es etwa wieder los? Also nimmt sich der Kranke, der diesen Status offenbar nicht mehr verliert, konsequent zusammen und traut sich im unglücklichsten Fall nicht einmal mehr in Gesellschaft vergnügt oder gar ausgelassen zu sein.

Die Folge ist also nicht nur ein biologischer, sondern auch ein sogenannter ,,reaktiver Persönlichkeitswandel'', besonders bei mehrmaligen manischen oder manisch-depressiven Episoden (seltener bei ausschließlich depressiven Phasen).

Was also möglicherweise auf längere Sicht hingenommen werden muß, ist nicht so sehr ein fortdauerndes Leidensbild im bekannten Sinne, sondern die Reaktion darauf: Etwas verunsichert, verängstigt, vielleicht sogar niedergeschlagen und resigniert, nicht mehr so unvoreingenommen gegenüber eigener Gesundheit und ggf. sogar Umwelt, mitunter von Fatalismus geprägt. Man ist ständig zur Nachdenklichkeit und Selbstkontrolle gezwungen und soll und muß mit seinen Kräften besonnener umgehen. ,,Man lebt gebremst''.

Zwar hängt das weitgehend von Alter, zugrunde liegender Wesensart und von Zahl und Konsequenz der Rückfälle ab. Letzlich aber kann eine solche Entwicklung jeden treffen und macht vor allem nicht froh. Andererseits muß diese Einstellung kein genereller Nachteil sein: nicht gebremst, sondern dosiert. Zu einer solchen konstruktiven Erkenntnis kommt man jedoch meist nur mit Hilfe einer verständnisvollen Umgebung.

Zusammenfassung

Im Gegensatz zu einer Reihe psychiatrischer Krankheitsbilder bleibt nach einer endogenen, also biologisch begründbaren depressiven oder manischen Phase nichts Wesentliches zurück. Bei der Depression gibt es allerdings therapieresistente und damit zur Chronifizierung neigende Verläufe, insbesondere im höheren Lebensalter sowie bewußt/unbewußt verlängert durch zwischenmensch- liche, vor allem partnerschaftliche Auseinandersetzungen. Bei der Manie ist eine solche Chronifizierung schwerer vorstellbar, besonders bei ausgeprägteren manischen Episo-den, die ja viel Kraft kosten und die die seelisch-körperlichen Reserven rasch aufzehren. Zwar gibt es langdauernde leichtere manische Zustände (z. B. hyperthyme Persönlichkeiten), die aber mit dem Vollbild einer Manie wenig gemeinsam haben.

Dagegen ist gelegentlich ein sogenanntes manisches Residualsyndrom nicht auszuschließen, also überdauernde Restbeschwerden: innere Lee-re, gelegentlich Teilnahmslosigkeit, Reizbarkeit, Rührseligkeit, Willen-losigkeit, Gleichgültigkeit oder gar stumpfe Apathie, ferner verlängerte Regenerationsphasen, angedeuteter psychosozialer Rückzug, verringer-te innerseelische Schwingungs- fähigkeit usw. Auch sind die Betroffe-nen mitunter etwas verunsichert, leicht verängstigt, resigniert und ggf. niedergeschlagen, nicht mehr so unvoreingenommen gegenüber der eigenen Gesundheit und Umwelt, mitunter sogar fatalistisch. Man traut sich weniger und geht mit seinen Kräften auch besonnener um, was aber kein Nachteil sein muß.

Was den einmal manisch Erkrankten aber sein ganzes Leben lang verfolgen kann, und zwar unnötigerweise, ist die Angst und Sorge seiner Angehörigen, Freunde und Arbeitskollegen, es könnte wieder losgehen, nur weil er sich einmal ungezwungen, heiter und vergnügt zu geben versuchte. Es ist also nicht nur die Stigmatisierung, sondern auch die Sorge der Umgebung vor einem Rückfall, die das Lebensgefühl zu dämpfen vermag. Hier müssen vor allem die Angehörigen zwischen zwangloser Heiterkeit und drohender Rückfallgefahr unterscheiden ler-nen.

Zeitalter der Manie?

In einer immer unübersichtlicher werdenden Welt neigen wir dazu, alles zu klassifizieren und zu etikettieren. So hat man unser Zeitalter schon als das „Jahrhundert der Angst", neuerdings als das „Jahrhundert der Depressionen" apostrophiert. Ob wir wirklich unter mehr Angst und Depressionen zu leiden haben als frühere Generationen, sei dahingestellt. Wer sich ein wenig in der Geschichte auskennt, wird es bezweifeln. Aber eines scheint unserer Epoche besonders am Herzen zu liegen: Aktivität, Energie, Dynamik, Mobilität, Kreativität, Produktivität, Leistungsfähigkeit und wie derlei Schlagworte heißen. Das Gegenteil: Depression, Angst, Verzagtheit, Gemächlichkeit und selbst Besinnlichkeit, Ruhe und Gelassenheit sind „out", reizen sogar zu spöttischen Kommentaren. Das Alltagsleben wird immer schneller und damit hektischer. Zeit wird zum Luxusgut.

Dabei stellt sich die Frage: Wird hier nicht eine fast *manische Lebensweise* propagiert: Voller Lebenslust, strahlender Laune und Wohlbehagen, unbeschwert, humorvoll, optimistisch, beschwingt, witzig, schlagfertig, „happy", selbst- und siegesbewußt bis selbstgefällig? Tausend Dinge soll man unternehmen, je riskanter, desto aufregender. Man spricht viel und über alles mögliche, je ungewöhnlicher, ja abwegiger, desto besser (man achte nur auf den Wortschatz, der immer häufiger Superlative einspannt, die man bisher eigentlich nur der Pubertät vorbehalten glaubte: super, riesig, spitze, überhaupt nicht, megaout usw.) Auch gesteht man sich immer öfter eine „Dummheit" zu: „Man gönnt sich ja sonst nichts".

Man will viel Geld verdienen und viel Geld ausgeben und nimmt deshalb eine wachsende Schuldenlast nicht mehr so tragisch. Man „übertreibt es nicht mehr" mit Aufrichtigkeit und Ehrlichkeit, zumal man sich von seiner Umwelt und von sogenannten Vorbildern diesbezüglich nicht verwöhnt sieht. Man steht in ständigem Kontakt mit anderen, wozu sich das Telefon im allgemeinen und das drahtlose im speziellen geradezu ideal anbietet – manchmal bis zur Telefonsucht (gelegentlich auch als „Telefon-Manie" bezeichnet).

Man konsumiert pausenlos Musik, vom Radiowecker angefangen über die psychologisch ausgeklügelte Musikberieselung der Kaufhäuser bis zu den hörschädigenden Lautstärken in der Freizeit, sei es in Diskotheken, im Auto mit überdimensionierten Lautsprechern oder zu Hause – die Bässe bis an das andere Straßenende dröhnend. Am Wochenende stürzen sich Millionen Jugendlicher freiwillig in ein Inferno ohrenbetäubender Musik aus Lautsprechern, groß wie ein Kleinwagen, in rasende Rhythmen und Lichtblitze mit einer Million Watt, und das alles bei einer Raumtemperatur von bis zu 65°C: die Techno-Parties.

Man könnte aus hunderten von Zeitschriften, Magazinen und Zeitungen und unter tausenden von Büchern, Platten, CDs usw. wählen. Man sieht stundenlang

auf mindestens 2 Dutzend Kanälen fern und „zappt" von einem Sender zum
anderen, um an einem Abend mehrere Spielfilme, Nachrichten, Dokumentatio-
nen, Interviews, Diskussionsrunden, Shows usw. in sich „reingesaugt" zu
haben, die jede für sich allein den halben Abend gefüllt hätten: gleichsam eine
wundersame Vermehrung der Aufnahmefähigkeit, nur mit den bekannten
Folgen, daß man sich am Schluß an nichts mehr erinnern kann – es sei denn, es
war besonders schockierend. Und wem der Abend nicht reicht, dem stehen
inzwischen Nachtzeit und Vormittag zur Verfügung: Late-Night-Shows, Mit-
ternachtsmagazine und Frühstücksfernsehen haben das Testbild abgelöst (was
Kritikern nicht unbedingt als Fortschritt erscheint). Vor allem sieht man schon
als Kleinkind fern, häufig bevor man auch nur eine Zeile zu lesen gelernt hat
(was man dann in einer wachsenden Zahl von Betroffenen auch nicht mehr
richtig lernen wird).

Man raucht und trinkt und läßt sich dabei von einer psychologisch raffinierten
Werbung manipulieren, unbemerkt, obgleich man doch ansonsten so stolz auf
seine kritische Einstellung und Selbständigkeit ist. Selbst als Nicht-Abhängiger
probiert man gelegentlich Rauschdrogen, vielleicht sogar die gefährlich unkal-
kulierbaren Designerdrogen aus dubiosen Quellen, über deren Folgen nicht
einmal die kriminellen Hersteller Auskunft geben könnten.

Man reist in die fernsten Länder und frönt einem Gefahrentourismus mit
Nervenkitzel. Dazu betreibt man möglichst mehrere Sportarten auf einmal und
vielleicht noch Leistungssport, obwohl die wachsende Zahl von Sportverlet-
zungen längst die Respektierung der eigenen Leistungsgrenzen anmahnt. Überhaupt gewinnt das Risikoverhalten einen geradezu zwanghaften Stellenwert,
zumindest bei der jüngeren Bevölkerung: „sportliches" oder gar riskantes
Autofahren (vom üblichen Bedrängen ruhigerer Verkehrsteilnehmer ganz zu
schweigen), z. B. Rasen im Nebel, wissentlich unter Alkoholeinfluß, mit über-
höhter Geschwindigkeit bis hin zu mehrspurigen Wettrennen („lieber tot als
langsam"). Ganz zu schweigen von Risikosportarten wie Drachen- und Gleit-
schirmfliegen, Bergsteigen und Skifahren in riskanten Regionen, Skibergstei-
gen, Wildwasserfahren, Sturm- und Wasserfallbaden, Brandungs- und
Strömungs-Schwimmen oder „Bungee", dem Sprung von Brücke oder Kran
an einem elastischen Gummiseil u. a., meist ohne ausreichende Vorkenntnisse
und fachliche Betreuung. Dabei sei das kriminelle Risikoverhalten durch
„Bus-, S- oder U-Bahn-Surfen" (sich wie ein Surfer außen am Fahrzeug
festklammern), das Sichanhängen an Lastwagen und Busse durch Roller-
skatefahrer oder gar das bewußte „Geisterfahren" auf der Autobahn in Gegen-
richtung gar nicht diskutiert (neuester „Sport" zum Entsetzen der Lokführer:
sich zwischen den Schienen auf das Gleis klammern, wenn dort sogenannte
Zugleitungskabel Halt zu geben scheinen, um sich von (schnellen) IC- und
ICE-Zügen überrollen zu lassen...).

Aber zurück zum Alltag. Er hält auch genügend redliche, aber suspekte
Verhaltensweisen bereit, die zum Nachdenken zwingen: Unser Wohlstand
basiert nicht zuletzt auf unserem Fleiß. Viele Menschen sind jedoch regelrechte
„Arbeitstiere" geworden, „workoholics", wie man es heute nennt: energiege-

laden, aktiv, dynamisch, innovativ, produktiv – in Wirklichkeit ruhelos, getrieben, nicht arbeitsam, sondern inzwischen arbeitssüchtig, mit regelrechten Entzugserscheinungen in der Freizeit, die deshalb entsprechend umfunktioniert werden muß (s. o.). Aber auch für sich genommen bedeutet Freizeit längst keine Erholung mehr, sondern immer häufiger gezielte (manipulierte?) Aktivität: ständig nach Neuigkeiten Ausschau halten, prüfen, vergleichen, einkaufen, anschaffen, ausprobieren, umtauschen usw. Die Mode eilt der jeweiligen Saison immer weiter voraus. Das Rad dreht sich immer schneller. Eines Tages wird sie sich selber überholen. Selbst die Brauchtümer und Feste werden immer früher verbrauchsorientiert vorangekündigt – und damit letztlich verschlissen: Weihnachten, Neujahr, Fastnacht, Ostern usw. Das Leben scheint sich nur noch im ,,Vorgriff'' abzuspielen. Das Heute ist bereits ,,Schnee von gestern'', weil das Morgen schon an die Tür klopft. Die Freude am Hier und Jetzt ist dem ständigen Aufbruch gewichen. Die Menschen halten nicht mehr inne, sie starten gleichsam permanent durch. Das dient dem Konsumverhalten und damit der Wirtschaft, schädigt aber gleichzeitig die Grundlage dieses Systems, nämlich den Konsumenten selber.

Und was macht der, wenn er sich seelisch, geistig und körperlich regenerieren will? Er tut dies inzwischen aktiv, eingebunden in spezielle Programme, gestaffelt nach Entspannungsvermögen und Erholungskapazität. Selbst beim regenerierenden Freizeitsport das gleiche Bild: Aerobic, Tanzen, Jogging, Surfen, Tennis, Ski-Alpin und/oder Langlauf, möglichst aktiv und bis zur Belastungsgrenze, gleichsam permanent auf der Überholspur, um seine Leistungsfähigkeit zu testen, von den riskanteren Sportarten ganz zu schweigen (s. o.).

Und selbst diejenigen, die sich körperlich kaum noch bewegen, setzen sich fortwährend intensiver Stimulation durch die Massenmedien, durch Tele- und Computerspiele aus und konsumieren dabei antriebs- und stimmungssteigernde Genußmittel und kalorienreiche Zwischenmahlzeiten.

Auch in der reinen Informationsaufnahme dreht sich das Karussell immer schneller: Eine Flut von Nachrichten auf Dutzenden von Sendern und Kanälen von Funk und Fernsehen, von der Masse der Printmedien ganz zu schweigen, die in monatlichem, wöchentlichem oder täglichem Wechsel inzwischen ganze Regale füllen – grell sich überschreiend, mit aufreizenden Bildern und balkengroßen Überschriften. Jede Ausgabe muß erneut zugkräftig und damit spektakulär sein, und zwar noch um eine Drehung spektakulärer als die vorangegangene. ,,Nur eine schlechte Nachricht ist eine gute Nachricht'' (Zeitungen, die nur Positives bringen wollten, sind nach kurzer Zeit eingegangen). Die Konkurrenz ist beinhart. Um diese Grundregel durchhalten zu können, durchkämmt man inzwischen die hintersten Winkel der ganzen Erde. Wir schütteln die Köpfe über das, was geschieht – langweilen uns aber auch bereits, wenn das Niveau des Entsetzens etwas abzufallen droht. ,,Stand etwas in der Zeitung, kam was in den Nachrichten?'' Und wenn es heißt: ,,nichts Besonderes'', dann kann man den mißbilligenden Ton bereits heraushören. Kein Wunder, daß sich manche Reporter bestätigt fühlen, die durch ihre Arbeit vor Ort die Sicherheitskräfte behindern oder hilflose Opfer in Gefahr bringen (Geiselnahme): „Die Leute wollen das". Es ist eine „Spirale des Wahnsinns".

Das alles kostet natürlich Kraft, Energie, Reserven, zumal man auch den Schlaf auf das Notwendigste reduziert. Man schaue sich nur einmal um, welcher Verkehr sich auf unseren Straße zur nächtlichen Stunde abspielt; das ist keinesfalls nur Lastverkehr, Spät- und Nachtschicht. Der Mensch unserer Nonstop-Gesellschaft ist mobil und leugnet inzwischen den naturgegebenen Unterschied zwischen Tag und Nacht. Und wenn der Schlaf sich dann nicht mehr pünktlich einzustellen vermag, versucht man ihn mit Alkohol oder Medikamenten zu erzwingen. Und wenn anderentags die Konzentration nachläßt, trinkt man Kaffee, Tee und Cola-Getränke oder nimmt Weckmittel. Und wenn sich schließlich ein seelisch-körperlicher Erschöpfungszustand abzuzeichnen beginnt, ist man fassungslos und sucht nach Ursachen, die man sich selber zurecht biegt, obgleich sie eigentlich auf der Hand liegen.

Und dann der aggressive Ton in unserer Zeit. Es ist hier nicht der Ort, sich darüber auszubreiten. Aber jeder weiß und spürt: Der Aggressionspegel steigt – im Straßenverkehr, am Arbeitsplatz, in der Schule, ja im Vereinsleben und in der Familie. Und im Gefolge davon auch die Gewaltbereitschaft. Nach neueren Erkenntnissen wird dies sogar von der Mehrzahl der Jugendlichen inzwischen akzeptiert. „Gewalt schafft klare Verhältnisse". Die Zukunft sieht düster aus.

Natürlich sind die Beweggründe aller dieser Phänomene vielschichtig und lassen sich nicht auf einen Nenner zwingen. Doch alles hat seine tiefere Bedeutung und sei deshalb noch einmal kurz zusammengefaßt, besonders was die psychologische Seite anbelangt:

Dazu gehört die Erfüllung narzißtischer Wünsche, d. h. Besonderes zu leisten und zu erleben sowie das Gefühl des Unalltäglichen und der Einmaligkeit zu genießen. Ferner der bereits erwähnte Wunsch, Gefahren zu bestehen und dabei die eigenen Fähigkeiten und Kräfte zu erleben bzw. bis an ihre Grenzen auszutesten (vor allem bei mangelnder natürlicher Herausforderung im modernen Alltagstrott). Nicht zu vergessen das Ausleben aggressiver Impulse mit gefährlichen Instrumenten (z. B. Motorfahrzeuge, aber auch risikoreiche Umgebung). Dazu die Verleugnung der realen Gefahren, einschließlich autoaggressiver, d. h. selbstzerstörerischer Regungen. Interessant ist auch das psychologisch komplexe Phänomen des sogenannten „kontraphobischen Ausagierens". Es läßt sich in etwa mit dem Satz erklären: „Wenn ich solche Gefahren überstehe, können mir die alltäglichen Gefahren des Lebens nichts (mehr) anhaben". Und zum Schluß die Sucht-Komponente in unserem Verhalten, die natürlich nicht nur mit Genußgiften und Rauschdrogen befriedigt, sondern durch eine immer buntere Angebotspalette nicht-substanzgebundener Süchte ergänzt wird, charakterisiert durch Schlagworte wie „Reizhunger", „Thrill", „Kick", „Geschwindigkeitsrausch" usw. In Insiderkreisen wird dieses Phänomen als „Adrenalin-Sucht" beschrieben (Adrenalin ist ein Hormon des Nebennierenmarks, das u. a. zur Aktivierung des Herz-Kreislaufsystems führt).

Fazit: Wir sprechen zwar vom Zeitalter der Angst oder der Depression, leben jedoch in Wirklichkeit ein fast manisches Dasein. Vielleicht sollte man deshalb besser vom *Zeitalter der Manie* sprechen: aktiv, dynamisch, energiegeladen, kreativ, produktiv, aber auch ruhelos, getrieben was den Lebensstil anbelangt, vom Geistigen bis zum Körperlichen, von der Arbeit bis zur Freizeit. Das verdichtet sich bezeichnenderweise in dem fast klassischen Ausspruch der Jugend: ,,Viel Action, viele Menschen (= Freunde) treffen, viel Spaß haben – und um Gottes Willen sich nicht langweilen...''

Was für das vorliegende Thema aber noch bedeutsamer ist: So gesehen kann eine echte, krankhafte Manie – zumindest im Vorfeld des Leidens – lange Zeit gar nicht erkannt werden. Man fällt nicht auf in einer Umgebung, die in vielen Fällen zumindest ähnliche Züge zeigt oder fördert.

Zusammenfassung

Wir leben in einem Zeitalter, das ,,zunehmend an Fahrt gewinnt''. Sei es intrapsychisch, zwischenmenschlich, gesellschaftlich, wirtschaftlich, sei es im Informations- und Freizeitbereich usw., überall beginnt sich eine spezifische Atmosphäre aufzubauen. Die einen nennen sie aktiv, dynamisch, kreativ, innovativ, produktiv usw., die anderen finden sie eher unersättlich, ruhelos, getrieben, hektisch und riskant. Zu welcher Seite man auch neigt, eines gilt es zu bedenken: In einem solchen Umfeld kann eine krankhafte Manie lange Zeit unerkannt bleiben.

Juristische Aspekte der manischen Erkrankung

Die inflationäre Ausweitung und damit Unschärfe des Begriffs „depressiv" führt nicht nur in der psychiatrischen Nosologie (Krankheitslehre), sondern auch in der Jurisprudenz zu vielfältigen Problemen. So unterliegt die sogenannte kriminogene Wertung des depressiven Krankheitsbildes bis heute wechselnden Einschätzungen. Das führt im Alltag zu unterschiedlichen forensischen* Beurteilungen. Allerdings sind entsprechende *straf- oder zivilrechtliche Verfahren* bei Depressiven eher selten. Nach Kenntnis des manischen Krankheitsbildes müßte dies bei der Manie eigentlich gerade umgekehrt sein. Doch die Wirklichkeit sieht anders aus. Tatsächlich können sich die meisten forensisch tätigen Psychiater auch nach Jahrzehnten gutachterlicher Tätigkeit nur an wenige Fälle mit der Diagnose „manisches Syndrom" erinnern. So liegt man nicht falsch in der Vermutung, daß die zur Tatzeit manisch Erkrankten kaum häufiger vor Gericht stehen als depressive Patienten. Wahrscheinlich wird die Mehrzahl der Verfahren eingestellt, weil sie nicht schwerwiegend ist. Insbesondere gibt es trotz des lautstarken und bisweilen bedrohlichen Eindrucks, den Maniker hinterlassen können, kaum vorsätzliche Aggressionsdelikte (Kröber). Wie sieht es nun aber bei den vergleichsweise seltenen Fällen aus, bei denen es zur Gerichtsverhandlung kommt?

Hier kann es für den hinzugezogenen Psychiater gelegentlich schwierig werden, und zwar noch ausgeprägter als beim Depressiven, das Gericht davon zu überzeugen, daß eine krankheitsbedingte Fehlhandlung vorliegt, die entsprechend zu exkulpieren ist (Schuldbefreiung) – sofern im Rahmen der Ermittlung überhaupt die Möglichkeit einer psychischen Störung bedacht und ein Sachverständiger hinzugezogen wurde.

Sollte der „Delinquent" noch während seiner manischen Phase vorgeladen werden, kann dies in der überbordenden Hochstimmung und ungesteuerten Umtriebigkeit die Position des Gutachters erleichern. Bei einer auslaufenden Manie, bei der sich der Patient schon besser und länger zusammenzunehmen vermag, wird es bisweilen schwierig. Wird der Maniker im gesunden Intervall oder gar während einer nachfolgenden depressiven Phase vor Gericht geladen,

---

*Forensische (gerichtliche) Psychiatrie ist Psychiatrie im Dienste der Rechtsprechung. Die beiden Rechtsgebiete, die sich der Forensischen Psychiatrie in erster Linie bedienen, sind das *Strafrecht* und das *Zivilrecht*. Im Strafrecht geht es vor allem um die Beurteilung der Schuldfähigkeit, der jugendstrafrechtlichen Verantwortungsreife und der Sozial- und Kriminalprognose eines (meist schuldunfähigen oder erheblich vermindert schuldfähigen) Rechtsbrechers. Das *Zivilrecht* betrifft die Geschäftsfähigkeit und das Betreuungsrecht. Nach methodisch ähnlichen rechtlichen Bestimmungen sind die Prozeß-, Testier- und Delikfähigkeit geregelt.

können sich die Richter zwar nicht mehr vorstellen, was sich hier abgespielt haben soll, doch wird die Wahrheitsfindung durch die zerknirschten oder schuldbewußten Eingeständnisse des Patienten jetzt u. U. einfacher. Doch gesamthaft gesehen ist und bleibt die Manie auch vor Gericht ein schwer durchschaubares Phänomen. Deshalb das nachfolgende Kapitel*.

Wie stellt sich die Manie aus forensischer Sicht dar?

Allgemeine Aspekte

Die manische Enthemmung, Antriebssteigerung, Kritiklosigkeit und das überhöhte Selbstgefühl führen nicht selten zu Gesetzesübertretungen und kriminellen Entgleisungen. Andererseits kann man nur wiederholen: Es erstaunt immer wieder, wie wenig es zu folgenschweren juristischen Komplikationen kommt, gemessen an der doch nicht geringen Dunkelziffer selbst schwererer manischer Syndrome.

Ernstere Delikte sind also selbst in einer ausgeprägteren Manie nicht die Regel. Den rechtswidrigen Handlungen dieser Kranken fehlt die „kriminelle Energie" (und meist auch der lange Atem bei der Durchführung). Allerdings ist die bekannte Wechselwirkung einzukalkulieren: Die manische Psychose „arbeitet" mit der Persönlichkeitsstruktur des Kranken und die Persönlichkeitsstruktur prägt nicht zuletzt das manische Syndrom. Kommt noch eine toxische Komponente hinzu (alkoholische Enthemmung, Rauschdrogenkonsum, Medikamentenmißbrauch), eröffnet sich eine neue, völlig unkalkulierbare Dimension.

Für die rechtliche Würdigung nicht unwesentlich kann auch die Frage der Differentialdiagnose (Abgrenzung zwischen ähnlichen Krankheitsbildern im Prozeß der Diagnosestellung) und vor allem der Ätiopathogenese (Krankheitsursache und Verlauf) werden: Handelt es sich um eine endogene, also biologisch begründbare Gemütsstörung (z. B. manisch-depressive Psychose, reine Manie), um eine organische (körpereigene Schädigung) oder von außen ausgelöste und unterhaltene Manie (Unfall, Vergiftung usw.)? Einzelheiten dazu s. S. 131. Auch sind manische Zustände mitunter schwer von manisch angetriebenen schizophrenen Psychosen abzugrenzen (s. S. 153), die insbesondere durch männliche Patienten in bezug auf Gewaltdelikte etwas über dem Bevölkerungsdurchschnitt liegen. Bisweilen muß man auch an konstitutionell antriebsgesteigerte, zu leichtsinnigen Unüberlegtheiten und Hochstapeleien neigende hyperthyme Persönlichkeiten denken (s. S. 154). Seltener handelt es sich um entsprechend angetriebene, aggressiv unterlegte neurotische Entwicklungen. Hier wird der Gutachter nach zeitlich abgrenzbaren manischen Phasen fahnden, die evtl. durch depressive Zustände unterbrochen sind.

---

*Unter Mitarbeit von Dr. E. Baljer, Ärztlicher Direktor des Zentrums der Psychiatrie in Emmendingen

Steht die Diagnose fest, gilt es das bereits erwähnte Problem im Auge zu behalten.

> In forensischer Hinsicht ist es mitunter schwer, psychiatrisch Fachfremde, also beispielsweise auch Richter, von der krankhaften Kontroll*un*fähigkeit und Kritik*un*fähigkeit eines Manikers zu überzeugen. Doch stellt die manische Psychose eine krankhafte seelische Störung im Sinne der § 20 und § 21 StGB dar, welche sowohl die Einsichtsfähigkeit (bei psychotischen Größenideen) als auch die natürliche Steuerungsfähigkeit (kein juristischer Begriff) vermindern bzw. meist aufheben.

Spezielle Aspekte

Strafrechtlich werden Maniker vor allem straffällig durch Beleidigung, Hausfriedensbruch, Verkehrsdelikte, Betrügereien und erstaunlicherweise nur selten durch sexuelle Entgleisungen und Körperverletzungen. Vielfach entbehren die Straftaten des Manikers aber trotz allem nicht einer gewissen heiteren, um nicht zu sagen „sympathischen" Komponente, was bisweilen zur Diagnosefindung beitragen kann, vor allem aber so manchen Geschädigtem von einer Strafanzeige absehen läßt.

Zivilrechtlich sind Maniker eher betroffen: Hier sind es vor allem die manische Enthemmung und Selbstüberschätzung sowie der krankheitstypische Leichtsinn, der zu wirtschaftlichen, psychosozialen und gesellschaftlichen Schwierigkeiten führt: Kauf von ein oder mehreren Autos (der Luxusklasse), von Häusern, Grundstücken, Geräten, Kleidern, Schmuck, Teppichen usw. – meist mit geringer oder gar ohne Anzahlung, was dem Maniker durch seine überzeugendes Auftreten selbst bei kritischem Verkaufspersonal erstaunlich oft und scheinbar mühelos gelingt. Im weiteren Gründung von Gesellschaften, Zerrüttung der ehelichen Gemeinschaft, die Konsequenzen sexueller Entgleisungen u. a.

Dabei sind materielle Schäden schneller zu beheben als zwischenmenschliche Folgen (z. B. Verlobung, Heirat) oder vertraglich fixierte geschäftliche Einbußen. Ist es durch häufige und schwere manische Phasen zu einer tiefergreifenden Störung der ehelichen Gemeinschaft gekommen, kann die Scheidung wegen krankheitsbedingtem ehewidrigem Verhaltens erfolgen, kaum aber nur wegen der Krankheit an sich.

Obwohl sich kein Maniker davon überzeugen läßt – im Gegenteil, fühlt er sich doch so souverän wie noch nie-, ist er während seines krankhaften Zustandes weder fahrtüchtig noch geschäftsfähig.

Gesamthaft gesehen kommt es allerdings trotz aller Probleme relativ selten zu juristischen Auseinandersetzungen. Meist zeigen die „Opfer" ein erstaunliches Ausmaß an Toleranz und Kompromißbereitschaft, so scheint es. Dort, wo man irgendwann die krankhaften Hintergründe erkennt, will man unter diesen Bedingungen auch kein Exempel statuieren. Nicht selten genieren sich die Betroffenen wohl auch, gerichtlich vorzugehen. Und am häufigsten einigt man sich wohl außergerichtlich.

Ernstere Folgen durch – meist leichte, selten mittelschwere, kaum schwerere – Körperverletzungen führen jedoch in der Regel zu einer zwangsweisen Unterbringung (UBG). Dabei kommen die in den einzelnen Bundesländern unterschiedlichen Verwahrungsgesetze zur Anwendung.

Zusammenfassung

Obgleich sich viele Maniker rechtswidrig verhalten, kommt es doch erstaunlich selten zu juristischen Konsequenzen. Meist fehlt eben die sozialschädliche Neigung bzw. die Motivation, sich sozial schädigend zu verhalten. Anders als beim „üblichen" Kriminellen liegt sozialschädigendes Handeln nicht in ihrem Interesse. Ihr Verhalten hängt – wie bei allen psychotischen Straftätern – mehr von ihrer Persönlichkeitsstruktur und äußeren Faktoren ab (z. B. alkoholische Enthemmung). Auch darf man nicht vergessen: Die manische Psychose „arbeitet" mit der Persönlichkeitsstruktur des Kranken und die Persönlichkeitsstruktur prägt das manische Syndrom.

Strafrechtlich machen sich Maniker also nicht schuldig; sie handeln ohne Schuld. Sie werden straffällig oder treffender: Sie werden auffällig durch Beleidigungen, Hausfriedensbruch, Verkehrsdelikte, Betrügereien, sexuelle Entgleisungen und gelegentlich (leichtere) Körperverletzungen. Zivilrechtlich sind es vor allem unbedachte Kaufverträge, Gesellschaftsgründungen, eheliche Zerrüttungen, sexuelle Entgleisungen usw.

Auch wenn es für psychiatrisch Fachfremde mitunter schwierig ist, sich von der krankhaften Kontroll*un*fähigkeit und Kritik*un*fähigkeit eines Manikers zu überzeugen, sind bei eindeutiger Diagnose sowohl die Einsichtsfähigkeit als auch die natürliche Steuerungsfähigkeit im Sinne der § 20 und § 21 StGB vermindert oder gar aufgehoben.

Internationale Klassifikationsschemata zur Diagnose affektiver Störungen

Weltweit versuchen vor allem zwei internationale Klassifikationsschemata halbwegs einheitliche diagnostische Kriterien zu erarbeiten, die natürlich auch ständig verbessert und ergänzt werden müssen. Dabei handelt es sich um die
– *Internationale Klassifikation psychischer Störungen* in der 10. Ausgabe (ICD-10) der Weltgesundheitsorganisation (WHO) sowie um das
– *Diagnostische und Stastistische Manual Psychischer Störungen* der Amerikanischen Psychiatrischen Vereinigung (American Psychiatric Association – APA) in IV. Ausgabe (DSM-IV)
Beide Klassifikationsschemata haben die gleiche Aufgabe: Vereinheitlichung und Verbesserung von Diagnostik und Klassifikation zur Förderung international vergleichbarer wissenschaftlicher Forschungsstudien. Beide haben ihre Vor- und Nachteile, auf die hier nicht weiter eingegangen werden soll. Manchmal liegen Vor- und Nachteile nahe beieinander oder bedingen sich gegenseitig, wenn z. B. die ständige Überarbeitung und Ergänzung vom Benutzer auch eine ständig neue Einarbeitung verlangt, z. T. mit völlig neuen Begriffen oder solchen, denen neue Bedeutungen zugeordnet werden.

Für den Laien ist dies alles ohne Belang. Er kann nur hoffen, daß sich dadurch Diagnose und Therapie verbessern. Und dies scheint gegeben.

Den Definitionen und Fachbegriffen des DSM-IV begegnet man vor allem in der Forschung und damit in wissenschaftlich aktiven Kliniken (z. B. Universitätskliniken und -Instituten). Die ICD-10 hat ihren Anwendungsschwerpunkt in der Mehrzahl der übrigen Kliniken, da sich die Bundesarbeitsgemeinschaft der Träger psychiatrischer Krankenhäuser darauf festgelegt hat. Außerdem wird sie inzwischen zur Verschlüsselung der Diagnosen verpflichtend für alle klinisch und praktisch tätigen Ärzte. Nachfolgend deshalb ohne weiteren Kommentar die jeweilige Kurzfassung diagnostischer Kriterien für manische Episoden im Rahmen affektiver Störungen nach ICD-10 bzw. für eine Manische Episode nach DSM-IV. Dabei werden im wesentlichen nur die manischen Störungen wiedergegeben.

Affektive Störungen nach der Internationalen Klassifikation psychischer Störungen – ICD-10*

Manische Episode (F 30)

Die *manische Episode* wird charakterisiert durch gehobene Stimmung, Ausmaß und Geschwindigkeit der körperlichen und psychischen Aktivität. Von einer manischen Episode darf man nur sprechen, wenn es sich um eine einzelne manische Episode handelt.

Hypomanie (F 30.0)

Die *Hypomanie* ist die leichtere Ausprägung der Manie. Die Störungen der Stimmung und des Verhaltens sind aber zu anhaltend und auffallend, um als Zyklothymia (s. S. 146) klassifiziert zu werden. Halluzinationen oder Wahn sind bei der Hypomanie nicht vorhanden.

Symptomatik: anhaltende, leicht gehobene Stimmung (wenigstens einige Tage hintereinander), gesteigerte(r) Antrieb und Aktivität, gewöhnlich auffallendes Gefühl von Wohlbefinden und körperlicher sowie seelischer Leistungsfähigkeit. Gesteigerte Geselligkeit und Gesprächigkeit. Übermäßige Vertraulichkeit. Vermehrte Libido. Vermindertes Schlafbedürfnis. – Alle diese Symptome sind zwar deutlich vorhanden, doch nicht so ausgeprägt, daß ein Abbruch der Berufsfähigkeit oder soziale Ablehnung drohen. Anstelle der häufigen euphorischen Geselligkeit kann es aber auch zu Reizbarkeit, Selbstüberschätzung und flegelhaftem Verhalten kommen. Konzentration und Aufmerksamkeit können beeinträchtigt sein. Folge: keine konsequente Arbeitsleistung, Entspannungs- sowie Erholungsfähigkeit. Allerdings kann auch bei der Hypomanie eine übertriebene Unternehmungslust mit vermehrter Geldausgabe registriert werden.

Diagnostische Leitlinien: gehobene oder veränderte Stimmung bzw. gesteigerte Aktivität über einige Tage deutlich und durchgehend. Berufstätigkeit und soziale Aktivität können beeinträchtigt sein. Kommt es zu einer schwereren Behinderung in diesen Punkten, liegt eine Manie vor.

---

* Modifiziert nach WHO: Internationale Klassifikation psychischer Störungen – ICD-10.
 Verlag Hans Huber, Bern–Göttingen–Toronto 1991

Manie ohne psychotische Symptome (F 30.1)

Bei ausgeprägtem Krankheitsbild einer Manie unterscheidet man nach ICD-10 in Manie mit und ohne psychotische Symptome. Bei der *Manie ohne psychotische Krankheitszeichen* findet sich folgende

Symptomatik: Stimmungssituation inadäquat gehoben. Kann zwischen sorgloser Heiterkeit und fast unkontrollierbarer Erregung schwanken. Ferner vermehrter Antrieb, Überaktivität, Rededrang, vermindertes Schlafbedürfnis. Die üblichen sozialen Hemmungen gehen verloren. Die Aufmerksamkeit kann nicht mehr aufrechterhalten werden. Statt dessen starke Ablenkbarkeit. Die Selbsteinschätzung ist überhöht, Größenideen oder maßloser Optimismus werden frei geäußert. Bisweilen Wahrnehmungsstörungen: Farben als besonders lebhaft und meist schön; Beschäftigung mit feinen Einzelheiten von Oberflächenstruktur oder Geweben; subjektive Hyperakusis (Gehörsüberempfindlichkeit). Maniker können überspannte und undurchführbare Projekte beginnen, leichtsinnig Geld ausgeben oder bei völlig unpassender Gelegenheit aggressiv, verliebt oder scherzhaft werden. In einigen manischen Episoden ist die Stimmung eher gereizt und mißtrauisch als gehoben. Die erste Episode tritt im allgemeinen zwischen dem 15. und 30. Lebensjahr auf, aber auch in jedem anderen Lebensalter zwischen der Kindheit und dem siebten oder achten Lebensjahrzehnt.

Diagnostische Leitlinien: Dauer wenigstens eine Woche, schwer genug, um die berufliche und soziale Funktionsfähigkeit mehr oder weniger vollständig zu unterbrechen. Gehobene Stimmung, vermehrter Antrieb, besonderer Rededrang, ferner vermindertes Schlafbedürfnis, Größenideen und übertriebener Optimismus.

Manie mit psychotischen Symptomen (F 30.2)

Eine *Manie mit psychotischen Symptomen* zeigt sich wie eine Manie ohne psychotische Symptome (s. o.). Darüber hinaus ist mit folgenden Krankheitszeichen zu rechnen:

Symptomatik: Selbstüberschätzung und Größenideen können in einen Wahn münden. Aus Reizbarkeit und Mißtrauen kann sich ein Verfolgungswahn entwickeln. Größenideen oder religiöse Wahnvorstellungen können die eigene Identität oder Rolle betreffen. Ideenflucht und Rededrang können dazu führen, daß der Maniker nicht mehr verstanden wird. Ausgeprägte und anhaltende körperliche Aktivität können zu Aggressionen oder Gewalttätigkeit führen. Bei Vernachlässigung der Nahrungsaufnahme und persönlichen Hygiene drohen eine gefährliche Dehydratation (Entwässerung) und Verwahrlosung. Wahngedanken und Halluzinationen können als synthym (stimmungskongruent = der in diesem Fall manischen Stimmung entsprechend) oder parathym (stimmungs-*in*kongruent = der in diesem Fall manischen Stimmung *nicht* entsprechend) bezeichnet werden. Als parathym werden auch affektiv neutrale Wahngedanken und Halluzinationen charakterisiert: Beziehungswahn ohne das Thema

Schuld oder Anklage. Oder Stimmen, die zu den Patienten von Ereignissen ohne besondere emotionale Bedeutung sprechen.

Bipolare affektive Störung (F 31.0)

Bei einer *bipolaren affektiven Störung* handelt es sich um wiederholte Episoden (d. h. wenigstens zwei), in denen Stimmung und Aktivitätsniveau deutlich gestört sind. Dabei kommt es einmal zu einer gehobenen Stimmung mit vermehrtem Antrieb und verstärkter Aktivität (Manie oder Hypomanie – s. diese), dann zu einer Stimmungssenkung mit vermindertem Antrieb und reduzierter Aktivität (Depression). Zwischen diesen Episoden ist mit einer vollständigen Besserung zu rechnen.

Manische Episoden beginnen in der Regel abrupt und dauern zwischen zwei bis drei Wochen und vier bis fünf Monaten (im Mittel etwa vier Monate). Depressive Episoden tendieren zu längerer Dauer (im Mittel etwa sechs Monate), selten länger als ein Jahr, außer bei älteren Menschen. Häufig folgen diese Störungen auf ein belastendes Lebensereignis oder ein anderes psychisches Trauma. Die erste Episode kann in jedem Alter, von der Kindheit bis zum Greisenalter, auftreten. Die Häufigkeit ist sehr variabel. Im Laufe des Lebens werden die gesunden Intervalle aber immer kürzer. Die Zahl depressiver Episoden im höheren Lebensalter nimmt zu und dauert länger.

Bedeutungsgleich für *bipolare affektive Störungen* sind manisch-depressive Erkrankung oder manisch-depressive Psychose. Die Diagnose bipolare affektive Störung wird noch konkretisiert durch die Zusätze: gegenwärtig hypomanische oder manische Episode (mit oder ohne psychotische Symptome – s. o.), gegenwärtig leichte, mittelgradige oder schwere Episode, ferner mit oder ohne psychotische Symptome sowie remittiert (derzeit unauffällig). Eine weitere Verlaufsform ist die bipolare affektive Störung, gegenwärtig gemischte Episode: entweder Mischung oder rascher Wechsel von manischen, hypomanischen und depressiven Syndromen; anamnestisch wenigstens eine gut belegte manische, hypomanische oder gemischte affektive Psychose.

Diagnostische Leitlinien: typische Form der bipolaren Erkrankung mit Alternieren von manischen und depressiven Episoden, unterbrochen von normaler Stimmungslage. Manische und depressive Symptome können aber auch gleichzeitig vorhanden sein. Dabei kann simultan eine depressive Stimmung tage- oder wochenlang von Überaktivität und Rededrang begleitet sein. Das gleiche gilt für eine manische Stimmungslage mit Größenideen, zusammen mit Agitiertheit, Antriebs- und Libidoverlust. Depressive, hypomanische oder manische Symptome können auch rasch von Tag zu Tag oder von Stunde zu Stunde wechseln. *Achtung:* Diese Diagnose soll nur dann gestellt werden, wenn beide Symptom-Gruppen während des überwiegenden Teils der gegenwärtigen Krankheitsepisode gleichermaßen im Vordergrund stehen. Dauer: wenigstens zwei Wochen.

Weitere affektive Störungen nach ICD-10

Weitere affektive Störungen nach ICD-10 sind die depressive Episode (F 32), die rezidivierenden depressiven Störungen (F 33), die anhaltenden affektiven Störungen (F 34 – Einzelheiten zur Zyklothymia s. S. 146), die anderen affektiven Störungen (F 38) und die nicht näher bezeichneten affektiven Störungen (F 39). Diese Krankheitsbilder werden hier nicht besprochen, da sie mit der Manie nur noch indirekt oder gar nichts mehr zu tun haben.

Zusammenfassung

Die *Internationale Klassifikation psychischer Störungen* in der 10. Ausgabe (ICD-10) der Weltgesundheitsorganisation (WHO) ist in Deutschland zur Verschlüsselung inzwischen obligatorisch geworden.

Die *manische Episode* wird charakterisiert durch gehobene Stimmung sowie Ausmaß und Geschwindigkeit der körperlichen und psychischen Aktivität. Unterteilt wird in Hypomanie, Manie ohne sowie mit psychotischen Symptomen sowie bipolare affektive Störungen, bei denen es einmal zu einer gehobenen Stimmung mit vermehrtem Antrieb und verstärkter Aktivität (Manie oder Hypomanie), dann zu einer Stimmungssenkung mit vermindertem Antrieb und reduzierter Aktivität (Depression) kommt. Für alle Krankheitseinteilungen ist eine charakteristische Symptomatik vorgegeben.

Die Manie im Rahmen affektiver Störungen nach dem Diagnostischen und Statistischen Manual Psychischer Störungen – DSM-IV*

Unterteilung der affektiven Störungen nach DSM-IV

Affektive Störungen nach DSM-IV werden in Bipolare Störungen und Depressive Störungen unterteilt. Hauptmerkmal der Bipolaren Störungen ist eine oder mehrere Manische oder Hypomanische Episoden (bei denen gewöhnlich mit Episoden einen sogenannten Major Depression in der Vorgeschichte zu rechnen ist; Einzelheiten siehe die Fachliteratur in der Fußnote*). Hauptmerkmal der Depressiven Störungen sind eine oder mehrere Phasen einer Depression ohne Manische oder Hypomanische Episoden in der Vorgeschichte.

Dabei werden zwei Arten von Bipolaren Störungen unterschieden: Die Bipolare Störung mit einer oder mehreren manischen Episoden (gewöhnlich mit Episoden einer Major Depression in der Vorgeschichte) und die Zyklothyme Störung mit zahlreichen Hypomanischen Episoden und Perioden, in denen eine depressive Symptomatik vorkommt.

Nachfolgend eine komprimierte und modifizierte Fassung der Manischen Episode aus dem Diagnostischen und Statistischen Manual Psychischer Störungen – DSM-IV, das 1996 als deutsche Übersetzung der 1994 in den USA herausgegebenen Fassung der Amerikanischen Psychiatrischen Vereinigung (APA) erschienen ist.

Manische Episode

Eine *Manische Episode* ist laut DSM-IV eine Periode, in der die Stimmung abnorm und andauernd gehoben, expansiv oder gereizt ist. Diese Periode abnormer Stimmung muß mindestens eine Woche dauern. Es kann aber auch weniger sein, wenn dafür die Einweisung in ein Krankenhaus erforderlich ist. Die Stimmungsstörung muß von mindestens drei zusätzlichen Symptomen begleitet sein, die in den Kriterien für eine Manische Episode auf S. 206 zusammengefaßt sind.

---

*Modifiziert nach APA: Diagnostisches und Statistisches Manual Psychischer Störungen – DSM-IV. Hogrefe. Verlag für Psychologie, Göttingen 1996

Symptomatik: Die gehobene Stimmung einer Manischen Episode nach DSM-IV wird als euphorisch, „ungewöhnlich gut drauf", fröhlich oder „aufgekratzt" („high") beschrieben. Obwohl die Stimmung anfangs für den unbeteiligten Beobachter einen ansteckenden Charakter haben kann, wird sie von denjenigen, die den Betroffenen gut kennen, als übersteigert erkannt. Die expansive Qualität dieser Stimung wird beispielsweise charakterisiert durch eine nicht enden wollende und wahllose Begeisterung für zwischenmenschliche, sexuelle oder berufliche Aktivitäten. Beispiele: spontan aufgenommene, aber auch ausführliche Gespräche mit Fremden; eine Verkäuferin ruft Fremde zu Hause und am frühen Morgen an, um ein (unerwünschtes) Verkaufsgespräch zu führen; spontane Einfälle zu vermeintlichen Verbesserungen am Arbeitsplatz, die umgehend und unreflektiert dem Chef vorgetragen werden usw. Obwohl die gehobene Stimmungslage als charakteristisch gilt, kann auch Reizbarkeit dominieren, insbesondere, wenn auf die Wünsche des Betroffenen nicht eingegangen wird. Auch eine Affektlabilität ist häufig, also z. B. der Wechsel zwischen Euphorie und Reizbarkeit. Typisch ist ein übersteigertes Selbstwertgefühl, das von unkritischem Selbstvertrauen bis zu ausgeprägten Größenideen reicht, die sogar wahnhafte Ausmaße annehmen können. So werden oft Ratschläge ohne spezielles Fachwissen gegeben (z. B. wie internationale Organisationen zu leiten sind), oder der Betroffene beginnt trotz fehlender Begabung oder Erfahrungen einen Roman zu schreiben, ein Musikstück zu komponieren oder die Öffentlichkeit für irgendeine unbrauchbare Erfindung zu interessieren. Der Größenwahn kreist meist um Wahnthemen wie eine besondere Beziehung zu Gott oder zu prominenten Persönlichkeiten aus Politik, Unterhaltung oder Religion. Das Schlafbedürfnis ist fast immer vermindert. Obgleich die Betroffenen mehrere Stunden früher als gewöhnlich aufwachen, fühlen sie sich voller Energie. Ist die Schlafstörung ausgeprägter, kann der Betroffene dennoch tagelang ohne Schlaf auskommen und fühlt sich trotzdem nicht müde.

Die Sprache in einer Manischen Episode ist laut, schnell bis gehetzt und schwer zu unterbrechen. Der Redefluß kann manchmal stundenlang und vor allem ohne Rücksicht auf die Kommunikationsbedürfnisse anderer fortgeführt werden. Die Sprache ist bisweilen voller Witze, Wortspiele und amüsanter Belanglosigkeiten. Auch kann der Betroffene theatralisch werden, mit dramatischen Gesten und Gesängen. Anstelle sinnvoller inhaltlicher Zusammenhänge können z. B. Klangassoziationen o. ä. das Sprachbild beherrschen. Ist die Stimmung eher reizbar als gehoben, dominieren Klagen, Beschwerden, feindselige Kommentare und ärgerliche bis zornige Wortergüsse.

Die Gedanken können rasen und jagen, manchmal so schnell, daß man sie nicht mehr adäqaut auszuformulieren vermag. Manchmal wird dies so geschildert, als ob man zwei oder mehreren Fernsehprogrammen zugleich zuschauen müßte. Häufig besteht Ideenflucht, die sich in einem kontinuierlichen Fluß beschleunigter Rede mit abrupten Gedankensprüngen zeigt. So weicht der Verkäufer beim Beratungsgespräch plötzlich in eine detaillierte Erörterung historischer, wirtschaftlicher, technischer oder finanzieller Aspekte des Verkaufsgegenstandes aus. Liegt eine schwere Ideenflucht vor, kann die Sprache desorganisiert und inkohärent (unzusammenhängend) werden.

Die Ablenkbarkeit äußert sich in der Unfähigkeit, unerhebliche äußere Reize auszublenden. Dazu gehören beispielsweise herumliegende Gegenstände, die Krawatte des Gegenübers, Hintergrundgeräusche oder Unterhaltungen, Möbel oder Bilder im Raum usw. Oft ist die Fähigkeit reduziert, zwischen jenen Gedanken zu unterscheiden, die für das jeweilige Thema von Belang und solchen, die bedeutungslos oder völlig irrelevant sind.

Die übersteigerte Betriebsamkeit äußert sich meist in übertriebenem Pläneschmieden und exzessiven Beschäftigungen mit einer Vielzahl von beruflichen, sexuellen, politischen oder religiösen Tätigkeiten. Häufig bestehen gesteigerte sexuelle Triebhaftigkeit und damit entsprechende Phantasien und Handlungen. In wirtschaftlicher Hinsicht werden zahlreiche neue Geschäftsunternehmungen getätigt, ohne die offensichtlichen Risiken zu berücksichtigen. Die Geselligkeit nimmt zu, z. B. alte Bekanntschaften auffrischen, Freunde, ja sogar Fremde, zu jeder Tages- und Nachtzeit anrufen oder aufsuchen usw. Charakteristisch ist dabei die Unfähigkeit, den aufdringlichen, dominierenden und fordernden Charakter der Aktivitäten zu erkennen bzw. den jedermann einsichtigen Konsequenzen auch wirklich Rechnung zu tragen. Typisch ist auch eine seelisch-körperliche Ruhelosigkeit, Rastlosigkeit oder gar Erregung. Beispiele: zahlreiche Gespräche gleichzeitig führen (z. B. telefonieren und mit einer anderen Person reden), eine Flut von Briefen der verschiedensten Themen an Freunde, öffentliche Personen oder die Medien schicken usw.

Expansivität, ungerechtfertigter Optimismus, Größenideen und Mangel an Urteilsfähigkeit führen häufig zu unklugen Beteiligungen an Großeinkäufen oder törichten Investitionen, zu leichtsinniger Teilnahme am Verkehr oder zu ungewöhnlichem Sexualverhalten, auch wenn unangenehme oder schmerzliche Folgen drohen: Schulden, Gefährdung des Ansehens, Untreue, wahllose Affären, Verlust des Arbeitsplatzes, aggressive Durchbrüche, illegale Aktivitäten usw.

Wichtig: Solche Symptome können aber nicht nur bei einer Manischen Episode auftreten, sondern auch durch antidepressive Arzneimittel, Elektrokrampftherapie, Lichttherapie oder bestimmte Medikamente (z. B. Kortikosteroide) verursacht werden. Dann werden sie nicht als Manische Episode diagnostiziert, sondern als Stimmungsstörung mit manischen Merkmalen bezeichnet, die durch eine entsprechende Ursache ausgelöst wurde. Es kann aber auch eine sogenannte bipolare „Diathese" vorliegen. Das heißt, wer eine derart ausgelöste manieähnliche Episode hat, ist wahrscheinlich auch vermehrt gefährdet durch Manische, Gemischte oder Hypomanische Episoden, die nicht mit einer Manie zusammenhängen, die durch bestimmte Substanzen oder körperliche Behandlungsformen gegen Depressionen ausgeklinkt wurden. Oder kurz: Wer äußerlich ausgelöste manieähnliche Episoden ertragen muß, kann auch eine „echte" (früher endogen genannte) Manie bekommen. Diese Überlegung ist besonders im Kindes- und Jugendalter von Bedeutung.

Zugehörige Merkmale und psychische Störungen: Die Betroffenen einer Manischen Episode erkennen häufig nicht, daß sie krank sind. Deshalb widersetzen sie sich jeglichen Behandlungsversuchen. Mitunter wechseln sie abrupt den Aufenthaltsort und verlieren dann den Kontakt zu Verwandten und Betreuern. Manche verändern ihr Erscheinungsbild und kleiden oder schminken sich in ungewohnter Weise: teils gekonnt verführerisch, teils auffällig grell. Das Verhalten kann eigenartig bis bizarr sein: Verteilen von Süßigkeiten oder Geld, Ratschläge an Bekannte und Fremde u. a. Andere spielen um Geld oder zeigen eindeutige antisoziale Verhaltensweisen. Moralische Bedenken werden dabei selbst von sehr gewissenhaften Personen außer Acht gelassen. Mitunter sind die Betroffenen auch feindselig oder bedrohen andere verbal oder gar tätlich, vor allem wenn psychotische Merkmale hinzukommen. Dann sind Fremdaggressionen oder auch suizidale Selbstgefährdungen nicht auszuschließen. Die Folgen sind oft finanzielle Schwierigkeiten, Konflikte mit dem Gesetz, Zwangseinweisung u. a. Sie gehen vor allem auf die mangelnde Urteilsfähigkeit und Hyperaktivität zurück. Nach Abklingen der Manischen Episode schämen sich die Betroffenen meist für ihr Verhalten.

Einige Maniker beschreiben einen verstärkten Geruchs-, Gehör- oder Sehsinn wie z. B. besonders leuchtend erscheinende Farben. Mitunter sind auch katatone Symptome wie Stupor (seelisch-körperliche Erstarrung), Mutismus (Sprachlosigkeit trotz intakter Sprachorgane), Negativismus (das Gegenteil von dem tun, was man soll) und katatone Körperhaltungen (bizarre Posen) möglich.

Die Stimmung kann schnell in Ärger, Zorn, aber auch Depression umschlagen. Depressive Symptome können kurz, aber auch Stunden, seltener sogar tagelang anhalten. Manchmal treten die depressiven und manischen Symptome gleichzeitig auf. Dann liegt eine Gemischte Episode vor. Besonders zu Beginn einer Manischen Episode werden häufig vermehrt Alkohol oder Aufputschmittel kombiniert. Das pflegt den Zustand zu verschlimmern oder zu verlängern.

Laborbefund: Bisher wurden noch keine eindeutigen Laborbefunde gesichert, die zur Diagnose einer Manischen Episode gezielt beigetragen hätten. Allerdings gibt es eine Reihe von pathologischen Laborergebnissen, die sich vom gesunden Durchschnitt abheben: polysomnographische Anomalitäten, eine verstärkte Kortikolsekretion, das Fehlen der Dexamethason-Non-Suppression. Auch wurden abweichende Daten bezüglich bestimmter Neurotransmitter (Botenstoffe) gefunden wie Serotonin, Noradrenalin, Acetylcholin, Dopamin oder Gamma-Aminobuttersäure.

Besondere kulturelle, Alters- und Geschlechtsmerkmale: Bei Jugendlichen gehen Manische Episoden oft mit Schuleschwänzen, antisozialem Verhalten, Schulversagen oder Drogenmißbrauch einher. Auch treten psychotische Symptome häufiger auf als bei Erwachsenen. Bei nicht wenigen finden sich in der Vorgeschichte anhaltende Verhaltensauffälligkeiten, die dem Auftreten der eigentlichen Manischen Episode vorausgehen. Ob diese Verhaltensstörungen ein längeres Vorstadium der Bipolaren Störung oder eine eigenständige psychische Störung darstellen, ist noch ungeklärt.

Verlauf: Das durchschnittliche Erkrankungsalter durch Manische Episoden liegt um das 20. Lebensjahr. Es wurden jedoch auch schon Fälle beschrieben, die in der Jugend beginnen oder nach dem 50. Lebensjahr. Manische Episoden fangen tpyischerweise plötzlich an, wobei die Symptomatik innerhalb weniger Tage rapide eskaliert. Häufig gehen dem Ausbruch psychosoziale Streßsituationen voraus. Die Manischen Episoden dauern normalerweise zwischen ein paar Wochen und mehreren Monaten. Sie sind jedoch kürzer und enden abrupter als die Episoden einer Major Depression. In 50 bis 60 % der Fälle findet eine Episode einer Major Depression direkt vor oder direkt nach einer Manischen Episode statt, ohne daß eine „gesunde Zwischenzeit" zu erkennen wäre. Bricht die Manische Episode nach einer Geburt aus, ist auch bei nachfolgenden Entbindungen ein erhöhtes Rückfallrisiko zu beachten.

Differentialdiagnostisch (Abgrenzung einzelner Diagnosen voneinander) sind folgende Unterscheidungsmöglichkeiten zu bedenken:

Affektive Störung aufgrund organischer Krankheiten: Eine *Manische Episode* ist von einer Affektiven Störung (Gemütsstörung) durch eine organische Krankheit abzugrenzen. Beispiele: Multiple Sklerose, Hirntumor, Morbus Cushing. Eine solche manische Stimmungsstörung aufgrund einer organischen Krankheit oder ausgelöst durch eine Substanz ist besonders dann zu diskutieren, wenn der manische Zustand (erstmals) nach dem 50. Lebensjahr auftritt.

Affektive Störung durch bestimmte Substanzen: Eine *Substanz-induzierte Stimmungsstörung* unterscheidet sich von einer Manischen Episode dadurch, daß eine bestimmte Substanz, also ein Arzneimittel, eine Rauschdroge oder ein gewerbliches Gift als Ursache für die Stimmungsstörung angesehen werden müssen. Das gleiche gilt für bestimmte antidepressive Arzneimittel, die Elektrokrampf- und Lichttherapie.

Hypomanische Episoden unterscheiden sich von Manischen Episoden nicht durch bestimmte Symptome, das Beschwerdebild ist im wesentlichen das gleiche. Nur ist die Störung bei der Hypomanischen Episode nicht schwer genug, um eine deutliche Beeinträchtigung der sozialen oder beruflichen Funktionen zu verursachen oder eine Klinikaufnahme erforderlich zu machen. Manchmal entwickelt sich aus der Hypomanischen Episode eine voll ausgeprägte Manische Episode.

Eine **Major Depression mit ausgeprägt gereizter Stimmung** ist mitunter von einer Manischen Episode mit gereizter Stimmung oder Gemischten Episoden schwer zu unterscheiden. Wenn die Kriterien sowohl für eine Manische Episode als auch für eine Episode einer Major Depression fast täglich für die Dauer von mindestens einer Woche erfüllt sind, spricht man von einer Gemischten Episode.

Hyperaktivitätsstörung und Aufmerksamkeitsdefizit-Störung zeigen ähnlich wie die Manische Episode einen übermäßigen Tatendrang, impulsives Verhalten, mangelnde Urteilsfähigkeit und kaum Krankheitseinsicht. Unterscheidungsmöglichkeiten vor dem 7. Lebensjahr ergeben sich aus der Verlaufsform, die eher chronisch als phasenhaft ist und weder einen eindeutigen Beginn noch ein solches Ende erkennen läßt. Außerdem lassen sich bei der Hyperak-

tivitäts- und Aufmerksamkeitsdefizit-Störung weder eine abnorm expansive
oder gehobene Stimmung noch psychotische Symptome registrieren.

Kriterien für eine Manische Episode*

A. Eine mindestens einwöchige (bei Hospitalisierung auch kürzere),
abgegrenzte Periode mit abnorm und anhaltend gehobener, expansiver
oder reizbarer Stimmung.

B. Während der Periode der Stimmungsveränderung bestehen mindestens drei (bei nur reizbarer Verstimmung mindestens vier) der folgenden Symptome in einem deutlichen Ausmaß:
(1) Übersteigertes Selbstwertgefühl oder Größenideen.
(2) Vermindertes Schlafbedürfnis (z. B. fühlt sich nach nur drei Stunden
    Schlaf ausgeruht).
(3) Vermehrte Gesprächigkeit oder Rededrang.
(4) Ideenflucht oder subjektives Gefühl des Gedankenrasens.
(5) Erhöhte Ablenkbarkeit (Aufmerksamkeit wird zu leicht auf irrele-
    vante äußere Reize gelenkt).
(6) Gesteigerte Betriebsamkeit (im sozialen, beruflichen, schulischen
    oder sexuellen Bereich) oder psychomotorische Unruhe.
(7) Übermäßige Beschäftigung mit angenehmen Aktivitäten, die mit
    hoher Wahrscheinlichkeit unangnehme Konsequenzen nach sich
    ziehen (z. B. ungezügeltes Einkaufen, sexuelle Eskapaden, törichte
    geschäftliche Investitionen).

C. Die Symptome erfüllen nicht die Kriterien einer Gemischten Episode.

D. Die Affektive Störung ist schwer genug, um eine deutliche Beeinträchtigung der beruflichen Leistungsfähigkeit oder der üblichen sozialen Aktivitäten oder Beziehungen zu verursachen oder eine Hospitalisierung zur Abwendung von Selbst- oder Fremdgefährdung erforderlich
zu machen. Oder es sind psychotische Symptome vorhanden.

E. Die Symptome gehen nicht auf die direkte körperliche Wirkung einer
Substanz (z. B. Droge, Medikament, sonstige Behandlungen) oder eines
medizinischen Krankheitsfaktors (z. B. Hyperthyreose) zurück.

---

* Nach DSM-IV, 1996

Beachte: Manieähnliche Episoden, die eindeutig auf somatische antidepressive Behandlung (z. B. Medikamente, Elektrokrampftherapie, Lichttherapie) zurückzuführen sind, sollten nicht als Bipolar I Störung diagnostiziert werden.

Gemischte Episode

Merkmale der Episode: In einer *Gemischten Episode* finden sich über einen Zeitraum von mindestens einer Woche sowohl die Kriterien einer Manischen Episode als auch einer Major Depression, und zwar nahezu täglich. d. h. schnell wechselnde Stimmungslage (Traurigkeit, Gereiztheit, Euphorie), begleitet von den Symptomen einer Manischen Episode (siehe S. 206) und einer Major Depression (siehe Fachliteratur, Fußnote S. 201). Zu den häufigsten Symptomen gehören seelisch-körperliche Unruhe, Schlaflosigkeit, Appetitveränderungen, psychotische Merkmale und Suizidgedanken. Die Störung muß schwer genug sein, um eine deutliche Beeinträchtigung der sozialen oder beruflichen Funktionsfähigkeit zu verursachen oder eine Krankenhausaufnahme erforderlich zu machen. Oder es bestehen psychotische Merkmale. Das Störungsbild geht nicht auf die direkte körperliche Wirkung einer Substanz (z. B. Droge, Medikament, andere Behandlung) oder eines medizinischen Krankheitsfaktors (z. B. Hyperthyreose) zurück.

Allerdings kann bei Patienten, die gemischt anmutende Episoden durch eine somatische Behandlung gegen Depressionen entwickeln, eine sogenannte bipolare ,,Diathese'' vorliegen. Das heißt, hier muß in Zukunft mit einer erhöhten Wahrscheinlichkeit Manischer, Gemischter oder Hypomanischer Episoden gerechnet werden, auch wenn sie nicht durch entsprechende Substanzen oder andere Behandlungsverfahren gegen Depressionen ausgelöst wurden. Dieser Aspekt ist vor allem bei Kindern und Jugendlichen zu berücksichtigen.

Zugehörige Merkmale und Störungen: Die zugehörigen Merkmale der Gemischten Episode ähneln denjenigen der Manischen Episode und der Episode einer Major Depression. Die Betroffenen können in ihrem Denken und Handeln ungeordnet sein. Da die Patienten in Gemischten Episoden dysphorischer sind als in Manischen Episoden, suchen sie wahrscheinlich eher einen Arzt auf.

Laborwerte: Keine ausreichend fundierten Erkenntnisse, obwohl es Anhaltspunkt für physiologische und endokrine Veränderungen gibt, die denjenigen ähneln, die man in schweren Episoden einer Major Depression gefunden hat.

Besondere kulturelle, Alters- und Geschlechtsmerkmale: siehe Major Depression. Gemischte Episoden liegen häufiger bei jüngeren Personen und bei Betroffenen über 65 Jahren mit Bipolarer Störung vor und eher bei Männern als bei Frauen.

Verlauf: Gemischte Episoden können sich aus einer Manischen Episode oder Major Depression entwickeln. Oder sie können ganz neu entstehen. Sie können Wochen oder Monate andauern, vollständig oder teilweise zurückgehen oder

in eine Episode einer Major Depression übergehen. Der Übergang einer Gemischten Episode in eine Manische Episode ist weitaus seltener.
Differentialdiagnose: siehe die entsprechenden Hinweise auf S. 205.

Kriterien für eine Gemischte Episode*

A. Die Kriterien für sowohl eine Manische Episode als auch eine Episode einer Major Depression sind mit Ausnahme des Zeitkriteriums fast täglich über einen mindestens einwöchigen Zeitraum erfüllt.

B. Die Stimmungsveränderung ist schwer genug, um eine deutliche Beeinträchtigung der beruflichen Funktionsfähigkeit, der sozialen Aktivität oder der zwischenmenschlichen Beziehungen zu verursachen oder eine Hospitalisierung wegen Selbst- und Fremdgefährdung notwendig zu machen, oder es bestehen psychotische Symptome.

C. Die Symptome gehen nicht auf die direkte körperliche Wirkung einer Substanz (z. B. Droge, Medikament oder andere Therapie) oder eines medizinischen Krankheitsfaktors zurück.

Beachte: Episoden, die Gemischten Episoden ähneln, aber eindeutig durch eine somatische antidepressive Behandlung (Medikation, Elektrokrampftherapie, Lichttherapie) ausgelöst wurden, werden nicht einer Bipolar I Störung zugerechnet.

Hypomane Episode

Merkmale: Bei einer *Hypomanen Episode* ist die Stimmung abnorm und anhaltend gehoben, expansiv oder reizbar, und zwar über einen Zeitraum von mindestens vier Tagen hinweg. Dazu kommen zumindest drei zusätzliche Symptome wie übersteigertes Selbstwertgefühl oder überwertige, nicht-wahnhafte Größenideen, reduziertes Schlafbedürfnis, Rededrang, Ideenflucht, Ablenkbarkeit, vermehrte Betriebsamkeit oder seelisch-körperliche Unruhe oder übermäßige Beschäftigung mit vermeintlich angenehmen Aktivitäten, die jedoch mit hoher Wahrscheinlichkeit negative Konsequenzen nach sich ziehen. Ist die Stimmung eher gereizt als gehoben oder expansiv, müssen mindestens vier der genannten Symptome vorhanden sein. Die Zusatzsymptome sind identisch mit der Kriterienliste der Manischen Episode (siehe S. 206). Allerdings dürfen bei der Hypomanen Episode keine wahnhaften Symptome oder Halluzinationen (Sinnestäuschungen) vorkommen.

---

*Nach DSM-IV, 1996

Die Stimmung während einer Hypomanen Episode muß sich deutlich von der normalen, nicht-depressiven Stimmungslage des Betroffenen unterscheiden. Außerdem müssen sich eindeutige Veränderungen der gewohnten Funktion und Verhaltensweisen zeigen. Um dies beurteilen zu können, muß man häufig andere Informanten (z. B. Familienangehörige) befragen. Dies ist vor allem wichtig bei Jugendlichen. Im Gegensatz zu einer Manischen Episode ist die Hypomane Episode nicht schwerwiegend genug, um eine deutliche Einschränkung der beruflichen Leistungsfähigkeit oder der sozialen Funktionen nach sich zu ziehen. Auch liegen keine psychotischen Merkmale vor. Eine Klinikaufnahme ist nicht notwendig.

Die Funktionsänderung kann sich aber auch in Form einer deutlichen Steigerung der Leistungsfähigkeit, der Fertigkeiten oder Kreativität äußern. Allerdings können soziale oder berufliche Beeinträchtigungen vorkommen.

Stimmungsveränderungen und Zusatzsymptome dürfen nicht auf die direkte körperliche Wirkung einer Droge, eines Medikaments, einer Depressionsbehandlung, Elektrokrampf- oder Lichttherapie oder auf eine Vergiftung zurückzuzführen sein. Das gleiche gilt für die Folgen einer organischen Krankheit (z. B. Multiple Sklerose, Gehirntumor). Ähnlich wie bei der Manischen Episode gibt es auch hier Anhaltspunkte für eine sogenannte bipolare „Diathese" (s. S. 203). Die gehobene Stimmung während einer Hypomanen Episode wird als euphorisch, „ungewöhnlich gut drauf", fröhlich oder „aufgekratzt" beschrieben. Obgleich die Stimmung anfangs einen ansteckenden Charakter für den unbeteiligten Beobachter haben kann, wird für diejenigen, die den Betreffenden gut kennen, die Änderung bald deutlich. Die expansive Qualität der Stimmungsstörung ist charakterisiert durch eine übersteigerte Begeisterung für soziale, zwischenmenschliche oder berufliche Aspekte. Obwohl die gehobene Stimmung als typisch anzusehen ist, kann es auch zu Reizbarkeit kommen oder zu einem raschen Wechsel zwischen Euophorie und Gereiztheit. Das übersteigerte Selbstwertgefühl liegt aber charakteristischerweise eher auf dem Niveau einer unkritischen Selbsteinschätzung als auf deutlichen Größenideen. Häufig ist auch ein vermindertes Schlafbedürfnis, wobei der Betroffene vor Ablauf der gewöhnlichen Schlafzeit energiegeladen aufwacht. Die Sprache eines Hpyomanikers ist oft etwas laut und schneller als normal, doch ist es nicht so schwierig wie bei der Manischen Episode, ihn zu unterbrechen. Auch kann sie voller Witze, Wortspiele, Anspielungen und Bedeutungslosigkeit sein. Ideenflucht jedenfalls ist ungewöhnlich oder dauert nicht lange an, falls sie vorkommt.

Dafür liegt häufig eine leichte Ablenkbarkeit vor, was sich vor allem im schnellen Themen- oder Handlungswechsel zeigt, die meist als Reaktion auf verschiedene, oft unwichtige Außenreize entstehen. Die gesteigerte Betriebsamkeit kann sich vor allem in großen Plänen und zahlreichen Aktivitäten äußern. Diese sind häufig durchaus kreativ und produktiv (z. B. Schreiben von Leserbriefen oder Erledigung von sonstigen Schreibarbeiten). Auch das Geselligkeitsbedürfnis ist erhöht. Die sexuelle Aktivität kann gesteigert sein. Großeinkäufe, leichtsinniges Fahrverhalten oder törichte geschäftliche Investitionen können zwar vorkommen, sind aber gewöhnlich noch weitgehend geordnet und vor allem nicht so bizarr und gipfeln auch nicht in solchen Beeinträchtigungen wie bei einer Manischen Episode.

Besondere kulturelle und Geschlechtsmerkmale: Die spezifischen Merkmale, wie sie für die Episoden einer Major Depression diskutiert wurden, gelten auch für Hypomane Episoden. Hypomane Episoden bei jüngeren Menschen (z. B. Jugendlichen) gehen oft mit antisozialen Verhaltensweisen, Mißbrauch von Rauschdrogen, Schuleschwänzen und Schulversagen einher.

Verlauf: Eine Hyopomane Episode beginnt typischerweise plötzlich. Sie eskaliert innerhalb von ein bis zwei Tagen. Die Episoden können Wochen bis Monate andauern. Sie treten abrupter auf und sind kürzer als die Episoden einer Major Depression. Oft kann eine Hypomane Episode einer Episode einer Major Depression vorausgehen oder ihr unmittelbar folgen. Etwa 5 bis 15 % der Betroffenen mit Hypomanie müssen im späteren Verlauf mit einer Manischen Episode rechnen.

Differentialdiagnose: Die differentialdiagnostischen Erwägungen bei einer hypomanischen Episode sind die gleichen wie bei einer Manischen und Gemischten Episode (s. S. 205 und S. 208).

Eine Besonderheit ist der Umstand, daß man eine Hypomane Episode von einer *Euthymie* unterscheiden muß (etwa übersetzbar mit „Wohlgemut-Sein", also einen Zustand ausgeglichenen, ruhigen und harmonischen Seelenlebens). Dies vor allem bei Personen, die bisher chronisch depressiv waren und mit ihrer nicht-depressiven Normalbefindlichkeit nicht mehr vertraut sind.

Kriterien für eine Hypomane Episode*

A. Eine umschriebene Zeitspanne von mindestens vier Tagen mit anhaltend gehobener, expansiver oder reizbarer Stimmung, die sich deutlich von der normalen, nicht-depressiven Stimmungslage unterscheidet.

B. Während der Phase der Stimmungsveränderung bestehen dauerhaft mindestens drei der folgenden Symptome in deutlicher Ausprägung (bei nur reizbarer Verstimmung mindestens vier):
(1) erhöhtes Selbstwertgefühl oder Größenideen,
(2) verringertes Schlafbedürfnis (z. B. fühlt sich nach nur drei Stunden Schlaf erholt),
(3) vermehrte Gesprächigkeit oder Rededrang,
(4) Ideenflucht oder subjektives Gefühl des Gedankenrasens,
(5) vermehrte Ablenkbarkeit (Aufmerksamkeit wird zu leicht auf irrelevante Außenreize gelenkt)
(6) gesteigerte Betriebsamkeit (im sozialen, beruflichen, schulischen oder sexuellen Bereich) oder psychomotorische Unruhe,
(7) übermäßige Beschäftigung mit vermeintlich angenehmen Aktivitäten, die mit hoher Wahrscheinlichkeit negative Konsequenzen nach sich ziehen (wie unkontrollierte Einkauftouren, sexuelle Eskapaden oder törichte geschäftliche Investitionen).

C. Die Episode geht mit einer eindeutigen und für den Betroffenen uncharakteristischen Veränderung im Verhalten und in der Leistung im Vergleich zu symptomfreien Zeiten einher.

D. Stimmungsveränderungen und Funktionsbeeinträchtigungen sind für andere beobachtbar.

E. Die Episode ist nicht schwer genug, um deutliche soziale oder berufliche Funktionsbeeinträchtigungen zu verursachen oder eine Hospitalisierung erforderlich werden zu lassen, und es bestehen keine psychotischen Symptome.

F. Die Symptome gehen nicht auf die direkte körperliche Wirkung einer Substanz (z. B. Droge, Medikament oder andere Behandlung) oder eines medizinischen Krankheitsfaktors zurück.

Nach DSM-IV, 1996

Zusammenfassung

Die Klassifikation des Diagnostischen und Statistischen Manuals Psychischer Störungen in IV. Ausgabe der Amerikanischen Psychiatrischen Vereinigung (APA) hat ihren Schwerpunkt vor allem im angelsächsischen Bereich sowie in den wissenschaftlich aktiven Kliniken und Instituten der übrigen Nationen.

Im Bezug auf die Manie unterscheidet man vor allem die Manische Episode, die Gemischte Episode und die Hypomane Episode mit jeweils charakteristischen Kriterien.

Therapeutische Möglichkeiten

Wie bekommt man den Maniker zum Arzt?

Kaum ein seelisches Krankheitsbild braucht eine so rasche und konsequente Behandlung wie die Manie – und nirgends ist sie so wenig gewährleistet wie hier. Die Gründe sind inzwischen deutlich geworden. Die Manie zeigt ein Übermaß an Leben bzw. Lebendigkeit: zu viel Antrieb, zu viel Einfälle, zu viel Kontaktgier, zu viel Aktivität, zu viel „gute" Stimmung und zu viel Selbstvertrauen. Aus alledem folgt natürlich weder Krankheitseinsicht noch Leidensdruck und damit Behandlungswunsch. Schon die Diagnose an sich kann schwierig werden, vor allem zu Beginn und bei milderen Verlaufsformen.

Und doch ist es das wichtigste, einen Maniker möglichst bald einem Arzt seines Vertrauens zuzuführen. Denn es gilt der an sich erfreuliche Satz: „Die Therapie der Manie ist kein Problem, wenn sie zustande kommt..."

Doch sollte eine solche Konsultation nicht mit Hinweis auf die wahrscheinliche Manie oder die daraus folgenden Exzesse arrangiert werden. Das hat in der Regel keinen Erfolg und löst nur aggressive Widerstände aus. Erfolgreicher sind gelegentlich zwei Strategien, für die sich allerdings nicht jeder begeistern läßt: 1. Neugier wecken und 2. eine sogenannte „Umgehungs-Therapie"*. Was ist damit gemeint?

Ein „Treffen" mit dem Arzt arrangieren

Durch die fehlende Krankheitseinsicht kommt es nur selten zu dem notwendigen Arzt-Patient-Kontakt. Der Kranke nimmt sich als solcher gar nicht wahr. Andererseits treibt ihn die Gier nach Selbstbestätigung und Neuem um. Das läßt sich nutzen. Man darf den Patienten nur nicht zum Behandlungsbedürftigen oder gar „Irren" abstempeln und zur Therapie zwingen. So etwas erregt seinen „berechtigten Zorn" und macht alle Bemühungen schon im Ansatz zunichte.

---

* Der einfachste und bezüglich Therapie und Prophylaxe erfolgreichste Weg ist natürlich die freiwillige Arzt-Konsultation, oder zumindest auf inständige Bitte oder sanften Druck der Angehörigen hin. Auch das ist möglich, wenngleich der glücklichste und wohl auch seltenste Fall, zumindest was eine ausgeprägtere manische Phase anbelangt. Möglich ist er allerdings auch gelegentlich beim manischen Liebeswahn, wenn die Patientin (denn es handelt sich ja zumeist um eine Frau) von ihrem „Angebeteten" nicht einfach brüsk abgewiesen, sondern behutsam zu einem Arzt geführt wird. Dann läßt sich sogar eine klinische Behandlung erreichen. Das setzt allerdings die Mitarbeit des „Belästigten" voraus, was angesichts der drohenden Tuscheleien nicht immer zu erwarten ist.

Etwas anderes ist es, wenn man seine *Neugier* weckt, sich mit einem Psychiater oder Nervenarzt zu treffen. „Treffen" ist dabei der richtige Begriff, das deutet Gleichberechtigung an. Zu diesem „Spiel" mit ernstem Hintergrund muß allerdings der Arzt bereit sein. Manchem ist derlei zuwider, andere akzeptieren es aus der Not heraus. Trotzdem kann es der im Augenblick einzige Zugang bleiben. Außergewöhnliche Umstände erfordern gelegentlich außergewöhnliche Maßnahmen. Normalerweise ist der Arzt gewohnt, daß ein Leidender um Hilfe nachsucht. Da bleibt wenig Zeit für unergiebige Diskussionen oder spektakuläre Auftritte. Aber der Maniker ist kaum zur Mitarbeit zu überreden. Wäre es für ihn nicht eine Art Abwechslung oder Attraktion auf der Bühne seines Lebens, sich auch noch mit einem Arzt einzulassen, die Behandlung würde noch seltener zustandekommen. So aber läßt er sich mitunter aus „Großmut", manchmal auch als generöse Geste für die beunruhigten Angehörigen überreden, eine „Zusammenkunft mit dem Doktor zu arrangieren". Dabei fällt den meisten gar nicht auf, was sich hinter dieser umtriebigen Fassade manischer Souveränität in Wirklichkeit versteckt: Der brennende Wunsch, sich einmal mit jemand auszusprechen, der einen nicht nur nach den scheinbaren Verrücktheiten der letzten Tage und Wochen beurteilt, sondern der wirklich zuhört, was sich hinter allem an echter Not verbirgt – selbst wenn das Zuhören bisweilen viel Geduld und Nachsicht erfordert. Dazu später mehr (s. S. 254).

Das „Arrangement" einer Zusammenkunft mit dem Arzt betrifft vor allem Ersterkrankungen oder zumindest erstmalige ernstere Phasen. Patienten, die bereits in einer früheren manischen Episode in ärztlichen Kontakt gekommen sind, pflegen ihre weiteren Entscheidungen aus dieser Erfahrung heraus zu treffen. Konnte ein gutes Verhältnis geknüpft werden, ist der Patient evtl. zugänglicher. Doch das ist nicht die Regel. Die Manie sorgt stets für Überraschungen.

Der Arzt kann sich noch so viel Mühe geben und geduldig auf die Extravaganzen und Zumutungen des Patienten eingehen, wenn die vielschichtigen Bedingungen nicht günstig sind, bleibt ein ambulanter Therapieerfolg versagt. Deshalb bescheiden sich viele Haus- und Nervenärzte bei offensichtlich nicht lenkbaren manischen Zuständen damit, ein halbwegs tragbares persönliches Verhältnis aufzubauen und zu erhalten, um wenigstens bei den geringsten Ansätzen von Behandlungswilligkeit verfügbar zu sein.

Dabei ist schon das reine *Verfügbar-Sein* eine schwere Bürde – für alle Beteiligten. Manchmal geht das nur, wenn man ständig an die seelischen, körperlichen, vor allem aber gesellschaftlichen, finanziellen und zwischenmenschlichen Konsequenzen eines solchen Krankheitsbildes denkt, sonst reißt der Geduldsfaden. Nur allzu gerne würde man diese „undankbaren, uneinsichtigen, lästigen, in der Tat verrückten oder gar aggressiv-bedrohlichen Patienten wider Willen" ihrem Schicksal überlassen. Denn auch als erfahrener Arzt fühlt man sich rasch überfordert und hilflos und kann nur mit Mühe einsehen, daß ein einzelner Patient so viel Zeit, Nerven, Kraft und Einsatz erfordert wie das halbe übrige Wartezimmer zusammen – und doch nur ständig Verwirrung, Ärger und Peinlichkeiten nach sich zieht.

> Doch die Last, die der Maniker selber trägt, ist am größten, wenngleich vorerst verborgen. Er lebt nicht nur existentiell in bezug auf seine Finanzen, sondern auch auf seine gesamte gesellschaftliche Stellung hin auf Kredit. Dessen spätere Einlösung wird noch große Probleme aufwerfen oder gar das ganze Leben überschatten.

Und hier kann sich sogar gelegentlich ein echter Behandlungswunsch entwickeln. Viele Maniker empfinden schon während ihrer Erkrankung diesen Zustand als irgendwie unecht, letztlich getrieben und gehetzt, eigentlich nicht zu ihrer Persönlichkeit und vor allem nicht zu ihren gesellschaftlichen und finanziellen Möglichkeiten passend. Entsprechende Einsichten und vernunftgesteuerte* Korrekturversuche sind aber nur von kurzer Dauer. Es ist fast unmöglich, „gegen den manischen Strom" anzuschwimmen; meist treibt es einen nach kurzer Phase der Vernunft wieder ab (Zitat). Wenn man jedoch Glück hat, kann man den Patienten in einer solchen kurzen Episode der Einsicht schnell dem Arzt vorstellen – sofern man dort auf Verständnis stößt und umgehend einen Termin bekommt.

Die körperliche Abklärung und Kräfteerhaltung betonen

Ein vordergründiges Lockmittel ist also die ärztliche Praxis als Bühne oder Objekt der Neugierde. Das andere verlangt schon ein wenig mehr Einsicht und damit Lenkbarkeit: Es knüpft an jene manietypischen Symptome an, die den Betreffenden zwar derzeit nichts ausmachen, aber nicht normal sind, vielleicht sogar Langzeitfolgen nach sich ziehen: Schlaflosigkeit, Appetitlosigkeit und körperliche Überforderung („Streß").

---

* Das Wort *Vernunft* wird zwar bei Manikern häufig bemüht, ist aber in diesem Zusammenhang streng genommen nicht angebracht. Vernunft setzt eine seelisch gesunde Persönlichkeit voraus, die sich frei entscheiden kann. Ein Maniker ist ein psychisch Kranker, dessen „Vernunftlosigkeit" kein Vergehen, sondern ein Symptom ist. Dies muß man sich immer wieder vor Augen halten.

Ein mitunter überzeugendes Argument lautet: „Dem durch Beruf, Partner, Nachbarschaft, „mißgünstige Neider", „kleinkarierte Bürokraten" usw. gestreßten Betroffenen durch ausreichende, nicht süchtig machende Medikamente wenigstens wieder zu einem normalen Schlaf verhelfen. Denn sonst droht er in einen schleichenden Erschöpfungszustand abzugleiten, den sich die anderen („Feindbilder" erfragen) zunutze machen könnten.

Der Maniker hat zwar keine Krankheitseinsicht und fühlt sich so „optimal wie noch nie", er ist aber nicht selten bereit zuzugeben, daß dieses „Hoch" nicht endlos anhalten und auch nicht ohne „Verschleißfolgen" bleiben kann, wenn nicht wenigstens ein ausreichendes Schlafquantum gesichert ist. Manche Maniker begeben sich gelegentlich sogar freiwillig in die Klinik, „um ein wenig auszuruhen, bevor es dann wieder frisch ans Werk gehen soll". Hier und auch im ambulanten Bereich kann man dann als Nachtmedikation den „Schlafcocktail" aus sogenannten nieder- und hochpotenten Neuroleptika (s. S. 295) anregen, ohne allzuviel Mißtrauen zu wecken. Dabei wird auch die Versicherung positiv registriert, daß bei diesen Medikamenten keine Suchtgefahr besteht. Maniker ruinieren zwar auf allen Ebenen ihre Gesundheit, zeigen sich aber besonders dort besorgt, wo es um „Eingriffe" von außen geht.

Auf jeden Fall kann man mit folgendem Argument bisweilen Nachdenklichkeit auslösen: Jeder Mensch hat nur ein beschränktes Reservoir an Kraft und Energie. Jeder kennt auch von sich selber Zeiten, in denen man etwas zu Wege bringt bzw. in denen nichts läuft. Dieser Wechsel von Aktivität und Regeneration ist die Norm. Unangenehm bis gefährlich aber sind die Extremausschläge, nämlich Hochstimmung und Erschöpfung oder gar Depression. Sie kosten jene Kraftreserven, die sich der Organismus unter normalen Bedingungen sonst sorgsam einteilt. Der größte Aderlaß droht dabei durch Schlaflosigkeit. In der Depression sind Schlafstörungen quälend, in der Hochstimmung oder im Leistungshoch (nicht von „Manie" oder „krank" sprechen!) werden sie als nicht belastend empfunden. Dennoch muß sich auf Dauer der Schlaf wieder normalisieren, sonst ist mit langfristigen Erschöpfungsfolgen zu rechnen. Dies ist am besten durch einen medikamentösen Schutz sicherzustellen. Dem dienen aber nicht Schlafmittel (die zudem abhängig machen können), sondern sogenannte nieder- und hochpotente Neuroleptika, die immer häufiger bei drohender Erschöpfung zur Regeneration genutzt werden.

Über diese Strategie läßt sich natürlich diskutieren. Eine Manie in krankhafter Hochform aber ist nicht der Zeitpunkt, die Worte auf die Goldwaage zu legen. „Es muß etwas geschehen, sonst geschehen weiterhin Dinge, die besser nicht geschehen wären." Also muß man eine medikamentöse Dämpfung mit („psychologisch" gewählter) Hauptdosis zur Nacht und langer Halbwertszeit (= Wirkung) bis in den nächsten Tag versuchen, um den gefürchteten Kahlschlag der Reserven zu bremsen. Wenn das gelingt, ist der erste Schritt zur Eindämmung seelischer und psychosozialer Krankheitsfolgen getan. Allerdings sollte man sich dabei nicht mit Minimaldosen abspeisen lassen, zum anderen aber auch nicht durch zu hohe Medikamentengaben unnötigen Widerstand provozieren. Es gilt in enger Zusammenarbeit zwischen Arzt und Ange-

hörigen eine langsam steigende Dosisanpassung durchzusetzten bzw. sicherzustellen. Deshalb bleibt der Patient häufig noch immer umtriebig genug; manche
Maniker vertragen Neuroleptika (und später Lithiumsalze u. ä. – s. ab S. 307)
in z. T. erstaunlich hohen Dosen, was beweist, wie überdreht der Organismus
ist. Andere wiederum zeigen keinen befriedigenden Soforteffekt, aber so starke
Nebenwirkungen, daß die Einnahmezuverlässigkeit selbst bei gutem Willen in
Frage gestellt ist. Hier muß man die Dosis dann spürbar zurücknehmen und auf
einen Langzeiteffekt warten, der sich in der Regel auch irgendwann einstellt.
Weitere Einzelheiten dazu s. S. 317.

Diese „psychologisch-medikamentöse Strategie" ist natürlich schwierig
durchzuhalten, besonders was die regelmäßige Einnahme der Medikamente
anbelangt. Wenn man allerdings Erfolg hat, kann man durch eine solche
Kombinationsbehandlung nicht nur den notwendigen Schlaf erzwingen, sondern auch den krankhaft übersteigerten Antrieb dämpfen. Ätiologisch ist zwar
damit nicht viel erreicht, doch das ist auch derzeit durch keine andere Maßnahme möglich. Immerhin kann man das überschäumende Krankheitsbild etwas
beruhigen und ggf. die folgenschwersten Konsequenzen eindämmen.

Eine „Gefahr" dieser Behandlung besteht allerdings darin, daß sich der
Patient unter Neuroleptika zwar nach außen besser zusammennehmen
kann, in Wirklichkeit aber noch immer von seiner manischen Umtriebigkeit mitgerissen wird. Doch pflegt schon dies ein Erfolg zu sein, auf
den man zuvor nicht zu hoffen wagte. Man muß nur wissen, daß hinter
der „gezügelten Fassade" noch immer eine manische Überaktivität
antreibt.

Der Versuch, über Schlaf und Streß an den Maniker heranzukommen, ist im
Rahmen der beschränkten Möglichkeiten einer der gangbarsten Wege. Allerdings ist manchen Therapeuten eine solche "Umgehungstaktik" zuwider. Sie
mögen recht haben, nur müssen sie dann einen anderen Weg finden, der die
drohenden sozialen Schäden rechtzeitig vom Patienten fernhält.

Selbst wenn der Maniker eine medikamentöse Therapie ablehnt, sollte
zumindest das gute Verhältnis zum betreuenden Arzt aufrechterhalten
bzw. ausgebaut werden, um evtl. durch langwierige Diskussionen auf
Vernunftbasis die schlimmsten Auswüchse auszubremsen. Ein gutes
persönliches Verhältnis beim noch halbwegs steuerbaren Maniker ist erst
einmal wichtiger als evtl. unzureichende oder gar nicht eingenommene
Medikamente.

Weitere Einzelheiten zu diesem Thema s. S. 245.

Zusammenfassung

„Die Therapie der Manie ist kein Problem, wenn sie zustande kommt", heißt es. Doch warum sollte der Maniker einen Arzt aufsuchen, wo er sich doch noch nie so optimal gefühlt hat wie zur Zeit? Hier gibt es verschiedene Strategien, die nicht jedem zusagen. Doch die Therapie der Manie lebt von Kompromissen. Und dazu kann gelegentlich das Arrangement gehören, sich mit einem Allgemeinarzt, Psychiater oder Nervenarzt/Neurologen zu treffen – nicht als Patient, sondern als „gleichberechtigter Partner". In Wirklichkeit steckt hinter der scheinbar souveränen Fassade des Manikers der Wunsch, einmal wirklich angehört zu werden – ein Wunsch, den er durch sein umtriebiges Verhalten selber immer wieder zunichte macht.

Ein weiterer Einstieg ist die „Erhaltung der körperlichen Gesundheit, Stärke und Aktivität". Denn die manietypische Appetitlosigkeit und Schlaflosigkeit, ganz zu schweigen vom „täglichen Streß", können einen noch so gesunden Organismus schließlich ruinieren. So ist die Schlafmedikation mit zumeist nieder- oder mittelpotenten Neuroleptika nicht selten der Einstieg in eine Pharmakotherapie generell. Und wenn das alles nicht nutzbar ist, so ist das gute persönliche Verhältnis beim noch halbwegs steuerbaren Maniker erst einmal wichtiger als evtl. unzureichende oder gar nicht eingenommene Medikamente. Mag der Weg zum Arzt auf ungewöhnlichen Beweggründen basieren, das Entscheidende ist die Kontaktaufnahme – und natürlich die vom Arzt zu akzeptierende Behandlungsstrategie, die von seinem sonst üblichen Behandlungsstil deutlich abweichen kann. Aber ungewöhnliche Krankheiten brauchen eben ungewöhnliche Therapiemaßnahmen. Und der Maniker hat Hilfe nötig, auch wenn es noch so wenig danach aussieht.

Klinische Einweisung

Das Vorfeld – Möglichkeiten und Grenzen

Nicht jede Hochstimmung bedarf einer Korrektur, geschweige denn Therapie. Auch braucht nicht jeder hypomanische Zustand gleich eine medikamentöse Dämpfung. In vielen Fällen reicht eine konsequente psychagogische Führung aus (eine Kombination aus psychotherapeutischen und pädagogischen Maßnahmen). Das setzt allerdings eine feste Hand voraus. Und der Betreffende muß sich das auch gefallen lassen. Leider sind selbst leichtere manische Zustände durch eine „kurze Geduld" gekennzeichnet, die rasch in unwirsche bis reizbare Reaktionen umschlagen kann, wenn man sie notgedrungen zu bremsen versucht. Häufig verärgert den Maniker genau das, was er selber unüberlegt, getrieben bis rücksichtslos praktiziert: „Vorschläge zur Güte", ständige Bitten und Ermahnungen, „Einmischungen von außen", „Eingriffe in das Privatleben", „Beschneidung der Grundrechte", „Intoleranz", „Rechthaberei", Vorhaltungen, Abmahnungen, Verwarnungen, Verbote, Anzeigen usw. Dies führt dann gelegentlich zu einer Eskalation, die dem ursprünglichen (hypo)manischen Bild nicht angemessen ist. Aber das läßt sich vorher kaum abschätzen.

Das erste und wahrscheinlich wichtigste Problem bei einem akuten manischen Zustand liegt also darin, den Patienten überhaupt einer Behandlung zuzuführen. Denn er ist ja – wie mehrfach betont – ohne Krankheitsgefühl. Zum Arzt geht er allenfalls zur „Abklärung" von Schlaflosigkeit, Appetitlosigkeit, wegen „Überarbeitung" oder zum Nachweis gegenüber Arbeitgeber oder Angehörigen, daß er „kerngesund" ist. Im günstigsten Fall beunruhigt ihn seine Zustandsveränderung aber irgendwie doch. Und dann ist er gelegentlich dazu bereit, zur Sicherung ausreichenden Schlafs Medikamente zu nehmen. Häufig jedoch, zumal bei Ersterkrankungen, hält er sich für „so gesund wie nie zuvor" und verweigert deshalb sowohl eine psychagogische Einflußnahme als auch medikamentöse Therapie, und auf jeden Fall eine stationäre Behandlung.

Dabei erlauben gerade die pharmakotherapeutischen Möglichkeiten eine *ambulante Therapie,* wenn es gelingt, eine tragfähige therapeutische Beziehung zwischen Patient und Arzt herzustellen. Dazu der Psychiater H.-L. Kröber:

In einem solchen Fall muß der Arzt – gerade in der Notfallsituation der akuten Manie – zunächst das intensive Gespräch mit dem Patienten suchen. Er muß herausfinden, was den Maniker so unter Druck gebracht hat, daß er manisch dekompensiert (s. auch das Kapitel über die „manische Aussage" auf S. 254). Das Insistieren auf einer verstehbaren Bestimmung des eigenen Standortes hilft manchem, sich zumindest in der Beziehung zum Arzt wieder auf einen hinreichend adäquaten Standpunkt zu stellen. Und so überrascht es immer wieder, wie ernsthaft und tiefgehend solche Gespräche mit einem vorher übermütig-albernen bis gereizten Patienten werden können. Wo der Arzt den Maniker dazu bringen kann, die hinter der krankhaften Hochstimmung, Heiterkeit und Betriebsamkeit stehende Notsituation mehr oder weniger konkret zu benennen, erleichtert er dem Kranken das Eingeständnis, jetzt in ,,veränderter Verfassung'', ja vielleicht sogar manisch zu sein. Und damit fördert er die Bereitschaft, auf den ,,manischen Urlaub von der Realität'' durch Einnahme von Medikamenten (und notfalls eine Hospitalisierung) zu verzichten.

Wenn es gelingt, den Patienten für diesen Verzicht auf die Manie zu gewinnen und die akute Phase im engmaschigen Gesprächskontakt und mit antimanischer Medikation *ambulant* abzufangen, ist schon viel erreicht. Zum einen dauern manische Phasen bei stationärer Behandlung oftmals länger, da die Hospitalisierung zunächst die Regression des manisches Patienten fördert. Mit Regression (vom lateinischen: regredi = zurückgehen) ist das Wiederauftreten von entwicklungsmäßig früheren Erlebens-, Verhaltens und Regulationsweisen gemeint, die ernüchternde Erkenntnisse abwehren sollen. Tatsächlich gibt der Maniker in stationärer Behandlung oft alle Verantwortung an die Umgebung ab und verfolgt nur noch das Ziel, sich sein manisches Wohlbefinden zu sichern, so lange es geht. Unter ambulanten Bedingungen dagegen ist er und nur er allein in der Pflicht, seinen manischen Zustand zu beenden. Vor allem aber lernt der Maniker bei der ambulanten Meisterung seiner Krankheit, daß er seinem Leiden nicht ausgeliefert, sondern imstande ist, die Manie in Zusammenarbeit mit dem Arzt zu steuern.

Dabei wäre eine gezielte, möglichst nicht allzu dämpfende Medikation hilfreich. Sie soll nicht die motorische (Bewegung) und kognitive (vom lateinischen: cognoscere = erkennen) Selbstkontrolle behindern, aber die krankhafte Umtriebigkeit zügeln helfen.

So brauchen viele manische Zustände nicht unbedingt eine stationäre Behandlung in einer psychiatrischen Fachklinik oder Abteilung, wenn sich die Patienten freiwillig durch Hausarzt oder Psychiater einer rechtzeitigen, ausreichend langen und adäquat dosierten medikamentösen Behandlung unterziehen würden. Dabei fehlt es bisweilen gar nicht an gutem Willen durch den Betroffenen, besonders bei wiederholten Rückfällen und ernsteren Konsequenzen von früher. Nur pflegt eine solche Behandlungsbereitschaft und vor allem Behandlungsdisziplin nicht lange anzuhalten.

Dies geht nicht einmal so sehr auf Nachlässigkeit oder mangelnde Bereitschaft zurück. Die tägliche Medikamenteneinnahme wird im Rahmen der manischen Hektik oft einfach vergessen. Und nicht immer stellt sich jemand zur Verfügung, die verordneten Tabletten, Tropfen oder den Saft täglich neu anzubieten und ihre Einnahme zu überwachen. Das wird nämlich zur Belastung eigener Art, die nur derjenige kennt, der das schon einmal durchmachen mußte.

Besser sind deshalb Depot-Injektionen mit einer Wirkdauer von zwei bis drei (manchmal sogar vier) Wochen. Solche mittel- bis hochpotenten Neuroleptika in langwirkender Injektions-Form (z. B. Ciatyl-Z$^{®}$ Depot oder Haldol$^{®}$ Decanoat – Einzelheiten s. später) gibt der Arzt aber verständlicherweise nur dann, wenn er zuvor durch täglich korrigierbare orale Darreichungen prüfen konnte, ob und wie sie vertragen wurden. Und das ist von Fall zu Fall verschieden, und zwar in z. T. erstaunlich hohen Empfindlichkeits-Abstufungen. Ist die Depot-Spritze nämlich einmal injiziert, lassen sich überschießende Nebenwirkungen nur noch durch spezifische Gegenmittel (z. B. Akineton®) regulieren. Das ist zwar bei entsprechender Anleitung kein Problem, allerdings auch nur eine Notlösung. Beruhigender ist es, man weiß bereits zuvor, wie der Patient das Mittel verträgt. Deshalb wird die Depot-Spritze bei ambulant behandelten Manikern in der Regel erst bei Rückfällen eingesetzt, wenn man in vorange-gangenen Phasen seine medikamentösen Erfahrungen machen konnte.

In *Notfällen* unkorrigierbarer manischer Umtriebigkeit, mit drohenden wirt-schaftlichen oder sonstigen „Katastrophen", greifen aber immer mehr Ärzte umgehend zu einer Depot-Injektion, wenngleich im untersten Dosisbereich. Eine solche Basis- oder Sockel-Dosierung reicht zwar zumeist nicht aus, mildert aber wenigstens die schlimmsten Auswüchse und verbessert ggf. den psychagogischen Zugang zum Patienten. Auch kann man diese Depot-Injektion im untersten Wirkungsbereich noch täglich aufdosieren, und zwar in Tabletten-, Saft- oder am besten in Tropfenform des gleichen Medikaments. Dann ist die Wirkung besser auszuloten, allerdings muß der Patient dazu bereit sein.

Erstaunlicherweise sind manche Maniker tatsächlich zu solchen Injektionen in zumindest kurzfristig aufscheinenden vernunftgesteuerten Momenten bereit. Das sollte man natürlich nutzen. Und sich in der Karteikarte als freiwilligen Schritt vom Patienten auch mittels Unterschrift bestätigen lassen, denn am nächsten Morgen kann bereits alles anders sein.

Fazit: Die meisten Fälle von grenzwertiger Hochstimmung brauchen vor allem eine feste Hand, die bei kritiklosem Übermut konsequent eingreift. Eine stationäre Behandlung wäre hier überzogen. Bei der Mehrzahl der Hypomani-ker und in Einzelfällen sogar bei ausgeprägteren manischen Zuständen ist es ähnlich. Damit könnte vieles ambulant gehalten werden, sofern die psychago-gische Betreuung und ggf. medikamentöse Behandlung gesichert wäre. Leider ist dies nur selten möglich – und deshalb eine stationäre Aufnahme oft nicht zu umgehen, obgleich sie unter günstigen Bedingungen nicht zwingend wäre.

> Maniker lassen sich kaum freiwillig stationär behandeln; und wenn, dann mit höchst eigenen Versorgungsvorstellungen. Von einer „Therapie" darf z. B. gar nicht die Rede sein. Denn "behandlungsbedürftig sind nur Kranke...". Ein solches Zugeständnis stünde ihrem Befinden gleichsam diametral entgegen – es sei denn, man konnte es in behutsamer psycho-therapeutischer Betreuung gemeinsam erarbeiten.

Eine andere Situation entsteht, wenn vorangegangene manische Phasen schon so viele „Scherben" hinterlassen haben und/oder wenn Angehörige, Arbeitge-ber oder sonstige einflußreiche Personen gleichsam ultimativ eine solche Behandlung nahelegen. Bisweilen hat man auch den Eindruck, daß das weib-liche Geschlecht, Patienten aus jüngeren Altersstufen und einfacheren Sozialschichten besser beeinflußbar sind als Männer, Ältere und Angehörige der Oberschicht (Einzelheiten siehe später).

Was spricht für eine klinische Behandlung?

Ob, wann und wie ein Maniker stationär behandelt werden sollte, ist also ein Thema für sich, das weniger von der Theorie, mehr von den jeweiligen Möglichkeiten und vor allem Grenzen diktiert wird. Da ein manisches Krankheitsbild im Grunde für jede Überraschung gut ist, wäre es für viele Betroffene und ihre Angehörigen das beste, man könnte den Patienten grundsätzlich – im wahrsten Sinne des Wortes – „aus dem Verkehr ziehen". Was dann aber wirklich realisiert werden kann, ist meist nicht viel und verhindert im übrigen nur die gröbsten Ausfälle – falls überhaupt. Nachfolgend deshalb eine eher hypothetische Aufzählung von Hospitalisationsgründen, die ohnehin von der jeweiligen Situation modifiziert wird.

Wann empfiehlt sich eine *stationäre Behandlung* – und zwar auch bzw. zumeist gegen den Willen des Patienten?

• Suizidale Selbstgefährdung

Maniker legen während eines manischen Syndroms so gut wie nie Hand an sich. Sie drohen bestenfalls einmal damit, sich etwas anzutun, um irgendein Ziel zu erreichen oder die Umgebung zu verschrecken. Während des sonderbar anmutenden Mischzustandes, in dem manische und depressive Symptome zugleich auftreten oder sich kurzfristig überlappen, vor allem während depressiver Nachschwankungen (s. S. 134) und nicht zuletzt anläßlich eines mehr oder weniger raschen Umschlags in eine depressive Phase (s. S. 13) ist jedoch mit *erhöhter Suizidgefahr* zu rechnen.

In den meisten Fällen handelt es sich dabei um ein mehrschichtiges Bild aus reaktiven und endogenen, d. h. biologisch begründbaren Folgen: Zum einen realisiert der Patient plötzlich erstmals richtig (düstere Ahnungen hatte er zuvor schon kurzfristig), was er in den wenigen Wochen der manischen Überdrehtheit alles angerichtet hat. Zum anderen schlägt jetzt der endogene Gegenpart der Manie, die Depression, mit Gewalt, ja ggf. gnadenloser als bei ausschließlich depressiven Phasen zu. Dabei quälen jetzt nicht nur Traurigkeit, Freudlosigkeit, Interesselosigkeit, Energielosigkeit, Mutlosigkeit, Minderwertigkeitsgefühle, Angstzustände, Konzentrationsstörungen, Entscheidungsunfähigkeit, Beziehungsstörungen, Verarmungsideen, hypochondrische Befürchtungen, innere Leere u. a. – alles Symptome, die dem Beschwerdebild der letzten Wochen geradezu entgegengesetzt waren. Nein, jetzt zermürben auch noch Scham, reale Schuldgefühle, die (Über-)Bewertung früherer oder aktueller Ereignisse, ferner konkrete Selbstanschuldigungen usw., und zwar im Banne des bekannten fruchtlosen depressiven Grübelns, aus dem es kein Entrinnen gibt. Dies ist ein entsetzlicher Zustand, dem manches Opfer nur durch Suizid zu entkommen meint, manchmal sogar als melancholietypische „Buße" interpretierbar.

Auch während einer eindeutig manisch erscheinenden Phase sind kurzfristige Zustände tiefer Niedergeschlagenheit und Verzweiflung nicht auszuschließen. Auch hier muß mit erhöhter Suizidalität gerechnet werden. Ob dies eine stationäre Aufnahme rechtfertigt, hängt von Faktoren ab, die der Arzt zu entscheiden hat. Dabei wird ihm der richtige Entschluß umso besser gelingen, je mehr Informationen er von außen bekommt.

• Fremdgefährdung

Maniker sind reizbar, besonders wenn man sie zu bremsen versucht. Sie neigen dann zu unüberlegten *verbalen Attacken,* gelegentlich auch zu *handgreiflich-aggressiven Durchbrüchen.* Wutanfälle mit Verletzungsgefahr sind möglich, wenngleich eher selten. Allerdings hängt dies – wie mehrfach betont – nicht zuletzt von der zugrundeliegenden Persönlichkeitsstruktur, von der Intensität des manischen Zustandsbildes und den sich daraus ergebenden Folgen ab – einschließlich alkoholisch verstärkter Enthemmung.

Trotz Drohungen, bedrohlichem Auftreten, Nötigung, Hausfriedensbruch, ja sogar Körperverletzungen wirkt die manische Aggressivität jedoch nicht so brutal und berechnend wie bei ,,seelisch gesunden Kriminellen''. Sie hält auch nicht lange an, weshalb es meist nur zur Bedrohung, manchmal zu grenzwertigen Übergriffen, seltener zu konsequent brutalen Gewaltanwendungen kommt. Maniker reagieren eher kurzschlüssig, unbedacht, impulsiv – und selbst in solchen Situationen oftmals nicht ohne eine gewisse ,,erheiternde'' Komponente.

Pflegen sich jedoch fremdaggressive Taten zu häufen oder fühlen sich bestimmte Opfer ernstlich bedroht, ist eine stationäre Einweisung nicht zu umgehen. Dies scheint bei einem schizomanischen Syndrom im Rahmen einer schizoaffektiven Psychose (s. S. 141) häufiger der Fall zu sein als bei einer rein manischen Phase im Rahmen einer manisch-depressiven Erkrankung ohne sonstige psychotische Belastungen.

• Psychosozialer Ruin

Unter *psychosozialem Ruin* aufgrund einer Manie faßt man alles zusammen, was einen solchen Kranken, seinen Partner, seine Familie, seinen Betrieb, aber auch Ansehen/Position usw. nachhaltig beeinträchtigen, wenn nicht dauerhaft zerstören kann. Einzelheiten ergeben sich aus den jeweiligen Kapiteln.

Leider kann man in diesem Punkt nicht immer mit dem notwendigen Verständnis und damit Einsatz der dafür zuständigen Erst- und End-Instanzen rechnen: Polizei, Notarzt, Sanitäter, Gesundheitsamt, Amtsrichter, ja sogar Haus- oder Nervenarzt usw. Dies hat verschiedene Gründe, die aus der Sicht der leidvoll geprüften Angehörigen oft nur schwer zu verstehen sind. Deshalb ist es sinnvoll, sich nicht nur zu beklagen oder still zu verzweifeln, sondern konkret Material für eine stichhaltige Argumentation zu sammeln – und zwar nicht zu verwerflichen Denunziationszwecken, sondern im wohlverstandenen

Interesse des Patienten. Man muß nämlich auf diesem Gebiet schon einiges an praktischer Erfahrung gesammelt haben, sonst kann man sich kaum realistisch vorstellen, was im Rahmen einer Manie alles möglich ist. Und wer dann keine seriös erscheinende „Dokumentation" aufzuweisen hat, der gerät bisweilen selber ins Zwielicht. Das ist zwar ein begründeter Anlaß, an der Gerechtigkeit dieser Welt zu zweifeln, aber auch psychologisch verständlich: So mancher, der von Beruf oder Amts wegen mit der Lösung einer solchen unangenehmen Situation konfrontiert ist, sucht bisweilen – bewußt oder unbewußt – Gründe, das Ganze zur „Privatangelegenheit" herabstufen zu können, „an der bekanntlich mindestens zwei Seiten beteiligt sind". Dann kann man sich nämlich begründet aus der Affäre ziehen. Wenn also beispielsweise die betroffenen Angehörigen in ihrer Not, Verzweiflung und nachvollziehbaren Verwirrtheit „keinen vernünftigen oder glaubhaften Eindruck machen", dann haben sie zu ihrem Leid noch den Spott, die Diskriminierung oder gar Verdächtigungen zu tragen. Und dann reagieren sie bisweilen so konfus, unverfroren, wütend, beleidigend oder ausfallend, wie der unwillige Entscheidungsträger „schon lange vermutet hat".

Außerdem gibt es natürlich in der Tat intrigante, undurchsichtige, mißgünstige, neidische, feindselig gesinnte oder gar bösartige Verwandte und Bekannte, die ihre eigenen Ziele verfolgen und denen jede Schwäche oder seelische Irritation recht ist, ihr eigennütziges Ziel zu erreichen. Das ist für alle diejenigen, die auf der „anderen Seite" Entscheidungen zu treffen haben, nichts Neues. Daher ist eine gewisse Vorsicht, Zurückhaltung oder gar ein gesundes Mißtrauen nicht gänzlich abwegig. Daß es mitunter völlig danebenliegt, besonders im Rahmen eines manischen Dramas, verwundert nicht, wenn man die Manie und ihre Folgen kennt.

> Deshalb sei noch einmal wiederholt: Nur eine umfassende "Dokumentation" der Ereignisse löst bei den Verantwortlichen die notwendige Nachdenklichkeit sowie die ersten praktischen Schritte aus, die das Ganze zumindest nachprüfbar machen. Bisweilen beklagen die Angehörigen zwar dann die befürchtete „administrative Verschleppung" des Falls, der doch eigentlich eine umgehende Reaktion erfordert. Das ist aber einerseits oft nicht schneller zu arrangieren und andererseits immer noch besser als die brüske Ablehnung, sich überhaupt mit diesem unangenehmen Auftrag zu befassen.

Im übrigen sollte die Gefahr des drohenden psychosozialen Ruins im Rahmen einer manischen Episode öfter als bisher zu konsequenten therapeutischen Überlegungen Anlaß geben, also auch zur stationären Einweisung gegen den Willen des Patienten. Dies ist zwar mühsam durchzusetzen, kann aber dadurch erleichtert werden, daß man bei gesicherter Diagnose nicht nur an den Patienten selber denkt (der es einem mitunter schwer macht, an die Patientenrolle zu glauben), sondern auch an den weiteren Kreis der Geschädigten, vor allem die Angehörigen. Auch ist es nicht falsch, sich die Langzeitfolgen eines ruinierten

Betriebs oder bestimmter öffentlicher Interessen auszumalen, die ebenfalls tangiert sein können – je nach Position bzw. Aufgabe.

• Weitere Faktoren, die eine Klinikaufnahme nahelegen

Schließlich wäre eine stationäre Therapie gelegentlich wünschenswert bis zwingend bei folgenden Beeinträchtigungen:

– Bei einer körperlich bedrohlichen Entwicklung durch hartnäckige *Schlaflosigkeit*, die zwar nicht als unangenehm oder gar quälend erlebt wird, den Betroffenen dennoch auf Dauer um seine Energiereserven bringen und in einen Erschöpfungszustand stürzen kann (s. u.).

– Bei *Appetitlosigkeit oder gar Nahrungsverweigerung* mit entsprechenden Folgen, was allerdings gelegentlich durch eine regelrechte Nahrungsmittelschlingerei (Polyphagie) kompensiert werden kann. Maniker können aber während ihrer krankhaften Episode ernsthaft an Gewicht verlieren und sich bei längerfristiger einseitiger Ernährung damit auch einer erhöhten Infektanfälligkeit aussetzen.

– Bei *seelisch-körperlicher Erschöpfung durch extreme Hyperaktivität,* wobei der Patient den Kahlschlag seiner Reserven lange Zeit nicht realisiert. Häufig bereitet der Umschlag in eine depressive Phase dem Ganzen ein ernüchterndes Ende. Doch finden sich gelegentlich auch erschöpfte, ja regelrecht „ausgebrannte" Maniker, die sich dennoch nicht zu zügeln vermögen, was eine Reihe von körperlichen Schäden nach sich ziehen kann.

– Beim Auftreten ernsterer *psychotischer Symptome,* wie sie im einzelnen auf S. 141 geschildert werden.

– Wenn *frühere Behandlungsversuche (auf ambulanter Basis) keinen Erfolg* gebracht haben und sich abzeichnet, daß nur eine ausreichend hoch dosierte und lückenlose medikamentöse Behandlung sowie psychagogische Führung in einer Fachklinik die dringend notwendige Ruhigstellung garantieren kann.

– Wenn der Patient in einer ohnehin *chaotischen Umgebung* lebt, die jegliche Überwachung oder Therapie unmöglich macht und sich dadurch folgenschwere Nachteile für den Betroffenen abzeichnen.

– Wenn *Partner, Familie oder sonstige Angehörige* sich unfähig fühlen, die Behandlung konsequent mitzutragen bzw. mit ihren Kräften am Ende sind, so daß sich für weitere Betroffene eine ernste Gefährdung abzeichnet (z. B. verstärkte Suizidalität.

Es gibt also eine Reihe von Krankheitsfolgen, die eine stationäre Behandlung sinnvoll erscheinen lassen, notfalls mit gesetzlicher Unterbringung. Leider hat diese – medizinisch an sich überzeugende – Indikationsliste mit der Realität der Unterbringungsgesetze (UBG/PsychKG) wenig zu tun. Selbst ein psychosozialer Notfall kann für die jeweiligen Unterbringungsbedingungen der einzelnen Bundesländer nicht ausreichen. Dies ist jedoch ein Problem eigener Art, das immer wieder von Juristen und Ärzten diskutiert wird und den vorliegenden

Rahmen sprengen würde. Im Falle der Manie wäre aber eine flexiblere Haltung in so manchen Situationen segensreich. Nur werden sich diejenigen, die hier aus eigener schmerzlicher Erfahrung berichten, empfehlend und korrigierend weiterhelfen könnten, nach ihrer Genesung eher verschämt zurückhalten, was wiederum verständlich ist. Dafür sollten die Ärzteschaft, insbesondere die Psychiater, durch mehr Öffentlichkeitsarbeit und damit Aufklärung/Prävention bessere Voraussetzungen schaffen, wie ein solch ggf. verheerendes Krankheitsbild schneller und gezielter erkannt und konsequent behandelt werden kann.

Was übrigens im konkreten Fall eine Einweisung im allgemeinen und eine gerichtliche im speziellen so schwierig machen kann, sei im folgenden Kapitel kurz gestreift.

Zusammenfassung

Das größte Problem einer akuten Manie liegt darin, den Patienten überhaupt einer Behandlung zuzuführen. Denn er ist in der Regel ohne Krankheitsgefühl und damit Krankheitseinsicht. Zum Arzt geht er bestenfalls zur ,,Abklärung'' von Schlaflosigkeit, Appetitlosigkeit, wegen Überarbeitung oder zum ,,Nachweis seiner Gesundheit''. Dabei könnte eine rechtzeitige ambulante Behandlung die drohende Klinikeinweisung vermeiden helfen. Deshalb pflegt der Arzt – sogar in der Notfallsituation einer akuten Manie – zunächst das intensive Gespräch mit dem Patienten zu suchen. Dabei gilt es herauszufinden, was den Kranken so unter Druck gebracht hat, daß er manisch dekompensierte. Und hier überrascht es immer wieder, wie ernsthaft und tiefgehend solche Gespäche mit einem vorher umtriebigen oder gar gereizten Patienten werden können. Wenn der Maniker seine – hinter aller Hektik stehende – Not schildern kann, wird er auch eher bereit sein, auf seine Manie zu verzichten, so sonderbar sich das anhört.

Muß man ihn jedoch stationär aufnehmen, kann diese Hospitalisierung die Manie verlängern. Denn in stationärer Behandlung gibt er oftmals alle Verantwortung an die Umgebung ab und versucht sein manisches Wohlbefinden so lange aufrechtzuerhalten wie es geht. In ambulanter Betreuung ist er dagegen allein in der Pflicht, seinen manischen Zustand zu beenden. Vor allem lernt er unter Anleitung des Arztes seine Krankheit selber zu steuern, während er zuvor meinte, ihr hilflos ausgeliefert zu sein. Gerade hier erweist sich dann eine nicht so ausgeprägt dämpfende Medikation als hilfreich.

Dennoch muß immer wieder eine stationäre Behandlung erwogen werden. Was spricht nun für eine Hospitalisation? Konkrete und allseits akzeptierte Gründe gibt es nicht. Sie werden meist von der jeweiligen Situation nahegelegt. Dazu gehören die an sich seltene, aber nicht auszuschließende suizidale Selbstgefährdung, unerträgliche verbale Attacken oder handgreiflich-aggressive Durchbrüche mit Fremdgefährdung, eine Reihe von Folgen, die man als psychosozialen Ruin umschreiben könnte sowie einige weitere Symptome: hochgradige seelisch-körperliche Erschöpfung durch extremes Angetriebensein, völlige Schlaflosigkeit, Nahrungsverweigerung, ferner psychotische Symptome sowie gravierende soziale Aspekte: ernste Folgen für Partner, Familie, sonstige Angehörige, Beruf, wirtschaftliche Sicherheit, Position u. a.

Weshalb scheut man sich vor einer Zwangseinweisung?

Niemand will dem anderen seine Rechte einschränken oder ihn gar seiner Freiheit berauben. Als erstes denkt man dabei an sich selber in vergleichbarer Lage. Dann will man seine Ruhe, seinen Seelenfrieden bewahren und keinen Ärger bekommen. Alle diese Gründe sind nachvollziehbar. Und doch gibt es Situationen, die zum Eingreifen mahnen oder zwingen. Dann kommt es auch darauf an, in welcher persönlichen Beziehung man zum Betroffenen steht. Wenn man dem Familien- oder engen Freundeskreis angehört und sich für den anderen verantwortlich fühlt, dann führt nach vergeblichem Hoffen und Zuwarten und überlangem Zögern schließlich kein Weg mehr daran vorbei, etwas zu unternehmen. Man ist irritiert, resigniert, beschämt und schließlich todunglücklich und hat auch Angst vor den Folgen – aber es hilft nichts, die Umstände nötigen zum Handeln. Anders in jenen Kreisen und Institutionen, die damit nur indirekt konfrontiert sind, z. B. als Beleidigter, Geschädigter, als Arbeitgeber, Vermieter, als Mitarbeiter betroffener Behörden u. a. Auch dort sitzen Menschen, denen ein reibungsloser Ablauf lieber ist als eine Flut von Ärger und Komplikationen, bestehend aus Beschimpfungen, Bedrohungen, Dienstaufsichtsbeschwerden oder anderen Anzeigen. Man muß das realistisch sehen: Man wartet zu, bis es nicht mehr geht. Denn zwingende Argumente und administrative Möglichkeiten bzw. Widerstände gibt es genug – je nachdem, ob man will oder nicht. Das kennt jeder aus seinem eigenen Alltag. Und dies alles potenziert sich beim Maniker in unvergleichbarer Weise.

Welches sind nun die wichtigsten realen, vorgeschobenen oder unbewußten Gründe, die das konsequente Eingreifen so schwer machen?

- Der Maniker treibt zwar allerlei „Unfug", sorgt für Aufregung, Verwirrung, Skandale, droht sich finanziell zu ruinieren, verliert evtl. Partner, Kinder oder Eltern, möglicherweise langfristig auch seine Stelle, zerstört seinen Ruf und wird am Schluß der größte Leidtragende von allen Beteiligten sein. Aber ist das nicht irgendwie seine *„Privatangelegenheit"*? Zu was sollen Behörden, Arbeitgeber, Ärzte und Juristen, ja sogar Freunde und Angehörige noch alles herhalten – und dies noch gegen den Willen des Betreffenden? Diese Überlegung hat sogar etwas für sich. Denn wie lautete die altbekannte, aber stets aufs Neue in die Irre führende Erkenntnis:

- *Der Maniker wirkt gar nicht wie ein Geisteskranker* oder zumindest seelisch Gestörter. Das, was er tut, ist zwar schwer nachvollziehbar, aber seine beredten Rechtfertigungen sind nicht völlig von der Hand zu weisen. Außerdem hatte er lange Erfolg, im Augenblick zwar weniger, später vielleicht wieder mehr – wer weiß. Einen offensichtlich Verwirrten, Wahnkranken, einen durch Alkohol, Rauschdrogen u. ä. Gezeichneten, einen sich hysterisch

Gebärdenden, einen Schwermütigen mit Suizidgedanken, solch einen „echten Kranken" einzuweisen – das ist letztlich vertretbar. Aber hier, ein „lediglich etwas Überdrehter", dazu offenbar im Vollbesitz seiner geistigen und körperlichen Kräfte, das bedarf besonderer Gründe, die erst einmal sorgfältig zu sichten und zu werten sind (aber natürlich auch Kenntnisse und Routine, die den meisten fehlen, zumindest jenen, denen ein manisches Chaos erstmals zur Beurteilung vorgestellt wird). Außerdem:

- *Der Maniker ist kein „leichter Gegner":* Seine Argumente sind messerscharf, sein Spott ist ätzend, er hält sich an keine Regel, verlacht, beleidigt, bedroht. Er ist eine schillernde Person, die jeden Rahmen sprengt, die jede Alltags-Erfahrung und „Menschenkenntnis" relativiert. Seine permanenten Zweideutigkeiten, seine Unkalkulierbarkeit und Unberechenbarkeit verwirren. Nie weiß man, ob er wirklich krank ist, die Krankheit ggf. nur spielt oder einfach allen überlegen ist. Und dann die Unanehmlichkeiten, die für jeden, der sich dieser Person entgegenzustemmen versucht, entstehen können. Denn die Umtriebigkeit des Manikers hält ihn in ständigem telefonischem und persönlichem Kontakt mit Ärztekammer, Redaktionen, Land- und Amtsgerichten sowie Gesundheitsämtern, mit Interessen- und Selbsthilfegruppen, Parteien, Berufsverbänden, Beratungsstellen, Vereinen, mit Behörden jeglicher Art usw.

Vor allem aber pflegt sich ein wütend aufbegehrender Maniker beim geringsten Widerstand umgehend einen Rechtsanwalt zu nehmen. Das betrifft zwar nicht jeden Erkrankten, aber sicher ausgerechnet die ohnehin schwierigsten Patienten. Und dieser Rechtsanwalt leitet meist sofort alle notwendigen Schritte ein, jedenfalls verlangt das sein Klient so. Dabei braucht er sich noch nicht einmal etwas vorzumachen. Das tut schon der Maniker selber, der sich ja – wie mehrfach angedeutet – in entscheidenden Situationen konsequent zusammennehmen kann. Daß er nach Verlassen der Anwaltskanzlei im Verkehr, zu Hause, am Arbeitsplatz und sonst überall sofort wieder zu entgleisen droht, das bekommt sein Anwalt natürlich nicht mit.

Es ist also ungeheuer frustrierend, belastend und ggf. von langwierigen Folgen begleitet, wenn man es mit einem unverträglichen, reizbaren, streitsüchtigen, ja explosiblen oder aggressiven Maniker aufzunehmen versucht. Wer deshalb diesem Ärgernis ausweichen kann, der tut es. Zwar fällt das Wort „verrückt" so häufig wie in keiner anderen Situation, doch an eine Krankheit, vor allem an eine wirkliche Gemüts- oder Geisteskrankheit denken die wenigsten. Das gelingt naturgemäß noch am ehesten den zugezogenen Medizinern, am besten einem Nervenarzt oder Psychiater.

So ist es leider nur wenigen Beteiligten gegeben, sich die Ursache dieses Dramas immer wieder vor Augen zu halten: Die Psychose „Manie" vergewaltigt gleichsam die körperlichen, geistigen und seelischen Kräfte sowie psychosozialen Fähigkeiten ihres Opfers. Denn wenn der Spuk vorbei ist, muß man einmal die Verlegenheit des Genesenden miterleben, um die volle Tragik dieses Schicksalschlages zu begreifen.

Außerdem muß man einige *äußere Umstände* kennen, bestimmte psychosoziale Faktoren, die die notwendige stationäre Einweisung noch mehr erschweren, wenn der Patient sich sperrt. Dazu gehören folgende, z. T. schon erwähnte Faktoren, die noch einmal zusammengefaßt werden sollen:

- Daß das *Geschlecht* eine wesentliche Rolle spielt, ist zwar wissenschaftlich und klinisch umstritten. Im allgemeinen aber ist beim männlichen Geschlecht mit mehr Komplikationen zu rechnen. Tatsächlich: *Männer* sind oft schwerer zu einer Behandlung zu zwingen als Frauen. Kommen sie schließlich doch in stationäre Therapie, werden sie in der Regel schneller entlassen, selbst wenn man sich über diesen Schritt nicht sicher ist. In diesem Falle aber ist der vermeintliche geschlechtsspezifische Vorteil ein Nachteil, vielleicht sogar Ruin. Männliche Maniker scheinen in ihrer manischen Umtriebigkeit eher toleriert oder weniger konsequent in ihre Schranken verwiesen zu werden. Das hängt nicht zuletzt mit den noch herrschenden gesellschaftspolitischen Bedingungen zusammen, die hier nicht weiter diskutiert werden sollen. Am meisten zählt natürlich die bei Männern häufiger anzutreffende Art, sich Mahnungen, Vorhaltungen, Einschränkungen oder gar eine „Freiheitsberaubung" vehementer vom Leibe zu halten. Dies kann zwar auch bei einer Frau schwierig werden, doch pflegt man beim Mann erfahrungsgemäß (noch) etwas zurückhaltender zu sein.

- *Ältere* wehren sich manchmal erfolgreicher als Jüngere und sind deshalb auch schwerer zu betreuen. Doch zum einen muß man dies präzisieren, zum anderen kann man auch hier seine Überraschungen erleben. Bei Heranwachsenden, vor allem aber Jugendlichen oder gar Kindern scheut man sich am wenigsten, „konsequent durchzugreifen". Einerseits weil man sich bei diesem „schutzwürdigen Alter" besonders in die Verantwortung genommen fühlt, andererseits weil man mit weniger Widerständen rechnet. Das gleiche gilt für den anderen Alterspol, die Hochbetagten. Hier ist es die krankhafte Umtriebigkeit in Kombination mit gefährlicher Hinfälligkeit (und manchmal einer heiklen gesellschaftlichen Position – s. u.), die das raschere Eingreifen erzwingt. Jedenfalls pflegt man sich jenseits der Pensionierungs- oder Rentengrenze manchmal weniger Zwang anzutun. Ausnahmen bestätigen die Regel.

Maniker im mittleren Lebensalter sind häufig am unangenehmsten und deshalb auch am schwierigsten in eine Fachklinik einzuweisen. Mit ihnen wird man am schlechtesten fertig, weshalb sich hier die bekannten Ausweich-Argumente häufen, die ein konsequentes Eingreifen „als (zur Zeit) nicht zwingend" verhindern. In Wirklichkeit ist diese Lebensspanne die gefährdetste, zumindest was den psychosozialen Ruin anbelangt. Hier wäre es oft ein Segen, wenn die Verantwortlichen oder zuständigen Behörden weniger an die möglicherweise unangenehmen Folgen für sich selber, sondern mehr an das Schicksal des Kranken und seiner Familie denken würden.

- So hat auch die *soziale Position* einen Einfluß, und zwar nicht den geringsten, auch wenn es viele Verantwortlichen oder Zuständigen bestreiten. Dabei drängt sich die Erkenntnis auf: Manisch Erkrankte in untergeordneter Stellung sind ggf. leichter, solche in gehobener Position oft schwerer in die notwendige Behandlung zu bringen. So hat man bisweilen den Eindruck, daß Maniker aus der Mittel- und vor allem Unterschicht eher in eine psychiatrische Fachklinik eingewiesen, vor allem auch gerichtlich untergebracht werden, während man Patienten aus der Oberschicht (die es sicher gleich häufig gibt) in der Regel auf anderem Wege einer Betreuung oder Behandlung zuführt. Oberschicht-Angehörige haben auch mehr Möglichkeiten, sich selber zu entziehen, sei es durch Reisen auf eigene Kosten, sei es – im Extremfall – durch Behandlung auf den Privatstationen nicht-psychiatrischer Kliniken aller möglichen (vor allem internistischen) Disziplinen, einschließlich Kurkliniken oder vergleichbarer klinischer Einrichtungen.

Ähnlich wie beim Geschlecht stellt sich der dabei vermeintlich Bevorzugte in Wirklichkeit jedoch schlechter. Je früher eine konsequente Therapie, desto schneller ist das Leiden ausgestanden und desto geringer ist der Scherbenhaufen, der sich hinter dem Maniker auftut. Darüber hinaus vergrößert sich natürlich auch der Kreis der Leidtragenden, von den wirtschaftlichen bzw. finanziellen Dimensionen ganz zu schweigen. So pflegt sich in solchen Fällen der alte Merksatz tragisch zu bestätigen: ,,Je höher die Position, desto tiefer der Fall''. Mit anderen Worten: Je mehr Macht und Einfluß, desto folgenschwerer die Fehler, die der Kranke machen kann. Um so wichtiger wäre es, gerade ihn rechtzeitig einer konsequenten Behandlung zuzuführen, um den drohenden gesellschaftlichen, beruflichen und nicht zuletzt privaten Schaden oder gar Absturz aufzuhalten. Leider vergeht in den ,,oberen Etagen'' mehr Zeit, bis sich ernste Bedenken und schließlich konsequenter Widerstand regt – oder mit dem bekannten Satz eines verzweifelten Prokuristen: ,,Bis hier etwas passiert, muß schon allerhand passiert sein''.

Zusammenfassung

Nicht jede manische Erkrankung braucht eine stationäre Behandlung, schon gar nicht eine gerichtliche Einweisung (Unterbringungsgesetz – UBG). Andererseits kann man es bisweilen kaum fassen, daß ein Mensch, d. h. seine Gesundheit, sein Ruf, seine Familie, seine wirtschaftliche und gesellschaftliche Basis erst völlig ruiniert sein müssen, bis etwas geschieht. Dabei macht man immer wieder folgende Erfahrungen:

Zum einen sind es bestimmte manische Symptome und Krankheitsfolgen, die alle Beteiligten dazu verleiten, weniger schnell und konsequent als sonst zu reagieren. Zum anderen gibt es aber auch Faktoren, die die betroffenen Angehörigen, Freunde, Arbeitskollegen, Vorgesetzte, Nachbarn usw. immer wieder in Erstaunen, in Resignation oder Empörung versetzen. Und das sind meist Gleichgültigkeit, vorgeschobene Gründe („Privatangelegenheit"), Inkompetenz, mangelnde Courage oder einfach die Unfähigkeit, eine Manie als Krankheit zu erkennen. Auch äußere Aspekte haben einen nicht zu unterschätzenden Einfluß, nämlich Geschlecht, Alter und soziale Schicht bzw. Position. Dabei sind diejenigen, die sich aufgrund dieser „Vorteile" besser wehren können, letztlich im Nachteil; denn je schneller erfolgreich behandelt, desto rascher die Genesung und desto geringer die Folgen, vor allem der Absturz.

Darüber hinaus findet man nicht selten, daß – besonders bei unangenehmen bis aggressiven Kranken – Zuständigkeit und Verantwortung manchmal von einer Institution zur anderen geschoben werden. Und diejenigen, die am hilfreichsten und mutigsten sind, pflegen dann auch noch in untergeordneter Stellung zu sein und können ihre Versprechen gegenüber den verzweifelten Angehörigen, das Notwendige zu veranlassen, nicht immer einhalten. Die Folge ist ein nicht endenwollendes Martyrium aller Betroffenen, d. h.: Aus einem Krankheitsfall werden schließlich mehrere.

Der Maniker in stationärer Behandlung

Maniker sind auf einer *Krankenstation* meist „ungeliebte Patienten" – zumindest auf dem Höhepunkt ihrer krankhaften Umtriebigkeit. Jeder, der diesen Ausführungen bis hierher gefolgt ist, wird es verstehen. Ein Maniker hinter verschlossenen Türen und zusammen mit anderen, meist seelisch akut (wieder)erkrankten Menschen auf einer entsprechenden Aufnahme-Abteilung, wird zur Belastung eigener Art. Einen Maniker, den man „gegen seinen Willen und vor allem gegen Recht und Ordnung einsperrt wie einen Verrückten oder Verbrecher" (Zitat eines Patienten), ein solcher Maniker entwickelt natürlich nicht mehr die positiven Seiten seines Krankheitsbildes wie Frohsinn, ansteckende Heiterkeit, Humor, Unterhaltsamkeit und gelegentlich bedenkenswerte Verbesserungsvorschläge. Denn:

Die „Beschränkung seiner Freiheit" betrachtet der Maniker als schlechten Witz, als gezielte Demütigung oder unverzeihliche Kränkung. Dies führt er auf „Quertreibereien" seiner Angehörigen oder auf sonstwie feindlich gesonnene „Individuen" zurück. Zu deren „Beseitigung", „Neutralisierung" oder zumindest „Bestrafung" bzw. „Sühne" verlangt er gesetzliche Maßregelungen oder ergeht sich in wüsten Drohungen (Beziehungen, Rechtsanwalt, Strafaktionen usw.). Nicht er selber, sondern diese Beschuldigten seien geisteskrank, zumindest aber eifersüchtig, neidisch oder heimtückisch, weil sie seine geistige Überlegenheit und Begabung nicht zu würdigen verstünden, sich jetzt seiner genialen Ideen bemächtigten und sie alleine ausbeuten wollten, ihn beruflich oder karrieremäßig kaltzustellen trachteten und, und, und... Die Konsequenzen, die er daraus zu ziehen gedenkt, hören sich z. T. schon unangenehm, dramatisch bis bedrohlich an – zumindest dort, wo der Maniker auch durchgreifen kann, nämlich zu Hause. Die anderen Feindbilder werden sich schon zu wehren wissen, die Familie hingegen nur bedingt. Dies ist auch die große Sorge der Therapeuten, zumal sich die Verwandten im Laufe des stationären Aufenthalts mitunter einschüchtern lassen und den Ärzten irgendwann in den Rücken fallen (s. später).

Der harmloseste Vorwurf, den der Maniker immer wiederholt, ist die „völlige Humorlosigkeit" dieser Zeit. Das ist wahrscheinlich nicht einmal so unrichtig, hört sich aber ausgerechnet aus dem Munde eines Manikers paradox an. Denn bei genauer Betrachtung verstehen die meisten Maniker keinen Spaß, wenn es sie selber betrifft. Auch auf der Krankenstation sind sie zwar „der Clown vom Dienst" (eine Krankenschwester), reagieren aber nicht selten konsterniert, schockiert, gereizt bis aggressiv, sollten sich die Mitpatienten ähnliche Scherze erlauben; zumindest sind diese im direkten Kontakt gut beraten, nicht gleiches mit gleichem zu vergelten.

Nun ist der Maniker also auf einer überwiegend geschlossenen Aufnahmestation mit meist selber unruhigen Mitpatienten und betreut von vielleicht gestreßtem Pflegepersonal „eingesperrt". Wer einen solchen Krankheitsverlauf genauer kennt, kann sich gut vorstellen, was dies selbst mit medikamentöser Dämpfung für eine Qual bedeutet. Wohin soll er seine geballte Energie auch wenden? Kein Wunder, daß er alles, was ein manisches Krankheitsbild beinhaltet, gleichsam gebündelt der ganzen Station zuteilwerden läßt: geschwätziger Rededrang, leichtfertige Unternehmungslust, sinn- und ziellose Übergeschäftigkeit, Disziplin-, Distanz- und Rücksichtslosigkeit usw. Ein Maniker allein, auf jeden Fall aber zwei oder gar drei, können selbst ein geschultes Behandlungsteam rasch an den Rand seiner Belastbarkeit bringen. Da manische Phasen nicht selten im Herbst, vor allem aber im Frühjahr auszubrechen pflegen, sind in diesen Zeiten gelegentlich mehrere manisch angetriebene Kranke auf einmal zu betreuen. Was das bedeutet, können nur Pflegepersonal und Mitpatienten ermessen, die auf einer geschlossenen Abteilung auch noch wenig Ausweichmöglichkeiten haben – „im Gegensatz zu den Ärzten, die sich schon hin und wieder mal absetzen, besonders wenn sie das Stations-Chaos nervt..." (ein Stationspfleger).

Die Frage, was Therapeuten und Patienten am meisten irritiert, kann gar nicht erschöpfend beantwortet werden, weil jeder Maniker in dieser unglücklichen Kombination (hochgradig angetrieben und gleichzeitig eingesperrt) sein eigenes Reaktionsmuster „explodieren" läßt – mit allen Überraschungen.

Potenziertes Fehlverhalten auf geschlossener Station

Allerdings wiederholen sich einige Verhaltensmuster immer wieder: So wandern die Maniker pausenlos in den Gängen umher, erzählen weitschweifig kesse Anekdötchen, die sie oft selber am lustigsten finden, interviewen fremde Angehörige und Besucher, die ohnehin nicht recht wissen, wie sie sich auf einer solchen Station verhalten sollen, mischen sich in jedes Gespräch ein, treffen eigenwillige Anordnungen und heben diejenigen des Personals auf, streuen Gerüchte, spielen das therapeutische Personal gegeneinander aus (s. u.), weisen ratlose oder verwirrte Patienten, die gerade aufgenommen werden mußten, in die (bzw. ihre eigenen) Stationsbedingungen ein, hängen Bilder und topfen Pflanzen um, arrangieren Sitzecken und Begrünungen neu, betreten ungeniert fremde Patientenzimmer, klopfen ständig beim Arzt an, öffnen fremde Schränke, singen laut (und falsch) und zu jeder Stunde, nicht zuletzt nachts („Schlaf ist Zeitvergeudung"), spielen den Clown, indem sie sich mit Tischdecken und Handtüchern ausstopfen bzw. drapieren, tanzen umher, rezitieren Jux-Gedichte, lassen das Wasser überlaufen, verstecken Glühbirnen, „verirren" sich ständig trotz geduldiger Ermahnungen in falschen Toiletten und Waschräumen, verwechseln Personen, Nachttische oder Räume, ziehen sich ohne Hemmungen vor allen Leuten aus, verärgern Mitpatienten, Schwestern, Pfleger und Ärzte durch provozierende Bemerkungen (die durchaus den Punkt treffen!), versuchen fremde Besucher in ihr „Ausbruchs-Programm" einzuspannen, wiegeln Mitpatienten gegen Arzt und Pflegepersonal auf, bis hin zu regelrechten kleinen Aufständen, die ggf. auch vor Brandschatzung (Vorhänge, Papierkörbe) oder

ähnlichem nicht zurückschrecken, nörgeln gezielt am Essen herum, von verhängnisvollen Falschmeldungen und Verleumdungen ganz zu schweigen („ist
euch klar, liebe Mitgefangene, daß da chemische Sucht- und Dämpfungsmittel
drin sind, die euch zudem impotent machen..."), bestimmen diktatorisch das
Radio- und Fernsehprogramm, reiben sich gezielt an den Schwächsten beim
therapeutischen Team (z. B. Hospitanten, Lernpfleger, Schwesternschülerin-
nen), treiben ihren Spott mit dem (oftmals ausländischen) Reinigungspersonal,
planen gezielte Zerstörungen und Sabotagen, fordern ständig Geld, Zigaretten,
Briefpapier und „freies Telefonieren", schreiben dann tatsächlich auch endlose
Briefe an Angehörige und alle möglichen Institutionen, wobei sie geschickt
Schuldgefühle initiieren, alles umdrehen, anklagen, drohen, verleumden usw.
Vor allem aber regen sie sich oft selber am meisten über das Fehlverhalten"
der anderen auf, insbesondere über Mitpatienten in entsprechend krankem
Zustand („das ist ja ein Irrenhaus!").

Wenn sie telefonieren dürfen, verängstigen sie ihre Familienmitglieder oder
brechen ihnen das Herz; oder sie bauen innerhalb kurzer Zeit eine mangelhaft
informierte, aber aggressive Phalanx empörter Hilfswilliger auf, die die Klinik
mit Anfragen oder Beschuldigungen eindeckt – vom ärztlichen Direktor oder
Personalrat bis zum Zivildienst-Leistenden.

In seltenen Fällen, die allerdings dann durch das Eingesperrtsein kräftig
angeheizt werden, können sie auch gewalttätig reagieren, Pfleger, Schwestern
und sogar Mitpatienten schlagen oder innerhalb kurzer Zeit reichlich Mobiliar
zerstören – und zwar nicht zuletzt dort, wo es die meisten Unschuldigen trifft
(Fernseher, Radio, Türen, die den ohnehin beschränkten Ausgang wenigstens
auf Innenhöfe erweitern und jetzt tagelang gesperrt bleiben usw.).

Glücklicherweise pflegt dies alles nicht lange anzuhalten, auch wenn es sich
natürlich ständig wiederholen kann. Vor allem sind nach solchen Attacken viele
Maniker recht verlegen und versuchen lautstark, d. h. im Grunde peinlich
berührt ihre Fehlhandlungen zu begründen. Auch pflegen sie – wenn man es
geschickt anstellt – gerade nach solchen Eskapaden gegenüber „vernünftigen
Gesprächen mit sinnvollen Vorschlägen" nicht ganz unzugänglich zu sein,
obgleich es meist die gleichen Empfehlungen sind wie vorher. „Manchmal muß
eben erst einmal etwas zu Bruch gehen, bevor man mit der Therapie beginnen
darf" (eine Stationsschwester).

Ein besonderes Problem ist die hochentwickelte Fähigkeit manischer Patienten, Behandlungs-Teams zu spalten und die Mitarbeiter gegeneinander auszuspielen. So ernennen sie beispielsweise einzelne Schwestern, Pfleger, aber auch
Ärzte und Psychologen zu den guten, vernünftigen, verständigen Therapeuten,
während sie andere attackieren, lächerlich machen und kränken. Die "Guten",
die den kleinen Finger gereicht haben, bekommen zügig die ganze Hand
abgehandelt („wegen dieser Kleinigkeit wollen wir uns doch nicht streiten,
oder?"). Und die vom Maniker gekränkten Mitarbeiter des Teams fallen dann
über die „Nachgiebigen" her (Kröber).

So ist eine Manie ein komplexes psychologisches Phänomen, weit mehr, als
die übrigen Krankheitsbilder einer solchen Station. Manchmal kehrt deshalb

erst Ruhe ein, wenn eine medikamentöse Therapie eingeleitet werden konnte und vor allem zu greifen beginnt.

Allerdings ist gerade mit dem Beginn einer medikamentösen Behandlung nur der erste Schritt getan – und meist nicht einmal der wichtigste. Die konsequente Weiterbehandlung einer Manie – zumal auf Station – ist kein pharmakologisches, wohl aber ein psychologisches Problem. So gestaltet sich die Einnahme von Arzneimitteln fast täglich zur lautstarken Auseinandersetzung, zumindest aber zu einem zermürbenden Feilschen um nicht erfüllbare Zugeständnisse. Zum einen empfindet der Maniker jegliche Tabletteneinnahme als ,,Nötigung'', ,,Freiheitsberaubung'', ,,Vergewaltigung'' und leitet damit entweder eine rührselige oder gereizt-aggressive, ggf. bühnenreife Szene ein. Außerdem registriert er sehr rasch und geschickt die oft nicht vermeidbaren Nebenwirkungen und bringt sie jedesmal erneut theatralisch zu Gehör. Das würde in seinem Falle zwar noch hingenommen, doch pflegt er damit auch viele Mitpatienten zu beunruhigen, die ja ähnliche Psychopharmaka erhalten. So kann auf diesem Weg die allgemeine Einnahmezuverlässigkeit, ja der ganze, ohnehin labile Stations-Frieden plötzlich in Frage gestellt sein.

Nach und nach wird aber auch der umtriebigste Maniker ruhiger, gelassener, kooperativer und kann sogar ins positive Gegenteil umschlagen: eine echte Hilfe für Mitpatienten, Pflegepersonal und Ärzte. Dann wird wieder einmal deutlich, daß ,,der ganze Wirbel gegen meine innere Einstellung und Überzeugung abgelaufen und letztlich unfaßbar ist'', wie es ein Betroffener resigniert ausdrückte. Und hier soll dann auch gleich auf das spezielle Kapitel auf S. 271 hingewiesen werden, das das subjektive Erleben der stationären Behandlung in der Rückschau des Manikers erläutert.

Wie kann man erkennen, ob sich eine Manie bessert?

Die ,,heiße Phase'' einer manischen Erkrankung bleibt selbst in stationärer Betreuung auch für die Verwandten nicht ohne Folgen. Deshalb wird dieses Problem hier etwas ausführlicher dargestellt. Eine Manie kann nur wenige Tage, meist aber Wochen oder gar Monate dauern, selbst unter adäquater Behandlung. So vermag sich auch eine stationäre Therapie lange hinzuziehen, zermürbend lange für Patient, Pflegepersonal, betreuende Ärzte – und Angehörige. Denn letztere müssen sich ja auch noch mit ihren Schuldgefühlen auseinandersetzen, die der Maniker gezielt und nicht ohne Raffinement anheizt. Das kann schließlich sogar zu Unstimmigkeiten oder Auseinandersetzungen zwischen Bekannten/Verwandten und Stationsärzten führen. Die Manie täuscht nicht nur lange, bevor sie als solche erkannt wird, sie macht es dem Laien auch schwer, auf den ständig geäußerten Wunsch einer voreiligen und damit rückfallgefährdeten Entlassung standhaft zu reagieren, wie sie der Patient permanent durch seine ambivalenten und damit hilflosen Besucher zu erzwingen versucht. Für Verlauf und Dauer einer stationären Behandlung gilt deshalb die alte Erkenntnis:

Maniker sind in der Regel viel länger (stationär) behandlungsbedürftig als es scheint bzw. vom Patienten vorgetäuscht wird. Das geht nicht zuletzt auf den medikamentösen Teilaspekt der nieder- und vor allem hochpotenten Neuroleptika (s. S. 295) zurück. Diese können eine relativ rasche, wenngleich nach zu kurzer Therapiedauer nur vorübergehende Selbstkontrolle, ja Genesung vortäuschen. Nach außen wirkt der Maniker dann ,,erfreulich gebessert'' oder gar ,,gesund''. Doch hier gilt es Arzt und Pflegepersonal zu vertrauen, die fundierter als alle Besucher mit ihren begrenzten Informationsmöglichkeiten beurteilen können, wie es um eine ganze Reihe von entscheidenden Krankheitszeichen steht, die bei vorzeitiger Entlassung wieder zu den alten Schwierigkeiten führen würden.

Kennzeichnend für einen sich zwar bessernden, aber *noch immer behandlungsbedürftigen manischen Zustand* sind folgende Symptome: mangelnde Selbstkritik, übertriebene Leutseligkeit, ständiges Witzereißen, beißender Spott (anfangs gegen alle, später nur noch gegen Unterlegene, auf Station, z. B. Mitpatienten), ausgefallene Interessen, unaufhörliche Geldforderungen, exzessives Telefonieren oder Briefeschreiben (!), Schlafstörungen trotz Medikamenten, Überempfindlichkeit, Intoleranz, leichte Verletzbarkeit, trotzige Gleichgültigkeit, Selbstüberschätzung, Reizbarkeit, Streitsucht, Neigung zu aggressiven Durchbrüchen gegenüber Personal und Mitpatienten usw.

Diese Warnzeichen sind natürlich in Briefen, Telefonaten oder während der erwähnten Angehörigenbesuche nicht exakt festzustellen. Die Verwandten entwickeln deshalb zu früh unrealistische Hoffnungen und Entlassungswünsche. Manchmal versuchen sie sogar den Hausarzt oder einflußreiche Bekannte für ihre kurzsichtigen Ziele zu mobilisieren.

Einen Maniker vor der Zeit zu entlassen, heißt jedoch die psychosozialen Nachteile seines Leidens mit den Nachteilen einer erzwungenen Klinikaufnahme zu potenzieren. Diese Kränkung vergessen viele Maniker nicht. Noch immer in krankhafter Hochstimmung und vor der Zeit entlassen, sind entsprechende Reaktionen nicht auszuschließen – zumindest nicht gereizte Vorhaltungen einschließlich aggressiver Auseinandersetzungen. Wieder gesundet, muß eigentlich jeder Maniker erkennen, daß zuletzt kein anderer Ausweg mehr übrig blieb. Evtl. in eine depressive Phase gestürzt, wird er sich sogar noch mit schweren Schuldgefühlen herumquälen. Jedenfalls ist es kein Fehler, die alte Stationsregel auch Angehörigen weiterzugeben:

Niemand wird lieber entlassen als ein Maniker. Wenn dies (leider noch) nicht möglich ist, dann hat das seine Gründe.

Erst wenn die Manie soweit abgeklungen ist, daß sich nach ärztlichem Ermessen keine folgenschweren Krankheitszeichen mehr zu zeigen scheinen, ist an eine schrittweise Entlassung zu denken, die zunächst mit Wochenend-Beurlaubungen beginnt. Auch muß sich der Patient verpflichten, über eine gewisse Zeit noch in ambulante Nachbetreuung (Poliklinik, Nerven- oder Hausarzt) zu gehen (s. u.). Manchmal weigert er sich, wieder jenen Arzt aufzusuchen, der seine Einweisung veranlassen mußte. Das ist zwar bedauerlich für alle Seiten, gelegentlich aber nicht zu umgehen. ,,Irgendwo hat selbst ein Maniker noch seinen Stolz'' (ein Betroffener), auch wenn eine solche gekränkte Reaktion natürlich wenig mit Vernunft zu tun hat. ,,Wenn man schon an allem schuld sein soll, will man wenigstens noch jemand mitschuldig machen, das bringt etwas Luft'' (Zitat). Dabei hätte vermutlich gerade der einweisende Arzt (wenn es nicht nur der hinzugezogene Notarzt war) durch seine Vorerfahrung die besten Voraussetzungen. Auf jeden Fall muß sich der Patient nach Klinikentlassung zu einer ambulanten Nachbehandlung verpflichten. Steht er unter Lithium- oder Carbamazepin-Langzeittherapie (s. S. 307 und 353), empfiehlt sich eine enge Zusammenarbeit zwischen Haus- und Nervenarzt.

Ist eine Nachbehandlung nötig?

Viele Maniker aber sind empört oder bedrückt darüber, daß man sie nach langem stationären Aufenthalt durch eine ambulante Weiterbetreuung gleichsam zum ,,chronisch Kranken abstempeln'' will. ,,Wann, um Himmels Willen, werde ich eigentlich wieder gesund sein und keine Tabletten mehr brauchen, wie andere Menschen auch?'', fragen sie bekümmert. Und diese Frage ist berechtigt und bedarf einer gezielten Antwort, um nicht unnötige Ängste und Sorgen aufkommen zu lassen.

Zwar läßt sich keine feste Beziehung konstruieren, doch gilt im allgemeinen die Regel: Je länger die Erkrankung, desto länger die Regenerationsphase. Jede Krankheit, besonders aber die kräfteverschleißende Manie, braucht viel mehr Erholungszeit, als sich der ,,moderne'' Mensch mit seiner kurzen Geduld zugesteht. Hier darf man sich nicht durch einige zusätzliche Wochen oder gar Monate Therapiedauer verunsichern lassen. Nicht wenige internistische, orthopädische und sonstige Leiden, von schweren Unfallfolgen ganz zu schweigen, benötigen eine noch viel längere Betreuung und Nachsorge. Bei der Nachbehandlung einer Manie geht es aber nicht nur um eine mögliche Rückfallgefahr (die z. B. bei konsequenter Langzeitbehandlung mit Lithium oder Carbamazepin erfreulich gering ist), sondern auch um eine konsequent stützende Psychotherapie und ggf. soziotherapeutische Korrekturen während der ,,psychosozialen Regeneration''. Was heißt das?

Wieder zu Hause und am Arbeitsplatz pflegt man ja nicht nur nach längerer Abwesenheit durch Skiunfall oder Blinddarmoperation seine alte Tätigkeit wieder aufzunehmen, als sei nichts geschehen. Nach der Abwesenheit des Manikers muß aber noch einiges bereinigt, zurechtgerückt, ausdiskutiert, auf jeden Fall durchgestanden werden. Und das kann auf Dauer mindestens so belastend sein wie die Krankheitsphase selber. Neben der Verlegenheit, die inzwischen so manche Begegnung charakterisiert, drohen vielleicht noch depressive Nachschwankungen oder gar das Umschlagen in eine depressive Phase.

Kurz: Die Zeit nach einer manischen Phase ist eine schwere Zeit. Sie bedarf der mittel- bis langfristigen haus- und/oder nervenärztlichen Weiterbetreuung auf medikamentöser und psychotherapeutischer/soziotherapeutischer Ebene. Letzteres dient besonders der Verarbeitung der jüngsten Vergangenheit, d. h. der Ordnung, ggf. Neuorientierung, vor allem der Sammlung der verbliebenen Kräfte.

Dazu kann die auslaufende neuroleptische und die vorbeugende Lithium- und Carbamazepin-Behandlung nützlich sein. Eine medikamentöse Prävention verspricht aber nicht nur den ersehnten Rückfallschutz. Sie bedarf auch der Aufklärung über ihre Möglichkeiten und Grenzen und der Einarbeitung in ein Kontrollsystem, das mitunter schon wieder als Belastung empfunden werden kann. Man darf eben nie vergessen: Keine Wirkung ohne Nebenwirkung. Doch was ist eine selbst längerfristige medikamentöse Vorbeugung gegen die Qual einer Depression oder den „Scherbenhaufen", den eine Manie hinterlassen kann.

Dies alles zu besprechen und zu sichern ist die Aufgabe des Haus- und Nervenarztes, auch über eine längere Zeit nach Abklingen des akuten Krankheitsbildes.

Wie erlebt der Maniker die stationäre Behandlung?

Bis jetzt war vor allem davon die Rede, was der Maniker unter den besonderen Bedingungen einer vor allem geschlossenen stationären Behandlung alles anzurichten vermag, einschließlich der zu erwartenden Reaktionen von Pflegepersonal, Ärzten und besuchenden Angehörigen. Wie aber erlebt der Maniker seine stationäre Behandlung selber, und zwar rückblickend, nach der Genesung? Dazu die Ergebnisse einer Nachuntersuchung des Psychiaters H. L. Kröber (weitere Einzelheiten s. S. 265):

Fast jeder zweite empfindet die klinische Behandlung als Demütigung, weil man in einer Situation subjektiver Stärke in einer geschlossenen Station eingesperrt und "kleingemacht" wird. Dabei gibt es auch konkrete Vorwürfe, vor allem gegenüber bestimmten Pflegern, auf deren „erfolgreichen Einsatz" gerade bei entsprechenden Eskalationen nicht verzichtet werden kann. Auch manche Medikamente werden als unangenehm erinnert, wobei sich hochpotente Neuroleptika schlechter stellen als Lithiumsalze und Carbamazepin (s. ab S. 295).

Am einschneidendsten empfinden die geschlossene Atmosphäre nachvollziehbarerweise jene Maniker, die besonders lebhaft, extravertiert oder gar umtriebig-gereizt sind. Ein Drittel, und zwar mehr Männer als Frauen, berichten, man habe ihnen Gewalt angetan. Dies betrifft besonders Patienten mit einer schizoaffektiven Psychose, bei der manische und wahnhaft-schizophrene

Krankheitszeichen zugleich auftreten (weshalb sie auch öfter eine „Verschwörung" vermuten). Immerhin ein Drittel sah die Gewaltanwendung kommen und fand sie sogar irgendwie adäquat. Dabei scheinen sich manisch-depressive Erkrankte besser damit abzufinden als schizoaffektive Patienten, denen die Realitätskontrolle und Abschätzung der akuten Bedrohung schwerer gelingt.

Was könnte man auf Station ändern? Die Antworten halten sich in erstaunlich realistischen Grenzen, und zwar nicht nur aus Beschämung, Scheu, Zurückhaltung oder Höflichkeit. Viele sind über diese Frage sogar überrascht und haben darüber noch nie nachgedacht. Am häufigsten wünscht man sich mehr Gespräche mit dem behandelnden Arzt. Männer würden sich auch gerne „etwas adäquater beschäftigen". Nicht wenige von ihnen empfinden die Möglichkeiten der Beschäftigungs- und später Arbeitstherapie „für einen Menschen mit verheißungsvollen Ideen, großen Plänen und überbordender Tatkraft schon irgendwie demütigend (ein häufig gebrauchter Begriff – s. o.). Für die anderen Patienten mag das ja ganz nützlich sein, aber..."

Nur etwa die Hälfte kann sich rückwirkend an die vielen Themen im Rahmen ihres Rededrangs erinnern. Jeder Dritte bis Vierte meint, man sei zu wenig auf seine Argumente eingegangen, vor allem Frauen. Je besser man sich an die damaligen Gesprächsthemen erinnert, desto bedeutsamer waren sie für den Patienten – und sind sie wahrscheinlich noch immer, wenngleich inzwischen unterdrückt. Hier klingt wieder das Problem der „ungehörten manischen Aussage" an (s. u.). Allerdings muß man auch einräumen, daß die Mehrheit der Befragten rückwirkend ihre Vorwürfe, Probleme und Geschichten für nicht sehr bedeutsam hält.

Über die Ängste vor der Entlassung nach „draußen" und die tatsächlich eintretenden Schwierigkeiten s. S. 269. Zu einem anderen Punkt jedoch noch einmal ein kurzer Vorgriff:

Die „manische Aussage" auch im Stationsbetrieb nicht überhören

Wie in dem Kapitel über die „manische Aussage" auf S. 254 ausführlich dargelegt, steht hinter jeder Manie eine individuelle Notsituation. Das kann man sich auf den ersten Blick kaum vorstellen, schon gar nicht beim „geschlossen zu haltenden Maniker, der auf den ersten Blick nichts anderes im Sinn hat, als Mitpatienten und Pflegepersonal gnadenlos aufzumischen" (ein Pfleger). Wie soll dieser unbeschwerte, übermütige, heitere bis ausgelassene, Wohlbehagen verströmende, aktive, dynamische, souverän wirkende, aber auch hochmütig-ironische, reizbare, sarkastische, mißgestimmte, aggressive oder gar gewalttätige Patient durch eine unüberwindbare seelische oder psychosoziale Situation in Kummer, Resignation oder seelische Not getrieben worden sein?

Gleichwohl: Es ist oft genug so und wird auch rasch deutlich, wenn man sich um eine tragfähige therapeutische Beziehung und vor allem ein intensives Gespräch bemüht – auch als gestreßte Schwester, attackierter Pfleger, irritierte Beschäftigungstherapeutin, veralberter Sozialarbeiter usw. Auch sie dürfen, ja sollen und müssen herausfinden, was den Patienten so unter Druck gebracht hat, daß er manisch dekompensierte. Denn der Patient wird nicht nur beim Arzt oder Psychologen, sondern bei allen, die sich um ihn ernsthaft bemühen, in die Lage versetzen, darüber zu reden, vielleicht zum ersten Mal. Und eben nicht so, wie man sich einen gedrückten, gedemütigten, enttäuschten, resignierten und hoffnungslosen Menschen vorstellt, nicht stockend und niedergeschlagen, sondern höchst ungewöhnlich: manisch. Dennoch, die verblüffende Erkenntnis pflegt nicht lange auf sich warten zu lassen:

> Selbst in einer ziellos erscheinenden Redeflut lassen sich immer wieder die gleichen Probleme heraushören, die den Patienten partnerschaftlich, familiär, nachbarschaftlich, beruflich usw. bedrücken.

So tut auch das therapeutische Team gut daran, mit dem Kranken zusammen einen Weg zu finden, ihm den Abschied von der Manie zu erleichtern. Das dient nicht nur der rascheren Genesung des Betroffenen, sondern auch dem Stationsfrieden.

Zusammenfassung

Der Maniker auf einer – zuerst einmal meist geschlossenen – Krankenstation, zusammen mit anderen seelisch akut (wieder)erkrankten Menschen, ist eine Belastung besonderer Art. Zwei oder mehr dieser Patienten können selbst ein geschultes Behandlungsteam rasch an den Rand seiner Belastbarkeit bringen. Denn diese Patienten betrachten die „Beschränkung ihrer Freiheit" als unverzeihliche Kränkung und ziehen alle Register, um diesen „ungerechten und unwürdigen Zustand" so schnell wie möglich zu beseitigen. Da sie damit „die Station auf den Kopf stellen", verschärft sich die Lage immer mehr.

Als besonders belastend erweisen sich nicht nur die zahlreichen Undiszipliniertheiten, sondern auch die Versuche, das Behandlungsteam zu spalten, Mitpatienten aufzuwiegeln, fremde Besucher einzuspannen, den Angehörigen Schuldgefühle zu suggerieren usw. Vor allem aber durch geschickte Telefonate alle möglichen Menschen, verwandt oder fremd, einfach oder hochgestellt, zu letztlich nutzlosen Interventionen anzustacheln, weil sie durch einseitige oder falsche Informationen fehlgeleitet sind. Besonders verhängnisvoll ist der Versuch, die verängstigten oder inzwischen schuldbewußten Familienmitglieder „umzudrehen", so daß sich die ursprüngliche Situation in ihr Gegenteil verkehrt.

Auch die Medikamenteneinnahme kann täglich zur lautstarken Szene ausufern oder – was noch schlimmer ist – der Maniker versucht raffiniert und gezielt die Mitpatienten zu verunsichern (fragliche Heilwirkung, gefährliche Nebenwirkungen, „Pillenkeule" usw.).So hätten die meisten Beteiligten – auf welcher Ebene auch immer – gegen eine möglichst rasche Entlassung nichts einzuwenden. Doch hier gilt es auf folgende Symptome zu achten, die die unveränderte (klinische) Behandlungsbedürftigkeit signalisieren: mangelnde Selbstkritik, übertriebene Leutseligkeit, ständiges Witzereißen, beißender Spott, ausgefallene Interessen, unaufhörliche Geldforderungen, exzessives Telefonieren oder Briefeschreiben, Schlafstörungen trotz Medikamenten, Überempfindlichkeit, Intoleranz, leichte Verletzbarkeit, Selbstüberschätzung, Reizbarkeit, Streitsucht usw.

Ist die Entlassung schließlich möglich geworden, dann sollte man den Patienten von einer haus- oder nervenärztlichen Nachbetreuung zu überzeugen suchen. Das wird er zwar ungern annehmen, weil er alles „so schnell wie möglich hinter sich bringen", d. h. vergessen will. Doch denke man nur an die psychosozialen Folgen des vorausgegangenen manischen Zustands, die einen inzwischen seelisch, geistig und körperlich erschöpften, ggf. von depressiven Nachschwankungen gequälten, auf jeden Fall verunsicherten, vielleicht sogar beschämten und schuldbewußten Patienten treffen. Gerade hier wäre eine stützende Nachbehandlung eine große Hilfe. Und sollte sich ein depressives Umschlagen ankündigen, kann dem durch eine umgehende und lückenlose Nachbehandlung schneller begegnet werden, als wenn sich der Patient lange Zeit mit ''unerklärlichen Beschwerden'' quält, die jeder anders interpretiert, nur nicht ursächlich, von einer konsequenten Therapie ganz zu schweigen.

Und wie denkt der Maniker rückblickend über die stationäre Behandlung? Meist negativ, ohne daß sich daran gleich gezielte Schuldzuweisungen knüpfen. Die größte Demütigung ist wohl die, daß man in einer Situation subjektiver Stärke „kleingemacht" wird. Darüber hinaus gibt es auch konkrete Vorwürfe an das Pflegeteam und den Arzt, von denen man sich häufiger Gespräche erwartet. Auch über Gewaltanwendung wird natürlich geklagt, wobei dies manche Maniker rückblickend sogar irgendwie als adäquat empfinden. Schließlich hätte man sich gerne „sinnvoller beschäftigt", selbst wenn man zugeben muß, daß dies gerade bei einer Manie nicht so einfach ist.

Eine hilfreiche Erleichterung für alle Seiten läßt sich aus dem Phänomen der manischen Aussage ableiten. Und die besagt, daß nicht nur Ärzte und Psychologen, sondern auch alle Mitglieder des therapeutischen Teams trotz ständiger Ärgernisse gezielter hinhören sollten. Dem Maniker wird zu wenig zugehört, und deshalb werden seine Notsignale und Anliegen so selten wahrgenommen. Denn das Leiden des Manikers beginnt nicht erst mit dem Ausbruch seiner Krankheit, die dann aufgrund ihres charakteristisch umtriebigen Beschwerdebildes jede fruchtbare Begegnung erschwert. Das Leiden beginnt lange zuvor – aus Persönlichkeitsstruktur und Lebenssituation heraus – und bittet um Hilfe, zwar reichlich diffus und anmaßend, aber letztlich erkennbar. Man muß nur lernen, nicht nur dem stillen, bedrückten, sondern auch dem distanzlosen, exaltierten, reizbaren oder aggressiven Leidenden zuzuhören.

Über den Umgang mit manisch Erkrankten

Über den *praktischen Umgang mit manisch Erkrankten, z. B.* im direkten Arzt-Patient-Verhältnis, gibt es relativ wenige wissenschaftliche Untersuchungen. Das ist nicht verwunderlich. Maniker „haben anderes zu tun, als sich behandeln zu lassen". Und kommt es (kurzfristig) dazu, sieht sich der Arzt in eine mitunter sonderbare Position gedrängt. Einzelheiten würden hier zu weit führen, sind aber aus dem bisher Beschriebenen leicht ableitbar. Möglicherweise gibt es kein anderes Leiden, das den Therapeuten in ein solches gefühlsmäßiges Wechselbad taucht. Dennoch steht hinter dem „verrückten Ärgernis" eine ernste Aufgabe, die von allen Helfern einen intensiven Energieeinsatz, wenn auch mit viel Frustrationstoleranz, erfordert. Oftmals merken nicht nur die Angehörigen, sondern auch die Therapeuten erst nach Abklingen des manischen Zustandsbildes, wie die eigene Anspannung zu weichen beginnt, manchmal sogar einer leichten Erschöpfung Platz macht (bei manchen Angehörigen kommt es aber auch zu einer resignativ-apathischen Erschöpfungsreaktion, bisweilen sogar zu einer Erschöpfungsdepression).

Nachfolgend deshalb einige Hinweise über den Umgang mit Manikern aus lediglich *formaler Sicht.* Allerdings sind die formalen Bedingungen, wie sie zumeist vom Patienten bzw. seinem Krankheitsbild diktiert werden, zwar wichtig – nach außen oft als das Wichtigste überhaupt erscheinend –, in Wirklichkeit aber zweitrangig. Denn hinter der manischen Fassade – das sei ständig wiederholt, weil es im „manischen Ärgernis" so gut wie immer vergessen oder verdrängt wird – steht nicht nur das schwer beeinflußbare Geschehen einer endogenen, d. h. biologisch begründbaren Gemütskrankheit, hinter einer noch so expansiven und damit affektgeladenen Manie findet sich meist eine individuelle Notsituation, die sich in den "manischen Verrücktheiten" gleichsam Bahn bricht. Das ist mitunter schwer zu erkennen, zu verstehen und zu akzeptieren. Je anmaßender oder brutaler das Auftreten, desto weniger ist mit Verständnis zu rechnen – nachvollziehbarerweise. Und dennoch sei bei entsprechenden Zweifeln immer wieder das Kapitel über die „manische Aussage" auf Seite 254 empfohlen. Es erläutert nicht nur die zugegebenermaßen schwer durchschaubaren Hintergründe, es erleichtert auch das Verständnis und entkrampft damit so manche Situation, die sonst nur in administrativen Sanktionen enden würde (Anzeige, Gerichtsverhandlung, gerichtliche Unterbringung in einer psychiatrischen Klinik usw.).

Leider fallen die rein formalen Hinweise für den Kontakt mit einem manisch Erkrankten nicht gerade eindrucksvoll aus. Manchem erscheinen sie vielleicht sogar als reine Verlegenheits-Anweisungen, aufgebauscht, fast krampfhaft zusammengetragen. Das liegt nicht zuletzt daran, daß ein manisches Krankheitsbild eine schier unübersehbare Vielfalt an Symptomen zu bieten vermag: seelisch, geistig, psychosozial und sogar körperlich. Man stelle sich nur die schon mehrfach erwähnte Konstellation vor: Eine Gemütskrankheit bemächtigt sich gleichsam im Handstreich aller geistigen und körperlichen Stärken und Schwächen eines Menschen wie Intelligenz, Persönlichkeitsstruktur und damit charakterlicher Eigenschaften, ferner aller körperlichen Voraussetzungen, ganz zu schweigen von spezifischen Faktoren wie vererbten oder erworbenen Fähigkeiten, Mängeln usw. Dann kann man erahnen, daß es so viele und unterschiedliche Spielarten dieses Leidens wie Betroffene gibt. So etwas läßt sich nicht auf einen Nenner zwingen.

Erstmalige Kontaktaufnahme

Als erstes sei noch einmal an folgende Erkenntnis erinnert: Häufig, bisweilen geradezu verhängnisvoll faszinierend, vermag sich der Maniker zumindest beim *erstmaligen Kontakt* mit einer für ihn wichtigen oder wichtig erscheinenden Bezugsperson zusammenzunehmen. Dies betrifft z. B. Arzt, Polizei, Rechtsanwalt, Richter, Vorgesetzte usw. In der Arztpraxis, bei Behörden oder vergleichbaren Institutionen (Gesundheitsamt, Ordnungsamt, Anwaltskanzlei, psychiatrische Aufnahmestation usw.) wirkt er dann fast gelassen, einsichtig, argumentiert scheinbar vernünftig, flexibel, bestenfalls einmal spitzbübisch, keß oder leicht ironisch, bisweilen vielleicht etwas distanzlos – kumpelhaft. Allerdings ist man – entsprechend vorgewarnt – auf ganz andere Auftritte gefaßt und pflegt deshalb eigentlich mit „jedem grenzwertigen Verhalten einverstanden zu sein, wenn sich nur keine unschönen Szenen abzuzeichnen drohen".

Zu einer spannungsreichen Atmosphäre oder gar zu Beleidigungen bzw. aggressiven Reaktionen kommt es daher beim erstmaligen Kontakt mit entsprechenden Stellen relativ selten. Natürlich sind die Vertreter dieser Institutionen auch nicht so arglos oder leicht zu täuschen, daß sie den wahren Sachverhalt nicht ahnen – vor allem wenn sich entsprechendes Belastungsmaterial angehäuft hat. Andererseits können sie auch nur das registrieren, was sie selber sehen und hören. So geraten sie nicht selten in eine Zwickmühle, die dann lediglich in Ermahnungen endet, die auf lange Sicht natürlich ohne Konsequenzen bleiben.

Erfahrene Ärzte in Klinik und Praxis nutzen deshalb die alte Erfahrung, die besagt: Lange kann sich ein Maniker nicht zusammennehmen, dann geht sein „Temperament" oder besser: sein krankhaft übersteigerter Antrieb mit ihm durch. Will man keinen Ärger, dann muß man zwei Faktoren berücksichtigen: 1. Die Konsultation oder das Treffen zeitlich begrenzen und 2. nicht heftig widersprechen. Ist man sich jedoch diagnostisch unsicher und will Klarheit schaffen, dann muß man sich das Gegenteil antun: Erstens muß man das Gespräch über längere Zeit ausdehnen und zweitens muß man nach und nach auch unangenehme Fragen stellen oder standhaft seiner (anderer) Meinung sein. Dann kann – zumindest bei einem ausgeprägteren manischen Beschwerdebild – „die Diagnose geradezu eruptiv deutlich werden" (ein erfahrener Amtsrichter, zuständig für Unterbringungs-Angelegenheiten in einem psychiatrischen Krankenhaus).

Allerdings klappt das nicht immer so einfach. Erstaunlich oft kommt es bei solchen erstmaligen Kontakten zu keiner exakten Diagnose und damit Entscheidung – sei sie ärztlich, juristisch, administrativ o. ä. Außerdem muß nicht jeder Maniker „aus der Rolle fallen", wenn dies weder die Intensität seines manischen Syndroms noch Persönlichkeitsstruktur oder sonstige Faktoren erzwingen, oder wenn er die Strategie der anderen Seite erahnt und geschickt genug ist, sich mit aller Gewalt ausreichend und lange genug zusammenzunehmen. Allerdings pflegen dann viele Maniker auch nicht überlange zu diskutieren. Vielmehr erkären sie – wenn sie meinen, auf kein vorbehaltloses Verständnis zu stoßen – das Gespräch rasch für beendet und verabschieden sich wieder, „weil noch so viele wichtige (in den Augen des Manikers wichtigere) Aufgaben warten".

Ähnliches spielt sich auch bei der Aufnahme auf einer geschlossenen Krankenhausstation ab, die ja meist nicht freiwillig erfolgt: So auffällig sich der Maniker „draußen" aufgeführt haben mochte, so besonnen und sogar freundlich-zugewandt bis verständnisvoll kann er zuerst auf das Behandlungsteam wirken. Dies besonders dann, wenn er den einweisenden Hausarzt und seine Angehörigen ins Unrecht setzen will, „die ja seine Freiheitsberaubung auf dem Gewissen haben", wie oft vorwurfsvoll bis verhalten-wütend oder schließlich drohend formuliert wird. Allerdings fällt erfahrenem Klinikpersonal schon bei der ersten Kontaktaufnahme auf, daß sich der Patient nur mit Mühe zusammennehmen kann und im übrigen außerordentlich ablenkbar ist. Wenn er schließlich spürt, daß man ihn nicht sofort wieder entlassen will, zumindest für die notwendige Beobachtungszeit zurückhalten muß, ist es mit der gefaßten Fassade bald vorbei. Dann bricht das distanz- und kritiklose, manchmal unbeherrschte Verhalten durch. Jetzt reagiert der Maniker verstimmt, verärgert, reizbar, sarkastisch, beleidigend, manchmal mit ungezügelter Wut. Häufig wird mit Rechtsanwalt, „Beziehungen" oder sogar unumwunden mit Verleumdungen gedroht („das wird Ihnen noch leid tun", „an diesen Fehler werden Sie sich noch lange erinnern" usw.). Im Extremfall kommt es zu verbalen Injurien, manchmal sogar handgreiflichen Auseinandersetzungen, auch wenn sich der Kranke meist spontan wieder beruhigen oder besänftigen läßt. Doch kann das Ganze schlagartig aufs Neue aufflackern. Dann spürt man deutlich das Krankhafte, das Unsteuerbare, „den Vulkan im Wartestand", selbst wenn zuvor in Einzelfragen eine allseits akzeptierte Einigung erreicht werden konnte.

Damit ist auch die stationäre Atmosphäre im Grunde schon sehr früh belastet, zumal der Maniker recht „geschickt das therapeutische Team auseinanderzudividieren versteht". Dennoch haben schon früh die Ärzte in Klinik und Praxis einiges zusammengetragen, was sich in dem einen oder anderen Fall auch für Angehörige, Arbeitskollegen und Vorgesetzte verwerten läßt. Nachfolgend deshalb einige Hinweise, auch wenn man sich die erwähnten Einschränkungen stets vor Augen halten sollte.

Flexibel und tolerant bleiben

Die meisten Ärzte, die mit manischen Patienten zusammenkommen, müssen sich schnell mit der Notwendigkeit vertraut machen, diesem oft wechselnden und überraschungsreichen Krankheitsgeschehen unvoreingenommen, offen, flexibel, „frustrationstolerant bis mißerfolgstrainiert" (ein Assistenzarzt), aber auch freundlich-beharrlich zu begegnen. Eine Prise Humor, auch in bezug auf eigene Schwächen, kann nichts schaden. „Manche Maniker können ihrem Therapeuten in einer Stunde über seine eigene Person mehr Wissenswertes vermitteln, als die ganze psychoanalytische Ausbildung erbrachte", faßte einmal ein Psychiater beeindruckt und selbstironisch seine Erfahrungen zusammen. Das kann natürlich hart werden, ist aber nicht ohne Reiz. Maniker haben vielleicht nicht einmal so sehr den „großen Durchblick", sie halten aber auf jeden Fall nicht mit ihrer Meinung hinter dem Berg, besonders wenn sie sich gereizt oder in ihrer Aktivität gebremst fühlen. Wie schon einmal betont: „Narren und Kinder sagen die Wahrheit". Was den „Narren" anbelangt: Hier hat nicht zuletzt der Maniker Pate gestanden.

Einen reizarmen Raum bevorzugen

Bezüglich der äußerlichen Aspekte, die beim Maniker ja eine große Rolle spielen, bevorzuge man beim Erstgespräch – falls machbar – einen möglichst reizarmen Raum, der wenig Gelegenheit zur Ablenkung bietet. Sonst springt das Gespräch schon allein dadurch unergiebig von einem Thema zum anderen, je nach Auslöser. Das können Kalender, Bilder, Skulpturen, Erinnerungsstücke, Privatfotos auf dem Schreibtisch, Bücher mit stimulierenden Titeln, Untersuchungsgeräte, Krankengeschichten-Stapel usw. sein, die fast unausweichlich zu entweder ständig wechselnden oder ausufernden Diskussionen führen.

Sich nicht in die manische Atmosphäre hineinziehen lassen

Dann bemerkt man immer wieder (und häufig zu spät), daß man sich unbewußt in die manische Atmosphäre hineinziehen läßt. Beispiel: Die Sprache des Kranken ist häufig getrieben, laut, schnell und schwer zu unterbrechen. Plötzlich hört man sich selber auch laut und schnell sprechen, um mitzuhalten oder wenigstens einmal zu Wort zu kommen. Es ist aber weder aussichtsreich noch von der Gesprächspsychologie her zweckmäßig, sich in einen solchen Vergleichskampf drängen zu lassen. Der Maniker ist aufgrund seines krankhaft gesteigerten Antriebs fast immer im Vorteil und verschleudert seine Kräfte gleichsam punktuell, besonders in Situationen, die als Kräftemessen mißverstanden werden können. Hier versuche man eher die Aufmerksamkeit höflich, kurz, aber wirkungsvoll zu erzwingen, um dann jedoch – entsprechend der begrenzten Aufmerksamkeitsspanne des Patienten – schnelle, knappe und klare Fragen zu stellen oder Informationen zu geben.

Das Gespäch strukturieren

Auch sollte man zwecks Ausbau und Erhalt eines guten Kontaktes den Maniker nicht reizen, sofern dies überhaupt möglich ist. Dabei muß man nicht gleich klein beigeben, sollte sich aber hin und wieder Kompromisse abhandeln lassen, wenn es um randständige oder rein theoretische Fragen geht. Das fördert die positive Gesprächs-Basis und wird lobend vermerkt (Patient: ,,Ich sehe, Sie haben verstanden''). Andererseits soll man sich auch nicht in lange Diskussionen verwickeln lassen, insbesondere bei erregten Patienten. Notwendige Anweisungen sollten notfalls in der gleichen Form mehrfach wiederholt werden. Das verärgert zwar wieder den Maniker (,,Das haben sie mir schon einmal erzählt''), setzt aber auch die unabdingbaren Grenzen und macht klar, auf was es derzeit ankommt. Erfahrene Therapeuten unterbrechen im übrigen zuerst mit kurzen und neutralen Verständnisfragen, die Interesse signalisieren und damit weniger Unmut auslösen; sie gewöhnen den Kranken dadurch gleichsam behutsam an Unterbrechungen, die er sonst nicht gerne hinnimmt.

Dem Maniker sein Geltungsbedürfnis belassen

Schließlich pflegt es den Maniker oft kooperativ zu stimmen, wenn sich der Gegenüber – ausdrücklich oder auch nur durch sein Verhalten erkenntlich – erstaunen oder beeindrucken läßt, selbst wenn innerlich Befremden oder Ärgerlichkeit überwiegen. Manche lehnen das als Täuschung oder gar Speichelleckerei ab. Andere vergeben sich mit einer solchen – zumindest diskussionsbereiten – Einstellung nichts, wenn sich dadurch nur die gespannte Atmosphäre entkrampfen und der Patient etwas zugänglicher, wenn nicht gar steuerbarer machen läßt. Man muß sich eben stets vor Augen halten, daß der Maniker zwar souverän und dominierend wirkt, tatsächlich aber ein getriebenes, fast zwangsgelenktes Opfer seiner Krankheit ist, das nur über wenig Flexibilität verfügt, selbst bei gutem Willen. Also muß sich der Untersuchende anpassen, will er etwas erreichen. Das Geltungsbedürfnis des Manikers ist auch bei ursprünglich bescheidenen Persönlichkeiten deutlich angehoben, bis hin zu grotesken Grandiositäts-Ansprüchen. Nichts macht deshalb einen manisch Kranken gefügiger als die Erweiterung des staunenden Publikums durch einen offensichtlich beeindruckten Gesprächspartner, zumal von Rang. Hat dieser einmal das notwendige Vertrauen gewonnen, kann er sich restriktive Vorschläge und sogar Maßnahmen herausnehmen, die zuvor undenkbar schienen – eine einigermaßen geschickte Strategie vorausgesetzt.

Statt bremsen notfalls umleiten und auslaufen lassen

Nichts reizt den manisch Erkrankten mehr, als wenn er in seinem Schwung behindert wird. Das spürt er sofort, gleichgültig, ob es sich um eine abrupte Blockierung oder ein scheinbar geschicktes Ausbremsen handelt. ,,Alles, was meine Drehzahl drosselt, mein Schwungrad bremst, macht mich wütend'', bemerkte dazu ein ansonsten ruhiger Patient. Das ist ein deutlicher und hilfreicher Hinweis. Das muß man zur Kenntnis nehmen – und in eine neue Strategie umwandeln: Statt bremsen notfalls umleiten und/oder auslaufen lassen. Dies gilt nicht nur für die Therapeuten, sondern in gewissem Maße auch für Angehörige, ja sogar Freunde, Arbeitskollegen und Vorgesetzte. Man kann den Maniker auf Dauer besser leiten, vielleicht sogar neutralisieren, „wenn man ihm erst einmal Leine läßt, am besten natürlich auf risikolosem Gelände" (ein Freund im gleichen Betrieb).

Dazu kommt der erleichternde Umstand, daß ein Maniker nicht nur ein, sondern mehrere Ziele hat, die er möglichst gleichzeitig verfolgen will – aber nur selten abzuschließen in der Lage ist. So erscheint es mitunter tragbarer, den manisch Getriebenen bei einem zumindest tolerierbaren Unterfangen erst einmal ein Stück des Weges losschießen zu lassen. Denn wenn man Glück hat, kann man ihn durch geschickte Weichenstellung unbemerkt auf ein Nebengleis umlenken, wo er sich und anderen weniger Schaden zufügt.

So liegt die Lösung – sofern es eine solche beim Maniker überhaupt gibt – eher darin, den behandlungs*un*willigen und damit in seinem Antrieb nicht bremsbaren Kranken lieber im Kreise drehen zu lassen, mit sekundären Nichtigkeiten einzudecken, ihn gleichsam durch „pausenlose Trockenschwimmübungen von gefährlichen Untiefen abzuhalten" (ein Abteilungsleiter), als abrupt herunterzubremsen und dadurch der Gefahr auszusetzen, sich entweder stur und selbstgefährdend zu verrennen oder sich ein völlig neues, vielleicht noch unkontrollierbareres Tätigkeitsfeld auszusuchen.

Das alles klingt despektierlich, fast unwürdig oder gar zynisch. Dennoch ist diese vielleicht befremdliche Einstellung die Frucht so mancher vergeblicher Korrekturbemühungen, wenn nicht gar nackter Verzweiflung. Aber bleibt eine andere Wahl? Sicherlich gibt es menschlich und therapeutisch seriösere Vorschläge, nur müssen sie sich an der Realität messen. Und die wird von Krankheits*un*einsichtigkeit und Behandlungs*un*willigkeit bestimmt. Da bringen kleine Tips aus dem Alltag manchmal mehr als große Therapieentwürfe vom Lehrpult herab.

Außerdem: „Gerade hier muß man immer wieder erkennen, daß diejenigen, die von Verständnis, Geduld oder Menschenwürde sprechen, sich als erste davonstehlen, wenn die Narreteien kein Ende nehmen wollen oder die verrückten Eskapaden dem fremd- und selbstzerstörerischen Ende zutreiben" (ein verzweifelter Vater, selber Arzt).

Manie steckt an...

Im Rahmen des Umgangs mit manischen Kranken, sei es zu diagnostischen oder therapeutischen Zwecken, soll noch einmal die alte Erkenntnis wiederholt werden, die zwar wissenschaftlich und klinisch umstritten ist, dennoch bisweilen ihren Zweck erfüllt: Routinierte Psychiater können mitunter ein sogenanntes Praecox-Gefühl nutzen, das ihnen ohne weitere Informationen eine schizophrene Psychose signalisiert (früher als Dementia praecox, also vorzeitiger Schwachsinn bezeichnet). In ähnlicher Weise finden sich auch beim Maniker bestimmte, eigentlich nur vom Gespür her verwertbare Anhaltspunkte:

> Läßt sich der Arzt von der heiteren Stimmung anstecken, obgleich ihm eigentlich danach nicht zumute ist, wird die Verdachtsdiagnose einer Manie wahrscheinlicher.

Diese Erkenntnis gilt auch für alle anderen. Die „Heiterkeit" einer „hysterischen Person" reißt z. B. nur selten mit und bei einem schizophren Erkrankten kann sie sogar befremden. Nur wer einmal bei derartigen Krankheitsbildern trotz gewisser Parallelen auf solche nur intuitiv erfaßbare Feinheiten zu achten gelernt hat, wird sie auch im Alltag nutzen können. Und selbst im weiteren Verlauf können Maniker nicht nur den überforderten bis ohnmächten Arzt, sondern auch alle verzweifelten Mit-Betroffenen geradezu in Gold tauchen – sofern man dies zuzulassen vermag –, natürlich nur hin und wieder, gleichsam zwischen den vielen Ärgerlichkeiten, aber immer wieder registrierbar, wenn man dafür offen bleibt.

Wenn ein Maniker einen Teil seiner phantasierten „Macht", „Größe" oder „Herrlichkeit" z. B. auf den Arzt überträgt, kann er dessen Behandlungsvorschläge auch besser akzeptieren. Dieser wird gleichsam erhöht und damit autorisiert, selbst einschränkende Maßnahmen vorzuschlagen, die sonst nicht akzeptiert würden. Das gleiche gilt für alle anderen. Natürlich ähnelt das ganze einer „Schmierenkomödie", wie manchmal erbost registriert wird. Andererseits: Wer in der Lage ist, sich hier geschickt der "Inszenierung des Außerordentlichen" anzupassen, wie es einmal treffend von nervenärztlicher Seite formuliert wurde, der wird erfolgreicher sein – im Interesse des Patienten und seiner verzweifelten Angehörigen.

Dies kann sogar so weit gehen, daß sich der Therapeut und alle sonstigen Beteiligten heiterer, ja größer fühlen, wenn sie etwas von der ausstrahlenden Dynamik des Manikers auf sich abfärben lassen. Dabei können sie sich gleichzeitig ärgerlich und souverän, auf jeden Fall auf merkwürdige Weise gemütsmäßig magnetisiert fühlen. Dieses Fluidum und die sich daraus ergebende zwischenmenschliche Atmosphäre sind deshalb auch für das nähere und sogar weitere Umfeld ein verwertbares Phänomen – sofern man sie zu registrieren und akzeptieren in der Lage ist. Das gilt nicht zuletzt für Kollegen und Vorgesetzte. Für nahe Verwandte in ihrer speziellen Notlage ist es wahrscheinlich weniger nutzbar, wenngleich nicht völlig zwecklos.

Doch für manche Therapeuten und verbitterte Betroffene geht dies alles zu weit. Sie mögen recht haben, was die psychologische Basis ihres bevorzugten Behandlungskonzeptes bzw. das überschrittene Maß an Geduld anbelangt. Doch würden sie sich leichter tun und erfolgreicher sein, wenn sie die vom Maniker induzierte (oder gar diktierte) spezielle Atmosphäre akzeptieren und gezielt nutzen könnten. „Dieses eigenartige Fluidum, das vom Maniker ausgeht, muß – energetisch umgepolt – als Therapie wieder zum Kranken zurückfließen" (ein Psychiater).

Das alles ist schwer zu erklären, aber wenn man es einmal erspürt hat und therapeutisch zu verwerten weiß, funktioniert es manchmal befriedigend.

Zusammenfassung

Wenn man sich dieses an sich wichtige Kapitel noch einmal durchdenkt, dann überwiegt trotz Vorwarnung die Enttäuschung. Wer konkrete Verhaltensmaßnahmen für den Umgang mit manisch Erkrankten erwartete, kann relativ wenig mitnehmen. Der Wunsch nach ,,Kochrezepten", wie er auch in der Medizin, ja sogar in der Psychiatrie überhand nimmt, ist verständlich, aber nicht immer hilfreich, manchmal sogar verhängnisvoll. Denn das Charakteristikum der Manie ist u. a. die Überraschung, kurz: das Unkalkulierbare. Das pflegt natürlich von Fall zu Fall bzw. von Situation zu Situation unterschiedlich auszufallen. Doch selbst schlichte manische Verläufe können ihre Umgebung plötzlich in Erstaunen versetzen, was da bisher alles verborgen war und jetzt überraschend ausbricht (was im übrigen nicht nur negativ ausfallen muß).

Rein formal ist es nicht falsch, stets flexibel und tolerant zu bleiben, eine reizarme Umgebung zu bevorzugen, die den Patienten nicht zu ständig neuen Gedankensprüngen anregt, sich durch nichts in die manische Atmosphäre hineinziehen lassen, bei der man selber schnell, laut und gereizt zu argumentieren beginnt bzw. auf seinem Standpunkt verharrt. Und – wenn immer möglich – dem Maniker sein übersteigertes Geltungsbedürfnis, in der Fachsprache: seine Grandiositäts-Gefühle und erfolgreiche Rivalitäts-Aggression, belassen.

Vor allem ist es wichtig, die manische ,,Unbremsbarkeit" zu respektieren. Deshalb ist es besser, man richtet sich von vornherein auf dieses ,,schillernde Phänomen Manie" ein, akzeptiert es als Quelle ständiger Überraschungen und konzentriert seine Kraft weniger auf das Versperren, mehr aufs Umleiten. Denn der Maniker, besonders auf dem Gipfel seiner Hochstimmung und Umtriebigkeit, kann im Gegensatz zum Gesunden kaum selber bremsen; einmal in Fahrt, erreicht er sein Ziel oder rammt das Hindernis, das sich ihm entgegenstellt – mit Blessuren für beide Seiten. Daher kann es sich ggf. als günstiger erweisen, nicht den krankhaften Schwung zu blockieren, sondern die Richtung zu ändern, z. B. in harmlosere Gefilde, wo sich die krankhaft gesteigerte Energie – gleichsam im Kreise drehend – im Sande verläuft.

Diese Strategie hat sich oftmals bewährt, ist aber natürlich keine Ideallösung. Man muß mit dem zufrieden sein, was man gerade noch verhindern konnte. Außerdem setzt der Maniker immer wieder aufs neue und mit schier unerschöpflichem Schwung zum Start an und natürlich öfter in heikle als in harmlose Zielrichtungen. Gleichwohl ist es nicht falsch, diese Methode des Umlenkens im Auge zu behalten – bis es glückliche Umstände erlauben, den Kranken durch eine konsequente medikamentös-psychagogische Kombinations- Therapie doch noch „herunterzuholen", „auszubremsen", „Gelegenheit zur Besinnung durch zwar ernüchterndes, aber unheilverhütendes vorzeitiges Erwachen zu geben" (Zitate von Betroffenen).

Die manische Aussage

Hinter jeder endogenen Manie steht nicht nur ein organisch begründbares Krankheitsbild, sondern auch eine individuelle Not, die nicht unwesentlich an Ausbruch, Beschwerdebild und Verlauf dieses – scheinbar rein biologisch vorgegebenen – Leidens beteiligt ist. Leider schaut jeder nur auf das offensichtliche Fehlverhalten und seine Folgen. Und in der Tat: Die Manie läßt einem dazu häufig gar keine andere Wahl. Dennoch sollte man sich zwingen, hinter dieser „verrückten Fassade" ein persönliches Leid identifizieren zu lernen. Das ist nicht nur hilfreich für den Patienten, es erleichtert auch der Umgebung den Zugang zu den psychodynamischen Hintergründen und damit das Erkennen, Verstehen und Helfen. Was ist mit der „manischen Aussage" gemeint, wie sie schon mehrfach angedeutet wurde? Wir fassen diese Erkenntnisse, wie sie schon früher von vor allem tiefenpsychologisch orientierten Ärzten und Psychologen formuliert wurden, in diesem Kapitel mit den Worten des Psychiaters H.-L. Kröber zusammen:

Vom Ärgernis zur psychodynamischen Interpretation

Die Lehrbuch-Trias des manischen Beschwerdebildes lautet:

– gehobene oder gereizte Stimmung
– Überaktivität
– Redefluß.

Dieser Symptomatik sollte man mit der klassischen therapeutischen Trias begegnen:

– Distanz halten
– sedieren
– notfalls stationäre Aufnahme.

Wie aber sieht die Realität aus?

Der Maniker will nicht behandelt werden und will schon gar keine Medikamente, weder in fester noch in flüssiger Form, von einer Injektion ganz zu schweigen. Wenn es aber gelingt, den Maniker einem Nervenarzt oder Psychiater vorzustellen, was kann der tun, damit sich der Patient nicht weiter schadet?

1. den Patienten zur Mitarbeit gewinnen
2. den Patienten überlisten
3. den Patienten überwältigen.

Kooperation scheint unmöglich. Klappt die List nicht, bleibt nur die Gewalt. Ist letztere groß und entschieden genug, gibt der Patient meist nach. Doch ist vielleicht noch eine bessere Lösung denkbar?

Die abgewandelte therapeutische Trias lautet:

1. intensiven Gesprächskontakt herstellen
2. antimanische Medikation mit eher geringer Sedierung
3. wenn möglich, Vermeidung der stationären Aufnahme in eine Fachklinik

Ist die Krankheitseinsicht tatsächlich notwendig und unabdingbare Voraussetzung für die Mitarbeit des Patienten? Das gilt es zu prüfen. Die erste Frage lautet: Warum sucht der Maniker eigentlich den Nervenarzt oder Psychiater auf?

Der Patient mit einer manisch-depressiven Erkrankung lebt in der gesunden Zwischenzeit vor allem auf seine soziale Umgebung bezogen. Bedeutsam für ihn sind tradierte Normen und externe Leistungsvorgaben. Zugleich erlebt er sich in kritisch zugespitzten Situationen als unfrei, kontrolliert, in seiner Autonomie und Entwicklungsmöglichkeit beschnitten. In der akuten manischen Erkrankung versucht er die Änderung dieser Situation, und zwar forciert. Jetzt steht im Vordergrund die Realisierung seiner Autonomiewünsche und die Absage an die zuvor dominierende Selbstunterwerfung. Er ist zukunftsorientiert, voller Pläne, veränderungsbereit, aktiv.

Dazu kommt oft eine spezifische Familienkonstellation. Hier spielt meist ein bestimmtes Familienmitglied eine entscheidende Rolle, in der Regel Ehepartner oder Mutter. In gesunden Zeiten ist es jene Person, der die meiste Zuwendung und Fürsorge des Patienten gilt. In der akuten Manie aber bricht der Kranke aus dieser Partnerschaft aus. Jetzt realisiert er seine Autonomiebedürfnisse und delegiert die Kontrollaufgaben, Trennungsängste usw. an diesen Angehörigen. Dieser aber versucht die Kontrollfunktion an Arzt und Klinik abzutreten. Daraus resultiert eine komplizierte Situation:

Auf der einen Seite der Maniker, meist allein, allenfalls in der phantasierten Koalition mit jenen, die er gegenwärtig idealisiert – bis er enttäuscht wird. Auf der anderen Seite diejenigen, die ihn kontrollieren und tatsächlich oder scheinbar seine Autonomiewünsche blockieren. Im Mittelpunkt der Krise steht eine hochgradige Polarisierung: Der Maniker vertritt schließlich eine anarchische Autonomie, die Angehörigen flüchten in diktatorische Kontrollwünsche. Beide wenden sich nun an den Arzt.

Die Angehörigen erwarten, daß sich der Arzt auf ihre Seite stellt und „das Nötige veranlaßt''. Für den Maniker gibt es aber nur einen Grund, mit zum Arzt zu gehen: die vage Hoffnung, daß er seinerseits Unterstützung findet. Der Arzt muß nun diese komplexe Situation durchschauen: hier therapeutische Diktatur, dort Anarchie. Er kann sich aber nicht unparteiisch in die Mitte stellen, sondern muß – will er Erfolg haben – primär dem Patienten zur Hilfe kommen. Wie sieht das aus?

Als erstes muß der Arzt versuchen, die schwierige Situation zu durchschauen – und zu verstehen. Also will er vom Patienten wissen, was dieser jetzt will und warum er das jetzt will. Und ob er das alles auch anders als mit Manie, stationärer Aufnahme und den sonstigen Konsequenzen erreichen kann.

Danach muß der Arzt dem Maniker signalisieren, daß er ihn und sein Anliegen ernst nimmt. Das ist für den Betreffenden neu. Denn bisher sah sich der Patient in seinem Anliegen schroff zurückgewiesen, so schroff, wie er es übrigens meist selber vorgetragen hat. Jetzt scheint er einen echten Ansprechpartner gefunden zu haben. Leider vermag er sich nicht klar genug zu äußern. Er kommt mit nebulösen Vorstellungen, unrealistischen Plänen und schweift immer wieder ab. Also muß der Arzt seine Fragen hartnäckig wiederholen und auf einer verständlichen Antwort bestehen. Das reizt zwar den Patienten, hilft aber auch, seine eigene Position zu klären und zumindest in bezug auf den Arzt einen festen Standpunkt zu suchen. Deshalb kann es sehr eindrucksvoll sein, wie der Maniker nach und nach ernsthaft und schließlich fruchtbar um das konstruktive Durchhalten eines solchen Gesprächs ringt. Die Manie ist zwar dadurch nicht beseitigt, doch das Bemühen des Arztes um ein hilfreiches Verstehen fördert das Vertrauensverhältnis. Vielleicht kommt es sogar so weit, daß der dringliche Rat erstmals ernsthaft reflektiert wird, durch Medikamenteneinnahme eine besonnene Verfassung zurückzuerlangen. Die dabei zu beachtenden Besonderheiten sind ab S. 285 erörtert.

Auf jeden Fall ist durch einen engmaschigen Arztkontakt mit *freiwilliger* antimanischer Medikation häufig eine Klinikaufnahme umgehbar. Das größte Hindernis dabei können aber die Angehörigen werden, weil sie Angst vor Rückschlägen haben (oder vielleicht sogar Genugtuung oder Bestrafung wollen). Deshalb muß der Arzt viel Verständnis zeigen für die enorme Belastung der Angehörigen, die durch eine ambulante Behandlung vorerst nicht geringer wird.

Wäre es aber nicht besser, für alle Beteiligten besser, den Patienten in stationäre Bewahrung zu geben? Kann er sich nicht dort am besten entäußern, findet er dort nicht die intensivste Zuwendung, die er doch scheinbar so innig sucht (zumal er auf der Krankenstation auch nicht ausbrechen kann)?

Es ist wichtig, eine Hospitalisierung aus psychologischen Gründen zu vermeiden, wenn es irgend geht, sagen auch die klinisch tätigen Psychiater. Psychiatrische Institutionen sind – in der Regel und notgedrungen – fest eingespielt, relativ unflexibel, von hohem Verantwortungsfühl für andere und deshalb kustodial (von lat.: custos: Wächter, Hüter, Aufseher).

Durch die Hospitalisierung wiederholt sich in unfruchtbarer Weise der alte Konflikt des Manikers zwischen Autonomiestreben und äußeren Kontrollbedürfnissen. Zudem hinterläßt sie tiefe Spuren im Selbstbewußtsein des Patienten, auch nach der Genesung. In der Rückschau wird die stationäre Behandlung oft als (gerechte) Bestrafung und Unterwerfung erlebt und entmutigt damit auch legitime und wichtige Veränderungswünsche. Demgegenüber ist jede aktive und ambulant gemeisterte manische Krise eine Ermutigung: seiner Krankheit nicht ausgeliefert zu sein, von einem guten Arzt-Patient-Verhältnis für evtl. Rückfälle und Krisen ganz zu schweigen.

Die Manie ist ein Fenster, durch das wir Einblicke in die Persönlichkeit erhalten

In drei Wochen manischer Verfassung lernt man mehr über die Nöte, Wünsche, Widersprüchlichkeiten, Hoffnungen und das Wertgefüge eines Manikers als nach seiner Genesung in einem Jahr Psychotherapie. Viele wesentliche Wünsche, Ziele und Bedrängnisse erfährt man im Grunde nur in der manischen Episode. Die Manie ist ein Fenster, durch das man wertvolle Einblicke in die Persönlichkeit des Betroffenen erhält. Mit der Remission (Symptomfreiheit) fällt oft ein Vorhang, der die Einsicht in die eigentlichen Beweggründe verwehrt. Und das gilt nicht nur für den Arzt, sondern auch für den Patienten selber.

In der Manie hat der Maniker nämlich ein *Thema,* manchmal mehrere, aber stets wenige und vor allem verwandte Themen. Über dieses Thema macht er Aussagen; man nennt das deshalb die *manische Aussage.* Es mag bisweilen nicht leicht sein, diese Aussagen zu verstehen. Das Thema aber hat oft über mehrere manische Phasen hinweg eine erstaunliche Beständigkeit. Die Aussagen verlieren allerdings durch ihre stete Wiederholung an Prägnanz. Bei der soundsovielten Phase hört dann keiner mehr hin. Das kann zu einer diagnostischen und damit therapeutischen Einbuße führen.

Der Begriff der *manischen Aussage* ist schon deshalb naheliegend, weil die meisten Patienten fast unentwegt aussagen. Dadurch schleicht sich häufig ein diagnostischer Fehler ein: Viel zu häufig gibt man sich mit dem manietypischen Symptom ,,Ideenflucht'' zufrieden, also einer formalen Denkstörung, wo in Wirklichkeit nur ein nicht zu stoppender, also krankhafter Redefluß vorliegt und dieser Logorrhoe wird natürlich meist nicht zugehört, auf jeden Fall nicht lange genug. Auf die Inhalte wird nur geachtet, soweit sie Ausdruck unrealistischer Größenphantasien und sonstiger ,,Spinnereien'' sind, die man für wert hält, festgehalten zu werden. Doch wenn man genau hinhört, läßt sich bald erkennen, daß diese Redeflut keineswegs uferlos ist, sondern im Gegenteil um eine oft kleine Zahl sich ständig wiederholender Probleme kreist.

Wer tagtäglich mit einem manischen Patienten zu tun hat – als Arzt, Psychologe, Schwester, Pfleger, Mitpatient, Angehöriger, Freund, Arbeitskollege usw. –, der weiß, wie entnervend stereotyp seine Aussagen sein können. Dennoch sollte man dieser Stereotypie mehr Beachtung schenken. Sie ist oft der Kern seiner Nöte. Letztlich besteht nämlich die manische Logorrhoe aus zwei Anteilen:

1. *Den Projektionen in die Zukunft:* Was wäre ich eigentlich gerne geworden und was will ich jetzt, insbesondere in meinem manischen Höhenflug, verwirklichen?
2. *In einer Art ,,Vergangenheitsbewältigung'':* An was bin ich bisher gehindert worden, warum und von wem – und wie will ich das jetzt ändern?

Die Zukunftsentwürfe des Manikers sind meistens geschäftliche Selbständigkeit, großer finanzieller Erfolg, künstlerischer Durchbruch, politische Führerschaft, religiöse Erwähltheit und – vor allem bei Frauen – ideale Liebe und romantische Verklärung bzw. Rettung.

In der Manie – wie übrigens in der Depression häufig auch – ist es zudem sehr informativ, die jeweilige *Auslösesituation der manischen Erkrankung* festzuhalten und zu interpretieren. Schon hier zeigen sich wichtige Anhaltspunkte.

Charakteristisch für die weitere manische Denk- und Handlungsweise ist jedoch eine fast regelhafte Besonderheit: Alles, was man jetzt endlich vorhat und realisiert wissen will, muß rein, unvermengt, kompromißlos realisiert werden. Manie ist die Aufkündigung des Kompromisses, der relativierenden, bindenden, demütigenden, kleinkarierten, in tausend Zwänge verstrickten Abschwächung des großen Ziels.

Die Vergangenheitsbewältigung ist häufig eine Beschwörung der eigenen Schuldlosigkeit. Sie bedarf aber angesichts der unverbrüchlichen Schuldangst des Manikers einer wortreichen, alles begründenden, kein Restrisiko belassenden Rechtfertigung: Nicht aus eigener Willkür hat der Maniker diesen schockierenden Ausbruch vollzogen, sondern zum Nutzen und Wohl des einen oder anderen. Eigentlich hat er gar nichts Böses getan. Er hat sich nicht entfernt von den Regeln, die er bisher respektiert hat, im Gegenteil: Er verwirklicht sie nur konsequenter und intelligenter als bisher. So sehr Maniker bei anderen Menschen Schuldgefühle einzuklagen versuchen, so empfindlich reagieren sie auf die Unterstellung, sie selber seien schuldig geworden oder könnten schuldig werden. Schuldig zu werden, Schmerz zuzufügen, Täter zu werden, auch aus begründetem Recht, ist mit dem Selbstbild der meisten Maniker nicht vereinbar.

Aus der Manie und ihren Folgen lernen

Aus dem Kapitel über die Persönlichkeitsstruktur eines Patienten mit manisch-depressiver Erkrankung gingen bereits die wesentlichen Charakteristika hervor: Aggressionsunterdrückung, Konfliktverleugnung, Verantwortungsgefühl, soziale Angepaßtheit und labiles Selbstwertgefühl. Es mag schwerfallen, an diese Typologie zu glauben, insbesondere während des manischen Auftritts, doch die „manische Aussage" erleichtert den Einblick in die eigentlichen psychodynamischen Hintergründe. Dabei legt die hochentwickelte Fähigkeit akut manisch Erkrankter, nämlich tödlich zu beleidigen, lächerlich zu machen und Menschen gegeneinander auszuspielen, die Vermutung nahe, daß der Patient all dies zuvor schon am eigenen Leibe erfahren hat: in Partnerschaft, Familie, Beruf usw. Viele dieser Kranken getrauen sich jedoch nicht, jenen Normen die Gefolgschaft aufzukündigen, die von ihnen bereits leidvoll, als hohl, scheinheilig und böse erfahren worden sind. Dieser Schritt, selbst wenn er als Verrat an den herrschenden gesellschaftlichen Bedingungen interpretiert würde, wäre zwar moralische Pflicht (Mißstände anprangern) und eine Entwicklungschance für den Betreffenden. Es wäre aber auch das Ausschlagen einer psychologischen Erbschaft und quasi der Bruch mit den Ahnen. Der

Depressive erstarrt vor dieser Wahl. Der Maniker versucht diese Situation aktiv zu bewältigen, ohne aber letztlich eine Wahl zu treffen.

Die überwiegende Mehrzahl der Redeflut eines Manikers geht mit der oft kaschierten Beteuerung einher, daß man sich noch immer im Hoheitsgebiet der Wohl-Anständigkeit befinde. Das einzige, was es in der Manie zu lernen gibt, ist: Man kann real intensiver leben und erleben.

Die Tragik aber erneuert sich, wenn aus dem zwangsläufigen Scheitern der Manie für den Alltag nichts oder nur das Falsche gelernt wird. Das ist die Regel. Und die Therapeuten sind nicht unbeteiligt an der Bagatellisierung, Verdrängung und Verleugnung manisch aktualisierter Themen und Ziele.

Wie H.-L. Kröber treffend bemerkt, wird es dem Therapeuten, insbesondere dem Arzt, natürlich vom Patienten auch leicht gemacht, sich mit der medikamentösen Behandlung (= Dämpfung) zu begnügen. Will man mehr, nämlich den Patienten bei der Bewältigung seiner Lebenskrisen und Erfahrungen begleiten, stößt man rasch auf vielfältige Schwierigkeiten, die im Grunde Distanz und Rückzug nahelegen, ehe man in das manische Chaos völlig verstrickt wird.

Doch das wichtigste Ziel einer konstruktiven Therapie sollte sein, die manische Thematik verstehen zu lernen und für einen freieren Lebensabschnitt bezüglich Partnerschaft, Beruf, gesellschaftlichen Normen usw. nutzbar zu machen – sobald das manische Krankheitsbild abgeklungen ist. Patienten mit einer überwundenen Manie (und Depression übrigens häufig auch) dürfen im Regelfall nicht gebremst, sondern müssen ermutigt werden, aus dem thematischen Inhalt ihres Beschwerdebildes hilfreiche Konsequenzen zu ziehen.

Der Maniker muß aus seiner Erkrankung lernen dürfen. Es gibt nicht nur negative Folgen einer Manie. Es kann auch zur Nachreifung kommen. Und das sollte allen Beteiligten, nicht zuletzt dem Therapeuten, Mut machen, die psychodynamischen Hintergründe besser verstehen zu lernen – und mehr zu wagen.

Soweit zur *manischen Aussage* nach H.-L. Kröber.

Zusammenfassung

Hinter jeder – vor allem endogenen – Manie steht nicht nur ein biologisch begründbares Krankheitsbild, sondern auch eine individuelle Not. Diese ist nicht unerheblich an Ausbruch, Beschwerdebild, Verlauf und vor allem psychotherapeutischer sowie medikamentöser Steuerbarkeit dieses Leidens beteiligt. Leider schaut man nur auf das offensichtliche Fehlverhalten und seine Folgen. Dennoch sollte man sich zwingen, hinter dieser „verrückten Fassade" ein persönliches Leid und eine ganz bestimmte „manische Aussage" erkennen zu lernen. Das ist nicht nur hilfreich für den Betroffenen, es erleichtert auch der Umgebung den Zugang und damit Erkennen, Verstehen und Helfen. Die Manie ist „wie ein Fenster, durch das wir Einblicke in die Persönlichkeit des Patienten erhalten". Man muß nur das Gespür schulen, aus der Redeflut die eigentlichen Probleme herauszufiltern. Dabei pflegen sich meist zwei bedeutsame Anteile abzuzeichnen: 1. die Projektionen in die Zukunft und 2. eine Art Vergangenheitsbewältigung. Auch ist es sehr informativ, die jeweilige Auslösesituation der manischen Psychose festzuhalten und zu interpretieren.

Es gilt, den stereotypen Aussagen der manischen Redeflut mehr Beachtung zu schenken. Sie sind der Kern der Nöte. Und der Maniker muß aus seiner Erkrankung lernen dürfen. Es gibt nicht nur negative Folgen, man kann auch konstruktive Konsequenzen ziehen und dadurch zur Nachreifung gelangen.

Es gilt, die manische Aussage zu erkennen und therapeutisch zu nutzen.

Wie erlebt sich ein Maniker selber?

Nicht nur bei körperlichen Erkrankungen, auch und besonders bei seelischen Leiden sind die Grenzen zwischen gesund und krank oft fließend. Dies betrifft vor allem die Manie. Denn hier liegt – wie bereits die alten Psychiater feststellten – ein „Irresein ohne Verstandesstörungen" vor. In der Tat registrierte man schon im vorigen Jahrhundert verwundert, daß „bei aller Tollheit das Gedächtnis die Auffassungsfähigkeit des Kranken im allgemeinen ungestört, die geistige Regsamkeit sowie Beweglichkeit der Aufmerksamkeit mitunter sogar gesteigert waren". Die Kranken konnten aufgeweckter, scharfsinniger, leistungsfähiger erscheinen als je zuvor. Was seit jeher überraschte, waren ihre Gewandtheit im persönlichen Kontakt, ihre witzigen Wendungen, verblüffenden Einfälle und ungewöhnlichen Wortspiele.

So fiel schon damals auf, daß einem Maniker gleichsam alles zufliegt: unerschöpfliche Antriebskraft und enorme Energie trotz minimalem Schlafbedürfnis; dadurch erstaunlich intensiver Einsatz und unfaßbare Leistungsfähigkeit, was sich u. a. in beruflichen Erfolgen, z. B. mit Abschluß vorteilhafter Geschäfte trotz größter Risiken niederschlägt. Ferner Gewandtheit und rasche Sympathie-Erfolge im zwischenmenschlichen Bereich – und damit gesellschaftlicher Aufstieg. Nicht zu vergessen erotische Anziehungskraft und sexuelle Erfolge, und zwar scheinbar ohne Mühe und Aufwand. Und auf künstlerischer Ebene Kreativität und Produktivität zugleich. Kurz: Ein „Beschwerdebild", eine „Krankheit", mit der man leben könnte, ja, die man sich durchaus wünschen würde – zumindest zeitweise und natürlich ohne die negativen Folgen. Wie empfindet sich nun der Betroffene selber?

Das *persönliche Empfinden* eines Manikers wird unterschiedlich erlebt und interpretiert – nicht zuletzt in Abhängigkeit von der Art des Leidens, von Zeitpunkt und Intensität sowie Persönlichkeitsstruktur, von Umgebungsfaktoren usw.

Im Vorfeld der manischen Psychose

Der *Beginn einer manischen Phase* wird meist nicht als solcher registriert, nicht einmal bei wiederholten Rückfällen und damit entsprechender Vorkenntnis. Ist es eine plötzlich losbrechende Manie, kann man schon gar nicht mit Krankheitseinsicht rechnen. Und sind es dezente Vorposten-Symptome, dann können sie in der Tat zu alltäglichen Befindensschwankungen passen, und dazu noch meist Befindensschwankungen „nach oben". Das ist kein Anlaß, sich darüber zu wundern, zu sorgen oder gar aufzuregen. Überhaupt neigt man ja dazu – bewußt oder unbewußt – Warnsymptome jeglicher Art zu relativieren, um nicht „das Schlimmste annehmen zu müssen". So auch bei der Manie, die ja zuerst einmal die „Schokoladenseite des Lebens" anbietet (Zitat). Mit anderen Worten: Die

Mehrzahl der Betroffenen bemerkt den Beginn dieses Leidens nicht, will ihn nicht bemerken oder deutet ihn (gewaltsam) um. Gleichwohl gibt es natürlich Hinweise, die trotz allem registriert werden (müssen).

Wie äußert sich also der Beginn einer Manie subjektiv? Am häufigsten beginnt es mit Schlafstörungen, meist Ein- und Durchschlafstörungen, jedoch nicht mit einer quälenden Schlaflosigkeit, sondern im Sinne von Nicht-schlafen-Müssen, auch nachts wach und aktiv sein dürfen – oft zum gleichen Zeitpunkt. Danach aber folgt eine innere Spannung, Nervosität und Unruhe bis hin zum Getriebensein. Das wird allerdings nicht so negativ gesehen wie im Rahmen anderer seelischer Leiden. Denn inzwischen deutet sich auch eine zumindest zeitweilig gehobene Stimmung an, zwar ohne jeglichen Grund oder einfach aus beliebigen Motiven heraus, in jedem Falle aber positiv getönt. Dies alles mündet in einen zunehmenden Rededrang. Auch der wird allerdings nicht als unangenehm empfunden, eher als verstärktes Mitteilungsbedürfnis, wo man doch plötzlich so viele gute Ideen hat, die es an den Mann zu bringen gilt.

Alle diese Symptome können wieder zurückgehen, wiederholen sich jedoch mit einer gewissen Regelmäßigkeit. Doch kaum etwas wird zum entscheidenden Zeitpunkt als Warnzeichen empfunden und vor allem: Das Wissen um Frühsymptome aus früheren Krankheitsphasen, Schilderungen von Angehörigen oder anderen Patienten oder ärztlichen Hinweisen bietet noch keine Gewähr für entsprechende Behandlungswilligkeit. Allerdings sind viele Patienten rückwirkend der Meinung, man hätte ihnen schon helfen können und vor allem: Sie hätten sich auch helfen lassen, obgleich kein Krankheitsgefühl, keine Krankheitseinsicht und damit natürlich auch kein Therapiewunsch vorhanden waren. Unter Helfen verstehen sie nämlich nicht ein ,,medikamentöses Überwältigtwerden'', sondern ein ,,helfendes Verständnis''. Das scheint zwar oftmals und auf Dauer nichts zu bringen, kann aber in Wirklichkeit die Grundlage einer zumindest halbwegs befriedigenden Steuerbarkeit werden. Das ist nicht wenig, wenn man an die Gefahr völlig ungebremster und ausgelebter Exzesse denkt. Die erfolgreiche Therapie einer Manie wird letztlich von Kompromissen diktiert – und vom aufrichtigen Verständnis der anderen.

Auf der ,,positiven'' Seite der manischen Phase

Doch leider kommt es meist nicht einmal dazu. Denn jetzt beginnt die eigentliche Krankheitsphase. Sie ist allerdings am Anfang meist charakterisiert durch eine Reihe eindrucksvoller und schöner Empfindungen und Erlebnisse und wird deshalb nicht selten als der beglückendste Teil der ganzen Episode empfunden. Und in der Tat, man könnte neidisch werden, wenn man manche Krankheitsberichte hört, die nun wirklich nichts mit einer Krankheit zu tun zu haben scheinen: die ,,langsame Zunahme der körperlichen Aktivitäten (,,leicht wie eine Feder''); das positive Lebensgefühl (,,unendlich geborgen'', ,,alles in Gold getaucht'', ,,rosarot'' usw.); die Leichtigkeit, sich in jede Situation hineinzufühlen, sich anzupassen, Schwierigkeiten zu überwinden; das von der Last der täglichen Unzulänglichkeiten befreite Denken; dazu das schnelle, ggf. ,,bis zur

Lichtgeschwindigkeit beschleunigte Reagieren"; ferner die Freude und der Genuß an Essen und Trinken, bei denen man immer neue Nuancen und Köstlichkeiten entdeckt; die Intensivierung musikalischer und vor allem optischer Wahrnehmungen, kurz: Entlastung, Wohlgefühl, Beglückung, Phantasiereichtum, Kreativität, geschärfte Wahrnehmungsbereitschaft, unermüdliche Aktivität und unglaubliche Schaffenskraft. Sie alle vermitteln ein ungeahntes freudiges Lebensgefühl, so daß man sich im Land der Seligkeit wähnt" (Zitat).

In dieser Phase ist auch die Leistung bei der täglichen Arbeit zwar gesteigert, aber noch korrekt. Es werden – zumindest anfangs – keine offenkundigen Fehler gemacht. So pflegen sich die unangenehmen Folgen in Grenzen zu halten. Unter solchen Umständen gibt es auch manische Phasenabschnitte, die ohne Einschränkung als „Glanzlichter" und „Pluspunkte des Lebens" gewertet werden können. Auch wenn es im einzelnen nicht beweisbar ist, dürften nicht wenige Kunstwerke aus Literatur, Musik, Malerei usw. zumindest einer verwertbaren Hochstimmung, wenn nicht gezielt genutzten manischen, vor allem aber hypomanischen Phase zu verdanken sein. Das sollte man nicht kategorisch in Abrede stellen. So gesehen kommt es dann auch zur bewußt einkalkulierten Nutzung einer manischen Phase, selbst auf die Zukunft hin. Dann wird offen bekannt, daß nur oder vor allem eine solche zeitlich begrenzte Hochstimmung einen befriedigenden Erfolg garantiert, weshalb man schon deshalb nicht an einer medikamentösen Phasenprophylaxe interessiert ist. Außerdem wird geargwöhnt, daß z. B. die Lithiumsalze nicht nur die nutzbare Hochstimmung kupieren, sondern auch "die notwendige Kreativität auf Dauer verwaschen" (s. S. 344).

Beginn und erster Abschnitt einer manischen Phase pflegen also am positivsten vermerkt zu werden. Gefühl und Leistung sind optimal. Man hat sich (noch) nichts vorzuwerfen, an diese Zeit kann man sich ohne Hemmungen oder gar Schuldgefühle erinnern. Im weiteren Verlauf, insbesondere nach schwereren manischen Zuständen ist dies oftmals nicht mehr möglich. Jetzt bricht sich das Negative Bahn. Nun geht die Persönlichkeit in der Krankheit auf, d. h. „die steuernde Vernunft erliegt der zerstörerischen Kraft des seelischen Leidens", wie es die alten Psychiater auszudrücken pflegten. Zwar blitzen immer wieder nüchterne und damit natürlich auch ernüchternde Momente auf, die den Maniker zurückzuholen versuchen, doch das ist nur von kurzer Dauer. Zu einer konsequenten Korrektur reichen die Kräfte nicht mehr aus, der „manische Strom reißt ihn weg". Auch versteht es die Krankheit meisterlich, den Verstand des Betroffenen geradezu umzudrehen, auf jeden Fall in den Dienst des pathologischen Geschehens zu zwingen. Manchmal sieht es so aus, als würde die gesamte intellektuelle Kraft in eine Flut von scheinbar überzeugenden Argumenten investiert, die der Umgebung und dem Patienten selber beweisen sollen, daß doch alles vernünftig, zweckmäßig, durchdacht und damit fundiert ist, was in Wirklichkeit sprunghaft geplant und mit unkritischer Tatkraft durchgedrückt wird.

Diese tragische Entwicklung basiert auf einem doppelten Manko: Weder echtes, anhaltendes Krankheitsgefühl, noch entsprechende Krankheitseinsicht. Und alles potenziert durch eine maßlose Selbstüberschätzung.

Der Maniker fühlt sich nicht nur gesund, sondern auch von einer Welle der Aktivität, Dynamik, Unternehmungslust und – erstaunlich lange objektivierbar – des Erfolgs getragen. Der Kranke nimmt sich als solcher gar nicht wahr. Wenn man ihm ein Eingeständnis abhandeln kann, dann höchstens das, daß er ein wenig „überdreht" erscheint, wie er vielleicht schmunzelnd gesteht. Aber dies liegt nur daran, daß die Umgebung so schrecklich fade, ideenarm, bürokratisch und engstirnig ist. Wie wäre die Welt um so vieles leichter, wenn alle den gleichen Schwung und den gleichen „Durchblick" hätten. So muß er also annehmen, daß es nur „kleinkarierten Neider" sind, die seine Aktivität und Erfolgssträhne auf heimtückische Weise zu torpedieren suchen. Kein Wunder, daß er dann ungehalten, reizbar, ja wütend diese „engstirnigen Aparatschiks", „kleinmütigen Unternehmerzwerge", „verzagten Gemütsgnome", „blutleeren Sexualkrüppel" usw. (Zitate) in die Schranken verweisen muß.

Dazu kommt das erwähnte gesteigerte Selbstwertgefühl, das vom „gesunden Selbstvertrauen", wie es sich jeder wünscht, bis zur abnormen Selbstüberhöhung oder gar maßlosen Selbstüberschätzung reicht. Hier fehlt nicht nur jegliche Lebensangst („man ist absolut furchtlos"), es kann auch das Selbstbewußtsein mit zunehmender Antriebssteigerung geradezu wahnhaft „abheben" – bis hin zu Allmachtsgefühlen bei vollständiger Verleugnung realer Hindernisse oder Gefahren. Daraus resultieren dann Größenideen oder gar ein manischer Größenwahn, die schließlich die unverständlichen Handlungsweisen des Patienten bestimmen. Liegt die manische Phase einer schizoaffektiven Psychose (s. S. 141) vor, wird es im Rahmen der zusätzlichen schizophrenen Symptomatik noch problematischer.

Erste, wenngleich kurze Zweifel

Es gibt aber auch Zeiten, in denen der Patient zwischendurch sehr wohl merkt oder zumindest ahnt, daß sich hier „etwas Besonderes, Ungesundes, fast schon Unheimliches abspielt, wenn es auch nicht gleich eine Krankheit sein muß, die mit ihm durchgeht". Selbst auf dem Höhepunkt einer manischen Episode blitzen bisweilen Zweifel auf. Dieses „ungute Gefühl" verdichtet sich vor allem gegen Ende der krankhaften Hochstimmung. Zu nachhaltigen Korrekturversuchen durch den Patienten selber reicht es jedoch in der Regel immer noch nicht. Auch kurzfristige „böse Ahnungen" und „lichte Augenblicke" vermögen die zerstörerische Wucht einer manischen Psychose nur selten zu verlangsamen, von konsequenter vernunftmäßiger Steuerung ganz zu schweigen. Selbst durch schmerzliche Erfahrungen aus früheren manische Phasen mit allen

Folgen läßt sich der Kranke von der wahren Natur seinen Zustands nicht überzeugen: „Das war früher, jetzt ist alles anders..."

Manchmal aber spricht der Maniker – selbst in ungetrübter Hochstimmung, zumindest aber nach entsprechenden Auseinandersetzungen – freiwillig bei Ärzten oder Gesundheitsämtern vor, bisweilen bei mehreren am gleichen Tag. Das tut er aber nicht, um sich behandeln zu lassen. Denn, wie er gleich mit der Tür ins Haus fällt: Er fühlt sich gesünder und leistungsfähiger als je zuvor, „kolossal produktiv" und „furchtbar lebenslustig" – und höchstens gelegentlich etwas erregt durch die unwürdige und lächerlich kurzsichtige Behandlung, die ihm ständig widerfährt. Was er also will, ist weder Diagnose noch Therapie, sondern zumeist ein Attest, das „seine völlige geistige und körperliche Gesundheit bescheinigt". Und wenn er das nicht bekommt, so will er durch diesen Arztkontakt jedenfalls klarstellen, „daß er so normal ist wie alle anderen auch – nur eben ein wenig großartiger..."

Hier bleibt den meist überrumpelten Ärzten gar nichts anderes übrig, als gute Miene zum bösen Spiel zu machen, was im übrigen auch kein schlechter Konsultations-Einstieg ist. Wenn der Maniker den Arzt sympathisch findet, weil er ihm nicht ständig widersprochen hat, kann sich jenes konstruktive Verhältnis anbahnen, mit dem man nach und nach vielleicht doch noch zum Ziel kommt. Denn wenn es auch zu einer echten selbstkritischen Einsicht und Korrektur noch nicht oder nicht lange ausreicht, so darf man doch gerade bei einer Manie grundsätzlich auf ein Ende hoffen. Und in einer ausklingenden manischen Phase, spätestens während der am Ende gar nicht so seltenen Mischzustände, in denen plötzlich, wenngleich kurzfristig, die qualvolle Ernüchterung droht, erinnert sich der Patient gerne an den „verständnisvollen Doktor von früher".

Die Manie und ihre Folgen im Rückblick

Dieses Abflauen der krankhaft mißbrauchten Geistes- und Gemütskräfte sowie körperlichen Reserven pflegt den zermürbenden Teil des Leidens einzuläuten. Jetzt mischen sich unter diesen Wirbel von Hochstimmung und Umtriebigkeit plötzlich generelle Unsicherheit, diffuse Ängste und umschriebene Befürchtungen vor dem „danach". Gezielte Befragungen während dieser Phase machen deutlich, daß der Maniker gleichsam Furcht vor allem entwickeln kann, insbesondere auf zwischenmenschlichem Gebiet: Fucht vor dem Partner, den Kindern, Eltern, sonstigen Verwandten, Nachbarn, Arbeitskollegen, Vorgesetzten, Vereinskameraden, ferner Furcht vor Leistungseinbuße, Verlust des Ansehens, vor einem Rückfall usw.

Hier sei noch einmal auf die schon erwähnte Nachuntersuchung des Psychiaters H.-L. Kröber zurückgekommen, in der auch das subjektive Erleben einer akuten manischen Phase abgefragt wurde. Und in der vor allem auch die therapeutischen Schlußfolgerungen gezogen werden, die sich daraus ergeben – sofern man daran denkt und gewillt ist, sie zu nutzen. Einzelheiten dazu siehe das spezielle Kapitel auf S. 240.

Dabei sei jetzt schon auf einen entscheidenden Punkt hingewiesen: Gerade bei solchen Befragungen kommt es sehr auf den Unterton an, mit dem man die Fragen stellt. Klingt hier eine moralische oder gar vorwurfsvolle Saite an, dann bleibt überhaupt nichts Erinnerungswürdiges übrig – im Gegenteil. Vermittelt der Arzt jedoch den Eindruck, daß er eine sogar positive Würdigung durchaus für diskussionswert erachtet, ändert sich das Bild überraschend: Abgesehen von den nachteiligen privaten und beruflichen Folgen der Manie, die sich nicht ungeschehen manchen lassen, zählen doch viele, möglicherweise sogar die Mehrzahl der Betroffenen diese fremdgesteuert-umtriebige Zeit zu einer irgendwie besonderen, ja vielleicht sogar schönen Erinnerung. Eine negative Tönung erfahren diese Wochen und Monate vor allem durch die Symptome Angst, Wahn und ggf. Trugwahrnehmungen (Sinnestäuschungen). Dies beklagen besonders Patienten mit einem schizomanischen Syndrom im Rahmen einer schizoaffektiven Psychose, bei der manische und schizophrene Krankheitszeichen zugleich oder kurz hintereinander irritieren (s. S. 141). Dagegen werden rein manisch-depressiv Erkrankte in negativer Hinsicht vor allem von Scham und Furcht vor der drohenden depressiven Phase belastet, können das Ganze aber auch als Reifung interpretieren (man ist darüber hinweg, man hat dazugelernt).

Je jünger, je weniger krankhafte Episoden und je besser das Befinden in der gesunden Zwischenzeit, desto günstiger die Erinnerung an das damalige akute Beschwerdebild. Aber auch: Je umfassender sich ein Patient zu erinnern vermag oder dazu bereit ist, desto problemorientierter und letztlich offener ist der Betroffene – und damit um so günstiger die Prognose (Krankheits-Vorhersage). Und umgekehrt: Je mühsamer die Erinnerung, desto größer wohl auch die Tendenz zur Verleugnung – und damit letztlich auch die Wahrscheinlichkeit von zukünftigen Schwierigkeiten.

Deshalb muß man sich bei allem Zorn und aller Verzweiflung seitens der Umgebung immer wieder vor Augen halten: Woher soll die Krankheitseinsicht auch kommen, wenn sich keine subjektiv belastenden Symptome einstellen und der objektiv wachsende ,,Scherbenhaufen'' krankheitsbedingt nicht realisiert werden kann. Das Gegenstück der Manie, die Depression, hat es da um einiges ,,leichter'', auch wenn selbst lange Zeit Angehörige und sogar der Patient nicht wissen, was man von grundloser Niedergeschlagenheit, diffuser Angst, sinnlosen Befürchtungen, Freudlosigkeit, von Minderwertigkeitsgefühlen, Merk- und Konzentrationsstörungen, Gedankenkreisen, Entscheidungsunfähigkeit, unbegründeten Schuldgefühlen usw. halten soll. Dafür führen dann wenigstens depressionsbedingte Schlafstörungen, Kopf-, Herz-, Glieder- und Rückenschmerzen, Atemenge, schwere Beine, wechselnde vegetative Beschwerden usw. zum Arzt. Denn damit liegt ein ,,wirkliches'' Beschwerdebild vor, etwas Handfestes, das man auch guten Gewissens vorbringen kann, ohne gleich als ,,Hysteriker'' abgestempelt zu werden.

Der Maniker dagegen ist doppelt geschlagen: 1. durch den seelisch-körperlichen Raubbau mit psychosozialer Zerrüttung und vor allem durch einen gnadenlosen ,,Kahlschlag'' der Reserven und 2. durch die Unfähigkeit, diese

Entwicklung rechtzeitig zu erkennen und – falls sie erkannt wird – konsequent danach zu handeln.

Zusammenfassung

Das persönliche Empfinden des Manikers wird unterschiedlich erlebt, in Abhängigkeit von Art, Zeitpunkt, Intensität des Krankheitsbildes wie auch Persönlichkeitsstruktur und Umgebungsfaktoren. Der Beginn wird meist nicht erkannt, entsprechende Warnsymptome (Nicht-Schlafen-müssen, Angetriebensein, zeitweilig gehobene Stimmung und Rededrang u. a.) werden oft verdrängt. Danach folgt ohnehin der beglückendere Teil mit Wohlgefühl, Phantasiereichtum, verstärkter Wahrnehmungsbereitschaft, unermüdlicher Aktivität, unglaublicher Leistungsfähigkeit und erstaunlich langer Glückssträhne im beruflichen und zwischenmenschlichen Bereich. In diesem Abschnitt können in der Tat große Leistungen resultieren. Dann aber ,,reißt der manische Strom hinweg''. Jetzt sind weder ein echtes und vor allem anhaltendes Krankheitsgefühl noch entsprechende Krankheitseinsicht zu erwarten. Dazu kommt ein gesteigertes Selbstwertgefühl, das vom überzogenen Selbstvertrauen bis zur maßlosen Selbstüberschätzung reicht, von psychotischen Allmachtsgefühlen mit Verleugnung realer Hindernisse und Gefahren ganz zu schweigen. Zwar gibt es kurzfristige Zeiten der Unsicherheit und des Zweifels, manchmal auch ,,böse Ahnungen'', doch reicht es nicht zu einer konsequenten vernunftmäßigen Steuerung. Auch frühere schmerzliche Erfahrungen können meist nicht genutzt werden.

Die rückblickende Wertung hängt von verschiedenen Faktoren ab: gute oder schlechte Erinnerungen, angenehme oder moralisch neutrale Symptome bzw. negative Folgen (Streit, Kaufwut, Gereiztheit, Aggressivität). Und von der Einstellung, die der Fragende signalisiert. Denn wenn dieser auch positive Seiten nicht ausschließt, dann finden nicht wenige manische Patienten durchaus vertretbare Aspekte an diesem Leiden. Als negativ werden vor allem die Symptome Angst, Wahn und Furcht vor depressiven Rückfällen empfunden, gelegentlich auch Scham. Je besser sich ein Patient erinnern kann und je offener und problemorientierter er damit umzugehen vermag, desto günstiger ist die Prognose. Auch darf man bei allem nicht die psychologische Komponente vergessen, d. h. die ,,manische Aussage'', die hinter der umtriebigen, selbstbewußten, zügellosen oder gar aggressiven Fassade steht.

Dazwischen – danach

Praktisch jeder Kranke fragt sich mindestens einmal – während seines Leidens und spätestens nach Abschluß der Genesung –, was ihn seine Erkrankung, sein Unfall, seine Verletzung eigentlich gekostet hat: körperlich, seelisch, beruflich, finanziell – und was sie ihn aufgrund möglicher Langzeitfolgen noch kosten wird. Psychisch Kranke machen in dieser Hinsicht keine Ausnahme. Im Gegenteil: Sie geraten noch stärker ins Grübeln, es sei denn, sie versuchen mit aller Macht solche Überlegungen zu verdrängen. Aber das ist keine Lösung, denn es muß irgendwie raus: wenn nicht heute, dann übermorgen, wenn nicht offenkundig, dann verschlüsselt. Wie stellen sich dabei manisch Erkrankte? Was befürchten sie vom Gesunden? Und was weiß der Gesunde vom seelisch Kranken?

Das sind elementare Fragen, die Diagnose, Therapie, Rückfallprophylaxe und sogar Prävention entscheidend beeinflußt. Doch darauf gibt es keine befriedigende Antwort – so scheint es. Die Gründe sind naheliegend, wenigstens die „offiziellen", die bisher die allgemeine Meinung prägen – und manchmal sogar in Fachkreisen zu finden sind:

Während einer manischen Hochstimmung kann man einen solchen Patienten eben nur schwer auf ein ernstes Gespräch, eine detaillierte Befragung und damit eine konstruktive Therapiestrategie festnageln. Was da kommt, ist unkritisch, verstiegen, voller Selbstüberschätzung bis hin zu Allmachtsgefühlen, bei weitgehender Verleugnung realer Gefahren oder Folgen. Natürlich gibt es zwischendurch auch gleichsam kurzfristig aufblitzende Episoden von Nachdenklichkeit und Verlegenheit, ja Verzagtheit und Furcht vor dem „Danach". Aber solche Augenblicke sind kaum anzutreffen bzw. nur selten konsequent nutzbar. Und selbst wenn sie vorhanden sind, werden sie nur vage geäußert, nicht gegenüber den Angehörigen, zu denen ja ohnehin oft ein gespanntes Verhältnis besteht und leider nur selten gegenüber dem Therapeuten. Das wäre ja das blanke Eingeständnis von Schwäche und Fehlverhalten.

Aber nicht nur methodische Schwierigkeiten haben bisher eine gezielte Nachuntersuchung behindert. Viele Maniker wollen nach Abschluß ihres Leidens nicht mehr darüber reden. Man ist beschämt oder „inzwischen darüber hinweg", will keine vernarbten Wunden mehr aufreißen, oder man erinnert sich schlichtweg an nichts – bewußt oder unbewußt. Oder es droht eine depressive Phase, in der sich alles so extrem ins Gegenteil verkehrt ist, daß es für eine nüchterne Bestandsaufnahme nicht mehr verwertbar ist.

Soweit die allgemeine Meinung. Die Wirklichkeit aber sieht nicht ganz so negativ, pessimistisch und vor allem nicht so einfach und damit letztlich bequem aus. Denn es gibt durchaus einige wenige Untersuchungen, die zumindest teilweise erhellen, was den Maniker bedrückt, wenn er während seiner manischen Phase an das „Danach" denkt. Allerdings – das sei zugestanden –

beziehen sie sich alle notgedrungen auf schwerkranke und damit stationär behandlungsbedürftige und deshalb für solche Explorationen erfaßbare Patienten. Und hier sind die Bedingungen nicht unbedingt die gleichen wie bei jenen Patienten, die ambulant oder gar nicht betreut werden konnten. Trotzdem einige Hinweise dazu.

Als erstes werden die Ergebnisse einer größeren Untersuchung an hospitalisierten psychisch Kranken verschiedener Diagnosen vorgestellt (Faust), einschließlich manischer Zustände, deren Befürchtungen, Fragen und Vorschläge verglichen wurden mit denen, die in der gesunden Bevölkerung geäußert werden. Zum zweiten liegt eine Untersuchung von H.-L. Kröber über das subjektive Krankheitserleben und die Krankheitsverarbeitung von akuter Manie und Hospitalisierungsfolgen vor.

Was befürchtet der Maniker vom Gesunden – was weiß der Gesunde vom Maniker?

In der Studie: „Was befürchtet der psychisch Kranke vom Gesunden – was weiß der Gesunde vom psychisch Kranken"? ging es um die gesellschaftliche Stellung des stationär behandlungsbedürftigen seelisch Kranken, seine Ängste und Wünsche während der Hospitalisation. Dabei ergaben sich im Meinungsbild der Betroffenen und der parallel dazu befragten Gesunden folgende nachdenkenswerte Erkenntnisse:

Gemessen an anderen psychiatrischen Krankheitsbildern wie Schizophrenie, Depression, Neurose, Alkoholkrankheit, Rauschdrogensucht usw. sind Maniker in der Regel den ausgeprägtesten verbalen Sanktionen durch die Gesunden ausgesetzt. Hier fallen offensichtlich die unversöhnlichsten Bemerkungen, die gegenüber psychisch Kranken im Alltag Verwendung finden: geistesgestört, irre, idiotisch, verrückt, bekloppt bzw. – weniger deutlich in ihrer abwertenden Bedeutung – schrullig, wunderlich, übergeschnappt, durchgedreht usw. Dies bezieht sich vor allem auf männliche Maniker.

Damit übertreffen diese Kranken sogar die schizophrenen Patienten, von denen man glauben möchte, sie seien aufgrund ihres manchmal unfaßbaren Leidensbildes den härtesten verbalen Ausfällen ausgeliefert. Interessanterweise wird der Begriff „manisch" als Vorwurf oder gar Beschimpfung am häufigsten auf die Maniker selber angewandt. So gesehen ist die Manie jenes psychiatrische Krankheitsbild, das von der Öffentlichkeit mit am häufigsten als solches erkannt zu werden scheint – wenngleich letztlich noch immer verhängnisvoll selten genug oder erst im chaotischen Endstadium. Offenbar fordern diese Patienten – gemessen an der Rangskala von Begriffen, mit denen in der Allgemeinheit eine seelische Krankheit charakterisiert wird – am ehesten den Vergleich mit einem Geisteskranken im herkömmlichen Sinne heraus. Dabei muß man berücksichtigen, daß sich die Bezeichnung „geisteskrank" im Laienverständnis in der Regel auf „schwerste Fälle" bezieht, nämlich solche, die in einem psychiatrischen Krankenhaus behandelt werden müssen.

Vielleicht aber wirken Maniker mit ihrer „unverwüstlich" heiteren, ggf. unkorrigierbar überheblichen Art, mit ihrem dynamischen Schwung, mit dem sie andere überrollen, auch weniger verletzlich, so daß sich die irritierte, verdrossene oder gar empörte Umgebung hier noch am wenigsten zurückhält. Steigert sich die Belästigung des Manikers zur Bedrohung oder gar körperlichen Gefährdung, werden die Reaktionen noch schärfer.

Was verunsichert, verärgert oder verängstigt die Umgebung eines Manikers besonders? Diese Frage ist leider nicht erschöpfend beantwortbar, weil sie ja so allgemein gestellt werden mußte, daß sie für alle untersuchten Krankheitsbilder Geltung hatte. Doch sind es insbesondere die Umtriebigkeit und Hektik, die ausgefallenen Ideen, Vorstellungen und Pläne, schließlich die Reizbarkeit sowie mitunter die verhängnisvolle Neigung zu Aggressionen oder gar zur rohen Gewalttätigkeit, die überall und immer wieder irritieren und empören. Auch hier ist es wieder vor allem das männliche Geschlecht, das dieses ungünstige Bild aufweist. Manikerinnen können zwar im persönlichen Kontakt auch lästig werden, doch hört man nur selten von ernsten körperlichen Übergriffen.

Düstere Ahnungen...

Trotz aller fassadenhaften Selbstsicherheit und Umtriebigkeit zeigte diese Untersuchung, daß die manischen Patienten spüren, daß mit ihnen etwas nicht stimmt und sie an den gesellschaftlichen und finanziellen Folgen ihres Tuns noch lange würden zahlen müssen. Interessanterweise sind hier Frauen selbstkritischer – oder äußern es offener. So haben sie beispielsweise überdurchschnittlich häufig die Angstvorstellung, letztlich einer drohenden Vereinsamung zum Opfer zu fallen. Auch sind sie sich eigenartigerweise ihres äußeren Erscheinungsbildes ausgesprochen unsicher; und das, obgleich sie ja von der Natur im Übermaß verwöhnt zu sein scheinen, was Lebhaftigkeit, Charme und Attraktivität anbelangt. Bei Patienten mit längerer Krankheitsvorgeschichte spielt hier wahrscheinlich auch die Furcht vor einem Umschlagen in die depressive Phase mit herein, die dann nicht zuletzt beim äußeren Aspekt geradezu erschreckende Gegensätze auslösen wird. Und dies ist ja eine Angstvorstellung, die erfahrungsgemäß vor allem der seelisch kranken Frau zusetzt.

Wenn man bei einer Fragebogen-Untersuchung auch nicht auf die individuellen Probleme eingehen kann, so spürt man doch immer wieder, daß den meisten dieser Patienten im Grunde das Künstliche, Überdrehte, Ungewöhnliche und vor allem Unsteuerbare ihres Zustands durchaus bewußt ist. Auf jeden Fall verdichtet sich das "ungute Gefühl" gegen Ende einer manischen Phase immer mehr, um am Schluß einer quälenden Ernüchterung zu weichen.

Allerdings zeichnen sich gesamthaft gesehen und auf den ersten Blick keine wesentlichen Unterschiede zum Durchschnitt aller anderen psychischen Erkrankungen ab – mit einer Ausnahme: der Quote der Antwortverweigerungen, die ja als „Antwort eigener Art" gilt. Sie liegt beim Maniker weit über dem Prozentsatz des untersuchten Gesamtkollektivs und kann als ein einziger Aufschrei interpretiert werden. Offenbar quälen diese Patienten doch mehr sorgenvolle Ahnungen, als sie zugeben wollen. Auch hält man sich selbst nach Klinikentlassung keinesfalls für „gesund", sondern mehrheitlich für noch immer „leicht krank".

... und konkrete Hilfswünsche

Ein interessantes Faktum sind auch die Ansichten der Maniker zur *Weiterbetreuung nach Klinikentlassung.* Hier zeichnet sich nämlich eine Domäne des Hausarztes ab. Ausgerechnet er, der in der Regel so manches auszustehen hatte, vielleicht sogar die Klinikeinweisung gegen den Willen des Patienten durchdrücken mußte, ausgerechnet der Hausarzt genießt beim Maniker einen erfreulich großen Vertrauensvorschuß, besonders beim weiblichen Geschlecht. Eine Bestätigung findet sich in der zweiten Studie auf S. 273.

Selbst die Nachbarschaftshilfe ist stärker gefragt, als es allen anderen seelisch Kranken je einfallen würde. Meist werden nämlich die Nachbarn von den enttäuschten Patienten an die letzte Stelle der „erwünschten Unterstützungsmöglichkeiten" verbannt. Maniker hingegen, und hier interessanterweise vor allem Männer, erhoffen sich durchaus Hilfe von ihrer Umgebung. Das mag so manchem als Zumutung erscheinen. Es beweist aber auch die tröstliche Erkenntnis, daß es sich hier trotz aller „Tollheit" nicht um reine Rücksichtslosigkeit oder Bösartigkeit handelt, sondern um ein in seinen gesellschaftlichen Folgen besonders verhängnisvolles Krankheitsbild, das der Betroffene nicht zu steuern vermag, obgleich er doch alle gegen sich aufbringt.

Auch in einem anderen Punkt zeigt sich der Maniker offen, konstruktiv, hilfsbereit, mehr als es sich der seelisch kranke Durchschnittspatient scheinbar zu leisten vermag: Er ist eher bereit, sein Vertrauen auch einem Handwerker, Arzt, Lehrer, Politiker usw. zu schenken, von dem es heißt, er sei selber einmal seelisch krank gewesen. Hier pflegen sich nämlich die Geister streng zu scheiden, wobei sich die psychisch Kranken deutlich engherziger zeigen als die Gesunden (von denen aber vielleicht auch nur Lippenbekenntnisse kommen). Auf jeden Fall würde ein Maniker öfter mit einem seelisch kranken Menschen nicht nur Freundschaft, sondern sogar eine Ehe schließen, was die meisten Schizophrenen, Depressiven, Suchtkranken u. a. in der Regel sehr verhalten beantworten oder gar brüsk von sich weisen.

Das manische Krankheitserleben als Schlüssel zum therapeutischen Zugang

Die meisten Manikerinnen und Maniker meiden einen ärztlichen Kontakt. Ihr Verhalten prägt zwar das allgemeine Bild von der krankhaften Hochstimmung, kann aber in der Regel nicht wissenschaftlich exakt erfaßt werden. Ein kleiner Teil kommt in ambulante und stationäre Behandlung. Doch auch dort ist der Zugang zur Psychodynamik dieser Krankheit und damit zu Verständnis und gezielter Hilfe beschränkt. Dabei sind so manche Möglichkeiten gegeben, wenn man sie nur nutzt. Das aber wird gerade bei der Manie als unmöglich oder gar als Zumutung empfunden. Dabei ist und bleibt das Verständnis des manischen Krankheitserlebens der Schlüssel zum therapeutischen Zugang. Der Psychiater H.-L. Kröber hat sich auch dieses Problems angenommen. Nachfolgend deshalb eine umfassende Darstellung seiner Ergebnisse, die man im Interesse von Patient und Angehörigen einmal durchdenken sollte:

Wenn die Therapie (und Rückfall-Prophylaxe) einer Manie keinen Erfolg hat, gibt es offenbar nur zwei Ursachen:

1. Das Versagen der Medikamente
2. Die mangelnde Therapietreue des Patienten im allgemeinen und seine schlechten Einnahmezuverlässigkeit im speziellen

Eine dritte Ursache wird bisher nur unzulänglich diskutiert; sie setzt nämlich mehr Verständnis und Einsatz von Ärzten, Psychologen und Pflegepersonal voraus. Es handelt sich um die (übliche) Einstellung, die sich nur unzureichend an den Bedürfnissen und Möglichkeiten des Manikers orientiert – und deshalb auch kaum konkreten Nutzen bringt.

> Häufig hängt der Behandlungs-Mißerfolg vor allem daran, daß man zu wenig auf den Maniker und seine Wünsche und Vorstellungen eingeht.

In der Tat haben viele Patienten und besonders ihre Angehörigen durchaus unmedizinische Vorstellungen von dem, was man in Fachkreisen als seelische Krankheit im allgemeinen und manisch-depressive Erkrankungen im speziellen ansieht. Insbesondere wird nur selten die medizinische Auffassung über die entsprechenden Krankheitsursachen geteilt – gemäß Laienverständnis und Medien-Einflüssen. Eine solche unterschiedliche Sichtweise bleibt aber nicht ohne Folgen für das, was die Patienten selber als kausale Therapie, Heilung und Rückfallschutz ansehen. Dies betrifft vor allem schizophren Erkrankte, weshalb man sich hier mehr und mehr mit diesem Problem beschäftigt. Dabei erkennt man langsam, daß auch in den Vorstellungen der Betroffenen sehr viel Richtiges und persönlich Wichtiges liegt, das man – unabhängig von den sonst gängigen pharmako-, psycho- und soziotherapeutischen Erfordernissen – aufgreifen und differenziert erfassen und nutzen sollte. Auch und gerade in der Psychiatrie sollten die individuellen Bewältigungsmechanismen der Kranken gezielter eingesetzt und gefördert werden. Doch die Wirklichkeit sieht anders aus. Hier findet man besonders zwei Tendenzen:

1. Eine aktive, konfrontative, der Störung zugewandte und diese bekämpfende Krankheitsverarbeitung. Sie ist vor allem charakteristisch für extravertierte, vital bedrohte und ihre Krankheit ernstnehmende Patienten.
2. Eine defensive, vermeidende, resignierende oder auch akzeptierende Krankheitsverarbeitung. Diese findet sich eher bei Patienten mit schlechtem sozioökonomischem Status, unzureichender Selbstwahrnehmung, geringer Vitalität und dem Wunsch nach Hilfe von außen. Die akzeptierende und resignative Haltung dominiert insbesondere bei Patienten mit langem Krankheitsverlauf, mit wenig Hoffnung auf eigenen Einfluß auf das Krankheitsge-

schehen, mit chronischer Mißstimmung und der Überzeugung, vor allem die anderen, insbesondere die Ärzte wüßten am besten, was gut für einen ist.

Welche psychodynamischen Aspekte sind nun bei der manisch-depressiven Erkrankung zu berücksichtigen? Dazu die Überlegungen von H.-L. Kröber:

An was erinnert sich der Maniker zurück?

Zur Bewältigung des Krankheitserlebens muß man wissen, an was man sich noch erinnert. Etwa jeder zweite manisch-depressive und schizoaffektive Patient aus der Untersuchungsgruppe von H.-L. Kröber erinnert sich durchaus noch an sein Beschwerdebild, allerdings mit erheblicher Streubreite. Manche Patienten besinnen sich spontan auf nur ein einziges Symptom, andere auf fast alle. Das hat aber nichts mit organischer Amnesie (Erinnerungslosigkeit) zu tun. Auf Vorhalt werden nämlich auch vergessene Krankheitszeichen rekonstruiert (s. u.). Tatsächlich hängt die Symptom-Erinnerung

– *positiv* mit Bewältigungs-Aktivität und Änderungsbemühen zusammen,
– *negativ* mit der Neigung, seine Gesundheitskontrolle an andere zu delegieren (die Ärzte werden schon auf mich achten), ferner mit Krankheitsverleugnung und einer Krankheitsvorstellung, die sich vor allem an äußeren Ursachen und Auslösern orientiert, die man scheinbar nicht oder nur schwer zu steuern vermag.

Was die einzelnen Symptome anbelangt, so sind es besonders vier, die sich in der Regel einprägen: Schlaflosigkeit, Bewegungs-Unruhe, zeitweilig gehobene Stimmung und krankhafter Rededrang.

Gesamthaft gesehen fällt den meisten Patienten jedoch rückwirkend nur wenig zu ihrer manischen Phase ein. Offenbar stehen hier Scham und Resignation dazwischen. Auf genaues Nachfragen fallen aber wieder viele Symptome ein. Dann finden rund zwei Drittel der manisch-depressiven Patienten – trotz aller negativen Folgen und Begleiterscheinungen – in der Manie auch durchaus schöne Erinnerungen. Und wenn man darauf positiv zu sprechen kommt, weicht auch bald die gedrückte Stimmung und die Betroffenen fangen an, fast strahlend von ihrer manischen Phase zu erzählen.

Nicht wenige bestreiten aber auch, daß sie damals krank gewesen seien. Von einem echten Krankheitsgefühl, selbst kurz vor der stationären Aufnahme, berichtet nur eine verschwindende Minderheit. Immerhin gaben wenigstens drei Viertel zu, sich in einer ,,veränderten Verfassung'' befunden zu haben. Jedem zweiten Betroffenen waren die Hilfsbemühungen der Umgebung recht, insbesondere wenn es sich um ärztliche Interventionen handelte. Das ist eine wichtige Erkenntnis, die 1. die positive Stellung des Hausarztes bestätigt und 2. dazu ermutigen sollte, trotz aller Unannehmlichkeiten eine Behandlung konsequent einzuleiten.

Stationäre Aufnahme und medikamentöse Therapie werden aber auch oft als eine Art Bestrafung erlebt, interessanterweise aber selbst im nachhinein nicht weiter übelgenommen. Die meisten Patienten äußern sich sogar recht nachsichtig über die Probleme auf den Stationen, über Ärzte, Pflegepersonal und sonstige Betreuer. Wieweit sie dabei tieferliegende Kränkungen einfach nicht herauslassen, ist allerdings kaum zu entscheiden.

Was hat man nach der Entlassung gemacht?

Zur Frage, was nach der Entlassung geschehen ist, fällt den meisten Patienten keine spezielle Maßnahme ein. Wenn man an die vielschichtigen Rehabilitationsbemühungen bei z. B. schizophrenen Patienten denkt, so ist der Unterschied besonders deutlich. Bei den manisch-depressiven Kranken werden entsprechende Maßnahmen meist nicht einmal in Erwägung gezogen. Offensichtlich gibt man sich damit zufrieden, daß der Patient wieder in den Vollbesitz seiner geistigen und körperlichen Kräfte gelangt ist und damit in eigener Regie auch seine psychosozialen Krankheits-Folgen in den Griff bekommen wird. Auch seitens der Patienten werden kaum gezielte Wünsche geäußert. Die meisten fühlen sich verpflichtet, nach der Entlassung möglichst rasch wieder ihren beruflichen und familiären Aufgaben nachzukommen.

Hat sich nun gegenüber der Zeit *vor* der Erkrankung etwas geändert? Etwa jeder Fünfte verneint dies. Mehr als die Hälfte (beim männlichen Geschlecht zwei Drittel) müssen jedoch auch negative Folgen eingestehen: jeder Zweite davon im beruflichen, jeder Vierte im partnerschaftlichen bzw. familiären Bereich. Jeder fünfte Mann und ein Drittel der Frauen äußern aber auch positive Folgen.

Subjektive Konsequenzen aus der Erkrankung

Zwar gibt es so viele Reaktionsweisen wie Patienten, doch zeichnen sich in der Regel vier Tendenzen ab:

1. *Keine Konsequenzen:* jeder Vierte, Frauen mehr als Männer.
2. *Sich bescheiden und die Grenzen des eigenen Wollens zurückstecken:* drei bis vier von zehn Betroffenen, Männer mehr als Frauen.
3. *Eine Veränderung der Lebenssituation anstreben:* etwa jeder Fünfte. Beispiele: veränderte Arbeits- oder Erwerbsweise, Beziehungen zu Eltern, sonstigen Bezugspersonen, vor allem aber zum Partner (hier fast nur Frauen) usw.
4. *Die anderen für alles, was geschieht, verantwortlich zu machen:* etwa jeder Zehnte.

Fazit: Männer sehen ihre Probleme und Veränderungswünsche eher im beruflichen Bereich, Frauen mehr in der Partnerschaft (s. u.). Hier kann das weibliche Geschlecht auch differenzierter berichten und konkretere Vorschläge machen. Männer stehen den partnerschaftlichen Problemen oft selbst dann emotionslos und ohne konkrete Änderungswünsche gegenüber, wenn man die Schwierigkeiten überwiegend oder allein in der Partnerschaft sehen muß. Dies ist ein wichtiger Aspekt für die Therapie.

Welche Krankheitsursachen gelten subjektiv als entscheidend?

Die Konsequenzen, die aus einer Erkrankung gezogen werden sollten, hängen eng mit den subjektiven Krankheitstheorien zusammen, d. h. jenen Ursachen, die im Laien- bzw. Patientenverständnis die wichtigste Rolle spielen. Dabei gibt es eine Überraschung: Auf die Frage, was nach ihrer Meinung zur Manie (oder manisch-depressiven Erkrankung bzw. schizoaffektiven Psychose) geführt habe, antworteten *zunächst* vier von zehn Patienten mit ,,keine Idee''. Nachdem man sie aber bat, etwas nachzudenken, kamen dann doch mehrere Gründe (und damit Mehrfachnennungen) zusammen:

Probleme mit der Arbeit (eher Männer) bzw. mit Partner oder Eltern (mehr Frauen) sowie ein medizinisches Krankheitsmodell gab jeder zweite Patient an. Überforderung, Veranlagung sowie schwere Belastung wie Trennung, Tod usw. waren für vier von zehn Patienten die entscheidenden Ursachen. Eigene Unreife, Prüfung, Ausbildungsstreß, Schlaflosigkeit, sonstige äußere oder innere Ursachen nannte jeder Dritte als wichtigsten Auslöser. Probleme mit Kindern (Frauen häufiger), Geldsorgen, exzessiver Lebenswandel oder freudige Ereignisse waren es bei jedem vierten Patienten.

Gesamthaft sind es also für das männliche Geschlecht vor allem Probleme im Arbeitsbereich (häufig mit Vorgesetzten) und mit den eigenen Leistungsansprüchen und Wünschen nach Selbständigkeit, bei Frauen besonders Schwierigkeiten im Privaten generell, insbesondere Konflikte mit Eltern oder dem Partner. Das medizinische Krankheitsmodell, das die Erkrankung als ein weitgehend schicksalhaftes Ereignis ansieht, das durch biographische oder zwischenmenschliche Faktoren allenfalls geringfügig verändert werden kann, kam bei allen Patienten erst auf den dritten Platz. Das gleiche gilt für psychologische Probleme wie die ,,eigene Unreife'' usw.

Das weibliche Geschlecht scheint sich mit seinen Partnerkonflikten als möglicher Auslöser im Laufe des krankheitsbedrohten Lebens eher bestätigt zu fühlen. Dagegen verliert der Rückfall durch berufsbezogene Ursachen bei Männern immer mehr an Bedeutung. Dafür nimmt das medizinische Krankheitsmodell (schicksalhaftes Ereignis) mit den Jahren und unter dem Eindruck immer neuer Rückfälle an Einfluß zu. Das kann man als wachsenden Realismus bewerten. Doch dieser Realismus geht einher mit zunehmender Resignation und Ratlosigkeit, was man selbst überhaupt noch tun kann. Vor allem jene manisch-depressiven Patienten, die sich auch zwischen den Phasen schlecht fühlen, also niedergeschlagen, leicht irritierbar, nicht in sich ruhend sind, orientieren sich immer mehr an dem Leitgedanken des naturgegebenen Ereignisses, gegen das man selber wenig ausrichten kann.

Möglichkeiten der Krankheitsverarbeitung und ihre therapeutischen Konsequenzen

Der Psychiater H.-L. Kröber hat aus seinen Untersuchungen praxisrelevante Schlußfolgerungen für Art, Dauer und Intensität der Betreuung manischer (und depressiver) Kranker abgeleitet. Dabei lassen sich folgende Erkenntnisse nutzen:

Je häufiger ein Patient krank wird, desto eher wird die Kontrolle über das eigene Gesundheitsverhalten an den Partner, die Eltern und sonstige Angehörige delegiert. Nach und nach hält man den Kranken für unfähig, eigenständig einen Rückfall zu verhindern.

Natürlich gibt es Patienten, die sich offen und kritisch mit ihrer Krankheit auseinandersetzen, vor allem was ihre eigenen Möglichkeiten und Grenzen anbelangt. Das sind aber meist solche mit kürzerem Krankheitsverlauf. Oder zusammengefaßt: Aktive Bewältigungsformen dominieren bei jenen, die nur mit wenigen Phasen geschlagen sind. Dagegen häufen sich passive und resignative Reaktionen bei solchen Kranken, die öfter Rückfälle ertragen müssen. Das heißt für das helfende Umfeld:

1. Aktives Bewältigungs-Verhalten und konkrete Änderungsbemühen des Patienten selber führen *nicht* zu rascherem Rückfall, sondern scheinen das Rezidiv-Risiko eher zu mindern.
2. Tritt der Patient die Kontrolle über seine Gesundheit an Angehörige oder Arzt ab bzw. wird ihm diese Haltung aufgezwungen, um beispielsweise eine regelmäßige Medikamenteneinnahme zu garantieren, führt dies offensichtlich zu keinem Rückgang der Rezidivneigung, eher zum Gegenteil. Mit anderen Worten:

> Eigen-Aktivität stabilisiert, zuviel Außenkontrolle labilisiert nicht gerade, ist aber auch nicht so günstig, wie man sich das vorstellt.

Zur Frage von Therapietreue und Prognose

Die Frage der *Therapietreue* (Fachausdruck: Compliance) bei manisch-depressiven und schizoaffektiven Patienten läßt sich schwer konkret beantworten. Offenbar ist alles möglich. Jedes Alter, jedes Geschlecht, jeder Sozialstatus usw. hat solche und solche Patienten. Eines aber sei nochmals wiederholt: Patienten, die ihre Eigenverantwortlichkeit an Arzt und Angehörige abtreten, sind wahrscheinlich eher rückfallgefährdet als diejenigen, die den Kampf aufnehmen, unterstützt zwar, aber in eigener Initiative.

Einen *günstigen Krankheitsverlauf* zeigen außerdem jene Patienten, die 1. in gesunden Tagen ausgeglichen und hinreichend kritisch sind sowie 2. ihre vorbeugenden Arzneimittel (Phasen-Prophylaktika wie Lithium oder Carbamazepin) positiv sehen (nicht zuletzt deshalb, weil sie auch Depressionen verhindern).

Beim *ungünstigen Verlauf** unterteilt Kröber in manisch-depressive und schizoaffektive Psychosen. Im einzelnen:

Ungünstiger Verlauf bei manisch-depressiven Erkrankungen

Ein **ungünstiger Verlauf** bei manisch-depressiven Patienten läßt sich nicht selten bei folgenden Konstellationen feststellen:

1. Die *Ersterkrankung* endet zwar mit einer vollständigen Wiederherstellung der seelischen, geistigen und körperlichen Verfassung. Es verbleibt aber eine Unterminierung der psychosozialen und zwischenmenschlichen Position. Auch haben Eigenständigkeit und Selbstverantwortlichkeit gelitten.

2. *Die erste Verlaufsphase* ist gekennzeichnet durch kompensatorische Bemühungen um Leistungssteigerung. Die Patienten wollen beweisen, daß sie völlig gesund und damit leistungsfähig sind. Schon deshalb unternehmen sie zwangsläufig immer wieder den Versuch, Medikamente wegzulassen. Dabei wird in jedem ernsten Gespräch rasch deutlich: Die Neuroleptika, Lithiumsalze oder das Carbamazepin werden nicht wegen ihrer Wirkung oder Nebenwirkung vernachlässigt. Das ist – wenn überhaupt – ein vorgeschobenes Argument. Vielmehr handelt es sich hier um eine narzißtische Problematik. Die Betroffenen wollen nicht krank sein: ,,Wer nimmt denn Tabletten, doch wohl nur Kranke...'' Und sie wollen nicht abhängig werden von ,,Chemie'' – nicht im Sinne von Suchtgefahr, sondern von ,,chemischer Krücke''. Eben das aber bedeutet ihnen das Medikament – und deshalb lassen sie es weg. Dies führt aber zwangsläufig zu einer Selbstüberforderung, die die Gefahr von Rückfällen geradezu heraufbeschwört.

3. In der *zweiten Verlaufsphase* ist es zu erneuten Rückfällen gekommen. Und wieder müssen erhebliche zwischenmenschliche, nachbarschaftliche, berufliche und sonstige Einbußen hingenommen werden, vielleicht sogar die Trennung vom Partner und ein Arbeitsplatzverlust. Jetzt halten es alle Beteiligten für unerläßlich, daß der Patient die Kontrolle über seine eigene Gesunderhaltung an einen anderen delegiert. Er selber ist ja dazu offenbar nicht in der Lage. Das heißt aber nichts anderes als die Preisgabe von Selbst-Aktivität und Selbst-Anforderungen.

4. In der *Endphase* findet sich dann häufig ein reaktiver Persönlichkeitswandel (s. S. 182): Resignation, Ängstlichkeit, Verstimmungszustände, ja Fatalismus. Jetzt erscheint die Manie sogar als Verlockung, der Vereinsamung und ihren Folgen zumindest vorübergehend zu entkommen. Schließlich hat man nichts mehr zu verlieren, schon gar nicht in einer neuen manischen Phase. In diesem Stadium zeichnet sich die Selbstaufgabe ab.

---

* Siehe auch die kinder- und jugendpsychiatrischen Erkenntnisse auf S. 119.

Dieses *Schema eines ungünstigen Verlaufs* bei manisch-depressiver Erkrankung soll keinen Pessimismus wecken, sondern klären helfen, in welcher Phase der Patient ist und was gerade psycho- und soziotherapeutisch notwendig wird. Dies betrifft nicht nur den behandelnden Arzt, sondern auch Angehörige, ggf. sogar Vorgesetzte und Arbeitskollegen.

Ungünstiger Verlauf bei schizoaffektiven Psychosen

Das gleiche Bild zeichnet sich bei *schizoaffektiven Psychosen* (s. S. 141) ab, allerdings mit unterschiedlicher Gewichtung. Der bedeutsamste Unterschied liegt darin, daß die in der Manie auch noch wahnhaft werdenden, also schizoaffektiven Patienten weniger auf psychosoziale Einflüsse reagieren. Dafür sind sie durch ihre mehrschichtige Erkrankung (manische bzw. depressive und schizophrene Symptomatik) nicht nur ausgeprägter, sondern auch unmittelbarer in ihrem Persönlichkeitsgefüge getroffen. Bei den manisch-depressiven Patienten findet man im Verlaufe ihrer Krankheit eine Zunahme von Resignation und Depressivität, also eine Art subdepressive Chronifizierung (immer ein wenig resigniert). Bei den schizoaffektiven Psychosen deutet sich eher eine hypomanische Entwicklung an (immer [ein wenig zu] gut drauf). Hier wäre es also besser, sich etwas zurückzunehmen, um die psychische Ausgeglichenheit zu wahren und damit das Rückfallrisiko zu mindern.

Fazit: Nur sehr wenige Patienten haben die Vorstellung, sie müßten ihre Krankheit bewältigen (lernen). Die meisten berichten von den Schwierigkeiten, mit den sich daraus ergebenden Alltagsproblemen fertigzuwerden. Das absorbiert ihre ganze Kraft. Lange Zeit stellen sie auch die Forderung, daß sie die Wünsche an ihr Leben ja wohl auch einmal verwirklichen müssen, trotz des Leidens. Hier bietet sich natürlich die Manie mit ihren vielfältigen, wenngleich irrealen Möglichkeiten an. Zur Minderung des Rückfallrisikos und zur Verbesserung der Langzeitprognose ist es aber effektiver, von der Vorstellung Abschied zu nehmen, die Kranken in eine medizinisch-pharmakologisch rationale Therapie einzupassen. Dagegen ist es hilfreicher, die Bedürfnisse, Wünsche, Aufgaben, Möglichkeiten und Grenzen des Patienten zu erfahren, zu verstehen und zu fördern.

> Letztlich geht es darum, den Patienten in seinem Bemühen zu begleiten, mit seiner Krankheit umgehen zu lernen und damit sein Leben unter den gegebenen Bedingungen selber zu meistern.

Zusammenfassung

Maniker sehen sich am ausgeprägtesten verbalen Sanktionen im Alltag ausgesetzt. Dies betrifft vor allem das männliche Geschlecht. An konkreten Befürchtungen nach Klinikentlassung werden immer wieder Schwierigkeiten mit nahen Angehörigen, mit Nachbarschaft, Vermieter, Arbeitgeber und -kollegen sowie Behörden genannt, vor allem aber eine drohende Vereinsamung durch Isolationsgefahr. Deshalb bauen viele Maniker besonders auf ihren Hausarzt, von dem sie konkrete Hilfe erwarten. Selbst die Nachbarschaftshilfe ist stärker gefragt als im Durchschnitt seelische Störungen. Auch geben sich Maniker gegenüber psychisch Kranken im Alltag überdurchschnittlich aufgeschlossen, bis hin zu Freundschaft oder Ehe.

Ein hilfreicher Faktor in der Therapie und weiteren Begleitung dieser Patienten ist der Versuch, sich in das manische Krankheitsleben einzufühlen. Denn häufig hängt der Behandlungs-Mißerfolg daran, daß man zu wenig auf den Maniker und seine Wünsche und Vorstellungen eingeht. Dabei findet man meist zwei Formen der Krankheitsverarbeitung: 1. Eine aktive, konfrontative, der Störung zugewandte und diese bekämpfende sowie 2. eine defensive, vermeidende, resignierende oder auch akzeptierende Krankheitsverarbeitung. Letztere findet sich vor allem bei Patienten mit langem Krankheitsverlauf, wenig Hoffnung auf eigenen Einfluß auf das Krankheitsgeschehen, bei chronischer Mißstimmung und der Überzeugung, die anderen, vor allem die Ärzte wüßten am besten, was gut für einen sei.

Dabei ist zur Bewältigung des Krankheitserlebens erst einmal zu klären, an was sich der Patient noch erinnert. Auch das hängt von verschiedenen Aspekten ab, nämlich
– *positiv* durch Bewältigungs-Aktivität und Änderungsbemühen sowie
– *negativ* durch die Neigung, seine Gesundheitskontrolle an andere zu delegieren. Dazu gehört auch die Vorstellung, daß die Krankheit vor allem äußere Ursachen und Auslöser hat, die man nicht oder nur schwer zu steuern vermag.

Am Anfang fallen den Patienten auf Rückfrage tatsächlich nicht einmal die wichtigsten Symptome ein, mit Ausnahme von Schlaflosigkeit, getriebener Unruhe, zeitweilig gehobener Stimmung und krankhaftem Rededrang. Wenn man ihnen aber signalisiert, daß die Manie auch schöne Erinnerungen erlaubt, dann erscheint rückwirkend nicht alles böse, verwerflich, peinlich und beschämend. Daran kann man gemeinsam in neutraler, ja konstruktiver Atmosphäre anknüpfen und konkrete Vorschläge für die Zukunft erarbeiten.

Das ist deshalb besonders nötig, weil nur etwa jeder Fünfte nach der Genesung eine Veränderung der Lebenssituation anstrebt, vier Zehntel sich eher zurücknehmen wollen, jeder Vierte aber keinerlei Konsequenzen zieht und jeder Zehnte nur die anderen verantwortlich machen will. Besonders Männer sehen ihre Probleme und Veränderungswünsche ausschließlich im beruflichen Bereich, selbst in den Fällen, in denen es sich um partnerschaftliche Schwierigkeiten handelt. Das weibliche Geschlecht scheint sich mit seinen dominierenden Partner- und Familienkonflikten als möglicher Auslöser im Laufe ihrer Krankheit eher bestätigt zu fühlen, während der Rückfall durch berufsbezogene Ursachen bei Männern immer mehr an Bedeutung verliert. Dafür gewinnt das „schicksalhafte Ereignis'' unter dem Eindruck immer neuer Rückfälle an Relevanz. Das kann man als wachsenden Realismus bewerten, doch geht dieser auch mit zunehmender Resignation und Ratlosigkeit einher. Und das bedeutet: Je häufiger ein Patient krank wird, desto eher wird die Kontrolle über das eigene Gesundheitsverhalten an Partner, Eltern und sonstige Angehörige delegiert. Aktive Bewältigungsformen dominieren bei jenen Kranken, die nur mit wenigen Phasen geschlagen sind. Dabei ist folgende Erkenntnis zu berücksichtigen:

1. Aktives Bewältigungs-Verhalten des Patienten selber führt nicht zu rascherem Rückfall, sondern scheint das Risiko eher zu mindern. 2. Tritt der Patient die Kontrolle über seine Gesundheit an Angehörige oder den Arzt ab, zieht dies offensichtlich keine verminderte Rezidivneigung nach sich, sondern bewirkt eher das Gegenteil. Oder kurz: Eigen-Aktivität stabilisiert, zu viel Außenkontrolle labilisiert.

Außerdem provozieren folgende Faktoren einen ungünstigen Verlauf beim manisch-depressiven Patienten: 1. Durch die erstmalige Erkrankung scheint die psychosoziale und zwischenmenschliche Position unterminiert, was zu Einbußen von Eigenständigkeit und Selbstverantwortlichkeit geführt hat. 2. Nach der ersten Phase wird versucht, die Leistung durch kompensatorisches Bemühen zu steigern. Die Patienten wollen beweisen, daß sie wieder völlig gesund sind. Deshalb unternehmen sie immer wieder den Versuch, die Medikamente wegzulassen. Man will nicht mehr krank sein und braucht deshalb auch keine Tabletten mehr. Das Weglassen der Phasen-Prophylaktika aber führt fast immer zu einem Rückfall. 3. Durch mehrere Rückfälle kommt es zu erheblichen zwischenmenschlichen, beruflichen, nachbarschaftlichen und sonstigen Einbußen, vielleicht sogar zu Trennung und Arbeitsplatzverlust. Jetzt wird die Kontrolle über das eigene Gesundheitsverhalten zwangsweise an andere delegiert, es droht die bereits erwähnte Aufgabe von Selbst-Aktivität und -Anforderungen. 4. In der Endphase nach häufigeren Rückfällen kann sich ein reaktiver Persönlichkeitswandel abzeichnen:

Resignation, Ängstlichkeit, Verstimmungszustände, Fatalismus. In einem solchen Zustand erscheint die Manie sogar als Verlockung, der Vereinsamung und ihren Folgen zumindest vorübergehend zu entkommen. Schließlich hat man nichts mehr zu verlieren. Das bedeutet aber totale Selbstaufgabe.

Bei der schizoaffektiven Psychose mit schizophrener und manischer/depressiver Symptomatik pflegen zudem noch wahnhafte Krankheitszeichen mit entsprechenden Folgen aufzutreten. Dabei deutet sich oft eine chronische hypomanische Entwicklung an, die ihrerseits wieder für Probleme sorgt.

Im Grunde wollen nur wenige Patienten mit stationär behandlungsbedürftiger Manie ihre Krankheit bewältigen (lernen). Die meisten berichten nur von den Schwierigkeiten, mit den krankheitsbedingten Alltagsproblemen fertigzuwerden. Das absorbiert ihre ganze Kraft. Hier ist die Scheinwelt der Manie natürlich eine besondere Verlockung. Um das Rückfallrisiko zu vermindern ist es deshalb effektiver, die Betroffenen nicht in eine medizinisch-pharmakologisch rationale Therapie einzupassen, sondern auf ihre Bedürfnisse, Wünsche, Aufgaben, Möglichkeiten und Grenzen gezielter einzugehen.

Es gilt den Patienten in seinem Bemühen zu begleiten, mit seiner Krankheit umgehen zu lernen und damit sein Leben unter den gegebenen erschwerten Bedingungen selber zu meistern.

Spezielle Behandlungsaspekte: Übersicht

Manische Syndrome im Kindes- und Jugendalter bedürfen der speziellen Behandlung durch einen Kinder- und Jugendpsychiater. Dazu kommen Elternberatung sowie möglichst Milieu- und Soziotherapie; außerdem – falls indiziert – eine gezielte Pharmakotherapie. Dazu schon hier einige Details. Weitere Einzelheiten s. ab S. 285

– *Neuroleptika* dämpfen am schnellsten, besonders in der Kombination von hoch- und niederpotenten Neuroleptika. Die Grenze ihres Einsatzes wird aber von den Nebenwirkungen bestimmt. Und hier wird vor allem von jüngeren Patienten die psychomotorische Einengung als erheblich störend empfunden. Trotzdem pflegt man im Alltag darauf nicht immer verzichten zu können, nicht zuletzt zur Schlafeinleitung.

– Deshalb haben sich im Jugendalter vor allem die *Lithiumsalze* durchgesetzt, und zwar sowohl für die Akuttherapie als auch für die Rückfall-Prophylaxe. Die klassische Regel lautet: Lithium erwägen nach drei depressiven Phasen bzw. einer depressiven und einer manischen Phase. Allerdings hat auch Lithium seine Nachteile: 1. der verzögerte Wirkungseintritt (im Gegensatz zu den Neuroleptika), 2. seine begrenzte therapeutische Breite und 3. die ggf. beträchtlichen Nebenwirkungen, u. U. eine nicht unerhebliche Vergiftungsgefahr. Vorsichtsmaßnahmen, Dosierungsempfehlungen und Kontrolluntersuchungen im Jugendalter entsprechen im wesentlichen denjenigen der erwachsenen Patienten. Eine gleichmäßige Lithium-Konzentration im Serum gelingt allerdings bei Heranwachsenden häufig nicht so befriedigend. Grund: vermehrte (sportliche) Aktivitäten, schwerer kalkulierbare Trinkmenge und unterschiedliches Salzen der Nahrung. Wichtig ist auch das selbständige Messen des Halsumfangs, um die Entwicklung einer sogenannten euthyreoten Struma (,,Kropf'') rechtzeitig zu erkennen. Offenbar neigt jedes zehnte Mädchen unter Lithiumgabe zu einer Struma, die eine Thyroxin-Zusatzbehandlung erfordert. An eine Überfunktion der Schilddrüse (Hyperthyreose) sollte vor allem bei Gewichtsabnahme gedacht werden.

Bei etwa jedem fünften Jugendlichen entwickelt Lithium keine befriedigende Rückfall-Vorbeugung. Dies vor allem bei raschen Phasenwechslern, wie es besonders in jungen Jahren häufiger vorkommt (rapid cycler – s. S. 13). Hier empfiehlt sich eine frühzeitige Kombination mit Carbamazepin (s. u.).

– *Carbamazepin* ist ein seit Jahrzehnten bewährtes Arzneimittel gegen epileptische Anfälle und andere neurologische Erkrankungen (s. S. 353), das sich inzwischen aber auch in der Akuttherapie von manischen Zuständen und in der Phasen-Prophylaxe manischer und depressiver Episoden bewährt hat. Vor allem bei jungen Patienten scheint es sich zur Standardmedikation dieser Gemütskrankheiten zu entwickeln. Dabei sind die gleichen Vorsichtsmaßnahmen und Kontrollen zu beachten wie im Erwachsenenalter. Besondere Vorsicht ist wegen der Wirkungs-Verminderung hormoneller Kontrazeptiva (Aufklärung!) angebracht. Carbamazepin kann auch den Wirkspiegel der Neuroleptika (z. B. Haloperidol) vermindern, wenn beide Substanzen zusammen gegeben werden.

Carbamazepin hat sich vor allem bei schnellen Phasenwechslern (rapid cycler – s. o.) bewährt. Auch wird von den Kinder- und Jugendpsychiatern ein wichtiger Aspekt betont, der oft übersehen wird: Selbst unter einer Phasen-Prophylaxe mit Lithiumsalzen beobachtet man bisweilen gewisse manische Komponenten (,,Auswüchse''), die von den Betroffenen nicht realisiert und von den Angehörigen in der Regel hingenommen werden. Die Rede ist von einem ,,aufgeweckten'', ,,schlagfertigen'' Verhalten, das als ,,gesunde Reaktion'' geduldet wird, selbst wenn es zu vermehrten aggressiven Durchbrüchen unter Gleichaltrigen kommt. Dies kann aber bei früheren manischen (und depressiven) Zuständen darauf hinweisen, daß selbst unter konsequenter Lithiumprophylaxe das manische Zustandsbild noch immer nicht ganz im Griff ist, zumindest zeitweise. Da man aber die Lithiumdosis ohne das Risiko verstärkter Nebenwirkungen nicht beliebig anheben kann, diskutiert man in solchen Fällen „unterschwelliger Reizbarkeit und Aggressivität" eine Kombination aus Lithium und Carbamazepin, beides aber entsprechend dosisangepaßt.

Manische Zustände im höheren Lebensalter werden behandelt wie Manien generell, jedoch ergänzt durch eine noch umfassendere neurologische und internistische Untersuchung und ggf. entsprechende Zusatztherapie. Wichtig ist eine konsequente nachbetreuende Soziotherapie und stützende Psychotherapie, da sich die vielleicht prekären sozialen Verhältnisse des Betroffenen nach Abklingen seines Leidens noch verschärft haben (z. B. erschöpfte Pflegefamilie, Frage, ob Alters- oder Pflegeheim usw.).

Bei **manischen Zuständen als Folge seelischer oder körperlicher Krankheiten bzw. bestimmter Arzneimittel** gilt es zuerst das Grundleiden zu behandeln bzw. den auslösenden Wirkstoff abzusetzen, ggf. ergänzt durch eine vorsichtige und zeitlich begrenzte neuroleptische Behandlung (s. S. 295).

Manisch-depressive Mischzustände mit manischen und depressiven Krankheitszeichen zugleich oder im Übergang sind nicht einfach zu behandeln. Häufig versucht werden erst einmal mittelpotente Neuroleptika, aber auch Lithiumsalze oder Carbamazepin. Möglich – und in vielen Fällen wohl auch am sichersten – ist die Gabe von hoch- und/oder niederpotenten Neuroleptika sowie Antidepressiva zugleich. Dies nennt man eine „Zweizügel-Therapie". Eine solche Kombination mehrerer Psychopharmaka erweitert natürlich auch das Spektrum möglicher Nebenwirkungen. Steht eine bestimmte Symptomatik (mehr manisch oder mehr depressiv) im Vordergrund, kann man ausschließlich zu Neuroleptika oder Antidepressiva greifen. Ansonsten muß man bei der Kombinationsbehandlung die vertretbare Dosis ausloten. Bei kurzfristigen manischen oder depressiven „Ausschlägen" müssen die Medikamente allerdings nicht umgehend abgesetzt werden, das würde wenig bringen, weil zumindest die Antidepressiva eine bestimmte Wirklatenz (verzögerten Wirkungseintritt) haben, bis sie greifen. Hier darf man auch einmal zuwarten, weil man sonst medikamentös immer hinter den ständig wechselnden Leitsymptomen herhinkt.

Der **plötzliche Stimmungs-Umschwung (switch)** von einer Depression in eine Manie oder umgekehrt (s. S. 13) kann allerdings vor echte therapeutische Probleme stellen. Selbst ein rascher Wechsel des Medikaments in Anpassung an den neuen Zustand ist nicht immer erfolgreich. So pflegen z. B. Neuroleptika schneller zu dämpfen als Antidepressiva die Stimmung aufzuhellen. Manchmal läßt sich erst bei genauer Kenntnis des Krankheitsverlaufs die beste Behandlungsstrategie herausarbeiten. Im Zweifelsfalle wird eine Weiterführung der bisherigen Medikamentengabe, evtl. mit Reduktion der Dosis diskutiert, ggf. sogar eine Arzneimittel-Pause. Auf jeden Fall sollte die psychotherapeutische und soziotherapeutische Betreuung diese medikamentöse Verlegenheitssituation durch verstärkten Einsatz kompensieren.

Zusammenfassung

Spezielle Behandlungsaspekte ergeben sich aus

– *der manischen Erkrankung im Kindes- und Jugendalter:* Kinder- und Jugendpsychiater zuziehen, Elternberatung, Milieu- und Soziotherapie, ggf. Pharmakotherapie mit Neuroleptika, Lithiumsalzen und/oder Carbamazepin

– *manischen Zuständen im höheren Lebensalter:* Therapie wie generell, ergänzt durch umfassendere neurologische und internistische Kontrolluntersuchungen sowie ggf. Zusatztherapie. Wichtig: konsequente Sozio- und Psychotherapie sowie Stützung des Betreuerkreises,

– *manischen Zuständen als Folge seelischer und körperlicher Erkrankungen bzw. bestimmter Arzneimittel:* Grundleiden behandeln, auslösenden Wirkstoff absetzen, ggf. vorsichtige neuroleptische Behandlung,

– *manisch-depressiven Mischzuständen:* mittelpotente Neuroleptika, Lithiumsalze, Carbamazepin, ggf. ,,Zweizügel-Therapie'' mit Neuroleptika und Antidepressiva zugleich,

– dem *plötzlichen Stimmungs-Umschwung (switch):* individuell angepaßte Behandlungsstrategie, ggf. Weiterführung der bisherigen Medikamentengabe, evtl. Dosisreduktion oder Medikamenten-Pause, auf jeden Fall verstärkte psycho- und soziotherapeutische Betreuung.

Medikamentöse Therapie – Möglichkeiten und Grenzen

Allgemeine Aspekte

Eine Manie, die sich lediglich mit Zuspruch, Ermahnungen, Verhaltensvorschriften oder Drohungen konsequent eindämmen läßt, dürfte in der Regel keine ausgeprägte Manie sein – jedenfalls nicht auf dem Gipfel der krankhaften Hochstimmung. Natürlich hängt eine halbwegs befriedigende Steuerung dieses expansiven Krankheitsbildes – wie immer wieder angedeutet – auch mit der zugrunde liegenden Persönlichkeitsstruktur, mit verstärkenden (z. B. Alkohol) oder mildernden Einflüssen, mit dem Umfeld bzw. dessen Möglichkeiten und Grenzen zusammen. Doch darf man davon ausgehen, daß auch ein zugänglicher, freundlicher, kompromißbereiter Grundcharakter im Rahmen einer Manie immer wieder Schlupfwinkel findet, seine krankhafte Umtriebigkeit auszuleben. Wer sich hier ausschließlich an psychotherapeutische Maßnahmen und soziotherapeutische Korrekturen oder gar nur Zureden bzw. Vernunftappelle klammert, kann oder will die Realität nicht sehen. Eine voll ausgebildete Manie benötigt meist eine gezielte medikamentöse Therapie, was keinesfalls nur Dämpfung oder gar „Niederspritzen'' heißt (s. u.).

Bei einem weniger ausgeprägten manischen Zustandsbild im Sinne der Hypomanie (Submanie, maniformes Syndrom) kommt es auf den Einzelfall an, ob man mit vorsichtiger Steuerung bzw. permanenten (!) Appellen an die Vernunft weiterkommt. Psychagogische und soziotherapeutische Maßnahmen sind sicher nützlich, wenn man die Möglichkeit hat, konsequent durchzugreifen. Dennoch dürfte es auch hier kein Schaden sein, sich einer zumindest leichten medikamentösen Unterstützung zu versichern. Das bezieht sich sowohl auf die Zahl der eingesetzten Medikamente als auch auf die Dosis. Und selbst dort, wo eine Akut- bzw. längere Medikation nicht notwendig erscheint, sollte man bei speziellen Indikationen nicht zu zurückhaltend sein (z. B. Schlafförderung oder gelegentliche Einflußnahme in heiklen Situationen).

Leichtere Hochstimmungen (und im übrigen auch Tiefs) benötigen im allgemeinen keine Medikamente. Wenn sie nach oben zu entgleisen drohen, pflegen geschickt formulierte Ermahnungen oder sanft und zugleich konsequent korrigierende soziotherapeutische Maßnahmen auszureichen. Dennoch kann auch hier mitunter eine zeitlich begrenzte Schlafförderung sinnvoll werden, um die psychophysischen Reserven zu schonen.

Welche Möglichkeiten und Probleme sich beim Versuch einer medikamentösen Behandlung ergeben, wurde bereits ab Seite 213 angedeutet. Nachfolgend geht es nun um Präparatebeispiele, Nebenwirkungen und weitere praxisbezogene Hinweise für den Alltag. Dabei kommen in diesem Zusammenhang auch

Schwierigkeiten und Empfehlungen zur Sprache, die ausschließlich den Arzt betreffen. Da dieser aber in seiner Diagnose und Verlaufsbeurteilung von der Mitarbeit der Angehörigen (z. B. Fremdanamnese, Kontrolle der Therapietreue u. a.) abhängt, gilt es auch deren Kenntnisse anzupassen; denn ohne ausreichenden Informationsstand gibt es keine konstruktive Mitarbeit. Deshalb findet sich im nachfolgenden auch eine Reihe von allgemeinverständlich dargestellten medizinischen Fakten.

Welche medikamentösen Möglichkeiten stehen für die Behandlung einer Manie zur Verfügung?

Die wichtigsten *antimanisch wirksamen Arzneimittel* sind die Lithiumsalze, die hoch-, mittel- und niederpotenten Neuroleptika sowie das bisher überwiegend als Antiepileptikum eingesetzte Carbamazepin.

Allerdings gibt es in der Behandlungspraxis der *akuten Manie* erhebliche Diskrepanzen zwischen wissenschaftlich begründetem Kenntnisstand und Alltag. Leider liegen aber auch wenig entsprechende Untersuchungen vor, die nicht nur selten, sondern auch sehr selektiv, methodisch mitunter problematisch und vor allem in ihren Ergebnissen widersprüchlich sind. Der Forschungsstand der Akutbehandlung der Manie ist erstaunlich unbefriedigend, im Gegensatz zur Flut von Publikationen bezüglich der medikamentösen Behandlung der Depressionen.

Bisher glaubte man vor allem, Lithiumsalze hätten den besten Effekt auf die akute Manie – und zwar mit Abstand. Jüngere Studien mit verbesserter Methodik haben jedoch den Abstand zu den Neuroleptika eher verringert als vergrößert, zumindest was die klinische Bedeutung des Therapieeffektes anbelangt. Entgegen weit verbreiteten Empfehlungen werden nämlich bei *allen* Schweregraden und nicht nur bei den schwersten die Neuroleptika häufig als Mittel der Wahl verabreicht. Einzelheiten siehe die entsprechenden Kapitel.

An das größte Problem aber soll gleich zu Beginn erinnert werden: die sogenannte Wirklatenz, d. h. der verzögerte Therapieeffekt in der antimanischen Behandlung mit Arzneimitteln.

Tatsächlich kennen wir diese Schwierigkeit auch von der anderen affektiven Störung, der Depression. Auch hier besteht das Phänomen, daß durch dämpfende Antidepressiva in den ersten Tagen zwar eine gewisse Beruhigung und Schlafförderung erreicht werden kann, doch „greift" die eigentliche stimmungsaufhellende Wirkung der Antidepressiva erst nach ein bis drei Wochen. Ähnliches findet sich auch bei der Manie, und zwar bei den Lithiumsalzen und dem Carbamazepin etwas ausgeprägter als bei den Neuroleptika. Nur kann es hier in der Regel viel ernstere psychosoziale Konsequenzen nach sich ziehen.

Lithiumsalze

Lithiumsalze sind die wichtigste antimanische Behandlungsmethode. Dies gilt vor allem für die Rezidivprophylaxe, also den Rückfallschutz über längere Zeit hinweg. Zwar werden sie auch in der Akutbehandlung eingesetzt, doch entwickeln sie keinen antimanischen Soforteffekt. Meist wirken sie erst nach 4 bis 10 Tagen, manchmal sogar noch später, besonders bei nicht ausreichender Dosierung. Eine Überdosierung kann diese Wirklatenz allerdings auch nicht überspringen.

Trotzdem zieht man die Lithiumsalze vielerorts den Neuroleptika sogar in der Akuttherapie vor, besonders bei leichteren bis mittelstark ausgeprägten Manien. Sie werden nämlich von vielen Betroffenen wesentlich angenehmer erlebt als eine neuroleptische Behandlung.

Die notwendigen und in der Regel natürlich vorausgehenden Kontrolluntersuchungen (z. B. Nierenfunktion) können in Ausnahmefällen – abgesehen von Routine-Standards wie dem Kreatininwert – auch einmal nach Beginn der Therapie noch durchgeführt werden. Dies allerdings nur dann, wenn sich aus den schon bisher verfügbaren medizinischen Daten des Patienten, ergänzt durch fremdanamnestische Hinweise (z. B. Angehörige, ggf. Hausarzt), keine eindeutigen Kontraindikationen (Gegenanzeigen) finden lassen. Einzelheiten dazu s. S. 320.

Kann man sich dessen halbwegs sicher sein, pflegen die meisten Ärzte dann umgehend ausreichende Wirkspiegel anzustreben, d. h. sie dosieren gleich zu Beginn relativ hoch. Dies dürfte aber vor allem der psychiatrischen Fachklinik bzw. bei ambulanter Therapie dem in dieser Behandlung versierten Psychiater/Nervenarzt vorbehalten bleiben. Und selbst dort geschieht die Aufdosierung von Lithium (und im übrigen auch Carbamazepin – s. S. 353) selbst hier nicht so rasch, wie es eine akute Manie eigentlich nahelegen würde. Offenbar mahnen die möglichen Nebenwirkungen selbst in der Klinik zu einer gewissen Zurückhaltung, so ist jedenfalls die Praxis.

Zur Schlafsicherung gibt man ggf. zusätzlich Schlafmittel, die am besten auch noch in den nächsten Tag hineinsedieren (z. B. lang wirkende Benzodiazepin-Hypnotika – s. S. 382) oder in milder Dosierung ein niederpotentes Neuroleptikum (s. S. 296). Die dabei notwendige Kooperationsbereitschaft des Patienten kann im übrigen nur dadurch erreicht werden, daß man ihn durch einen stabilen und regelmäßigen Gesprächskontakt konsequent in die Therapie einzubinden sucht.

In schwierigeren Fällen mit ausgeprägter Umtriebigkeit oder gar aggressiven Durchbrüchen pflegt man hingegen um eine zusätzliche (vorübergehende) Gabe von Neuroleptika kaum herumzukommen. Diese dämpfen umgehend (wobei die gezielte antimanische Wirkung aber ebenfalls auf sich warten läßt – s. u.). Allerdings leidet dann wieder die Einnahmezuverlässigkeit. Denn stark sedierende Medikamente und hohe Dosierungen werden als beeinträchtigend erlebt, besonders in bezug auf die motorische und kognitive Selbstkontrolle, d. h. die körperliche und geistige Beweglichkeit. Auch sind es ausgerechnet diese beiden, für die Manie-Therapie so wichtigen Wirkgruppen, die sich zu einem ungünstigen Nebenwirkungsspektrum potenzieren können, wenn man sie zusammen gibt (sogenannte Arzneimittel-Wechselwirkungen). Der Patient hat vor allem dann eine wachsende Zahl lästiger bis quälender Begleiterscheinungen zu ertragen, wenn man sich 1. zu einer hohen Dosierung gezwungen sieht, teils aus der Situation heraus (täglich neue Probleme oder Schadensmeldungen), teils in der Hoffnung, dadurch den verzögerten Wirkungseintritt abzukürzen sowie 2. durch Arzneimittel-Wechselwirkungen.

Neuroleptika

Neuroleptika sind Arzneimittel mit antipsychotischer Wirkung. Zu solchen Psychosen oder Geisteskrankheiten gehören z. B. die Schizophrenien, aber auch die sogenannten affektiven Psychosen, also endogene Depression und Manie. Man kann sie unterteilen in 1. hochpotente Neuroleptika (mit der ausgeprägtesten antipsychotischen Wirkung, dafür nicht sedierend), 2. niederpotente Neuroleptika (mit geringem antipsychotischen, dafür stark dämpfendem Effekt) sowie 3. in mittelpotente Neuroleptika, die in beiderlei Hinsicht einen mittleren Stellenwert einnehmen. Einzelheiten dazu s. S. 295.

Neuroleptika werden – vor allem bei ausgeprägteren manischen Psychosen – fast immer ,,zu Hilfe gerufen''. Diese Formulierung hat schon fast etwas Typisches an sich, ja, sie sieht ein wenig nach ,,Spezialeinheit der Ordnungskräfte'' aus – und ist es wohl auch, jedenfalls, wenn man die Patienten befragt. Neuroleptika haben keinen guten Ruf. Und dies nicht nur bei den Betroffenen, auch bei manchen Ärzten. Das ist nicht ganz ehrlich – und im übrigen auch nicht zutreffend, wie neuere Erkenntnisse nahelegen.

In der Behandlungspraxis der *akuten* Manie gibt es die bereits erwähnte Diskrepanz zwischen wissenschaftlich begründetem Kenntnisstand und Alltag, der aber seinerseits zum Nachdenken Anlaß gibt. Zwar liegen kaum entsprechende Untersuchungen vor, vor allem keine methodisch befriedigenden. Denn die Untersuchung von Manikern ist schwierig: ,,draußen kann man sie kaum zur Mitarbeit bewegen, in der Klinik manipulieren sie jede Studie und relativieren dadurch die gewonnenen Erkenntnisse, zumindest die schwereren Störungen, die ja in der Regel die stationäre Klientel repräsentieren. Immerhin läßt sich folgendes erkennen:

Neuroleptika werden bei der *akuten* Manie im Klinikalltag bevorzugt. Entgegen weit verbreiteten Therapieempfehlungen sind also nicht die Lithiumsalze, sondern die Neuroleptika in der Mehrzahl der Fälle de facto die Mittel der ersten Wahl – und zwar unabhängig von der Schwere der Erkrankung, also nicht nur bei ausgeprägten manischen Zustandsbildern. Lithium wird gerne als ,,spezifisch antimanisch wirksam'' deklariert, die Neuroleptika hingegen nur als ,,unspezifisch-sedierend''. Das aber ist inzwischen nicht unwidersprochen geblieben. Es ist deshalb nicht auszuschließen, daß auch die Neuroleptika eine zumindest partielle kausale (ursprünglich und direkt wirksame) Therapie in der Akutphase ermöglichen. In letzter Zeit mehren sich auch die Zweifel an der klinischen Bedeutsamkeit des Lithium-Effektes als Monotherapie (Lithium allein). Offenbar scheint Lithium allein nicht so effektiv wie die Kombinationstherapie Lithium und Neuroleptika. Nicht wenige Kliniker halten also die Kombination Lithium/Neuroleptikum für günstiger wie Lithium alleine und auch deutlich wirkungsvoller als Neuroleptika alleine. Gibt man zu Neuroleptika etwas Lithium hinzu, kann man vor allem die sogenannte ,,Dosis-Inflation'' eindämmen. Denn oft kann man den Maniker auf Dauer nicht ruhig halten, ohne die Dosis der Neuroleptika schon nach kurzer Zeit anheben zu müssen. Die Kombination hingegen macht sogar mitunter eine Dosisreduktion möglich. Allerdings muß man dafür mögliche Wechselwirkungen in Kauf nehmen.

Bei den Neuroleptika sind etwa zwei Dutzende verschiedene Präparate im Einsatz. Eine Monotherapie von Neuroleptika allein gibt es offenbar nur selten. Meist werden zwei und drei verschiedene Neuroleptika kombiniert. In der Regel sind das hochpotente mit niedrigpotenten, am häufigsten offenbar Haloperidol (z. B. Haldol$^®$) und Levomepromazin (z. B. Neurocil$^®$). An dritter Stelle steht Clozapin (Leponex$^®$). Hochpotente Neuroleptika werden vor allem am Anfang, niederpotente und Leponex$^®$ zur Behandlungsmitte hin verstärkt eingesetzt. Die Kombination aus hochpotenten und niederpotenten Neuroleptika soll die Nebenwirkungen verringern. Doch das bleibt fraglich. Wenn also das die extrapyramidal-motorischen Nebenwirkungen erleichternde Akineton$^®$ nicht ausreicht (s. S. 296), wird deshalb am ehesten auf das in dieser Hinsicht unproblematischere Leponex$^®$ umgesetzt, was aber natürlich seine eigenen Schwierigkeiten hat (z.B. Blutbildkontrollen).

Interessant und bezeichnend ist aber auch die Fülle der Kombinationen, die in den verschiedenen Kliniken bzw. durch die entsprechenden Stationsärzte praktiziert wird. Das weist auch auf eine gewisse therapeutische Hilflosigkeit bei der Behandlung akuter Manien hin. Das ist jedoch nicht als Vorwurf zu verstehen. Akute Manien haben schon jede Aufnahmestation und jeden noch so versierten Stationsarzt an den Rand der Verzweiflung gebracht. Da ist es kein Wunder, daß alles versucht wird, was an klinisch Bewährtem zur Verfügung steht.

Wenn also Neuroleptika so häufig eingesetzt werden und vermutlich sogar effektiver sind, als man früher annahm, was macht dann ihren schlechten Ruf aus? Die Nebenwirkungen, insbesondere die extrapyramidal-motorischen, die natürlich für einen expansiven Maniker besonders quälend werden können (s. S. 296). Diese Nebenwirkungen hängen von zweierlei ab: 1. von der Dosis und 2. von der individuellen Empfindlichkeit, die um den Faktor 15 variieren kann, was man den Betroffenen vorher nicht anzusehen vermag. Glücklicherweise – so die Überlegungen – scheint eine hohe Dosierung von nieder- und vor allem hochpotenten Neuroleptika nicht zwingend. Meist werden jedoch Dosierungen gewählt, wie sie in der Schizophrenie-Behandlung möglich sind. Und das scheint in vielen Fällen zu hoch zu sein – unnötig hoch. Man kann also davon ausgehen: Hoch-, mittel- und niederpotente Neuroleptika können sogar in einer akuten manischen Phase niedriger dosiert werden als bisher angenommen. Dies hat nicht nur den Vorteil einer reduzierten Nebenwirkungs-Belastung, sondern auch noch einen psychologischen Effekt (s. u.).

Wenn man außerdem noch mit Lithiumsalzen oder Carbamazepin vorsichtig kombiniert (s. o.), was einer fachärztlichen Behandlung vorbehalten bleiben sollte, dann läßt sich die Neuroleptika-Dosis noch einmal verringern – und damit die unangenehmen Begleiterscheinungen, die ein versierter Maniker bekanntlich als Argumentier-Waffe gekonnt einsetzt.

Außerdem ist noch ein psychologischer oder besser psycho-biologischer Effekt zu beachten, vor allem in der kritischen Anfangsphase: Auch bei den Neuroleptika ist ein anhaltender antimanischer Therapieeffekt erst nach einer Wirklatenz von einigen Tagen zu beobachten. Zuvor kann man zwar den Maniker mit hohen Dosen (nahezu) handlungsunfähig machen, doch bleibt der sedierende, d. h. wirklich beruhigende Effekt meist oberflächlich. Und so verwenden trotz hoher medikamentöser Gaben und entsprechender Dämpfung viele Maniker alle ihre verbliebene Energie und den Rest ihrer körperlichen Aktivität darauf, in ausgesprochen regressiver Weise zu stören und auf sich aufmerksam zu machen. Regressiv heißt in der Fachsprache so viel wie ,,Rückschritt in frühere, meist infantile Verhaltensweisen'' – mit allen Folgen, die man von umtriebigen Kindern kennt und halbwegs toleriert, bei Erwachsenen aber völlig unangepaßt findet.

Gerade der verbal aggressive, mitunter bedrohliche Maniker verleitet seine Therapeuten geradezu, ihn einer hohen Dosis oder gar Überdosis dämpfender Arzneimittel auszusetzen. Hier steht die Hoffnung Pate: ,,Mehr hilft mehr'' und ,,endlich Ruhe''! Leider erreicht man dadurch nur sehr selten wirkliche ,,Ruhe''. Und so empfehlen manche Experten eine spezielle Strategie, die zwar sehr effektiv sein kann, aber auch ihre Kritiker hat, und das sind nicht wenige: im ambulanten Bereich Hausarzt, Angehörige und andere Betroffene, auf der Krankenstation das Pflegepersonal und die Mitpatienten, die dieses Vorgehen kaum verstehen können und deshalb mitunter brüsk ablehnen. Denn dieser spezielle Behandlungsansatz besagt: Selbst der umtriebigste Maniker soll lernen, seine Medikamente zu akzeptieren und selber einzunehmen, anstatt die Medikation passiv oder unter Protest über sich ergehen zu lassen. Je ausgeprägter die dämpfende Wirkung, insbesondere auf Bewegungsverhalten und geistige Leistungsfähigkeit, desto größer der Widerstand. Der Maniker fühlt sich dabei überrumpelt, ,,ausgebremst'', ,,geknebelt'' – und das bei seiner überbordenden Vitalität. Es ist deshalb besser – so manche Experten –, sich diesbezüglich seinen Therapie-Vorstellungen anzupassen. Das heißt letztlich auf zumindest höhere Dosen von Neuroleptika zu verzichten. Das besagt aber auch, sich auf eine störungsreiche erste Woche einzurichten, um dem Patienten die Möglichkeit zur begrenzten Selbstkontrolle zu belassen. Das läßt sich allerdings nicht überall durchsetzen. Wenn es jedoch gelingt, hat man in der Tat bessere Karten. Ein kooperativer Maniker muß nämlich nicht ständig beweisen, daß er ,,trotz Mammut-Dosen'' noch immer handlungsfähig ist.

Depot-Neuroleptika

Werden schon die Neuroleptika in oraler Gabe (Tabletten, Dragees, Tropfen, Saft) unterschiedlich beurteilt, wird die sogenannte *Depot-Injektion* noch kontroverser diskutiert.

Unter einer *Depot-Injektion* versteht man die Verabreichung einer intramuskulären Spritze, die eine Wirkdauer von 1 bis 3 (manchmal sogar 4) Wochen entwickelt. Solche mittel- bis hochpotenten Neuroleptika mit Langzeitschutz (z. B. Ciatyl®-Z oder Haldol® Decanoat) haben sich in der Behandlung (vor allem chronischer) schizophrener Psychosen als Segen erwiesen. Dadurch konnten die Rückfallgefahr deutlich reduziert und die Rehabilitationschancen erfreulich verbessert werden. Denn der größte Feind eines dauerhaften Erkrankungsschutzes ist die unregelmäßige Tabletteneinnahme. Das wird schon dem seelisch Gesunden gelegentlich zum Problem (z. B. „Pille", antidiabetische Therapie usw.), um wieviel mehr dem psychisch Kranken.

Natürlich darf eine solche Depot-Spritze nur dann genutzt werden, wenn man vorher durch längerfristige Tabletten-Einnahme prüfen konnte, ob und wie die jeweilige Substanz vertragen wird. Und das ist von Fall zu Fall verschieden und wird durch z. T. erstaunlich hohe Empfindlichkeits-Unterschiede noch komplizierter. Außerdem: Ist die Depot-Spritze einmal injiziert, lassen sich unangenehme Nebenwirkungen während der Wirkdauer nicht mehr durch die laufende Dosierung, sondern allenfalls noch teilweise durch spezifische „Gegenmittel" (Akineton®) regulieren – bis zur nächsten Injektion.

Auch in der akuten Manie wird nicht selten eine solche Depot-Injektion diskutiert, weil man sich der regelmäßigen Einnahme von Tabletten nicht sicher sein kann. So etwas bietet sich vor allem in Notfällen unkorrigierbarer manischer Umtriebigkeit mit drohenden wirtschaftlichen oder sonstigen „Katastrophen" an. Zwar reicht auch eine solche – meist vorsichtig dosierte – Injektion nicht aus, „um den Patienten zur Vernunft zu bringen", wie die verzweifelten Angehörigen fordern. Auch eine neuroleptische Depot-Spritze macht ja das gleiche wie die entsprechenden Tabletten, d. h. sie bremst überwiegend herunter, ohne die manische Überaktivität gezielt aufzuheben. Immerhin werden aber dadurch gelegentlich die folgenschwersten Auswüchse unterlaufen. Und manchmal verbessert sich sogar der psychagogische Zugang zum Patienten. Das setzt allerdings voraus, daß man den Maniker nicht nur „niederspritzt", wie er derlei zu umschreiben pflegt, sondern die medikamentöse Basis zu ausgiebigen Gesprächen nutzt, wie sie auf Seite 245 empfohlen werden. Sonst ist es wirklich nur eine „Fesselung" und kann entsprechend qualvoll werden.

Nun ist aber eine Injektion juristisch gesehen ein heikles Unterfangen. Sie setzt entweder einen unmittelbaren medizinischen Notfall (z. B. eine sonst nicht steuerbare Fremdgefährlichkeit) oder das Einverständnis des Betreffenden voraus (was gerade bei der Manie nur selten gegeben sein dürfte). Oder sie muß über einen Unterbringungsantrag (UBG) beim zuständigen Amtsgericht rechtlich abgesichert sein. Letzteres betrifft vor allem den stationären Bereich, und zwar als letzten Schritt, den sich eigentlich alle ersparen möchten. Dann ist das halbwegs gute Verhältnis in der Tat erst einmal zerstört. Mag den verzweifelten Angehörigen und frustrierten Therapeuten auch keine andere Wahl geblieben sein, der Maniker wird es ihnen rückblickend (immer) vorwerfen, nicht zuletzt deshalb, um sich eigener Schamgefühle zu erwehren („Angriff ist die beste Verteidigung").

Erstaunlicherweise sind aber manche Maniker selbst in der ambulanten Betreuung zu solchen Injektionen bereit. Das sind dann die gelegentlich kurzfristig aufscheinenden vernunftgesteuerten Momente, die man nutzen sollte. Hat man sich zu einem solchen Behandlungsschritt entschlossen, muß man auch dazu stehen (und in der Karteikarte als freiwilligen Schritt vom Patienten mittels Unterschrift bestätigen lassen, denn am nächsten Morgen kann bereits alles anders sein).

Ein Kompromiß, der 1. die Nebenwirkungen in Grenzen hält und 2. die Selbstverantwortung des Patienten nutzt, sofern sie gegeben scheint, ist die auch in der Schizophrenie-Behandlung mit Erfolg praktizierte Kombination aus einem Depot- sowie einem oral appliziertem Neuroleptikum. Man nennt das auch ein Sockel-Depot, auf das dann oral „draufgetropft" wird (Tropfen erweisen sich nicht nur als praktikabler, sondern auch als psychologisch günstiger). Es scheint so, als ob man mit dem gering dosierten Depot-Neuroleptikum ohne wesentliche Nebenwirkungen die vernunftgesteuerte Bereitschaft fördern könnte, in eigener Regie und Verantwortung auch noch die notwendige Enddosis an selbst verabreichten Tropfen plausibel zu machen. Auf jeden Fall kann ein Versuch nicht schaden.

Deshalb sei noch einmal auf die Empfehlung jener Experten hingewiesen, die der freiwilligen Medikamenten-Einnahme den Vorzug geben, nicht um den bequemeren Weg zu wählen, sondern um die Selbstverantwortung des Patienten zu stützen und zu nutzen (s. o.). Und selbst bei klinischer Behandlung – in die Klinik werden ja wirklich nur die schwierigsten Patienten eingewiesen – geben sie zu bedenken: Auch in problematischen Fällen ist immer wieder abzuwägen, in welchem Umfang eine Medikation dem Stationsfrieden, und in welchem sie der Genesung des Patienten dient. Das allerdings muß jedes Behandlungs-Team mit sich selber abmachen.

Weitere antimanisch wirksame Arzneimittel

Weitere antimanisch wirksame Arzneimittel, die sich zur Unterstützung oder als Alternativen anbieten, sind Carbamazepin (s. S. 353) und Valproinsäure (s. S. 375), deren Wirkeffekte am ehesten den Lithiumsalzen ähneln. Außerdem die Benzodiazepin-Tranquilizer, die dann diskutiert werden, wenn alle anderen Behandlungsmaßnahmen aus bestimmten Gründen (z. B. Nebenwirkungen, Kontraindikationen) abgelehnt werden (müssen). Einzelheiten dazu s. S. 382.

Anhang: Elektrokonvulsionstherapie (EKT)

Sind alle Therapieschritte zur Behandlung einer ausgeprägten Manie erfolglos, greift man in den angloamerikanischen Ländern, aber auch in Skandinavien usw. ggf. zur *Elektrokonvulsionstherapie (EKT)*. Dieses Behandlungsverfahren wird schon seit seiner Entwicklung vor mehr als einem halben Jahrhundert kontrovers diskutiert. Früher – ohne die heutigen medikamentösen Alternativen – hatte es natürlich einen höheren therapeutischen Stellenwert. Heute wird es vielerorts verteufelt (,,Elektroschock ist keine Therapie''). Zwar soll an dieser Stelle nicht auf das Pro und Contra eingegangen werden. Doch muß man auch darauf hinweisen, daß die ,,Durchflutungstherapie'' (wie sie etwas weniger dramatisch genannt wird) unter dem Schutz einer Kurznarkose durchgeführt, oft wirksamer und nebenwirkungsärmer auszufallen pflegt als so manche Pharmakotherapie, nicht zuletzt bei schizophrenen, depressiven und gelegentlich auch manischen Psychosen. Deshalb lautet der alte Erfahrungssatz: Man soll die Elektrokonvulsionstherapie vermeiden, wo es geht, aber nie verlernen.

Im folgenden Kapitel nun eine komprimierte Übersicht der einzelnen Wirkgruppen, wobei besonders auf die Möglichkeiten und Grenzen im Alltag eingegangen wird.

Zusammenfassung

Eine ausgeprägte Manie läßt sich trotz aller psychagogischen Maßnahmen ohne medikamentöse Behandlung nicht ausreichend steuern. Bei einer Hypomanie kommt es auf den Einzelfall an, obgleich man hier mit allerdings intensivem soziotherapeutischen Aufwand in der Regel weiterzukommen pflegt. Leichtere Hochstimmungen benötigen im allgemeinen keine Medikamente.

Die wichtigsten antimanisch wirksamen Arzneimittel sind die Lithiumsalze. Dies gilt vor allem für den Rückfallschutz. Doch auch in der Akutbehandlung werden sie immer häufiger genutzt, obgleich sie keinen antimanischen Soforteffekt entwickeln und erst nach 4 bis 10 Tagen oder gar später greifen. Der Grund liegt darin, daß die Lithiumsalze wesentlich angenehmer erlebt werden als eine neuroleptische Behandlung. Damit sind dann auch regelmäßige und stabile Gesprächskontakte und die Einbindung in eine für alle Seiten befriedigende Gesamttherapie besser zu erreichen. Zuvor sind jedoch auch im Akutfall die Gegenanzeigen der Lithiumsalze zu klären und alle wichtigen Standarduntersuchungen so bald wie möglich nachzuholen (Vorsicht: Kreatininwert).

In schwierigen Fällen mit ausgeprägter Umtriebigkeit oder aggressiven Durchbrüchen wird man in der Regel um eine zusätzliche Gabe von Neuroleptika kaum herumkommen. In der Behandlungspraxis der akuten Manie ist dies ohnehin die Regel, auch wenn es im Widerspruch zu den allgemeinen Empfehlungen steht. Außerdem scheinen Neuroleptika durchaus nicht nur ,,unspezifisch-sedierend'', sondern vielleicht sogar in gewissen Grenzen kausal zu wirken, jedenfalls nach neueren Überlegungen. Neuroleptika dämpfen relativ rasch, wobei die gezielte antimanische Wirkung aber ebenfalls auf sich warten läßt. Sowohl antipsychotische als auch stark sedierende, also hoch- bzw. niederpotente Neuroleptika in höherer Dosierung, werden jedoch als beeinträchtigend erlebt, weil vor allem die körperliche und geistige Beweglichkeit leidet. Man kann die Patienten durch hohe Dosen nahezu handlungsunfähig machen, doch bleibt der wirklich beruhigende Effekt meist oberflächlich. Dann verwenden viele Maniker ihre verbliebene Energie und den Rest ihrer körperlichen Aktivität darauf, in regressiver Weise auf sich aufmerksam zu machen und zu stören. Es kommt zu einem Teufelskreis: Je ausgeprägter die dämpfende Wirkung, desto größer der Widerstand. Deshalb haben sich inzwischen deutlich niedrigere Dosierungen durchgesetzt, die bei weniger lästigen Nebenwirkungen offenbar den gleichen Therapieeffekt entwickeln. Am günstigsten scheint im übrigen die Kombination aus Lithiumsalzen (oder Carbamazepin) und Neuroleptika zu sein – beide dosismäßig entsprechend angepaßt.

Verzichtet man allerdings ganz auf Neuroleptika, dann muß man sich zumindest auf eine störungsreiche erste Zeit einrichten, was sich nicht immer durchsetzen läßt.

Die intramuskuläre Injektion von Depot-Neuroleptika mit einer Wirkdauer von 1 bis 3 (4) Wochen garantiert zwar letztlich die Wirkung, löst aber nicht die bereits besprochenen Probleme und kann in der Dosis nicht mehr variiert werden, wenn man zuvor wenig Gelegenheit hatte, die individuelle Empfindlichkeit des Betroffenen auszuloten und zu berücksichtigen. Hier empfiehlt sich das gleiche Vorgehen wie bei kooperationswilligen Schizophrenen, nämlich die Verwendung eines Depot-Neuroleptikums in niedriger Dosierung, gleichsam als ,,Behandlungs-Fundament'', das durch eine orale Gabe ergänzt wird, die der Maniker nach Absprache mit dem Arzt variieren kann.

Weitere antimanisch wirksame Arzneimittel sind das Carbamazepin und die Valproinsäure sowie ggf. Benzodiazepin-Tranquilizer. Die Elektrokonvulsionstherapie (,,Elektroschock'') wird zwar vielerorts abgelehnt, kann aber in seltenen Fällen durchaus hilfreich sein, wie der Einsatz in anderen Ländern zeigt.

Neuroleptika

Allgemeine Aspekte

Neuroleptika* gehören zu den wichtigsten Psychopharmaka. Psychopharmaka sind Arzneimittel mit Wirkung auf das zentrale Nervensystem und verändern Erleben und Verhalten.

Neuroleptika kann man in 3 Gruppen mit unterschiedlichen Anwendungsschwerpunkten einteilen:

Hochpotente (stark potente) Neuroleptika setzt man vor allem gegen Psychosen (Geisteskrankheiten) unterschiedlicher Ursachen ein. Am häufigsten sind dies Schizophrenien. Es gibt aber auch psychotische Zustände durch Vergiftungen (z. B. Rauschdrogen), Kopfunfälle, Hirntumoren, altersbedingte Veränderungen der Gehirngefäße (Gehirnarteriosklerose), Stoffwechselstörungen usw., bei denen hochpotente Neuroleptika verwendet werden.

Auch die endogene, d. h. von innen kommende, anders nicht erklärbare Manie ist eine Psychose (z. B. als manisch-depressive Erkrankung bzw. Psychose). Sie reagiert auf hochpotente Neuroleptika relativ schnell. Dabei muß man allerdings die Dosis anpassen, je nach Intensität des Leidens und individueller Empfindlichkeit. Einsetzbar sind theoretisch alle hochpotenten Neuroleptika wie z. B. Dapotum®D, Decentan® (Depot), Fluanxol® (Depot), Glianimon®, Haldol®-Janssen (Decanoat), Haloperidol-Gry®, Haloperidol-ratiopharm®, Haloperidol Stada®, Sigaperidol®, Imap®, Impromen®, Leponex® (Sonderstellung in bezug auf Nebenwirkungen mit Verordnungseinschränkungen), Lyogen® (Depot), Risperdal®, Orap®, Tesoprel®, Triperidol® u. a. m. Allerdings wird man bei den leicht aktivierenden Neuroleptika Fluanxol® (Depot) und Orap® sowie bei Risperdal® eher zurückhaltend sein.

Mittelstarke Neuroleptika nehmen eine Zwischenstellung ein zwischen hochpotenten (s. o.) sowie niederpotenten Neuroleptika (s. u.) und sind damit therapeutisch entsprechend nutzbar. Dies ergibt sich nicht zuletzt bei umtriebigen Manikern, zumal man einige mittelstarke Neuroleptika auch als Depot-Injektion mit 2wöchiger Wirkung verordnen kann. Präparatebeispiele sind Ciatyl®-Z (Depot) bzw. Ciatyl®-Z Accuphase (dreitägige Depot-Wirkung), ferner Taxilan®, Nipolept® u. a.

---

* Bedeutungsgleiche Begriffe sind Antipsychotika,,,Antischizophrenika'', Neurolytika, Neuroplegika, Psycholeptika, Psychoplegika, im englischen: major tranquilizer u. a.

Niederpotente (schwach potente) Neuroleptika werden vor allem gegen Unruhe-, Angst- und Erregungszustände verschiedener Ursache eingesetzt. Einzelheiten über ihre vielfältigen Nutzungsmöglichkeiten würden hier zu weit führen. Eines aber sei betont: Niederpotente Neuroleptika gelten auch in der Behandlung der Manien häufig als unverzichtbar. Meist versucht man es mit einer Kombination aus hochpotenten und niederpotenten Neuroleptika. Beispiele für niederpotente Neuroleptika sind Atosil®, Dipiperon®, Eunerpan® (alle drei nicht zuletzt für Patienten in jüngeren Jahren bzw. im höheren Lebensalter empfohlen), ferner Melleril® ([retard] = besonders bei sexueller Gefährdung, vor allem bei männlichen Patienten?), Neurocil®, Promethazin Hameln®, Promkiddi®, Protactyl®, Truxal® u. a. m.

Nebenwirkungen der Neuroleptika

Keine Wirkung ohne Nebenwirkungen, sagt der alte Lehrsatz. Auch Neuroleptika sind davon nicht ausgenommen. Sie können sogar z. T. recht unangenehme Begleiterscheinungen entwickeln, wenn man die Dosis nicht anpaßt. Darüber hinaus spielen aber auch Geschlecht, Alter, Art der Anwendung, Dauer der Behandlung sowie der Einsatz hoch-, mittel- bzw. niederpotenter Neuroleptika eine Rolle. Von besonderer Bedeutung ist, daß jeder Mensch unterschiedlich auf die jeweiligen Medikamente anspricht. Dies betrifft sowohl die erwünschte Wirkung als auch die befürchteten Nebenwirkungen. Das Wichtigste ist also die laufende Anpassung der Dosis bis zu jener Enddosierung, die sowohl die erhoffte Wirkung als auch ein verträgliches Maß an Begleiterscheinungen einschließt. Für Extremzustände oder Notfälle gibt es allerdings Gegenmittel gegen die sogenannten Dyskinesien (s. u.). Dazu zählen vor allem Akineton®, Akineton® retard, die jedoch nicht grundsätzlich dazugenommen werden sollten, weil dadurch auch der erwünschte Wirkeffekt leiden kann.

Bei den Nebenwirkungen ist zwar mit Überschneidungen zu rechnen, doch finden sich die Begleiterscheinungen im ersten Teil der nachfolgenden Abhandlungen eher bei hochpotenten Neuroleptika, z. B. sogenannte Früh- und Spätdyskinesien, das medikamentöse Parkinson-Syndrom, die Sitz-, Geh- und Stehunruhe usw. Andere Begleiterscheinungen werden dafür mehr bei niederpotenten Neuroleptika geklagt: Störungen von Kreislauf, Magen und Darm, Müdigkeit, Gewichtszunahme usw. Mittelpotente Neuroleptika nehmen auch hier eine Mittelstellung ein.

Im Gegensatz zu einer schizophrenen Psychose wird eine manische Psychose im allgemeinen nur relativ kurzfristig mit Neuroleptika behandelt. Deshalb werden einige Begleiterscheinungen kaum zum Problem. Sie sollen dennoch kurz besprochen werden.

Frühdyskinesien

Frühdyskinesien sind spontane, unwillkürliche, willentlich unbeeinflußbare, früh auftretende Bewegungsstörungen durch Neuroleptika. Sie treten vor allem im Bereich von Gesicht, Hals, Armen und Beinen auf, und zwar bereits in den ersten Tagen oder Stunden nach Einnahme (oder Injektion) meist hochpotenter Neuroleptika. Diese Frühdyskinesien sind für den Patienten beunruhigende, behindernde oder quälende Nebenwirkungen. Dazu gehören:

Gesichtsmuskulatur: Bewegungen der Stirn, der Augenbrauen, der Region um die Augen sowie der Wangen (z. B. Stirnrunzeln, Blinzeln, Grimassieren).

Augen: (meist kurzdauernde) Starre der Augenbewegung. Unwillentliche Drehung der Augen nach seitwärts und oben, ggf. Fixierung in dieser Stellung (Blickkrampf, besonders nach oben). Bisweilen Verschwommensehen, Doppelbilder usw.

Lippen- und Mundregion: z. B. Lippenspitzen, Schmollen, Schmatzen, Mümmeln, auch in leichter oder nur angedeuteter Form. Ggf. rüsselförmig nach vorne gestülpte Lippen.

Unterkiefer: Ziehen/Spannen in der Kaumuskulatur; Kauen, Mundöffnen, Beißbewegungen (vor allem Querbewegungen des Unterkiefers), Knirschen u. a.

Zunge/Schlund: vermehrte Bewegung sowohl im, als auch außerhalb des Mundes. Die Zunge kann mitunter nicht zurückgezogen werden. Es kann zu Sprach-, Schluck- und gelegentlich sogar Atmungsstörungen kommen (sogenanntes Zungen-Schlund-Syndrom).

Arme, Hände, Finger: Bizarre Bewegungen, die entweder unregelmäßig schnell-spontan oder unregelmäßig langsam-schneckenförmig ablaufen.

Beine, Füße, Zehen: Außenrollen, Innenrollen, Fersenklopfen, Fußtippen, Fußwinden u. a.

Schultergürtel/Hüfte: Schaukeln, Wiegen, Verrenken, Krümmen, Hüftendrehen, bisweilen einseitig betont.

Stärker ausgeprägte Frühdyskinesien sind quälende Sitz-, Steh- und Gehunruhe (Akathisie – s. S. 300) bis hin zum nicht mehr steuerbaren Bewegungsdrang und zu unruhig-getriebenem Umherlaufen (Linderungsversuch: viel gehen lassen). In dieser Situation würde also einen Maniker nicht nur eine krankheitsbedingte manische, sondern auch eine medikamentös bedingte Unruhe ergreifen. Aus diesem nicht vorhersehbaren Grund gibt man deshalb zu den hochpotenten Neuroleptika, die diese Nebenwirkung auslösen können, oft niederpotente dazu, die die erwünschte Wirkung belassen, die negativen Folgen aber etwas mildern.

Ferner finden sich bei stärkeren Frühdyskinesien gelegentlich extreme rückwärtige Körperbewegungen, übermäßig gesteigerte, unwillkürlich-automatisch ablaufende bizarre Bewegungen der Gesichtsmuskulatur, Krämpfe der Kaumuskulatur bis zur Kiefer- bzw. Mundsperre usw. Bisweilen sieht man auch häufiges Wippen oder Verdrehen des Rumpfes, Hochziehen und Verziehen der Schultermuskulatur, wurfartiges Schleudern der Arme, einen Schiefhals usw.

Die Aufzählung möglicher Frühdyskinesien durch (vor allem hochpotente) Neuroleptika muß auf den unbefangenen Leser wie eine Horror-Vision wirken. Glücklicherweise ist die Realität weit weniger dramatisch. Vor allem sind solche medikamentösen Bewegungsstörungen durch Anpassung der Dosis (notfalls gemildert durch die kurzfristige Gabe eines Gegenmittels wie Akineton®) rasch korrigierbar. Sie sind dennoch so ausführlich dargestellt worden, damit im konkreten Fall rasch reagiert werden kann. Überdosierungen und/oder überempfindliche Reaktionen sind grundsätzlich immer möglich, auch bei noch so robust wirkenden oder umtriebigen Manikern.

Die hochpotenten Neuroleptika gelten für die *Sofort*behandlung einer manischer Psychose als Mittel der ersten Wahl. Man muß sie nur so dosieren, daß sie ihre Aufgabe erfüllen können, ohne durch irritierende Begleiterscheinungen wieder alles in Frage zu stellen. Leider ist dies nicht immer befriedigend möglich. Deshalb bevorzugt eine Reihe von Experten selbst in schwierigen Situationen lieber die hochdosierte Gabe von Lithiumsalzen oder Carbamazepin.

Neuroleptika-bedingte Parkinson-Krankheit

Die neuroleptika-bedingte, unwillkürliche, willentlich nicht beeinflußbare *Schüttellähmung* (medikamentöse Parkinson-Krankheit, medikamentöses Parkinsonoid) ist an folgenden Krankheitszeichen zu erkennen:

Zuerst Klagen über Muskelschwäche und Antriebsstörungen, bisweilen über Mißempfindungen oder Schmerzen in Armen und Beinen. Dann läßt die Fähigkeit zu feineren Bewegungsleistungen nach: z. B. mit den Fingern, vor allem die Schrift wird kleiner, enger, steiler, zittriger. Die Sprache kann "kloßig" werden. Die Arme werden beim Gehen immer weniger mitbewegt, schließlich leicht angewinkelt. Die Lebhaftigkeit und Ausdrucksfähigkeit der Gesichtszüge geht zurück (Extremfall: Erstarrung der Mimik, seltener Lidschlag, sogenanntes Maskengesicht). Der Gang wird immer kurzschrittiger, schlurfender. Zum Umdrehen werden mehrere Schritte gebraucht. Die Körperhaltung wirkt wie gebunden, ggf. nach vorne gebeugt. Die Gesichtshaut wird fettig (Salbengesicht). Der Speichel kann überfließen (weil er nicht mehr richtig geschluckt wird). Es beginnt ein fein- bis mittelschlägiges Zittern von Händen, Armen, aber auch von Kopf, Kau- und Mundmuskulatur. Die Arme lassen sich im Ellenbogengelenk vom Untersucher immer schwerer bewegen (Steifigkeit, Starre). Am Schluß fühlt es sich an, als ob in das Ellenbogengelenk ein Zahnrad eingebaut wäre (Zahnradphänomen).

Auch die Schilderung des neuroleptika-bedingten Parkinson-Syndroms macht diese Arzneimittel nicht sympathisch. Wenn ein Mensch im hohen Alter seinen Alters-Parkinson ertragen muß oder durch eine Gehirnkrankheit gar schon früher, dann ist das traurig genug, aber schicksalhaft. Sind wir aber

befugt, jemand medikamentös so zu fesseln, daß er derart gedemütigt daherkommt, nur weil er zuviel redet, reist, kauft usw.? Oder was soll man einem
Menschen sagen, der in einem solchen Zustand aufschreit: ,,Ich bin kein Tier,
das man in Ketten legt. Es ist menschenunwürdig, mich bändigen zu lassen. Ich
bin kein Tier, ich bin ein Mensch'' (ein manischer Oberstudienrat, behandlungswillig, aber überempfindlich gegen Neuroleptika und deshalb auf eine nur
mittlere Dosierung mit einer schweren medikamentenbedingten seelischen, vor
allem aber körperlichen Verlangsamung bis ,,Versteinerung'' reagierend).

Die Diskrepanz zwischen innerer Getriebenheit und äußerem ,,Herunterge-
bremst-Werden'' ist besonders quälend. Hier muß man umgehend die Dosierung anpassen. Und wenn der Patient den Arzt durch seine Überempfindlichkeit
vor ein Dilemma stellt, dann sind Lithiumsalze und/oder Carbamazepin die
Arzneimittel der ersten Wahl.

Ein medikamentöses Parkinson-Syndrom durch (vor allem hochpotente)
Neuroleptika ist möglich, besonders bei Überdosierung bzw. Überemp-
findlichkeit. Deshalb ist es wichtig, auf die ersten Krankheitszeichen im
Vorfeld zu achten. Glücklicherweise kommt es durch Dosisanpassung
oder ggf. Gegenmittel (Akineton®) rasch zu einem Rückgang dieser
Nebenwirkungen.

Spätdyskinesien

Spätdyskinesien sind späte, unwillkürliche, spontane, willentlich nicht beeinflußbare, stereotyp bis automatenhaft wirkende Bewegungsstörungen, die frühestens Monate, meist jedoch erst Jahre nach Beginn einer Neuroleptika-
Behandlung auftreten. Sie sind relativ selten (außer natürlich bei neuroleptischer Langzeitbehandlung), bereiten subjektiv weniger Beschwerden als z. B.
Frühdyskinesien (s. o.) und werden deshalb kaum geklagt, sind aber dafür in
ausgeprägter Form schwierig zu behandeln.

Da manische Zustände nur relativ kurz mit hochpotenten Neuroleptika behandelt werden müssen (Wochen, bestenfalls wenige Monate), sind Spätdyskinesien selten zu erwarten (aber keinesfalls auszuschließen, zumal Patienten mit
einer manisch-depressiven Erkrankung eher empfindlicher als robuster wie
Schizoprene reagieren sollen). Deshalb werden die *ausgeprägteren* Formen in
diesem Rahmen nicht weiter besprochen. Dafür sollte man sich aber *erste*
Anzeichen solcher medikamentös bedingter Bewegungsstörungen nach (in der
Regel längerer) Neuroleptika-Behandlung merken:

Warnsymptome von Spätdyskinesien sind z. B. eine Bewegungsunruhe der
Zunge, die sich jedoch nur – per Zufall oder bei gezielter Prüfung – bei
geöffnetem Mund erkennen läßt. Die Zunge ist in Bewegung, obgleich der
Betreffende nicht spricht, nicht die Lippen anfeuchtet, gezielt über die Zähne
fährt usw. Läßt man den Patienten die Zunge herausstrecken, schafft er das
selbst über mehrere Sekunden hinweg nur mühsam und muß sie ggf. unwill-
kürlich vor- und zurückbewegen sowie seitlich verziehen. Auch unkontrollier-

bare Zuckungen oder Streck- und Beugebewegungen, z. B. des Zeige- oder kleinen Fingers, sind ein frühes Warnzeichen.

> Spätdyskinesien durch (vor allem hochpotente) Neuroleptika sind unangenehme Nebenwirkungen, die jedoch erst nach Monaten oder gar Jahren der Behandlung auftreten und deshalb bei einer Manie im allgemeinen nicht zu erwarten sind. Dennoch sollte man auch hier auf entsprechende Warnsymptome achten (Zunge, Finger).

Akathisie: Sitz-, Steh- und Gehunruhe

Akathisie nennt man die unwillkürliche, willentlich nicht beeinflußbare Sitz-, Steh- und Gehunruhe durch (vor allem hochpotente) Neuroleptika. Sie macht es unmöglich, auch nur kurze Zeit ruhig sitzen oder stehen zu bleiben. Häufig beginnt die Akathisie – zusammen mit der medikamentös bedingten Schüttellähmung (s. S. 298) – nach ein bis mehreren Wochen neuroleptischer Behandlung wie folgt:

Gefühl der inneren Unruhe. Schließlich Spannungsempfinden in der Beinmuskulatur und zunehmende Unruhe in den Beinen: ständiges Hin- und Herbewegen, Schieben, Tippeln, Rutschen, Verkanten der Füße, Übereinanderschlagen der Beine, auf dem Stuhl Hin- und Herrutschen, Aufstehenmüssen, getriebenes Auf- und Abgehen usw. In stärkerer Ausprägung muß der Patient auf der Stelle treten oder gar fortlaufend mit den Füßen stampfen.

Patienten mit einer Akathisie sind auch psychisch beeinträchtigt: mißgestimmt, niedergeschlagen, ängstlich, innerlich unruhig-getrieben, als Extremfolge sogar erregt. Der Zustand wird als „künstlich", „aufgesetzt", also nicht zur eigenen Persönlichkeitsstruktur gehörend empfunden. Dies führt dazu, daß es die Betroffenen in ihrer Haut nicht mehr aushalten. Das mündet bisweilen in unnötige Auseinandersetzungen, was bei manischen Zuständen natürlich die Situation noch anheizt.

Auch hier gibt es bestimmte Gegenmittel wie z. B. niederpotente Neuroleptika oder Beruhigungsmittel (jedoch nicht das bereits mehrfach erwähnte Akineton®); am besten hilft eine rechtzeitige Dosisanpassung.

> Die Sitz-, Steh- und Gehunruhe durch (vor allem hochpotente) Neuroleptika ist bei Überdosierung oder Überempfindlichkeit nicht selten, glücklicherweise aber rasch erkennbar und insbesondere durch Dosisanpassung korrigierbar. Bei der Manie kann sie jedoch erst einmal mit der krankheitstypischen manischen Unruhe und Umtriebigkeit verwechselt werden. Als Folge dieses Irrtums wird in der Regel die Dosis erhöht und damit ein Teufelskreis in Gang gesetzt. Hier schnell zu unterscheiden ist vor allem Aufgabe des rechtzeitig zugezogenen Psychiaters.

Weitere neuroleptika-bedingte Nebenwirkungen

Die folgenden Nebenwirkungen finden sich zwar grundsätzlich bei allen, also auch hochpotenten Neuroleptika, werden jedoch überwiegend bei mittelpotenten und niederpotenten Neuroleptika gefunden. Da im Akutfall eine Manie gerne mit einer Kombination von hoch- und niederpotenten Neuroleptika behandelt wird, muß auch auf nachfolgende Begleiterscheinungen geachtet werden:

Herz- und Kreislaufstörungen äußern sich besonders in Pulsbeschleunigung und Blutdrucksenkung. Letzteres führt ggf. zu Flimmern vor den Augen, Schwindel und Kollapsneigung, besonders zu Beginn der Behandlung und bei knapp kompensiertem Kreislauf.

Sehstörungen durch Neuroleptika behindern vor allem bei Schreibtisch-, Hand- und Werkarbeit sowie beim Lesen. Sie beruhen auf einer verminderten Anpassung jenes Muskels, der die Funktion der Augenlinse steuert und sind zwar lästig, aber harmlos, da grundsätzlich reversibel.

Sekretionsstörungen sind relativ häufig und lästig, aber nicht gefährlich. Sie lösen besonders eine Trockenheit von Mund-, Nasen- und Rachenschleimhaut aus und führen zu ständigem Anfeuchten der Lippen, zu Schmatzen, Durstgefühl, gelegentlich sogar Blutungen. Sehr unangenehm ist dies bei Prothesenträgern und bei Behinderung der Nasenatmung. Es kann aber auch zur verminderten Sekretion des Bronchialsekrets, der Tränenflüssigkeit, der Scheidenschleimhaut (Schmerzen beim Verkehr) und – umgekehrt – zu anfallsweisen Schweißausbrüchen kommen, vor allem nachts.

Magen-Darm-Störungen äußern sich meist in einer Verstopfung.

Temperaturänderungen: mitunter unerklärliche Temperatursenkungen, gelegentlich auch -steigerungen. Vorsicht bei plötzlich hohem und unerklärlichem Fieber, bei Herzrasen, Blutdruckschwankungen, Schwitzen, Muskelstarre usw.

Endokrine Störungen führen zu Milchfluß bei der Frau, Brustbildung beim Mann und Störungen der Monatsblutung.

Libido- und Potenzstörungen beeinträchtigen die sexuelle Erregbarkeit sowie Orgasmusfähigkeit bzw. äußern sich in einer Verzögerung oder einem vollständigen Ausbleiben des Samenergusses.

Eine *Gewichtszunahme* ist möglich und hat verschiedene Ursachen, nicht zuletzt einen vermehrten Kohlenhydrathunger durch bestimmte Medikamente.

Hauterscheinungen: vom Juckreiz bis zum Ausschlag. Zurückhaltung bei Sonnenbädern und Solarien ist geboten.

Auch das *blutbildende und Gerinnungssystem* kann in einzelnen Fällen betroffen sein. Bei unerklärlichem Fieber, Halsschmerzen, Zahnfleisch- und Mundschleimhautentzündung, Schleimhautgeschwüren, eitriger Angina oder grippeähnlichen Beschwerden (Warnsymptome!) ist eine rasche Abklärung durch den Arzt unerläßlich.

Krampfanfälle sind nicht auszuschließen, vor allem bei Vorschädigung des Gehirns. Bei Bißmalen an der Zunge oder Wangenschleimhaut sowie ggf. blutigem Kopfkissen kann es sich z. B. um nächtliche Krampfanfälle handeln.

Delirante Verwirrtheitszustände durch Neuroleptika provozieren vor allem eine Zunahme beunruhigender Träume und nächtlicher Unruhe bis zur Verwirrtheit.

Auch die Aufzählung dieser neuroleptika-bedingten Nebenwirkungen (Herz-Kreislauf-, Seh-, Sekretions-, Magen-Darm-, endokrine, Libido- und Potenzstörungen usw.) hört sich z. T. bedrohlich an. Sie treten überwiegend bei der Behandlung mit niederpotenten Neuroleptika auf, sind in den meisten Fällen aber erträglich und durch Dosisanpassung schnell zu mildern oder ganz zum Verschwinden zu bringen.

Psychische und psychosoziale Begleiterscheinungen

Psychische und psychosoziale Nebenwirkungen äußern sich insbesondere in einer medikamentenbedingten Müdigkeit. Doch das ist ja bei der Manie einer der wichtigsten erwünschten Behandlungseffekte. Allerdings wird immer wieder darüber geklagt, daß die (vor allem hochpotenten) Neuroleptika jegliche Gefühlsregungen unterdrückten, das Empfinden abblockten und dadurch das Seelenleben aus dem Gleichgewicht brächten, das sich nicht mehr richtig entfalten könne (,,chemische Zwangsjacke''). Auch ,,geistige Frische'', Dynamik und Kreativität seien beeinträchtigt. Besonders problematisch wird es, wenn eine krankheitsbedingte innere Unruhe, Spannung oder gar Erregung medikamentös gedämpft werden muß (,,ausgebremst''). Denn eine solche ,,chemische Beruhigung'' ist kein natürlicher Zustand der Erregungsabfuhr oder gar Entspannung und inneren Befriedung. Im Gegenteil, er wird erst einmal als ,,Kampf zwischen zwei Extremen'' beschrieben: innerliche Getriebenheit und äußerliches ,,Herunterbremsen'', ohne daß dieser seelisch-körperliche Zwiespalt auch wirklich gelöst wäre. Da sich also lange Zeit keine gefühlsmäßige Einigkeit erzielen läßt, sondern innere Getriebenheit und äußere Dämpfung gleichsam parallel wahrgenommen und vor allem ausgehalten werden müssen, mündet das ganze schließlich in ein ,,Chaos im Inneren''. Möglicherweise hält dieser seelisch-körperliche Zwiespalt im Antriebsverhalten nicht lange an, weil ja zumeist das Medikament ,,siegt''. Doch bis dahin ist vor allem bei manischer Getriebenheit einiges auszuhalten. Deshalb greift man gerne bei qualvollen inneren Spannungszuständen zusätzlich zu Beruhigungsmitteln vom Typ der Benzodiazepine (s. S. 382). Diese sedieren zwar ebenfalls, jedoch nicht so direkt dämpfend, eher auf dem Umweg einer angstlösenden, entspannend-beruhigenden und muskelerschlaffenden (und damit auch körperlich entkrampfenden) Wirkkombination.

Die medikamentöse Dämpfung ist bei der Manie zwar erwünscht, doch muß man dabei auch auf die Verminderung der Reaktionsfähigkeit achten. Schon deshalb ist die aktive Teilnahme am Verkehr so lange zurückzustellen, bis der Arzt eine Wiederaufnahme für vertretbar hält. Ähnliches gilt für gefährliche Arbeitsplätze mit rotierenden Maschinen oder Sturzgefahr generell. Wie sich das beim Maniker im Alltag realisieren läßt, ist eine andere Frage. Auf jeden

Fall muß der Patient darauf ausdrücklich aufmerksam gemacht werden, notfalls unter Zeugen und mit Eintrag in die Krankenakte.

Weitere Hinweise zur Behandlung mit Neuroleptika

Die zusätzliche Einnahme von *Alkohol* ist grundsätzlich verboten, was gerade bei der Manie ein besonderes Problem werden kann. Sonst drohen nämlich bei entsprechender Kombination Benommenheit, Schläfrigkeit, Blutdruckabfall, Schwindel und ggf. Kollaps. *Koffeinhaltige Getränke* in starker Dosierung oder großer Menge (z. B. Kaffee, Schwarztee, Cola) können die Neuroleptika-Wirkung abschwächen. *Extreme Temperaturen,* vor allem Hitze bzw. Schwüle, sind zu meiden oder wenigstens zu mildern (Schatten, Kühlung, keine Extrembelastungen). Bei erhöhter *Lichtempfindlichkeit* sind entsprechende Schutzmaßnahmen zu ergreifen: Kleidung, Hut, Sonnencreme, keine Solarien.

Neuroleptika gehen mit einer Vielzahl von anderen Pharmaka sogenannte *Arzneimittel-Wechselwirkungen* ein. Dabei ändern sich sowohl die Wirkung/Nebenwirkungen der Neuroleptika als auch die der anderen Substanzen. Eine Kombination ist also grundsätzlich vom Arzt abzuklären. Hoch- und niederpotente Neuroleptika sowie Lithiumsalze können jedoch unter nervenärztlicher Mitbetreuung gemeinsam eingesetzt werden.

Während *Schwangerschaft und Stillzeit* müssen Hausarzt, ggf. Psychiater und Gynäkologe gemeinsam abwägen, was vertretbar ist. Darüber gibt es in der Fachliteratur entsprechende Hinweise.

Eine *Suchtgefahr* durch Neuroleptika ist nicht zu befürchten. Dennoch sollte man sie nicht schlagartig absetzen. Dann kann es nämlich zu entsprechenden *Warnsymptomen („Absetzerscheinungen")* kommen: Übelkeit, Erbrechen, Magen-Darm-Störungen, Schwindel, Zittern, Hitzewallungen, Schwitzen, Herzrasen, Kopfschmerzen, Schlafstörungen usw. Solche Folgen stellen sich in der Regel einige Tage nach dem mehr oder weniger plötzlichen Einnahmestop ein und können Wochen andauern. Deshalb grundsätzlich langsam „ausschleichen".

Ist eine antimanische Akuttherapie mit Neuroleptika zu empfehlen?

Auf die unterschiedlichen Ansichten zur Frage der optimalen Akutbehandlung eines manischen Syndroms wurde schon hingewiesen (s. S. 288). Die vorliegende Aufzählung von Warnhinweisen, Nebenwirkungen und Vorsichtsmaßnahmen scheint erst einmal Wasser auf die Mühlen jener zu sein, die vor einer medikamentösen Behandlung der Manie im allgemeinen und einer solchen mit Neuroleptika im speziellen abraten.

Es ist jedoch besser, über jede Begleiterscheinung Bescheid zu wissen, und sei sie noch so selten. Wer sich mit Argumenten gegen eine konsequente medikamentöse Einstellung wappnen will, der kann dies auch anhand des Beipackzettels tun, der aus juristischen bzw. versicherungsrechtlichen Gründen alles aufzählen muß, was auch nur theoretisch möglich ist. Doch die meisten Nebenwirkungen sind bei einer sorgfältig eingestellten und ggf. nachkorrigierten Dosierung vermeidbar – und wenn nicht, dann überwiegend leicht und damit erträglich.

Dafür ermöglichen die Neuroleptika nach Ansicht vieler Akutpsychiater bei einer manischen Umtriebigkeit mit allen Folgen in der Regel eine sofortige Dämpfung, die in ihrer prompten Wirkung wohl durch nichts zu ersetzen ist. Doch werden auch die Nachteile nicht verkannt. Zwar dämpfen die Lithiumsalze ebenfalls, aber weniger ausgeprägt und mit einer vielleicht folgenschweren Wirkungsverzögerung. Auch braucht ihr eigentlicher antimanischer Therapieeffekt 1 bis 2 (bis 3) Wochen, bis er greift. Deshalb muß die Entscheidung letzten Endes immer im Einzelfall getroffen werden, und zwar nach Abwägung aller Möglichkeiten, Grenzen und Gefahren.

Wenn man sich für eine Behandlung mit Neuroleptika entschieden hat, muß man die möglichen Nebenwirkungen einkalkulieren. Glücklicherweise sind die meisten durch eine konsequente psycho- und soziotherapeutische Haltung sowie flexible Dosierung meist befriedigend in den Griff zu bekommen. Auf jeden Fall sind viele Therapeuten der Meinung, daß man oftmals gar nicht die Wahl der theoretisch besseren oder schlechteren Lösung hat. Dies vor allem im niedergelassenen Bereich mit seinen begrenzten Möglichkeiten. Man muß eingreifen, und zwar so rasch und so effektiv wie möglich. ,,Denn wenn der Schaden aus dem manischen Krankheitsbild schließlich höher ausfällt als die neuroleptika-bedingten Beeinträchtigungen während der notwendigen Akuttherapie, hat man vielleicht lehrbuch-gerecht gehandelt – aber um welchen Preis'' (ein Hausarzt).

Fazit: Die Vorteile nutzen, die Nachteile kennen und dadurch erträglich halten.

Zusammenfassung

Die Neuroleptika kann man in 3 Gruppen unterteilen: hochpotente, mittelstarke und niederpotente Neuroleptika. Alle 3 können auch gegen manische Zustände eingesetzt werden. Sie wirken in der Regel sofort dämpfend. Allerdings ist mit einer Reihe von Nebenwirkungen zu rechnen, teils durch Überdosierung, teils durch die individuell sehr unterschiedliche Empfindlichkeit gegenüber diesen Psychopharmaka.

Beispiele:

1. Frühdyskinesien: Gesichtsmuskulatur, Augen, Lippen- und Mundregion, Unterkiefer, Zunge, Schlund, Arme, Hände, Finger, Beine, Füße, Zehen, Schultergürtel, Hüfte u. a.

2. Die neuroleptika-bedingte Parkinson-Krankheit: Gesicht, Sprache, Körperhaltung, Arme, Gang usw.

3. Spätdyskinesien: auf Warnsymptome wie Bewegungsunruhe der Zunge, unkontrollierbare Zuckungen oder Streck- und Beugebewegungen der Finger achten.

4. Sitz-, Steh- und Gehunruhe: Vorsicht vor dem Fehlurteil: verstärkte manische Umtriebigkeit und dadurch erhöhte Dosierung mit Teufelskreis.

5. Weitere neuroleptika-bedingte Nebenwirkungen: vor allem Herz- und Kreislauf-, Seh-, Sekretions-, Magen-Darm-, endokrine sowie Libido- und Potenzstörungen, ferner Temperaturänderungen, Gewichtszunahme, Hauterscheinun- gen, Krampfanfälle, delirante Verwirrtheitszustände u. a. Zu achten ist auch auf Störungen von blutbildendem und Gerinnungssystem.

6. Seelische und psychosoziale Nebenwirkungen: vor allem Sedierung. Dabei ist die Dämpfung und Müdigkeit durch die eingesetzten mittel- und niederpotenten Neuroleptika erwünscht. Es wird aber auch beklagt, daß besonders die hochpotenten Neuroleptika die Gefühlsregungen unterdrückten, das Empfinden abblockten und dadurch das Seelenleben aus dem Gleichgewicht brächten.

Gleichwohl kann man – gerade bei akuten manischen Zuständen – häufig nicht auf eine neuroleptische Behandlung verzichten. Deshalb gilt es durch flexible Einstellung die richtige Dosis zu finden. Das kann aber nur dann zum Erfolg führen, wenn sich der Patient ernstgenommen, akzeptiert, nicht in seiner Freiheit beschnitten, sondern zur Mitarbeit aufgefordert sieht – was allerdings oft nur dem theoretischen Idealfall nahekommt.

Auf jeden Fall sind Neuroleptika generell wie in der antimanischen Therapie unbeliebt – aber meist unersetzlich. Deshalb gilt es ihre Stellung zum Vorteil der Betroffenen noch zu festigen. Dies läßt sich durch dreierlei erreichen: 1. rechtzeitige Aufklärung, die zwar die Nebenwirkungen nicht beschönigt, aber auch deutlich macht, daß das, was im Beipackzettel steht, nur selten zu erwarten ist. Und dies ist zu erreichen durch 2. eine angepaßte Dosierung. Tatsächlich geht der größte Teil der ungünstigen Bewertung der Neuroleptika auf eine Tendenz zur Überdosierung zurück, wie sie häufig praktiziert wird („mehr bringt mehr"). In Wirklichkeit muß man nicht nur auf die individuelle Empfindlichkeit achten, die sich um den Faktor 15 bewegt (und zuvor nicht abzuschätzen ist), sondern auch auf die Erkenntnis: Eine höhere Dosierung scheint nicht unbedingt effektiver als eine mittlere oder gar nur geringe. Und 3.: Ein günstiges Ergebnis scheint sich durch die Kombination aus Lithiumsalzen und Neuroleptika zu ergeben, und zwar offenbar oft besser als Lithium bzw. Neuroleptika alleine.

Lithium

Lithiumsalze[*] mildern oder beheben manische Zustände und beugen einem Rückfall sowohl manischer als auch depressiver Phasen vor.

Handelsnamen aus Deutschland, Österreich und der Schweiz: Hypnorex® retard, leukominerase®, Li 450 „Ziethen''®, Lithiofor®, Lithium-Aspartat®, Lithium-Duriles®, Neurolepsin®, Quilonorm®, Quilonorm® retard, Quilonum® Oblong, Quilonum® retard u. a. (siehe auch S. 331).

Tranquilizer vom Benzodiazepin-Typ dürfen nur so kurz wie möglich eingesetzt werden. Neuroleptika werden in der Regel bedarfsweise über Monate hinweg genutzt, selten länger. Lithiumsalze dagegen dienen oftmals jahrelang der Rückfall-Vorbeugung. Nachfolgend deshalb eine etwas ausführlichere Darstellung[**].

Die besten Erfolge hat man bei

– manisch-depressiver Erkrankung (manisch-depressive Psychose, Zyklothymie), bei der sich manische und depressive Phasen meist unregelmäßig abwechseln,
– endogener Depression, bei der nur depressive Phasen auftreten,
– reiner Manie, also ausschließlich manischen Phasen,
– schizoaffektiven Psychosen, bei denen sowohl schizophrene als auch manische und/oder depressive Krankheitszeichen in annähernd gleicher Ausprägung vorkommen, entweder zugleich oder rasch hintereinander.

Je typischer diese Leiden verlaufen, desto überzeugender pflegen sie auf Lithium anzusprechen. Am günstigsten ist die *vorbeugende* Wirksamkeit bei manisch-depressiver Krankheit, bei Manie und endogener Depression. Sogenannte bipolare Verläufe, bei denen sich manische und depressive Phasen abwechseln, pflegen besser zu reagieren als monopolare mit ausschließlich manischen oder depressiven Phasen.

---

[*] *Lithiumsalze,* vom griech.: lithos = Stein, weil Lithium ein in der Natur weit verbreitetes Leichtmetall ist, das 1818 in einem Mineral gefunden wurde. Es kommt aber auch in See- und Mineralwasser, Pflanzen und Tiergeweben vor. Auch in den meisten menschlichen Geweben finden sich Spuren von Lithium, wobei jedoch eine physiologische Funktion bisher nicht kannt ist.

[**] Einzelheiten siehe die allgemeinverständlichen Sachbücher: 1. V. Faust: Psychopharmaka – Arzneimittel mit Wirkung auf das Seelenleben. TRIAS, Stuttgart 1994 sowie 2. V. Faust, Helga Baumhauer: Medikament und Psyche. Band I: Neuroleptika – Antidepressiva – Beruhigungsmittel – Lithiumsalze. Wissenschaftliche Verlagsgesellschaft, Stuttgart 1995. Deren Lithium-Kapitel sind die Grundlage obiger Ausführungen.

Bei der erwähnten schizoaffektiven Psychose ist die Wirkung weniger überzeugend. Ein Versuch kann sich dennoch lohnen, vor allem wenn man zusätzlich mit den jeweils notwendigen Antidepressiva (sogenanntes schizodepressives Beschwerdebild) bzw. Neuroleptika (beim schizomanischen Syndrom) behandelt. Der Erfolg scheint um so größer, je weniger charakteristisch die schizophrenen Symptome und je ausgeprägter das manische oder depressive Beschwerdebild sind.

Bei sehr häufigen und eher kurzen Phasen im Rahmen einer manisch-depressiven Erkrankung, den sogenannten „schnellen Phasenwechslern" („rapid cycler") hat Lithium oft keine befriedigende vorbeugende Wirkung. Hier empfiehlt sich der Versuch mit Carbamazepin (s. S. 353) oder einer Kombination Lithium/Carbamazepin. Zusätzlich werden in neuerer Zeit auch Schilddrüsenhormone mit Erfolg eingesetzt. Über die Valproinsäure s. S. 375.

Die Akuttherapie manischer Zustände

Lithium ist das Mittel der Wahl, wie die Mediziner sagen, also die beste medikamentöse Lösung bei selbst *akuten manischen Zuständen*. Bei einem gering bis mittelschwer ausgeprägten manischen Bild kann man Lithium allein versuchen. Allerdings wirkt es nicht sofort (s. u.), was bei weniger folgenschweren Symptomen (z. B. noch steuerbare Überaktivität) evtl. tragbar ist. Bei einer ausgeprägten Manie muß meist zusätzlich mit Neuroleptika eingegriffen werden. Manchmal bleibt bei selbst ernsteren Krankheitsfolgen nur der Einsatz von Lithium, weil der Maniker aus früheren Behandlungsversuchen die Nebenwirkungen der Neuroleptika kennt, fürchtet und ablehnt.

Tatsächlich wird die Wirkung des Lithiums als weniger beeinträchtigend erlebt als die der alleinigen oder zusätzlichen Gabe von hoch- und niederpotenten Neuroleptika. Bezeichnend dafür sind zwei Beispiele, die man mehr oder weniger ähnlich immer wieder zu hören bekommt: „Unter alleiniger Lithiumbehandlung fühlt man sich so, als sei lediglich der Zündschlüssel abgezogen und damit der Motor abgestellt. Das ist zwar eine Aktivitätseinbuße, aber ertragbar. Neuroleptika dagegen wirken so, als würden Bremse und Gaspedal gleichzeitig getreten". Oder: „Neuroleptika in der akuten Manie ist, wie wenn man den Topf auf der heißen Herdplatte brodeln läßt und lediglich mit Gewalt den Deckel draufdrückt. Lithium (und Carbamazepin – s. S. 353) hingegen ist so, wie wenn man endlich diese Platte abstellt".

Leider reicht bei insbesondere expansiver und vor allem psychosozial folgenschwerer manischer Symptomatik Lithium allein mitunter nicht aus, nicht wegen seiner „Sofortwirkung", die es ohnehin nicht gibt (s. u.) und nicht wegen seiner antimanischen Wirksamkeit. Hier muß man sofort die erwähnten hoch- bzw. niederpotenten Neuroleptika allein oder noch besser zusammen mit Lithium verordnen.

Und schließlich sei noch an ein weiteres Hindernis erinnert: Vor der Einnahme von Lithium muß eine Reihe von Untersuchungen durchgeführt werden (auf jeden Fall der aktuelle Kreatinin-Wert), was bei ausgeprägten manischen

Zuständen nur schwer sorgfältig durchgesetzt werden kann. So bleibt es nicht selten in der ersten Zeit bei der alleinigen Gabe von Neuroleptika, da dort nicht so viele Vorsichtsmaßnahmen und Gegenanzeigen berücksichtigt werden müssen. Später sollten dann allerdings die Neuroleptika zugunsten der Lithiumsalze langsam zurückgezogen werden.

Zuletzt sei noch ein Punkt wiederholt, der für die Akutbehandlung wohl der wichtigste ist: Die sogenannte ,,Sofort-Wirkung''. Der antimanische Effekt der Lithiumsalze greift frühestens nach 4–10 Tagen. Das kann für eine plötzlich ausgebrochene expansive Manie eine schlimme, eine in allen zwischenmenschlichen Bezügen verheerende Woche werden. Deshalb wird man im Bedarfsfall auch unter diesem Aspekt zumindest am Anfang auf die zusätzliche Gabe von hoch- bzw. niederpotenten Neuroleptika nicht verzichten können (s. o.).

Überhaupt muß an dieser Stelle durchaus auch eine Einschränkung wiederholt werden (s. S. 308): Die *akute Manie* ist ein großes Problem. Lithium ist hierbei eine entscheidende Hilfe. Nur sind auch seine Möglichkeiten begrenzt, offenbar begrenzter, als man früher geglaubt hat. Das spiegelt sich auch in der Realität einer psychiatrischen Aufnahmestation wider. Dort muß man sich nämlich nach dem richten, was die größte Effektivität aufweist. So werden Lithium und Carbamazepin nach wie vor als Mittel der Wahl bei akuten Manien empfohlen. Nicht selten werden sie aber nur dann wirklich eingesetzt, wenn die Neuroleptika (s. S. 295) versagen bzw. nicht den erwünschten Erfolg bringen. Offenbar wird nur ein Viertel der Patienten sofort auf Lithium oder Carbamazepin oder beides neu eingestellt. Auch dauert die Aufsättigung (d. h. die Anhebung des Lithiumsspiegels auf die notwendige akut-therapeutische Dosis) etwa zwei Wochen. Wird der Patient erneut auf Lithium eingestellt, nachdem er zuvor die Lithiumbehandlung abgebrochen und dadurch einen Rückfall provoziert hat, wird allerdings auch schneller aufdosiert. Es kommt jedoch nur selten vor, daß Lithiumsalze (und Carbamazepin) so rasch und hoch dosiert eingesetzt werden, wie es eigentlich erforderlich wäre. Offenbar hat man hier seine Bedenken. Und so erweist sich die Behandlungs-Wirklichkeit wohl als etwas anders wie im Lehrbuchtext. Lithium, allein gegeben, scheint in der Akutbehandlung der Manie nicht so effektiv wie die Kombinationstherapie aus Lithium und Neuroleptika. Diese scheint in der Tat am günstigsten zu sein. An zweiter Stelle steht dann Lithium alleine.

Das beste Ergebnis wird übrigens dann erreicht, wenn bereits ein Lithium-Serumspiegel vorliegt, also eine Rückfall-Prophylaxe durchgehalten wurde. Jetzt muß dieser Serumspiegel in der akuten Manie nur angehoben werden. Das spart Zeit und ist offenbar am wirkungsvollsten. Das bedeutet übrigens auch folgendes: Selbst bei scheinbaren oder relativen Therapieversagern mit Lithium (sowie Carbamazepin) kann eine langfristige Vorbeugung mit diesen Substanzen dennoch sinnvoll sein, weil man dann den Rückfall schneller und effektiver in den Griff bekommt.

Die vorbeugende Behandlung mit Lithiumsalzen

Die größere Bedeutung hat die *Vorbeugung mit Lithiumsalzen* (Lithiumprophylaxe). Die dafür geeigneten Krankheitsbilder wurden bereits oben dargelegt: manisch-depressive Erkrankung, reine Manie, endogene Depression, ggf. schizoaffektive Psychose.

Hier ist vor allem auf einen tragischen Aspekt hinzuweisen, dem viel zu wenig Beachtung geschenkt wird: der sogenannten Exzeßmortalität. Patienten mit nur depressiven oder manisch-depressiven Gemütsstörungen haben eine 2,5 bis 3mal höhere Sterblichkeit als die Normalbevölkerung. Das Suizidrisiko ist um das 30fache erhöht. Etwa 15 % aller unbehandelten depressiven Patienten nehmen sich das Leben. Hier haben die Lithiumsalze neben ihrem phasenprophylaktischen Effekt auch eine offenbar spezifisch antisuizidale Wirkung. Mit einer Dauerbehandlung kann diese Exzeßmortalität nach entsprechenden Untersuchungen auf das Niveau der Normalbevölkerung gesenkt werden. Das soll auf den antiaggressiven bzw. anti-auto-aggressiven Effekt der Lithiumsalze zurückzuführen sein. Für eine spezifische antisuizidale Wirkung spricht auch die Beobachtung, daß das Suizidrisiko direkt nach Absetzen der Lithiumtherapie besonders stark ansteigt. Auf jeden Fall wird diesem Aspekt viel zu wenig Aufmerksamkeit gewidmet.

Für eine vorbeugende Behandlung mit Lithiumsalzen sind jedoch eine Reihe von Therapie-Voraussetzungen und speziellen Behandlungshinweisen zu beachten. Im einzelnen:

Für wen kommt eine prophylaktische Lithiumbehandlung in Frage?

Früher legte man sich etwas enger fest, was die Voraussetzung für eine Lithiumprophylaxe anbelangt. Heute ist man hier flexibler geworden. Deshalb denkt man nicht nur an die Häufigkeit, sondern auch an den Schweregrad und die daraus resultierenden Folgen einer Erkrankung: Suizidgefahr, partnerschaftliche, berufliche, gesellschaftliche, finanzielle u. a. Konsequenzen. So schlägt man heute bereits jenen Patienten eine Lithiumprophylaxe vor, die etwa 2–3 Episoden manischer und/oder depressiver Zustände innerhalb der vergangenen 2–3 Jahre erlitten haben. Manchmal zieht man sogar eine Behandlung selbst dann in Erwägung, wenn ein Patient etwa 3–4 Jahre nach einer früheren Phase erneut erkrankt. Denn daran schließt sich erfahrungsgemäß das Risiko weiterer Rückfälle an, die es rechtzeitig zu verhindern gilt.

Wichtig ist aber auch die Einstellung und Mitarbeit von Patient und Angehörigen. So sollten alle Beteiligten durch eine zwar nicht unrealistische, aber doch zuversichtlich vorgebrachte und umfassende Aufklärung erfahren, um was es sich hier handelt, nämlich eine Langzeitbehandlung von vielen Monaten oder gar Jahren, bei der es u. U. auch zu unangenehmen Nebenwirkungen kommen kann. Auch müssen alle, d. h. Patient und Angehörige, die Fähigkeit besitzen,

Nebenwirkungen von Überdosierungserscheinungen zu unterscheiden (s. S. 335/346). Und schließlich muß sich der Betroffene selber darüber klar sein, daß er sich einer regelmäßigen Kontrolle seiner Lithiumwerte im Blutserum zu unterziehen hat.

> Die Behandlung mit Lithiumsalzen setzt einen höheren Grad an Zustimmung und Mitarbeit voraus als die Behandlung mit anderen Psychopharmaka.

Weitere Therapieüberlegungen

Weitere *Therapieempfehlungen oder Behandlungsversuche* mit Lithium aus früheren Jahren oder noch laufenden Untersuchungen beziehen sich vor allem auf folgende Krankheitsbilder/Symptome:

Chronischer Alkoholismus, Zwangsneurose, Veitstanz, Schiefhals, Zustände von Spannung und Niedergeschlagenheit vor der Monatsblutung, Migräne, Cluster-Kopfschmerz, Aggressivität, vor allem unkontrollierte Affektausbrüche bei hirngeschädigten Patienten und dissoziale Verhaltensweisen, Spätdyskinesien (s. S. 299), Gilles-de-la-Tourette-Syndrom (ticartige Zuckungen, vor allem im Bereich von Gesicht, Hals und Schultern, ferner Zwangshandlungen und andere seelische Auffälligkeiten) u. a.

Leider haben sich die entsprechenden Hoffnungen hier meist nicht erfüllt bzw. die noch laufenden Studien bieten keine sicheren Erfolgserkenntnisse. In der Inneren Medizin wurde Lithium zur Behandlung von Leukopenien (Verminderung der weißen Blutkörperchen, z. B. durch zytostatische Behandlung) versucht. Etabliert ist die Therapie bei (z. B. jodinduzierten) thyreotoxischen Krisen (Folgen einer Schilddrüsen-Überfunktion).

Auf psychiatrischem Gebiet ist aber noch eine einschränkende Erkenntnis wichtig, zumal sich hier bisweilen unrealistische Hoffnungen entzünden:

> Auch wenn Lithium wirksam ist gegen Zustände krankhafter Hochstimmung (Manie) oder Phasen tiefer Schwermut, kann man es *nicht* bei leichteren Befindensschwankungen wie Kummer, Ärger, Sorgen, Resignation usw. sowie bei Trauerreaktionen nutzen.

Behandlungserfolg und Rückfallgefahr

Obgleich in den vergangenen Jahrzehnten Millionen Menschen in aller Welt mit Lithium behandelt wurden, und zwar überwiegend erfolgreich, ist es doch schwer, allgemein verbindliche *Erfolgszahlen* anzugeben. Der Therapieverlauf hängt von zu vielen Zusatzfaktoren ab. Dennoch läßt sich – mit aller Vorsicht – behaupten:

Bei knapp einem Drittel der auf Lithium eingestellten und zuverlässig mitarbeitenden Patienten kommt es zu keiner Erkrankungsphase mehr. Etwa jeder

Zweite zeigt eine deutliche Verminderung von Leidensintensität und Häufigkeit der Krankheitsphasen. Man kann also in der Tat bei einem hohen Prozentsatz der Fälle mit einem Behandlungserfolg rechnen.

Bei etwa jedem fünften Kranken läßt sich dagegen keine befriedigende Besserung registrieren. Diese Patienten sind nicht vorher zu erkennen. Doch geht ihr Mißerfolg zu einem nicht geringen Teil auf ihre eigene mangelnde Einnahmezuverlässigkeit zurück (sogenannte mangelnde Compliance oder Therapietreue, auch als Non-Compliance bezeichnet). Völlige Versager sind nämlich bei fachgerechter und konsequenter Behandlung nur selten hinzunehmen. Generell ergaben Langzeitbeobachtungen von Patienten, die nur unvollkommen auf die Lithiumprophylaxe zu reagieren schienen, daß bei genauer Untersuchung dennoch nicht nur die Schwere des Leidens, sondern auch die Dauer und vor allem Häufigkeit der Rückfälle vermindert werden konnten. Auch die gesunden Zwischenzeiten lassen sich verlängern.

Dies alles ist ein nicht zu unterschätzender Therapieerfolg, auch wenn die Kranken, die von einer völligen Genesung ausgegangen sind, mitunter frustriert und resigniert reagieren.

Daneben muß noch auf eine weitere Besonderheit aufmerksam gemacht werden, weil es sonst erneut zu Enttäuschungen kommt: Nicht nur die antimanische Behandlung im Akutfall greift – wie bereits erwähnt – in der Regel erst nach einer Woche. Auch die vorbeugende Wirkung hat ihre sogenannte Wirklatenz, nur noch deutlich länger. Im einzelnen:

> Bei manchen Patienten setzt der *vorbeugende Effekt* von Lithium relativ schnell ein. Bei der Mehrzahl aber muß man bis zu einem halben Jahr, gelegentlich sogar ein ganzes Jahr warten, ehe man auf den vollen Rückfallschutz bauen kann.

Es gilt also den Patienten vorher klarzumachen, daß sie sich mindestens ein halbes Jahr in Geduld fassen müssen, bis die antidepressiv bzw. antimanisch *vorbeugende* Wirksamkeit von Lithium deutlich wird. Wer vor dieser Frist erneut erkrankt, ist also kein „hoffnungsloser Fall", sondern kann erst später auf seinen Rückfallschutz zählen. Warum die volle prophylaktische Wirksamkeit erst nach einem halben oder gar einem ganzen Jahr einsetzt, ist noch unklar.

Und schließlich ist noch eine weitere Erkenntnis zu akzeptieren: Gemütskrankheiten wie die endogene Depression oder manisch-depressive Erkrankung mit immer wiederkehrenden depressiven und/oder manischen Phasen sind nicht selten erblich bedingt, zumindest was eine gewisse Disposition (Neigung) zu solchen Leiden anbelangt. Deshalb fragen manche betroffene Eltern sorgenvoll, ob nicht eine „rechtzeitige" Lithium-Prophylaxe vor dem – bisher nur befürchteten – erstmaligen Ausbruch einer solchen Krankheit sinnvoll wäre. Unabhängig davon, daß man in diesem Fall nichts behandeln kann, was noch nicht krankhaft belastet, vermag eine Lithiumbehandlung offenbar nicht die *erstmalige* Entwicklung einer z. B. manisch-depressiven Erkrankung zu verhindern. „Lithiumprophylaxe" heißt also im wahrsten Sinn des Wortes Vorbeugung vor *Rück*fällen, nicht vor erstmaligen Krankheitsausbrüchen.

Zuletzt soll schon hier eine weitere Erkenntnis angeführt werden, die die Betroffenen und ihre Angehörigen nicht froh stimmen dürfte, allerdings auch alle anderen psychotropen Arzneimittel mit Wirkung auf das Seelenleben betrifft:

Die Lithiumsalze bringen zwar manische und depressive Zustände schneller unter Kontrolle und beugen deren Rückfällen vor. Sie vermögen aber diese Gemütskrankheiten nicht zu heilen. Hören die Betroffenen mit ihrer Langzeitprophylaxe auf, droht mit großer Wahrscheinlichkeit ein Rückfall.

Rezidivgefahr

Die *Rückfallgefahr* im Rahmen einer immer wiederkehrenden Depression oder manisch-depressiven Erkrankung ist also selbst mit einer Lithiumvorbeugung nicht auszuschließen. Doch nach *abruptem Absetzen* von Lithium muß man in jedem vierten bis zweiten Fall mit einem meist akuten, schweren Rückfall rechnen, und zwar innerhalb weniger Monate oder Wochen, bisweilen auch nur Tage. Dabei scheint es keine Rolle zu spielen, wie lange der Patient das Präparat schon eingenommen hat. Je instabiler die Stimmungslage, desto größer das sogenannte Rezidivrisiko, also die Gefahr einer erneuten Erkrankung. Man muß deshalb vor allem jene Patienten, die sich mehr erhofft hatten und daher zu unregelmäßiger Medikation neigen, darauf hinweisen, daß auch eine Milderung des Erkrankungsrisikos auf verschiedenen Ebenen (Schwere, Häufigkeit, Dauer) einen Erfolg darstellt.

So gibt es „Kranke", die – trotz regelmäßiger Lithium-Einnahme – zwar nicht mehr eindeutig erkranken, also keine regelrechten manischen oder depressiven Phasen mehr erleiden, jedoch plötzlich durch einen eigenartig labilen, gleichsam „nur halb-gesunden" Zustand daran erinnert werden, was ohne Rückfallprophylaxe jetzt drohen würde. Sie entwickeln – meist in der Jahreszeit früherer Erkrankungen, also häufig Frühjahr oder Herbst – einige Tage oder wenige Wochen lang das Gefühl, als kündige sich eine erneute Zeit der Schwermut oder Hochstimmung an – was dann aber glücklicherweise doch nicht „durchschlägt".

Mit anderen Worten: Ein weitgehender Schutz vor drohenden Rückfällen ist nur durch längerfristige und vor allem regelmäßige Einnahme von Lithium zu erreichen. Muß die Behandlung aus bestimmten Gründen (s. S. 322) unterbrochen werden, ist nach Aufhebung des zwingenden Grundes sofort wieder Lithium einzunehmen, auch ohne Rückfall – und natürlich sobald wie möglich nach den ersten Krankheitszeichen. Glücklicherweise pflegt eine rasche Wiederaufnahme der Medikation ein Rezidiv oft schnell abzufangen, sofern man schon die ersten dezenten Hinweise als Warnsymptome akzeptieren konnte.

(Die für einen Gesunden vielleicht unverständliche Formulierung „akzeptieren konnte" ist für jene, die schon einmal eine seelische Krankheit hinnehmen mußten, nicht so ungewöhnlich. Denn hier bewegt – nachvollziehbarerweise – immer wieder die Hoffnung, es möge sich bei einem drohenden Rückfall doch nur um „normale Befindensschwankungen" handeln, wie sie jeder kennt, und nicht um das gefürchtete Leiden. Diese Hoffnung verbaut dann aber eben auch den rechtzeitigen medikamentösen Behandlungsschritt, der vielleicht die Erkrankung abgekürzt oder zumindest gemildert hätte.)

Behandlungsdauer und Therapieabschluß

Hat man sich zu einer Rückfallprophylaxe mittels Lithium entschlossen, muß diese auch über *längere Zeit durchgehalten* werden, d. h. in der Regel mehrere Jahre. Das heißt aber nicht, daß die Betroffenen nun für ihr ganzes Leben an dieses Arzneimittel gebunden sind. Selbstverständlich kann man die Behandlung jederzeit beenden, wenn sich bestimmte Nebenwirkungen als unerträglich oder die gesamte Therapie als wirkungslos erweisen.

Auch kann man nach mehrjähriger erfolgreicher Gabe durchaus einen Absetzversuch diskutieren. Beides – der mehr oder weniger erzwungene kurzfristige Therapieabschluß (s. o.) sowie ein geplantes Ausschleichen (s. u.) – sollte jedoch in enger Zusammenarbeit mit Haus- und Nervenarzt geschehen.

Für Patienten, die bisher nur depressive Phasen zu erleiden hatten, scheint eine vorsichtige Beendigung der Lithiumbehandlung weniger risikoreich auszufallen als bei solchen mit manischen und depressiven Phasen in unregelmäßigem Wechsel (manisch-depressive Erkrankung).

Das *Ausschleichen* sollte langsam und vorsichtig, d. h. über mehrere Monate und länger hinweg erfolgen. In Einzelfällen kann es sich auch auf ein Jahr und mehr erstrecken. Ein schlagartiges Absetzen muß auf jeden Fall vermieden werden. Sollte es während dieser Zeit zu den ersten Warnsymptomen kommen, ist sofort wieder die alte Dosierung anzusetzen.

Und ein weiterer Aspekt ist zu berücksichtigen: Lithium macht zwar nicht abhängig (s. u.) und deshalb beim Absetzen auch keine Entzugserscheinungen (Abstinenzsymptome). Es können aber – vor allem bei zu raschem Beenden der Therapie – sogenannte *Absetzerscheinungen* drohen: Ängstlichkeit, Reizbarkeit, innere Unruhe, Spannungszustände usw. Möglicherweise sind solche Phänomene sowohl biologisch als auch psychologisch zu erklären: ängstliche Verunsicherung, Wegfall einer bis dahin jahrelang ungeliebten, aber Halt gebenden „chemischen Krücke", auf die sich der Betreffende seelisch fixiert hat, ohne es zu realisieren bzw. zuzugeben usw.

Deshalb sei noch einmal zusammengefaßt:

Lithiumsalze müssen zur erfolgreichen Rückfallvorbeugung ggf. jahrelang eingenommen werden. Ist an eine Beendigung der Therapie gedacht, muß man Lithiumsalze langsam ausschleichen. Dabei sind die möglicherweise auftretenden „Absetzerscheinungen" (meist eine ängstliche Unruhe) sorgsam im Auge zu behalten. Sollten sich erste Rückfall-Vorboten andeuten, muß die Therapie sofort wieder aufgenommen werden.

Und noch etwas ist den wenigsten Patienten klar, weil es auch wissenschaftlich erst in letzter Zeit so richtig deutlich geworden ist:

Wer nach langjähriger erfolgreicher Phasenprophylaxe schließlich ausschleicht oder gar abrupt absetzt und – nachdem ein Rückfall droht oder wieder aufgetreten ist – Lithium dann wieder ernüchtert einnimmt, sieht sich in nicht wenigen Fällen mit einer bösen Erfahrung konfrontiert: Der Rückfallschutz ist nicht mehr derselbe. Der Betroffene spricht nicht mehr so gut und sicher auf das Präparat an. Offenbar verändert das Wiederauftreten einer Phase die einstmals günstigere biochemische Situation. D. h. mit jeder weiteren manischen oder depressiven Phase kann sich die Wahrscheinlichkeit verschlechtern, daß Lithium wie gewohnt „greift". Damit droht natürlich die Prognose immer ungünstiger zu werden.

Schlußfolgerung: Wenn man mit einer Langzeitbehandlung mit Lithium halbwegs zurechtkommt, sollte man nichts mehr riskieren.

Das Gleiche scheint auch für die anderen Phasenprophylaktika Carbamazepin und Valproinsäure zu gelten.

Behandlungspausen und zeitweilige Dosisreduktion

Manchmal wollen die Patienten zwar auf lange Sicht die Rückfallprophylaxe aufrecht erhalten, fragen aber ihren Arzt, ob man nicht einmal dazwischen eine *Behandlungspause* riskieren könne. Dies betrifft vor allem jene, deren manische und/oder depressive Phasen bisher stets in der gleichen Jahreszeit (meist Frühjahr oder Herbst, gelegentlich Winter) ausgebrochen sind. Ja, es gibt sogar Kranke, bei denen die Erkrankung fast in der gleichen Woche zu erwarten ist, was den chronobiologischen Charakter dieser Leiden unterstreicht (Chronobiologie = Wissenschaft vom zeitabhängigen Rhythmus der Körperfunktionen). Dann hätte man nämlich eine Lithiumpause und würde durch die rechtzeitige Wiederaufnahme der Behandlung dennoch in den Genuß des vorbeugenden Schutzes kommen. Doch die meisten Fachärzte lehnen dies ab. Für sie ist das ein unkalkulierbares Risiko – mit Recht. Denn – unabhängig von obiger Erkenntnis – sind 1. Monate erforderlich, bis dieser Rückfallschutz überhaupt greift und 2. kann sich der jahreszeitliche Rhythmus dieser Krankheit auch einmal geändert haben, nicht zuletzt durch die Lithiumbehandlung selber.

Dagegen kann man über eine *zeitweilige Dosisreduktion* durchaus diskutieren, darf aber nicht unter einen Mindest-Lithiumspiegel im Blutplasma (in der Regel 0,3 mmol/l – s. S. 333) gehen. Auch sollte man sich bei einer solchen „Dosierung im untersten Wirkungsbereich" nicht wundern, wenn dadurch der Rückfallschutz untergraben wird oder zumindest leichtere depressive bzw. manische (maniforme, hypomanische, submanische) Phasen drohen.

Bei dem Wunsch nach einer zeitweiligen Therapieunterbrechung oder Dosisreduktion kann auch ein interessanter subjektiver Aspekt Pate gestanden haben: Auf melancholische Zustände, auch in leichterer Ausprägung, ist niemand begierig. Das, was man damit gelegentlich verwechselt, ist bestenfalls eine Art „melancholischer Weltschmerz", mit dem sich vielleicht kurzfristig ganz gut kokettieren läßt, keinesfalls aber mit einer Depression. Deshalb will also niemand seinen Lithiumschutz in Frage stellen. Dagegen müssen leichtere manische Phasen nicht nur ein Negativposten sein, wie schon mehrfach angedeutet. Dies betrifft – insbesondere im subjektiven Erleben, objektiv sieht es oft ganz anders aus –, die Faktoren Kreativität, Produktivität, also berufliche Leistung, aber auch zwischenmenschliche Aktivitäten, gelegentlich sogar ganz gezielt das Phänomen der Hochstimmung an sich. Manche Betroffene, insbesondere künstlerisch tätige, erwirtschaften in der Tat während der zumindest leichteren manischen Phasen ihren gesamten Lebensunterhalt, leisten jedenfalls mehr als im normalen Zustand – von den trüben Zeiten der Schwermut ganz zu schweigen. So ist der Vorschlag einer zeitweiligen Behandlungsunterbrechung oder zumindest Dosisreduktion auch gelegentlich mit dem Hintergedanken verknüpft, vielleicht doch noch einmal an eine kurze, milde, auf jeden Fall aber fruchtbare hypomanische Phase zu kommen, z. B. um irgendeine Arbeit endlich fertigzustellen.

Natürlich ist im Leben nichts unmöglich. Aber das Risiko ist hoch, daß aus der erhofften steuerbar bleibenden und damit konstruktiv nutzbaren leichteren Manie ein böser Rückfall und damit Reinfall wird. Die Manie ist wie ein reißender Fluß, bei dem selbst gute Schwimmer froh sein können, wenn sie irgendwo stromabwärts das rettende Ufer erreichen. Dagegen anzuschwimmen, d. h. eine voll ausgeprägte Manie folgenlos durch alle Klippen zu steuern, ist nur wenigen gegeben.

Gibt es eine Vorhersagemöglichkeit für Erfolg oder Mißerfolg?

Natürlich würde man gerne schon im voraus wissen, wie gut ein Betroffener auf eine Lithiumbehandlung anspricht. Leider gibt es dafür keine sicheren *Prädiktoren,* also Vorhersagekriterien. Aus einzelnen längerfristigen Untersuchungen glaubt man herauslesen zu können, daß folgende Faktoren *günstig* sein können:

Manisch-depressive Erkrankung, endogene Depression, endogene Manie, eine jeweils vollständige Rückbildung der Symptome nach Abschluß des Leidens, weniger als 3 Phasen pro Jahr, eine familiäre Belastung mit den oben angeführten Erkrankungen sowie ein Verwandter ersten Grades, der bereits erfolgreich mit Lithium behandelt wurde.

Ob sich diese Hinweise in jedem Fall bewähren, läßt sich nicht garantieren. Immerhin meint man die Voraussage wagen zu dürfen: Wenn nach vorangegangenen häufigeren Rückfällen unter Lithiumtherapie schließlich nach 6 bis 12 Monaten ein Rückfall ausbleibt, kann mit einem weiteren Behandlungserfolg gerechnet werden. Eine fundiertere Erfolgsbeurteilung ist aber oft erst nach 2 Jahren möglich.

Warum die Lithiumprophylaxe abgelehnt oder unterbrochen wird

„Die Depression ist ein Grauen und die Manie in der Endabrechnung verheerend". Hätte man noch vor wenigen Jahrzehnten den Betroffenen eine medikamentöse Linderung oder Symptomfreiheit versprochen, die Dankbarkeit hätte keine Grenzen gekannt. Heute hat man diese Behandlungsmöglichkeit – und doch gibt es Menschen, die bewußt darauf verzichten oder nach einiger Zeit die Lithiumeinnahme abbrechen. Was hat das zu bedeuten, was steckt dahinter?

1. Enttäuschung über mangelnden Rückfallschutz

Zum einen die bereits erwähnte *Enttäuschung*, wenn die Behandlung nicht so gut anschlägt, wie sich Patient und Angehörige vorgestellt oder erhofft haben. Hier mag auch manchmal eine Fehldiagnose oder besser: mehrschichtige Diagnose zugrundeliegen. Beispiel: Eine neurotische oder reaktive Depression nach Schicksalsschlag, die wie eine endogene Depression aussah, aber natürlich kaum auf eine Lithiumbehandlung anspricht. Aber auch endogene, also biologisch begründbare und damit auf Lithium im allgemeinen gut reagierende Depressionen können zusätzlich reaktive und neurotische Anteile haben, was seinerseits den Einfluß von Lithium begrenzt.

Auch weiß man inzwischen, daß eine sogenannte *therapieresistente (auf keine Behandlung ansprechende) bzw. chronische Depression* auch auf berufliche, gesellschaftliche, insbesondere aber nachbarschaftliche und partnerschaftliche Probleme zurückgehen kann. Selbst mit einer Melancholie verbinden sich gelegentlich gewisse Vorteile, eine alte Erkenntnis. So kann z. B. eine chronische Depression u. a. dadurch entstehen, daß der Betroffene aus mancherlei Gründen zuerst nicht genesen will – und schließlich tatsächlich nicht mehr kann. Mit anderen Worten: Es gibt Situationen, in denen das Festhalten an der Patientenrolle oder ein bestimmtes Krankheitsmuster, in diesem Fall eine Depression, bewußt oder unbewußt aufrechterhalten wird. Und wenn es so etwas sogar für die Schwermut gibt, dann ist es natürlich für die manische Hochstimmung noch leichter erklärbar. Wer wünscht sich nicht Aktivität, Dynamik, Glücksgefühl, Selbstvertrauen und Erfolg, auch wenn sich letztlich alles als „biochemische Fehlsteuerung" herausstellt, für die ggf. noch bitter bezahlt werden muß.

Es gibt also Menschen, die nicht nur ihre manischen, sondern sogar ihre depressiven Zustände aus irgend einem Grunde akzeptieren, ja nützen bzw. benützen gelernt haben. Solche Patienten lehnen natürlich eine entsprechende Behandlung ab, auch wenn sie es anders begründen („mir kann ja doch niemand mehr helfen").

2. Trügerische Sicherheit

Nicht wenige Kranke wiegen sich nach einiger Zeit ohne Rückfälle in einer nicht gerade trügerischen, wohl aber *(scheinbar) kalkulierten Sicherheit* – wie sie meinen. Lange Zeit haben sie „brav ihre Medikamente genommen" und ggf. unangenehme Nebenwirkungen ertragen. Dafür gab es keine Rückfälle mehr. Und nun ist die Schlußfolgerung erlaubt, daß es auf alle Zeit so bleiben wird. Also ist die Medikation überflüssig geworden und die Tabletten werden abgesetzt. Um nicht auf unangenehme Ermahnungen oder gar irritierende Warnungen zu stoßen, wird der behandelnde Arzt häufig gar nicht informiert. Und wenn, dann so unmißverständlich und entschieden auftretend, daß er möglichst – außer einer „bedenklichen Miene" – nichts mehr versucht (und damit erreicht).

Dies mag gut ausgehen, dann hat der Patient Glück gehabt. Gibt es hingegen einen Rückfall, und der ist die Regel, dann ist der Preis hoch. Deshalb ist es grundsätzlich zweckmäßiger, den Wunsch nach einem Behandlungsabschluß mit dem Arzt zu besprechen. Dieser wird dann zumindest das langsame Ausschleichen durchsetzen, überwachen und vor allem auf Warnsymptome hinweisen, die einen Rückfall ankündigen könnten. Gegen eine solch fatale Entwicklung hat man dann wenigstens durch rasches „Aufdosieren" auf die alte Lithiumdosis etwas bessere Chancen, als wenn man von vorne anfangen muß.

3. „Chemische Wesensänderung?"

Problematischer, weil nachvollziehbarer als die plötzliche Unlust, „dauernd von Medikamenten abhängig zu sein", sind ggf. die *Nebenwirkungen* einer Lithiumbehandlung. Sie sind entweder massiv, und zwingen dann zu einer anderen Lösung (s. S. 353/375), oder sie sind scheinbar dezent, beeinträchtigen den Patienten aber nicht minder. Denn ein Teil der Betroffenen fühlt sich unter einer Lithium-Medikation wie eingeengt, unfrei, fast „vergewaltigt". Allein die Vorstellung, daß die geistige Gesundheit und gemütsmäßige Ausgeglichenheit an eine chemische Substanz gebunden sein soll, ist ihnen unerträglich – und läßt sich plötzlich nicht mehr aushalten. In einem solchen "Behandlungs-

Koller" wird dann sogar sehenden Auges ein Rückfall riskiert, „nur endlich Schluß mit dieser täglichen Tablettenschluckerei".

Dabei sind es gar nicht die Tabletten allein. Auch sind es nicht so sehr die unangenehmen, lästigen oder gar gefährlichen Begleiterscheinungen auf körperlicher Ebene (s. ab S. 336), sondern eher dezente, von Außenstehenden kaum beurteilbare, überwiegend dem subjektiven Eindruck entspringende Folgen: Als hätte sich die Persönlichkeit verändert, die Wesensart, das „innere Befinden", vor allem aber als seien Aktivität, Kreativität, Phantasie und damit Produktivität „eingefroren", „eingeschmolzen", „verweht" – und wie derlei Schilderungen lauten. Und hier hört natürlich für manchen die Geduld auf, insbesondere was die befürchtete Wesensänderung anbelangt.

Aber auch dies ist ein mehrschichtiges Phänomen, wenngleich es in seinem Kern nicht bestritten werden soll. Da es zu den Nebenwirkungen gehört, wird es dort gesondert besprochen (s. S. 344). Eines aber sei schon jetzt vorausgeschickt. Selbst diese Ängste rechtfertigen keinesfalls eine abrupte, gleichsam kopflose Flucht aus der Langzeitvorbeugung. Denn das, was droht, sind Depression oder Manie, und die stellen alle Einbußen einer Lithium-Behandlung um ein Vielfaches in den Schatten. Vor allem kosten sie gerade auf geistiger und gemütsmäßiger Ebene ungleich mehr Kraft und Zeit, bis sich danach alle Reserven wieder aufgefüllt haben, als es jede Lithiumprophylaxe erzwingt.

Deshalb sei noch einmal wiederholt: Wenn sich – gerade aus einem Gefühl der Unfreiheit heraus – plötzlich eine bedenkliche Überreaktion ankündigt, ist der wichtigste Schritt das offene Gespräch mit dem Arzt. Und wenn ein Behandlungsabschluß sein *muß*, dann niemals abrupt, sondern immer nur ausschleichend. Und stets kontrolliert durch den Arzt und eingedenk aller Folgen.

Und selbst danach muß der Arzt vom Patienten und den Angehörigen möglichst lückenlos informiert werden. Sonst kann er nämlich – durch mögliche ,,Vorposten-Symptome" eines drohenden Rückfalls gewarnt – das nahende Unheil nicht mehr rechtzeitig aufhalten, was ihm vielleicht durch das rasche Anheben auf die alte Lithiumdosis noch möglich ist. Allerdings sollte man auf den Erfolg einer solchen notfallmäßigen Wiederaufnahme der Lithium-Prophylaxe nicht blind bauen. Meist ist es für ein hundertprozentiges Abfangen der gefürchteten Krankheit zu spät. Trotzdem ist es natürlich günstiger als die totale Resignation. Am sichersten aber ist es, die medikamentöse Rückfall-Vorbeugung durchzuhalten.

Gegenanzeigen, Vorsichtsmaßnahmen und Anwendungsbeschränkungen

Die Behandlung mit Lithiumsalzen setzt grundsätzlich eine sorgfältige Voruntersuchung, gleichsam eine seelisch-körperliche Bestandsaufnahme voraus. Das mag auf den ersten Blick mühsam, ja erschreckend erscheinen. In Wirklichkeit aber hat es den Vorteil, daß damit auch noch eine umfassende gesundheitliche Abklärung verbunden ist. Und wer schon einmal einen unglücklichen Patienten und seine Angehörigen mit einer Depression und/oder Manie über längere Zeit betreut hat, weiß, daß der Therapieerfolg jede Mühe lohnt. Auf was ist im einzelnen zu achten?

Lithium wirkt eigentlich nur effektiv bei der manisch-depressiven Erkrankung, bei der endogenen Depression, der (seltenen) reinen Manie sowie – mit einigen Einschränkungen – bei der schizoaffektiven Psychose, bei der schizophrene, manische und depressive Zustände mehr oder weniger zugleich vorkommen. Bei allen anderen Krankheitsbildern sollte man deshalb Lithium nicht verordnen, auch wenn sie auf den ersten Blick ähnlich erscheinen. Dazu gehören vor allem die bereits erwähnten psychogenen (rein seelisch bedingten) Depressionen wie reaktive Depression (Schicksalsschlag), neurotische Depression (Neurose mit depressivem Symptom-Schwerpunkt), depressive Entwicklung (z. B. Erschöpfungs- oder Entwurzelungsdepression) sowie die Trauerreaktion. In allen diesen Fällen pflegt Lithium keine (befriedigende) Wirkung zu entfalten und sollte deshalb nicht verordnet werden.

Aber auch dort, wo es aus psychiatrischer Sicht angebracht wäre, können bestimmte körperliche Leiden oder Krankheitszeichen den Einsatz von Lithiumsalzen verbieten oder zumindest infrage stellen.

Gegenanzeigen

Bei folgenden Krankheitsbildern oder Gegebenheiten dürfen *Lithiumsalze nicht verordnet* werden:
Niere: schwere Nierenfunktionsstörungen (z. B. Pyelonephritis, Glomerulonephritis) sowie in gewisser Hinsicht bei jenen Krankheiten, die zu Nierenfunktionsstörungen führen können.

Herz- und Kreislauferkrankungen, vor allem ein erst kurz zurückliegender Herzinfarkt.

Schwangerschaft und *Stillzeit:* Einzelheiten s. S. 326.

Operationen: Lithium soll zwischen 48 und 70 Stunden vor chirurgischen Eingriffen nicht mehr gegeben werden, besonders wenn eine Medikation mit Muskelrelaxanzien (muskelerschlaffenden Medikamenten) geplant ist. Nach der Operation kann es sofort wieder eingenommen werden. Weitere Hinweise zu dieser Situation s. S. 324.

Vorsichtsmaßnahmen und Anwendungsbeschränkungen

Im *Kindesalter* sollte die Lithiumbehandlung Kinderpsychiatern oder Spezial-Ambulanzen vorbehalten bleiben.

Im *höheren Lebensalter* kann eine Lithiumvorbeugung eingeleitet werden. Allerdings nimmt die Nierenfunktion mit zunehmendem Alter ab. Deshalb wird man die Dosishöhe begrenzen und häufiger Nierenfunktionskontrollen durchführen, um der Gefahr einer Lithiumvergiftung vorzubeugen.

Vorsicht ist neben den erwähnten Nierenfunktionsstörungen vor allem bei folgenden Krankheitsbildern geboten: Epilepsie (Gefahr einer Anfallsauslösung), Parkinsonsche Krankheit (,,Schüttellähmung''), Psoriasis vulgaris (Schuppenflechte), Myasthenia gravis (Autoimmunkrankheit mit belastungsabhängiger Ermüdung der Muskulatur, insbesondere im Gesichtsbereich), Morbus Addison (sogenannte Bronzehautkrankheit durch Insuffizienz der Nebennierenrinde) sowie bei schwer eingeschränktem Allgemeinzustand und Arteriosklerose.

Vermehrte Aufmerksamkeit gilt auch bestimmten Herzleiden (vor allem sog. Reizleitungsstörungen des Herzens) sowie – besonders bei Langzeitbehandlung – bei operativen Eingriffen an der Schilddrüse oder bei einer Thyreoiditis (Entzündung der Schilddrüse) in der Vorgeschichte. Hier kann es zu einer Unterfunktion der Schilddrüse (Hypothyreose) kommen (s. S. 338).

Patienten mit einer solchen Unterfunktion der Schilddrüse können Lithium zwar erhalten, doch muß ihre Schilddrüsenfunktion besonders sorgfältig überwacht und ggf. mit einer speziellen Therapie gestützt werden (Substitutionstherapie).

Bei Diabetes mellitus (Zuckerkrankheit) ist auf eine evtl. lithiumbedingte Zunahme des Körpergewichts (s. S. 343) und ein labileres Ansprechen auf Insulin zu achten.

Alkoholkranken mangelt es gewöhnlich nicht nur an der notwendigen Behandlungsdisziplin, ihr körperlich reduzierter Allgemeinzustand kann auch ein erhöhtes Vergiftungsrisiko durch eine zusätzliche Lithiumbehandlung darstellen.

Besondere Vorsicht ist auch bei Patienten mit Lungenleiden angebracht (Atemschwäche?). Bei fortgeschrittenem hirnorganischem Abbau kann Lithium auch bei normalem Serumspiegel zu Bewegungsunsicherheit, Zittern, Konzentrationsstörungen und sogar Verwirrtheitszuständen führen.

Riskante Situationen

Jeder Mensch kann in Situationen oder seelisch-körperliche Zustände geraten, die teils banale, teils lästige, manchmal sogar dramatische Ursachen und Folgen haben, für sich genommen oder bei den heutigen Möglichkeiten aber kein Problem darstellen. Anderes ist das jedoch während der Einnahme von Lithiumsalzen. Hier muß man auf folgende Konstellationen achten:

Unter Lithiumbehandlung bedürfen folgende Situationen/Zustände einer besonders sorgfältigen Überwachung, um einer drohenden Lithiumvergiftung vorzubeugen:
– fieberhafte Erkrankungen
– starkes Schwitzen
– Erbrechen
– Durchfall
– längere Bewußtlosigkeitszustände
– Narkose/Operationen
– kochsalzarme Diät
– ausgeprägtere Abmagerungskuren
– Behandlung mit Diuretika
– Schwangerschaft und Entbindung.

Die meisten dieser Belastungen hängen irgendwie mit Wassermangel und Salzverlust zusammen. Und hier beginnt wieder das bereits besprochene Problem, nämlich die Lithiumvergiftung: Sollen die Nieren das Lithium folgenlos ausscheiden können, muß im Organismus ein ausgeglichener Zustand zwischen Zufuhr und Ausfuhr von Wasser und Natrium („Kochsalz") bestehen. Normalerweise wird der Körper auch mit einem Wasser- bzw. Natriummangel fertig, da die Nieren Salz und Wasser zurückhalten können. Bei gleichzeitiger Lithiumtherapie kann aber die Lithiumausscheidung ernsthaft beeinträchtigt werden, d. h. bei unveränderter Medikamenteneinnahme wird Lithium im Organismus zurückgehalten, kann sich anreichern und ggf. zu einer Lithiumvergiftung führen.

Wie kommt es nun zu Wassermangel und Salzverlust in mehr oder weniger alltäglichen und sonst problemlos bewältigbaren Situationen?

Wasser- und damit Salzverlust treten z. B. bei starkem Schwitzen, nach körperlicher Anstrengung, in Hitze (vor allem Schwüle = feucht-warm) oder während einer fieberhaften Erkrankung auf. Auch trinken und essen körperlich kranke Menschen meist weniger als sonst. Kommt es darüber hinaus noch zu Erbrechen und/oder Durchfall, kann das Ausmaß der Wasser- und Salzverluste ernste Dimensionen annehmen.

Patienten mit einer Lithiumbehandlung (sei sie akut-kurzfristig oder eine vorbeugende Dauermedikation) müssen also solche Situationen im Auge behalten und darauf entsprechend reagieren: Sicherung von Salz- und Wasserzufuhr, u. U. Einschränkung der Lithiumzufuhr, ggf. zeitweilige Unterbrechung. Wichtigste Maßnahme: Das Trinken nicht vergessen, notfalls Flüssigkeit in Reserve (z. B. lange Märsche oder Autoreisen in entsprechenden Regionen).

Manchmal reicht sogar die übliche Flüssigkeitsaufnahme nicht, dann muß eine Tropf-Infusion angehängt werden. Derlei kann notwendig werden bei Bewußtlosigkeit, starkem Erbrechen oder dann, wenn der Betreffende nicht mehr trinken darf (z. B. Vorbereitung auf eine Operation bzw. Narkose am folgenden Tag). Hier wie überhaupt bewährt sich ein *Lithiumpaß*, den der Patient immer bei sich tragen soll und aus dem hervorgeht, daß er unter Wassermangel einer spezifischen Gefährdung ausgesetzt ist. Gerade Anästhesisten und Chirurgen sind in Notfallsituationen auf die Information eines solchen Lithiumpasses dringend angewiesen. Doch sollen sich auch die Angehörigen nicht scheuen, Pflegepersonal und Ärzte auf die Notwendigkeit einer ausreichenden Flüssigkeitszufuhr – getrunken oder als Tropf-Infusion – hinzuweisen.

Schließlich sei an dieser Stelle noch auf zwei weitere Ursachen gefährlichen Kochsalz-Verlustes hingewiesen: 1. kochsalzarme Diät bei erhöhtem Blutdruck sowie 2. Abmagerungskuren mit verringerter Kalorien- und häufig auch Kochsalz-Zufuhr. Beides kann zur Lithiumvergiftung führen. Am besten mit dem behandelnden Arzt einen entsprechenden Ernährungsplan ausarbeiten.

Arzneimittel-Wechselwirkungen

Wie viele andere Substanzen auch pflegen die Lithiumsalze mit einer Reihe von Präparaten sogenannte *Arzneimittel-Wechselwirkungen* aufzuweisen. Diese können zur Abschwächung der erwünschten Wirkung bzw. zur Verstärkung unerwünschter Begleiterscheinungen führen. Ähnliches gilt für einige nichtmedikamentöse Maßnahmen, wie sie bereits oben dargestellt wurden (z. B. salzarme Diät).

Solche Arzneimittel-Interaktionen gar nicht erst aufkommen zu lassen, ggf. rechtzeitig zu erkennen und durch geeignete Maßnahmen aufzuheben, ist und bleibt natürlich Aufgabe des behandelnden Arztes. Gleichwohl sollen einige Hinweise vermittelt werden, zumal sich eine Lithium-Prophylaxe über Jahre hinziehen kann. Dabei wird gerne vergessen, notfall- und urlaubsmäßig hinzugezogene Ärzte zu informieren, die natürlich über die Lithium-Prophylaxe nicht sofort Bescheid wissen können.

Keine ernsteren Wechselwirkungen zu erwarten, jedenfalls nach dem derzeitigen Stand der Erkenntnisse, ist bei folgenden Kombinationen*:

---

* Einzelheiten siehe Hinweise von Arzt oder Apotheker, Fachliteratur oder entsprechende Sachbücher in allgemeinverständlicher Darstellung.

Lithium und Schlaf- bzw. Beruhigungsmittel, leichtere („kleine") Schmerzmittel, „Grippemittel", Vitamine, „Antibabypille", ferner die (meisten) Medikamente gegen Epilepsie, Thrombosen (Blutpfropfbildung) und Diabetes mellitus (Zuckerkrankheit).

Vorsicht ist angebracht bei der gemeinsamen Verabreichung von Lithium mit bestimmten antirheumatischen Arzneimitteln. Beispiele: Phenylbutazon, Indometacin, Ketoprofen oder Diclofenac u. a. Diese können die Lithium-Ausscheidung vermindern und damit zu einem Anstieg des Lithium-Blutspiegels innerhalb weniger Tage führen.

Vorsicht geboten ist auch bei folgenden Substanzen, die zumeist den Lithiumspiegel anheben und damit in kritische Dosishöhen treiben können: Phenytoin, Tetrazykline, ACE-Hemmer wie Enalapril, Calzium-Antagonisten wie Diltiazem oder Verapamil usw.

Mit einer *Wirkungsverminderung von Lithium* ist zu rechnen bei der Kombination mit Azetazolamid, Natriumhydrogencarbonat sowie Theophyllin.

Keine Schwierigkeiten bereitet die ja nicht seltene Kombination Antidepressivum/Lithium (Antidepressivum zur Stimmungsaufhellung, Lithium als Rückfallprophylaxe). Manchmal gibt man sogar Lithium zum Antidepressivum hinzu, um dessen Wirkung zu verstärken. Gelegentlich kann es dadurch einmal zu Muskelverspannungen oder vermehrtem Händezittern (Handschrift) kommen. Das aber ist kein ernster Hinderungsgrund.

Dagegen kann die Kombination *Neuroleptikum/Lithiumsalze* gewisse Probleme bereiten. Ausgerechnet zwei bei der Manie sehr häufig eingesetzte Substanzen, nämlich Haloperidol (z. B. Haldol®) und Lithium, auf die man im Akutfall ungern verzichten würde, verstärken gewisse Nebenwirkungen (z. B. Händezittern). Auch provozieren sie in dieser Kombination vermehrt, wenngleich selten, Verwirrtheitszustände und sogenannte späte extrapyramidal-motorische Symptome (Spätdyskinesien – s. S. 299). Allerdings hängt dies weitgehend von der Dosierung ab. Deshalb ist in dieser Kombination nur eine mittlere neuroleptische Dosis zu empfehlen, die dann in der Regel aber auch ohne ernstere spezifische Risiken zu sein pflegt.

Von den nicht-medikamentösen Behandlungsmaßnahmen, die im Rahmen einer lithiumbedürftigen Krankheit (z. B. endogene Depression) infrage kommen, sei schließlich noch die *Elektrokrampfbehandlung („Elektroschock", Durchflutungstherapie)* genannt. Hier sollte zuvor das Lithium abgesetzt und erst nach Beendigung der gesamten Serie von Krampfbehandlungen wieder eingenommen werden.

Es kann aber nicht nur der Lithiumspiegel durch zusätzliche Medikamente angehoben oder verringert werden, auch Lithium selber bleibt bei manchen Arzneimitteln nicht ohne Effekt auf deren Wirkung bzw. Nebenwirkungen. So ist mit einer *Wirkungsverstärkung durch zusätzliche Lithiumbehandlung* bei folgenden Substanzen zu rechnen: Jodid und Carbimazol (verstärkte Wirkung auf die Schilddrüse), Metoclopramid (mit erhöhtem Risiko extrapyramidal-motorischer Nebenwirkungen) sowie vor allem Muskelrelaxanzien (bei denen der therapeutisch erwünschte muskelerschlaffende Effekt unerwünscht gesteigert werden kann; deshalb Absetzen von Lithium vor chirurgischen Eingriffen, bei denen auch Muskelrelaxanzien eingesetzt werden können.

Am problematischsten in der Kombination sind jedoch bestimmte *Diuretika*. Diese harntreibenden Substanzen werden häufig zur Behandlung von Ödemen (Flüssigkeitsansammlung in den Geweben), Bluthochdruck oder Herzinsuffizienz verschrieben. Für sich allein genommen werden sie in der Regel gut vertragen. Zusammen mit Lithium aber kann es zu ernsten Problemen kommen: Denn Diuretika fördern die Ausscheidung von Natrium und Wasser, verursachen somit eine negative Salz- und Wasserbilanz (mehr Ausfuhr als Nachschub), vermindern kompensatorisch die Lithiumausscheidung und provozieren dadurch eine Lithiumvergiftung.

> Deshalb sind Diuretika, also harntreibende Arzneimittel, während einer Lithiumtherapie möglichst zu vermeiden. Sind sie dennoch unerläßlich, empfehlen sich eine engmaschige fachärztliche Betreuung, ggf. eine vorsichtige Reduktion der Lithiumdosis sowie evtl. spezifische, in dieser Hinsicht weniger problematische Diuretika.

Lithium und Alkohol

Alkohol kann bei allen Psychopharmaka folgenschwere Konsequenzen nach sich ziehen. Sind Antidepressiva nötig, versteht sich eine Abstinenz von selber (obgleich Alkohol im Vorfeld einer Depression nicht selten als verzweifelter Selbstbehandlungsversuch eingesetzt wird). Zusammen mit Beruhigungsmitteln kann Alkohol ebenfalls zu Problemen führen (Reaktionszeit, Kreislauf). Das gleiche gilt für die niederpotenten Neuroleptika. Bei den hochpotenten ist zwar nicht mit einer dämpfenden Doppelwirkung zu rechnen, doch kann auch hier der Alkoholkonsum unabsehbare Folgen verursachen – von der meist zugrunde liegenden psychotischen Erkrankung ganz zu schweigen.

Beim Lithium sind die Meinungen geteilt: Im akuten manischen Zustand kann Alkohol als zusätzlicher Hemmungslöser verheerend wirken. Während einer langjährigen Rückfall-Prophylaxe mit Lithium ist dieses Problem natürlich nicht mehr gegeben. Jetzt ist der Betroffene wieder im seelischen Gleichgewicht. Hier spielt also nur noch die Frage eine Rolle: Kommt es durch die Kombination Alkohol/Lithiumsalze zu irgendwelchen Beeinträchtigungen. Dabei scheint folgender Kompromiß vertretbar:

In der Akutbehandlung mit Lithiumsalzen ist Alkohol grundsätzlich zu meiden. Während einer Langzeit-Prophylaxe kann man vorsichtig herauszubringen versuchen, wie der Organismus auf diese Doppelbelastung reagiert. Sollte sich der Effekt als erträglich erweisen (Reaktionszeit, Kreislauf, sonstige zu erwartende Folgen), kann Alkohol in Maßen genossen werden. Dabei versteht sich von selber, daß Ausmaß und Zeitpunkt des Alkoholgenusses selbstkritisch gewählt und keinerlei Risiken eingegangen werden. Dies betrifft vor allem die Teilnahme am Verkehr.

Schwangerschaft und Stillzeit

Im Tierversuch wirkt Lithium teratogen, d. h. es drohen angeborene *Mißbildungen*. Auch beim Menschen sind solche unglücklichen medikamentenbedingten Fehlbildungen nicht auszuschließen. Nach neueren Untersuchungen hat man diese Gefahr anscheinend bisher zu hoch angesetzt. Doch sind für die Betroffenen solche statistischen Aussagen wenig tröstlich.

Unter jenen Fehlbildungen, die bei den Neugeborenen lithiumbehandelter Mütter beobachtet werden, stehen solche des Herzens und der großen Blutgefäße an erster Stelle. Am häufigsten ist die sogenannte Ebstein-Anomalie, eine an sich sehr seltene Herz-Mißbildung (eine bestimmte Herzklappe setzt an der falschen Stelle an und mindert natürlich dadurch die Herzleistung). Es sind aber auch andere Gefäß-, Augen-, Ohr- und zentralnervöse Anomalien beschrieben worden, ferner Spaltbildungen im Mund- und Rachenbereich. Auch Mongolismus (geistige Behinderung mit körperlichen Beeinträchtigungen, heute als Down-Syndrom bezeichnet) und selbst Totgeburten sind nicht auszuschließen.

Natürlich gibt es diese traurigen Folgen auch durch andere Einflüsse – und nicht zuletzt durch bisher unbekannte Faktoren. Zudem hat eine nicht geringe Zahl der lithiumbehandelten Mütter mit entsprechend geschädigten Kindern in der kritischen Zeit der ersten Monate auch andere Medikamente zu sich genommen. Dadurch ist eine „gerechte und vor allem wissenschaftlich verwertbare Schuldzuweisung" nicht immer möglich. Aber was nützt dies alles, wenn man zu den Opfern zählt. Und deshalb gelten unverändert folgende Empfehlungen:

– Frauen im gebärfähigen Alter müssen sich um eine zuverlässige empfängnisverhütende Maßnahme bemühen (z. B. „Pille"), wenn sie Lithium einnehmen.

– In den ersten 3 Monaten der Schwangerschaft darf Lithium nicht mehr gegeben werden, es sei denn, die Mutter würde ohne diesen Schutz ernsthaft gefährdet. Das heißt: Sobald eine geplante oder ungeplante Schwangerschaft bekanntgeworden ist, muß die Lithiumeinnahme unverzüglich beendet werden. In jenen Fällen, in denen aus der Krankheits-Vorgeschichte bekannt ist, daß das plötzliche Absetzen zu einem umgehenden Rückfall führt, wird auch ein langsames Ausschleichen über die folgenden 10 Tage diskutiert. Auf jeden Fall legt eine solche Entscheidung eine enge Zusammenarbeit zwischen Haus- und Nervenarzt sowie Gynäkologen nahe.

– Ist die Lithium-Therapie während der Schwangerschaft unumgänglich, muß die Serumkonzentration von Lithium im Blutplasma in den ersten 3 Monaten mindestens einmal wöchentlich kontrolliert werden. Denn es gilt den niedrigsten wirksamen Spiegel zu erzielen, um eine potentielle Gefährdung so gering wie möglich zu halten. Ein solcher niedriger Spiegel aber hat natürlich nicht die gleiche Schutzwirkung. Deshalb sollte die Patientin in dieser Zeit dichter als sonst nervenärztlich betreut werden.

Vorsicht während der Schwangerschaft vor den bereits erwähnten Natriumverlusten als Folge einer Behandlung mit Diuretika (s. S. 325). Das gleiche gilt für die Einschränkung der Kochsalzzufuhr oder starkes Schwitzen.

– Nach den ersten drei Schwangerschaftsmonaten ist das Risiko einer Lithiumbehandlung geringer. Manchmal wird hier deshalb eine Wiederaufnahme der Lithium-Vorbeugung erwogen. Für diesen Fall gilt:

– Während der letzten ein bis zwei Schwangerschaftswochen sollte Lithium abgesetzt werden. Dadurch will man einem sogenannten „floppy-infant"-Syndrom* und anderen Störungen des Neugeborenen vorbeugen. Während dieser Zeit kann eine besonders intensive, notfalls fachklinische Überwachung erforderlich werden. Dies ist keine eigentliche Behandlungs- oder gar Notfallmaßnahme, sondern eine reine Vorsichtsregel und darf deshalb von der Patientin und ihren Angehörigen nicht so tragisch genommen werden.

– Schwangere, bei denen aufgrund der Vorgeschichte eine durchgehende Einnahme von Lithium notwendig ist, sollten alle pränatalen diagnostischen Maßnahmen in Anspruch nehmen. Beispiele: Ultraschall, Echokardiographie, Risikoberatung bezüglich einer möglichen Fruchtschädigung usw.

– Die Neueinstellung auf Lithium sollte bereits wenige Tage nach der Entbindung beginnen.

Manchmal kann die Entscheidung wahrhaft schwerfallen: Soll Lithium abgesetzt und damit ein in diesem Fall erfahrungsgemäß rascher Rückfall provoziert werden? Oder muß man das erwähnte Risiko für das Kind in Kauf nehmen? Das alles erzwingt die enge Absprache zwischen Hausarzt, Psychiater und Gynäkologen. Denn die – im Falle einer ausbrechenden depressiven oder manischen Phase notwendig werdenden – Antidepressiva bzw. Neuroleptika haben natürlich auch ihre Risiken, über die man zwar im allgemeinen hinreichend Bescheid weiß; doch das Einzelschicksal ist nie voraussagbar.

Macht auch die Lithiumbehandlung der Mutter während der Schwangerschaft gewisse Probleme, scheint dafür eine tröstliche Erkenntnis gesichert: Es gibt derzeit keine Hinweise darauf, daß eine *Lithiumbehandlung des Vaters* zur Zeit der Zeugung zum Risiko für das Kind werden könnte.

Und schließlich sei eine weitere Beruhigung angefügt: War eine Lithiumbehandlung während der Schwangerschaft unverzichtbar und kam ein gesundes Kind zur Welt, so scheint nach den bisherigen Erkenntnissen seine geistige und körperliche Weiterentwicklung durch diese bisher durchgeführte Lithiumtherapie keinen Schaden zu erleiden.

---

* *Floppy-infant-Syndrom:* engl. für „schlaffes Kind": Saug- und Schreischwäche, verminderte Muskelspannung, ggf. Atemstörungen, Temperaturabfall, allgemeine Kraftlosigkeit usw.

Soll eine lithiumbehandelte Mutter ihr Kind stillen?

Lithium geht vom Blut der Mutter in die *Muttermilch* und damit in den Blutkreislauf des Kindes über. Da man aber aus Tierversuchen weiß, daß die Nieren des Neugeborenen unmittelbar nach der Geburt sehr empfindlich auf Lithium reagieren, sollte man sich für eine der beiden folgenden Lösungen entscheiden:

1. Entweder das Lithium gleich wieder absetzen, obgleich man es doch nach der Geburt möglichst rasch wieder aufdosieren wollte. Ob dies bei entsprechender Disposition der Mutter durch den „Hormonsturz" nach der Geburt bestimmte Risiken birgt („Wochenbettpsychose", „Wochenbettdepression"), wird unterschiedlich beurteilt.
2. Die mit Lithium weiterbehandelte Mutter muß abstillen. Damit muß das Kind auf Flaschennahrung umgestellt werden.

Voruntersuchungen bei Lithiumtherapie

Die Entscheidung über eine Lithiumtherapie (Manie) bzw. Lithiumvorbeugung (Manie, Depression) trifft der Arzt. Er muß auch abwägen, ob und unter welchen Voraussetzungen die geplante Verordnung möglich ist. Da aber die Gabe von Lithium an bestimmte Einstellungsvoraussetzungen gebunden ist, müssen auch Patient und Angehörige wissen, was sie erwartet und ob sie die dafür notwendige Mitarbeit aufzubringen gewillt sind.

Abklärung bestimmter Risiken

Deshalb seien noch einmal *Risiken* zusammengefaßt:

Das Problem fängt mit der ausreichenden Kochsalz- und Flüssigkeitszufuhr an, die auf langen Reisen, vor allem im Sommer und in den Süden entsprechende Vorsichtsmaßnahmen erzwingt (z. B. Reservetrinkflasche usw.). Auch die schon mehrfach erwähnten Diätkuren verbieten sich erst einmal, vor allem wenn sie ohne ärztliche Kontrolle durchgeführt werden.

Da Lithium fast gänzlich über die Nieren ausgeschieden wird, hängt seine Verträglichkeit in erster Linie von der Nierenleistung ab. Aus diesem Grunde ist jede Funktionseinschränkung oder Erkrankung der Nieren eine sogenannte Kontraindikation oder Gegenanzeige. Vorsicht ist auch bei Leiden angebracht, die zu Nierenfunktionsstörungen beitragen können (s. S. 320).

Eine solche Einbuße der Nierenleistung findet sich zum einen natürlicherweise im höheren Alter. Zum anderen können aber auch bestimmte Erkrankungen oder Behandlungen dafür verantwortlich gemacht werden, die sogenannte Elektrolytstörungen auslösen: Erbrechen, Durchfall, Abmagerungskuren, Infekte, die Gabe von harntreibenden Substanzen (Diuretika), ferner salzarme Diät usw. Hier empfiehlt sich auf jeden Fall eine engmaschige hausärztliche Kontrolle, evtl. unter Mitarbeit eines auf diesem Gebiet spezialisierten Internisten.

Routineuntersuchungen bei Neueinstellung

Bei erstmaliger und bedarfsweise erneuter Einstellung nach Behandlungsunterbrechung muß auf folgende Faktoren geachtet werden:

- *Vorgeschichte:* Beeinträchtigungen, Belastungen oder Schädigungen von Nieren, Herz, Schilddrüse, ferner Schwangerschaftskomplikationen, derzeit parallel laufende notwendige Medikamente u. a.
- *Internistische und neurologische Untersuchung,* insbesondere Hämoglobin (sogenannter roter Blutfarbstoff), weißes Blutbild, Blutsenkungsgeschwindigkeit, die mit der Nierenfunktion in Zusammenhang stehenden Werte von Kreatinin, Harnstoff, Harnsäure, Urinstatus, Kreatininclearance, ggf. 24-Stunden-Urin-Volumen, ferner gewisse Schilddrüsenwerte (T_3, T_4, TSH), schließlich Elektrokardiogramm (EKG), Blutdruck, Puls sowie Elektroenzephalogramm (EEG). Zuletzt Körpergewicht und Halsumfang messen (und später vom Patienten weitermessen lassen: Schilddrüse – s. u.).

> Bei der geringsten Unklarheit ist vor Einstellung auf Lithium ein Schwangerschaftstest zu empfehlen.

Praktische Durchführung der Behandlung

Einteilung der Lithiumtabletten

Tabelle 1 zeigt, daß es allein in den deutschsprachigen Ländern eine ganze Reihe von Lithiumpräparaten gibt, die sich in zweierlei Hinsicht unterscheiden:

1. An welches Salz ist das Lithiumion gebunden (Lithiumkarbonat, Lithiumsulfat, Lithiumaspartat oder Lithiumazetat, was aber keine so große Rolle spielt)?
2. Wie hoch ist die Lithiummenge in den verschiedenen Tabletten. Und das ist eine bedeutende Angabe, denn diese Lithiummenge kann von 3,2–12,2 millimol (mmol) schwanken. Hierin ist häufig der Grund einer ungewollten Über- oder Unterdosierung zu suchen, da diese Unterschiede oftmals nicht berücksichtigt werden.

Tabelle 1 Die wichtigsten Daten der Lithiumsalze

Handelsname	Lithiumsalz	Menge des Salzes (mg/Tabl.)	Menge an Lithium (mmol/Tabl.)	Tablettenart
Hypnorex retard (D, CH)	Carbonat	400	10,8	Retard*-Tabl.
leukominerase (D)	Carbonat	150	4,0	Tabletten
Li 450 "Ziethen" (D)	Carbonat	450	12,0	Tabletten
Lithiofor (D, CH)	Sulfat	660	12,0	Retard*-Tabl.
Lithium-Aspartat (D)	Aspartat	500	3,2	Filmtabl.
Lithium "Apogepha" (D)	Carbonat	295	8,0	Tabletten
Lithium-Duriles (D)	Sulfat	330	6,0	Retard*-Tabl.
Neurolepsin (A)	Carbonat	300	8,1	Tabletten
Quilonorm (A, CH)	Azetat	536	8,1	Tabletten
Quilonorm retard (A, CH)	Carbonat	450	12,2	Retard*-Tabl.
Quilonum (D)	Azetat	536	8,1	Tabletten
Quilonum retard (D)	Carbonat	450	12,2	Retard*-Tabl.

D= Deutschland, A = Österreich, CH = Schweiz, modifiziert nach Schou, 1991
*verlängerte Wirkung

Schließlich sind noch zwei Formen von Tabletten zu berücksichtigen, und zwar Normal- und Retardpräparate. Bei den Retardpräparaten wird das Lithium langsam freigesetzt, woraus sich eine erwünschte verzögerte Wirkung ergibt.

Einnahmehinweise

Die Lithiumtabletten sind unzerkaut in der Regel direkt nach den Mahlzeiten, auf jeden Fall zusammen mit reichlich Flüssigkeit einzunehmen.

Zwar soll man sich an die verordneten Zeiten halten, doch ist es nicht so tragisch, wenn sich aus äußeren Zwängen heraus gelegentlich kleinere Zeitverschiebungen ergeben. Wurde einmal die Tabletteneinnahme völlig vergessen, darf man diese Dosis jedoch nicht „nachholen", indem man das nächste Mal mehr Tabletten nimmt. Dies könnte unangenehme Überdosierungserscheinungen auslösen. Dagegen pflegt ein leichter und kurzfristiger Abfall des Lithiumspiegels im Blutserum durch ein ein- oder auch zweimaliges Vergessen keine ernsteren Folgen nach sich zu ziehen.

Einstellung und Anpassung der Lithiumdosis

Jede *Dosierung* richtet sich nach dem alten Leitsatz: So viel wie nötig, so wenig wie möglich.

Das Optimum wäre ein befriedigender Therapieerfolg ohne ernstere Nebenwirkungen. Doch wo diese Dosierungsgrenze zu ziehen ist, das läßt sich zuvor nicht erkennen, wenigstens nicht bei den Lithiumsalzen. Der eine Patient scheidet Lithium schneller, der andere langsamer aus. Dadurch braucht der eine mehr als der andere, um die gleiche Konzentration im Blutserum zu erreichen. Und schließlich reagiert jeder Patient auf Lithium unterschiedlich, so daß sich schon daraus abweichende Lithiumspiegel ergeben. Dies herauszufinden ist Sache des Arztes und kann so manche Einstellungsänderung nach sich ziehen. Das ist also kein Zeichen der Unsicherheit, sondern das notwendige Austesten der idealen Dosis bei zuvor unbekannter Reaktion des Patienten.

Die Lithium-Dosis kann also sehr verschieden sein. Beim einen sind 6–8 mmol pro Tag ausreichend (s. Tabelle 1), beim anderen benötigt man bis zum Zehnfachen. Im allgemeinen liegt die prophylaktische (vorbeugende) Dosierung zwischen 20 und 40 mmol täglich. Wie geht der Arzt dabei konkret vor?

In einer ersten, gleichsam Probier-Phase während der ersten Woche wird man eine Lithiumdosis verordnen, die so oder so keine Begleiterscheinungen auszulösen vermag, selbst bei großer Empfindlichkeit. Solch eine Dosis liegt zwischen 8 und 12 mmol pro Tag.

Nach einer Woche wird die Konzentration des Lithiums im Blutserum bestimmt. Sie liegt meist zwischen den Extrempolen 0,3–1,2 mmol/l. Durch diese Kontrolle hat man jetzt erstmals verwertbare Hinweise und kann sich an die Standardblutkonzentration von 0,6–0,8 mmol/l herantasten. Das sind die für eine Langzeit-Vorbeugung günstigsten Werte.

Dosis und Lithiumblutspiegel gehen weitgehend parallel, d. h. eine Verdopplung der Dosierung führt auch zu einer Verdopplung der Konzentration des Lithiums im Blutserum.

Während der folgenden Wochen wird der Lithiumspiegel wöchentlich kontrolliert, um möglichst stabile Werte zu sichern. In der folgenden Zeit, d. h. über Monate oder gar Jahre hinweg, kann immer wieder eine Korrektur von Lithiumspiegel bzw. Dosierung notwendig werden. So zeigt sich beim einen, daß ein (leichterer) Rückfall nicht zu verhindern war, also muß man die Dosis anheben. Der andere war zwar geschützt, hatte aber dafür unter unangenehmen Nebenwirkungen zu leiden; also versucht man die Dosis etwas zu reduzieren. Tatsächlich kann man hier eine relativ große Bandbreite von 0,3–1,0 mmol/l nutzen.

> Doch unter 0,3 mmol/l ist ein effektiver Schutz nicht mehr zu erwarten. Und über 1,0 mmol/l wächst das Risiko z. T. ernsthafter Nebenwirkungen deutlich.

Nun hängt der Erfolg einer Lithiumbehandlung nicht nur von der Höhe der Blutserumkonzentration ab. Wie wir inzwischen wissen, gibt es auch den Zeitfaktor (Rückfallschutz nicht vor einem halben, gelegentlich sogar nicht vor einem ganzen Jahr) sowie den Einfluß organischer und psychologischer Ursachen und Hintergründe. So kann die biologische Seite zwar stimmen, die psychologische dennoch eine depressive oder manische Phase regelrecht durchdrücken. Es ist viel zu wenig bekannt, daß nicht nur rein psychogene (seelisch oder psychosozial ausgelöste) Erkrankungen, sondern auch die scheinbar unbeeinflußbaren Psychosen, d. h. die Geistes- und Gemütskrankheiten, durchaus von äußeren Belastungen abhängig sind, teils als Auslöser, teils als Behandlungserschwernis, ja sogar als Ursache einer Chronifizierung. Einzelheiten würden hier zu weit führen, doch wird man überall dort, wo ein medikamentös optimal behandelter Patient nicht befriedigend auf den oder die Therapieversuche anspricht, das psychologische Umfeld (Partner, Nachbarschaft, Beruf usw.) verstärkt sondieren.

Schließlich muß ein ungenügender Therapieerfolg nicht nur an der ineffektiven Dosierung liegen, sondern kann auch auf eine *mangelhafte Einnahmezuverlässigkeit* (Fachbegriff: Non-Compliance) zurückgehen. So etwas gesteht der Patient natürlich weder dem Arzt noch dem Angehörigen, und jeder ist enttäuscht – sogar der Betroffene selber, der es doch besser wissen müßte.

Zuletzt aber sei auch zugestanden, daß selbst die regelmäßige Einnahme bei einer optimal dosierten Lithiumtherapie zu keinem ausreichenden Erfolg führen muß. Auch das ist möglich. Dafür gibt es dann Alternativmethoden (z. B. Carbamazepin – s. S. 353) oder die Kombination von Lithiumsalzen mit Carbamazepin. Letzteres vermehrt zwar die unerwünschten Begleiterscheinungen, bringt aber manchmal einen überraschenden Durchbruch, obwohl schon alles resigniert hatte.

Eine Veränderung des Lithiumspiegels bei nachgewiesener regelmäßiger Einnahme wird den Arzt in zweierlei Hinsicht aufhorchen lassen:

1. Steter *Anstieg* bei unveränderter Dosierung oder unverhältnismäßig deutlicher Anstieg nach einer milderen Dosiserhöhung weist auf eine Verminderung der Lithiumausscheidung durch die Nieren hin. Das erfordert umgehend die auf S. 330 erwähnten Spezial-Untersuchungen.
2. Dagegen findet man nicht selten einen *Abfall* des Lithiumspiegels trotz gleichbleibender Tabletten-Einnahme – und zwar gelegentlich schon vor dem erkennbaren Ausbruch einer manischen Phase, auf jeden Fall wenn das manische Syndrom deutlich erkennbar wird. Am eindrucksvollsten fällt dieser Rückgang des Serumlithiumspiegels beim Umschlagen einer schweren Depression in eine ausgeprägte Manie aus. Die Ursachen sind unklar

(Umverlagerung von Lithium in andere Zellstrukturen oder Organe des Körpers?).

Hier gilt es also gezielt den Patienten und noch besser seine Angehörigen zu befragen, ob sich nicht wieder bestimmte manieverdächtige Symptome abzuzeichnen beginnen: gehobene Stimmung ohne Grund, geringer Schlafbedarf, zunehmende Aktivierung, vor allem Rededrang, „Telefoniersucht", unkritische Kaufwünsche usw.

Bestimmung des Lithiumspiegels und weitere Verlaufskontrollen

Die Häufigkeit einer *Lithiumspiegel-Kontrolle* wurde bereits besprochen. Sie richtet sich nach dem Untersuchungsbefund und den Anweisungen des Arztes. Wichtig ist jedenfalls der Abnahme-Zeitpunkt:

> Die Abnahme der Blutprobe muß zeitlich richtig geplant werden, am besten 11–13 Stunden *nach* der letzten Einnahme. Beispiel: letzte Einnahme ca. 20.00 Uhr, Blutentnahme gegen 8.00 Uhr am nächsten Morgen – *vor* der üblichen morgendlichen Lithiumeinnahme.

Die weiteren Laborkontrollen pflegt der Arzt nach den entsprechenden Gegebenheiten anzuordnen. Dies wird bei älteren Patienten häufiger (z. B. alle 3 Monate), bei Jüngeren und ansonsten Gesunden auch einmal länger sein. Besondere Anlässe einer Lithiumspiegel-Kontrolle sind: 1. eine Woche nach jeder Veränderung der Dosis, 2. während der Behandlung einer manischen Phase mit hohen Lithiumdosen, ggf. im Abstand von Tagen, 3. beim Auftreten von Beschwerden oder (vor allem) körperlichen Symptomen, die auf eine drohende Lithiumvergiftung hinweisen (s. S. 346), 4. während einer fieberhaften Erkrankung und 5. in entsprechenden risikoreichen Situationen (s. S. 322).

Der Patient braucht zur Bestimmung seines Lithiumspiegels im Blut nicht nüchtern sein. Die Lithium-Bestimmung ist heute in praktisch allen modernen Klinik- und zahlreichen ambulanten Laboratorien möglich. Es genügen 10 ml Blut, die nicht besonders behandelt werden müssen.

Daneben können sich in bestimmten, vom Arzt empfohlenen Abständen weitere Verlaufskontrollen empfehlen. Dabei waren früher wiederholte Untersuchungen der Nierenfunktion üblich, bis man durch langfristige Verlaufsstudien festzustellen meinte, daß selbst eine jahrelange Einnahme von Lithium die Ausscheidungskraft der Niere nicht wesentlich zu beeinflussen und auch kein Nierenversagen zu verursachen pflegt (auch wenn die Zunahme der Urinmenge und des Durstes manchmal irritiert – s. S. 340). Elektrokardiogramm (EKG) und Elektroenzephalogramm (EEG) werden bedarfsweise angeordnet. Die Schilddrüse überwacht der Patient primär selber, indem er seinen Halsumfang mißt (Kropf?) und darüber regelmäßig dem Arzt berichtet. Dieser wird bestimmte Schilddrüsenwerte (z. B. TSH) ohnehin etwa alle 6–12 Monate kontrollieren, um rechtzeitig mögliche Veränderungen der Schilddrüsenfunktion zu erkennen.

Gelegentlich wird die Frage gestellt, ob ein Lithiumpatient auch als *Blutspender* zur Verfügung stehen darf. Dies wird von einigen Fachleuten für den Spender bejaht, von den entsprechenden Institutionen (z. B. Rotes Kreuz) allerdings nicht gerne gesehen.

Nebenwirkungen

Die nachfolgend aufgeführten *Nebenwirkungen* einer Lithiumbehandlung scheinen auf den ersten Blick nicht zu ermutigen, eine Langzeit-Vorbeugung ins Auge zu fassen. Und in der Tat gilt es letztlich die Vor- und Nachteile gegeneinander abzuwägen. Man darf aber auch folgende Umstände nicht vergessen, die gerne verdrängt werden:

1. ,,Keine Wirkung ohne Nebenwirkungen'', lautet der alte Erfahrungssatz, der zwar nicht immer stimmt (z. B. manche Pflanzenmittel!), aber ansonsten seine Berechtigung hat. Das gibt es eben kaum auf dieser Welt: ausschließlich Vorteile ohne jegliche Einschränkung.

2. Die Nachteile – seelisch, psychosozial, ja sogar organisch –, die sich aus einer einzigen depressiven oder manischen Phase ergeben, können ungleich beeinträchtigender ausfallen. Für die Schwermut ist dies keine Frage. Bei der Manie muß man vor allem an die ,,Scherben'' denken, die einen solchen ,,Leidensweg'' säumen, auch wenn er nicht gleich als solcher (an)erkannt wird.

3. Und schließlich wird den Psychopharmaka im allgemeinen und einer Lithiumbehandlung im speziellen häufig eine Schuld zugewiesen, die sie gar nicht trifft. In der Akutphase einer Depression und damit zu Therapiebeginn nimmt man die meisten Begleiterscheinungen noch einigermaßen hin. Zu frisch ist noch die Erinnerung an die durchlittenen Beschwerden, die auch nur langsam zurückzugehen pflegen. (Während einer Manie liegen die Dinge zwar etwas anders, doch erweisen sich die zumindest psychosozialen Folgen im Rückblick als nicht viel gnädiger – s. S. 344.) Aber bei einer Langzeitmedikation über Monate und Jahre, wenn man seelisch, geistig, körperlich wiederhergestellt ist oder scheint, dann beginnt das alte Problem: Jetzt wird das Medikament fast automatisch zum Sündenbock für die verschiedenen Beschwerden, die auch ohne die Lithiumsalze auftreten können: Unpäßlichkeiten, Mißempfindungen, Leistungseinbußen usw. Oder konkreter: Schlafstörungen, Magen-Darm-Beschwerden, Nervosität, Müdigkeit, Gewichtsprobleme, Hautunreinheiten u. a. m. Wenn man niemand anklagen kann, stuft man es eher als alltäglich ein und nimmt es gelassener hin. Muß man ein – letztlich ungeliebtes – Medikament einnehmen, ist der Schuldige rasch gefunden – ob es zutrifft oder nicht.

Und dann der psychologische Faktor: Wer täglich ein Arzneimittel schlucken muß, fühlt sich notgedrungen abhängig, unfrei, ständig an das erinnert, was war und in der Furcht vor dem, was trotz aller Vorbeugung nicht auszuschließen ist: „Ein Kranker im Wartestand", wie es einmal ein Patient verbittert formulierte. Hier scheint es keinen Trost zu geben – oder vielleicht doch? Denn wer sich von der notwendigen Dauermedikation einer Rückfall-Prophylaxe beeinträchtigt fühlt, sollte sich gelegentlich an seine Vorfahren erinnern, die vielleicht mit dem gleichen Leiden gequält waren – aber auf keinerlei medikamentöse Erlösung hoffen konnten.

Körperliche Begleiterscheinungen

Welches sind nun die wichtigsten *körperlichen Nebenwirkungen* und wie kann man sie rechtzeitig erkennen sowie mildern oder umgehen?

Händezittern

Bei dem lithiumbedingten *Tremor* (vom lateinischen: tremere = zittern) handelt es sich um ein feinschlägiges, gelegentlich auch grobschlägiges Händezittern, das besonders zu Beginn einer gezielten Bewegung auftritt. Über diese unangenehme Nebenwirkung wird oft geklagt: von etwa jedem vierten bis dritten Patienten, in einzelnen Untersuchungen und bei Langzeitbehandlung von bis zu zwei Dritteln aller Betroffenen.

Oftmals ist das Zittern so schwach, daß es kaum bemerkt wird. Manche Patienten empfinden es aber auch in geringerer Ausprägung als störend, weil sie beruflich auf eine besonders ruhige Hand angewiesen sind (Uhrmacher, Chirurg, Friseuse, Musiker, Zeichnerinnen usw.). Unangenehm berührt sind auch jene Berufe, denen man zwangsläufig viel auf die Hände schaut (z. B. Verkäuferin, Lehrer, Kellner/Bedienung). Und auch ohne solch exponierte Stellung kann es mühsam werden beim Auftragen von Make up, bei Handarbeit, ja in jeder Alltagssituation, bei der dieses Zittern optisch (schreiben, Zigarette anzünden usw.) oder gar akustisch deutlich wird (klappernde Kaffeetasse auf der Untertasse). Schon der normale „Nervositäts-Tremor" ist eine peinliche Angelegenheit, besonders wenn man ihn vertuschen will. Noch unangenehmer kann dieses lithiumbedingte unregelmäßige Zucken der Finger sein, das noch verstärkt wird bei der häufig notwendigen Kombination mit trizyklischen Antidepressiva. Oftmals wird auch nur jenes „natürliche" Zittern verstärkt, das bereits viele Menschen ohne entsprechende Behandlung an sich beobachten, gelegentlich in manchen Familien gehäuft auftretend.

Mit einer Intensivierung des Tremors ist zu rechnen bei Müdigkeit, aber auch Anspannung, nach dem Rauchen oder beim Genuß koffeinhaltiger Getränke (Kaffee, Tee, Cola).

Nimmt das Händezittern kontinuierlich zu, wird es immer gröber und unregelmäßiger, muß man an eine ungewollte Zunahme des Lithiumspiegels im Blutserum denken. Das wäre dann ein Hinweis auf eine bisher unerkannte Lithium-Überdosierung.

Was kann man tun? Bei einem halbwegs erträglichen Tremor gilt es sich mit den unangenehmen Folgen abzufinden. Das ist zwar leichter gesagt als getan, hat aber auch einen logischen Hintergrund: Das krampfhafte Bemühen, nichts, aber auch gar nichts merken zu lassen, führt zu der erwähnten Anspannung und in einen Teufelskreis. Wie man dieses Problem löst, soll einerseits mit dem Arzt besprochen werden, bleibt aber letztlich jedem selber überlassen. Eines aber gilt für alle seelischen Leiden und entsprechenden Behandlungsfolgen: Wer nicht zu seiner Krankheit und der dafür erforderlichen Therapie stehen kann, wer sie Tag für Tag verbergen muß, gerät zwangsläufig in eine Doppelbelastung. Das kostet ihn viel Kraft, die dann dem Genesungsprozeß fehlt. Im übrigen zeigt es sich immer wieder, daß die Mitmenschen (vor deren Reaktionen und Kommentaren man sich ja fürchtet) keinesfalls so unverständig oder gar diskriminierend denken, reden und handeln, wie man immer bangen Herzens glaubt. Mitgefühl und Unterstützung oder – was die Betroffenen am liebsten haben – eine sachliche Einstellung sind viel häufiger anzutreffen, als man zu hoffen wagt. Man muß sich nur dazu zwingen, diese natürliche und hilfreiche Reaktion auch einzufordern.

Ansonsten wird man dem behandelnden Arzt seinen Kummer klagen und dieser wird versuchen, die Lithiumdosis und damit den Lithiumblutspiegel etwas zu senken. Dadurch kann ein bis dahin lästiger Tremor weitgehend gemildert, in einzelnen Fällen sogar beseitigt werden. Auch die Umstellung von einem Lithium-Normalpräparat auf ein Retardpräparat mit verlängerter Wirkung (s. Tabelle 1) oder die Verteilung der Tagesdosis auf zwei oder drei Einnahmezeitpunkte kann das gleiche leisten.

Sind diese Maßnahmen nicht ausreichend, wird der Arzt einen sogenannten Beta-Rezeptorenblocker (z. B. Dociton®, Beloc® u. a.) vorschlagen. Auch dieser hat zwar seine Nachteile bzw. Nebenwirkungen, doch reicht oft eine kleine Dosis, um das Zittern spürbar einzudämmen. Da seine Wirkung relativ schnell einsetzt, benützen ihn manche Patienten nur zur gezielten Behandlung für einen bestimmten Zeitraum, bei dem der Tremor stören könnte (wichtige Aussprache, Party, sportliche Aktivität usw.). Nach Abklingen seiner Wirkung pflegt sich der Tremor jedoch erneut einzustellen. Will man Beta-Rezeptorenblocker über längere Zeit nutzen, muß man ihre Gegenanzeigen und eigenen Begleiterscheinungen berücksichtigen.

Das lithiumbedingte Händezittern ist nicht selten, meist aber mehr lästig als untragbar. Häufig geht es von selber zurück, nicht zuletzt nach Dosisanpassung. Im Einzelfall kann es gezielt durch Beta-Rezeptorenblocker gemildert werden. Bei Überdosierung umgehende Dosisreduktion.

Herz-Kreislauf-Wirkungen

Funktionsänderungen von *Herz und damit Kreislauf* unter Lithiumtherapie sind möglich, jedoch selten und in ihrer Ursache nicht so einfach einzuordnen. Dabei handelt es sich offenbar um drei Problemkreise: Störungen der sogenannten Erregungsrückbildung des Herzens (meist nur zu Beginn und in der Regel ohne ernstere Bedeutung), ferner Beeinträchtigung der Reizbildung bzw. Erregungsleitung sowie Herzmuskelveränderungen.

Vor Beginn einer Lithiumtherapie ist deshalb eine sorgfältige Herz-Kreislauf-Untersuchung (s. S. 330) mit EKG-Ableitung zu veranlassen. Auch sind die entsprechenden Gegenanzeigen (s. S. 320) zu beachten. Nicht zu vergessen wären die – bei Herzkranken nicht seltenen – Diuretika- und diätetischen Maßnahmen (salzarme Kost?). Auf jeden Fall ist bei entsprechenden Risiken eine enge Zusammenarbeit zwischen Psychiater und Internisten unerläßlich, und zwar nicht nur zu Beginn, sondern auch im weiteren Verlauf.

Schilddrüse

Wenn man einem Organ schon bei der Voruntersuchung so viel Aufmerksamkeit schenken muß, dann kann man sich denken, daß auch gewisse Nebenwirkungen zu erwarten sind. Und in der Tat kann die *Schilddrüsenfunktion* durch Lithium gehemmt werden. Die Folge ist – nach außen hin – erst einmal eine Gegenreaktion, d. h. der Halsumfang vergrößert sich. Nach ''innen'' aber führt dies dann evtl. zu einem herabgesetzten Stoffwechsel (s. u.).

Aus diesem Grunde prüft man schon vor Beginn einer Behandlung die Funktionsfähigkeit der Schilddrüse durch eine Reihe von Untersuchungsmaßnahmen (s. S. 330) und kontrolliert diese in bestimmten Abständen auch weiterhin.

Im harmlosesten Falle beginnt die Entwicklung eines leichten Kropfes (= Struma), die jedoch – rechtzeitig erkannt – problemlos gestoppt werden kann. Der nächste Schritt wäre ein sogenanntes Myxödem durch den erniedrigten Stoffwechsel: leichtere Verstimmungszustände, Müdigkeit, mangelnde Vitalität, seelisch-körperliche Verlangsamung, ferner Kältegefühl, ggf. eine Verdickung der Haut usw. So weit kommt es jedoch in der Regel nicht (auch wenn einige dieser Symptome gelegentlich mit einer Depression verwechselt werden können).

Die erste, schon erwähnte Kontrolle obliegt dem Patienten selber, unterstützt durch seine Angehörigen: Er wird *vor* der Lithiumbehandlung den *Halsumfang messen* und dies während der Therapie in regelmäßigen Abständen wiederholen. Im übrigen merkt man schon bald selber, ob der Kragen zu eng wird. Und selbst wenn durch die Lithiumbehandlung ein Kropf oder gar ein beginnendes Myxödem entstanden sein sollte, ist dies therapeutisch kein Problem. Zusammen mit dem Lithium wird jetzt ein Schilddrüsenhormon gegeben (meist Thyroxin). Dadurch bildet sich die vergrößerte Schilddrüse auf Normalgröße zurück und auch die Zeichen eines Myxödems verschwinden rasch.

Selbst eine schon vorher bekannte Schilddrüsenfunktionsstörung spricht also nicht gegen eine Lithiumtherapie, macht aber häufigere Kontrollen notwendig.

Die Wirkung der Lithiumsalze auf die Schilddrüsenfunktion ist bekannt, rasch feststellbar (Halsumfang, Laborwerte), nur selten behandlungsbedürftig und wenn, dann durch eine entsprechende Therapie meist gut in den Griff zu bekommen.

Wirkung auf die Nierenfunktion

Wie bereits mehrfach erwähnt, ist die *Nierenfunktion* wichtig für die Lithiumtherapie. Diese wiederum wird beeinflußt von der Lithiumbehandlung. Früher war man der Meinung, die Nieren könnten unter einer längerfristigen Lithiumgabe Schaden nehmen, da es zu Veränderungen der entscheidenden Gewebestrukturen komme. Inzwischen wird diese Furcht von den Experten als unbegründet zurückgewiesen, die behaupten: Auch nach jahrelanger Lithiumbehandlung kommt es in der Regel nicht zu einer ernsteren Beeinträchtigung der Nierenfunktion.

Dennoch wird der behandelnde Arzt diesen Problemkreis nicht auf die leichte Schulter nehmen und auf folgende Faktoren achten: 1. Gibt es in der Vorgeschichte des Patienten bereits Nierenfunktionsstörungen? 2. Muß der Patient neben den Lithiumsalzen evtl. schon nierenschädliche bzw. nierenbelastende Medikamente einnehmen? 3. Bei älteren Patienten im allgemeinen (natürliche Einschränkung der Nierenleistung) sowie bei entsprechend vorbelasteten Patienten im speziellen sollte der Lithium-Serumspiegel im unteren Wirkbereich liegen. 4. Lithiumbestimmung und labormedizinische Kontrolluntersuchungen aller Werte, die mit der Nierenfunktion zusammenhängen, sollten öfters erfolgen als in völlig unproblematischen Fällen.

Insgesamt aber muß man aber offenbar nach den bisherigen – weltweit erhobenen – Befunden um keine ernstere Nierenschädigung fürchten, selbst nach jahrelanger Einnahme von Lithium. Und daß ein in seiner Leistungsfähigkeit eingeschränktes Organ einer besonderen Kontrolle bedarf, das trifft auch auf alle anderen Organsysteme zu.

Durst und häufiges Wasserlassen

Eine Funktion der Nieren ist die Regulation des Wasser- und Elektrolythaushaltes. In bestimmten Nierenbereichen wird zunächst ein sogenannter Primärharn abgepreßt. Dieser Primärharn wird während der Passage durch verschiedene Abschnitte bestimmter Nierenregionen grundlegend verändert. So werden neben dem größten Teil der gelösten Bestandteile 99 % des Wassers rückresorbiert und wieder dem Blutkreislauf zugeführt. Ohne diese ,,Urinkonzentration'' würde der Mensch große Mengen dünnen Harns ausscheiden – und dabei natürlich schnell austrocknen. Unter normalen Umständen aber beträgt die Ausscheidung rund 1–2 Liter Harn pro Tag, abhängig von der individuellen Trinkgewohnheit, von Umgebungstemperatur (Schweißneigung) usw.

Während einer Lithiumbehandlung kann die Fähigkeit, den Harn zu konzentrieren, beeinträchtigt sein. Das ist in jedem vierten bis zweiten Fall zu erwarten. Die Folge ist eine bis dahin ungewöhnliche Harnmenge von zwei bis acht oder mehr Litern pro Tag. Dieses Phänomen tritt in der Regel kurz nach Beginn der Lithiumeinstellung auf. In der Regel dauert es einige Tage bis Wochen, um dann wieder zurückzugehen. Es kann sich aber auch auf einen Mittelwert einpendeln, der allerdings in jedem Fall über jener Harnmenge liegt, die man von früher gewohnt war. Solch ein vermehrtes und verstärktes Wasserlassen nennt man eine Polyurie. Sie kann schon tagsüber lästig werden, stört aber natürlich vor allem nachts die Schlafruhe (sogenannte Nykturie).

Die nun scheinbar naheliegende Lösung, jetzt einfach weniger zu trinken, um damit weniger Harn lassen zu müssen, ist nicht nur ein Trugschluß, sondern sogar gefährlich.

Tatsächlich werden die Patienten schnell durstig und müssen ungewöhnlich viel trinken. Das nennt man Polydipsie. Wird dieser Durst nicht gestillt, fühlen sich die Betroffenen schnell unwohl.

Häufig ist auch eine Gewichtszunahme, vor allem wenn es sich um kalorienhaltige Getränke handelt. Also muß man diese meiden und sich um kalorienfreie oder -arme Flüssigkeitszufuhr bemühen (Wasser, Selterswasser, ungesüßter Tee usw.). Leider kann auch das eine Gewichtszunahme nicht in jedem Falle verhindern, denn das Wasser wird vermehrt im Gewebe eingelagert. Das geht zwar wieder zurück, wenn man die Lithiumbehandlung absetzt – doch dies pflegt ja wieder das Rückfallrisiko drastisch zu erhöhen.

Vermehrtes Wasserlassen und verstärkter Durst sind häufige Nebenwirkungen bei einer Lithiumbehandlung. Glücklicherweise sind beide Begleiterscheinungen nur lästig, nicht gefährlich. Eine Schädigung der Nieren ist nach bisherigen Erkenntnissen offenbar nicht zu erwarten. Die unangenehmen Konsequenzen sind häufiges Wasserlassen (besonders nachts, dann verbunden mit Schlafstörungen) und eine Gewichtszunahme, die sich durch kalorienfreie Getränke in Grenzen hält. Gewaltsames Dursten ist auf jeden Fall gefährlich, da es die Lithiumkonzentration im Blutserum erhöht.

Die beste Maßnahme ist deshalb eine möglichst niedrige Dosierung, auf jeden Fall unterhalb eines Lithiumspiegels von 0,8 mmol/l. Eine außergewöhnliche Harnflut kann mit bestimmten – einen paradoxen Effekt auslösenden – Diuretika behandelt werden, die aber für sich genommen wieder nicht ohne Risiko sind (s. S. 325). Deshalb empfiehlt sich auch hier eine sorgfältige ärztliche Überwachung.

Nach Unterbrechung einer Lithiumbehandlung normalisiert sich die Fähigkeit der Nieren wieder, den Harn zu konzentrieren. Allerdings kann dies einige Zeit dauern, weshalb man nicht schon zuvor in Resignation oder unbegründete Furcht verfallen sollte.

Wirkung auf die Haut

Auch die *Haut* kann auf eine Lithiumbehandlung reagieren. Das scheint in letzter Zeit etwas zugenommen zu haben. Die Hautveränderungen sind vielschichtig. Deshalb würde eine ausführliche Darstellung hier zu weit führen. Manchmal finden sich Juckreiz, dann Papeln oder Pusteln, Akne (Pickelbildung) oder generalisierte Exantheme (Hautausschlag vom Gefäßbindegewebe ausgehend) usw. Einmal treten diese Hauterscheinungen sofort, dann wieder erst nach Wochen, Monaten oder jahrelanger Einnahme auf. Gelegentlich über den ganzen Körper verteilt oder nur auf einzelne Körperregionen beschränkt. Bisweilen ohne subjektive Beschwerden, manchmal mit den entsprechenden Nebenwirkungen (z. B. Jucken, Austrocknung oder Schuppung der Haut usw.).

Eine schon bestehende Psoriasis vulgaris (Schuppenflechte) kann sich unter Lithium verstärken (s. auch Gegenanzeigen auf S. 321). Dann muß Lithium abgesetzt werden.

Auch *Haarausfall* ist möglich und kann die Kopf- und/oder auch die Körperhaare betreffen. Hier kommt es auf die Intensität dieser Nebenwirkung und die Belastbarkeit der betroffenen Person an. Eines sei auf jeden Fall zum Trost mitgegeben: Nach Absetzen von Lithium bildet sich der Haarausfall wieder zurück, bisweilen schon während der Therapie.

Die dermatologischen, also Haut-Folgen einer Lithiumbehandlung sind lästig, aber in der Regel ungefährlich. Andererseits können sie ein Ausmaß annehmen, das die Betroffenen nicht mehr hinzunehmen gewillt sind. Meist führt eine Dosisreduktion zur Besserung, wenn nicht zum Verschwinden dieser überwiegend lästigen Begleiterscheinungen. Wenn dies nicht der Fall ist und die Hautveränderungen so nicht ertragen werden können, muß man das Lithium absetzen und einen anderen Wirkstoff wählen, der einem Rückfall vorbeugt (z. B. Carbamazepin). Diese Umstellung sollte man allerdings in Zusammenarbeit mit einem Nervenarzt durchführen. Auch ist ausgerechnet das in dieser Hinsicht wirksame Carbamazepin nicht frei von ähnlichen Nebenwirkungen. Ein Versuch lohnt sich trotzdem.

Magen-Darm-Störungen

Schon in den ersten Tagen nach Beginn einer Lithiumbehandlung, meist aber (wesentlich) später, kann es zu unangenehmen bis lästigen *Magen-Darm-Be-schwerden* kommen: Appetitlosigkeit, Übelkeit, ggf. Erbrechen, Magen-schmerzen usw. Auch wird gelegentlich der Stuhl weicher und es häuft sich das Gefühl, als müsse man plötzlich die Toilette aufsuchen (Durchfallneigung). Kein Zweifel: Das ist mehr als lästig, zumal man darüber auch mit niemandem sprechen kann (wohl aber mit dem Arzt – s. u.!).

Übelkeit und Erbrechen sind vor allem am Anfang, die Neigung zum Durchfall im weiteren Verlauf nicht selten anzutreffen.

Was ist zu tun? Wer bereits zuvor an Magen-Darm-Störungen zu leiden hatte, muß auf dieses – jetzt möglicherweise verstärkte – Probleme aufmerksam gemacht werden. Im allgemeinen braucht man aber deshalb nicht auf eine Lithium-Prophylaxe zu verzichten. In den meisten Fällen handelt es sich um eine vorübergehende Belästigung. Allerdings sollte man bei dafür disponierten Personen die Dosis nicht zu rasch erhöhen. Manchmal nützt die Umstellung auf ein anderes Lithiumsalz oder der Wechsel von einem Retard- auf ein Normal-präparat bzw. umgekehrt. Vor allem Retardpräparate mit ihrer verlängerten Wirkung sollte man nicht auf nüchternen Magen einnehmen. Und wenn man Lithium nicht als Einzeldosis einnimmt, wie es bisweilen zweckmäßig ist, sondern in mehreren Gaben über den Tag verteilt, kann dies ebenfalls die Magen-Darm-Beschwerden eindämmen; am besten zusammen mit (kleineren) Mahlzeiten. Schwerwiegende Begleiterscheinungen erzwingen jedoch eine Dosisreduktion, bisweilen sogar eine Lithiumpause.

Ödeme

Ödeme sind schmerzlose Schwellungen durch Ansammlung wässriger Flüssig-keit in den Gewebsspalten, beispielsweise von Haut und Schleimhäuten. Öde-me sind auch bei der Lithiumbehandlung möglich, vor allem an Füßen und Händen, im Bereich von Bauchdecke und manchmal Gesicht. Meist gehen sie nach kurzer Zeit wieder zurück, können aber auch längere Zeit bestehen bleiben. Sie zeigen keine Rötung und schmerzen nicht, sind aber natürlich ästhetisch unerwünscht und manchmal lästig.

Wenn sie sich nicht mehr zurückbilden wollen, kann der Arzt mit Diuretika behandeln, was aber natürlich unter den erwähnten Bedingungen (s. S. 325) eine sorgfältige und häufigere Kontrolle des Lithiumspiegels erfordert.

Gewichtszunahme

Die *Gewichtszunahme* unter Lithium ist eine ernste Nebenwirkung, auch wenn sie keine direkten gesundheitlichen Folgen nach sich zieht. Es handelt sich jedoch um ein ästhetisches Problem, vor allem in einer Zeit eines künstlich hochgejubelten Schlankheitsideals. Und das ist bisweilen ein ernsterer Feind der Therapietreue als gesundheitsbeeinträchtigende Begleiterscheinungen. Deshalb eine etwas ausführlichere Darstellung:

Mit einer Zunahme an Körpergewicht unter Lithium-Langzeittherapie (eine kurzzeitige antimanische Akutbehandlung pflegt hier weniger Probleme aufzuwerfen) ist in jedem zehnten bis dritten Fall zu rechnen. Die entsprechenden Untersuchungen zeigen unterschiedliche Ergebnisse: Die Gewichtszunahme variiert zwischen vier und zehn Kilo, selten mehr. Danach pflegt sich das Körpergewicht auf einem leider etwas höheren Niveau zu stabilisieren.

Frauen sind häufiger betroffen (oder klagen öfter darüber). Ansonsten ist es vor allem die individuelle Disposition, die hier Probleme schafft. Wer schon zuvor Gewichtssorgen hatte, ist natürlich stärker bedroht als jemand mit Normal- oder gar Untergewicht. Immerhin sei den Betroffenen ein Trost mitgegeben: Es scheint so, als ob die Patienten mit Gewichtszunahme auf eine Rückfall-Vorbeugung durch Lithiumsalze am besten ansprechen. Das wäre ein akzeptabler Ausgleich.

Die Ursachen der lithiumbedingten Gewichtszunahme sind unklar. Wahrscheinlich handelt es sich überwiegend um eine vermehrte Fetteinlagerung, weniger um die Folge erhöhter Wasserbindung im Gewebe, wie man bei dem starken Durstgefühl annehmen könnte. Zum einen wird hierbei eine Beeinflussung des (Kohlenhydrat-)Stoffwechsels oder des appetitregulierenden Zentrums im Gehirn diskutiert (auch durch parallel eingenommene Neuroleptika oder Antidepressiva möglich), zum anderen ist es die erwähnte Flüssigkeitszufuhr, vor allem in Form kalorienhaltiger Getränke: Milch, Bier, Limonade, Säfte usw. Diese Folge dürfte bedeutsamer sein.

Natürlich kann zur Gewichtszunahme gelegentlich auch eine lithiuminduzierte Unterfunktion der Schilddrüse (bis zum Myxödem – s. S. 338) beitragen. Doch dies wird relativ schnell erkannt und erfolgreich behandelt. Zuletzt darf man nicht vergessen, daß sowohl die Depression als auch die Manie zu einer Einbuße an Appetit führen. Beginnt sich also die Stimmung wieder zu fangen, nimmt der natürliche Appetit wieder zu, manchmal auch überschießend. Damit wäre die Gewichtszunahme auch ein Zeichen der Genesung.

Aber auf einen solchen ,,Erfolg'' würde die Mehrzahl der Betroffenen gern verzichten. Was also ist zu tun? Wie bei der ,,normalen'' Gewichtszunahme gilt auch hier: Wenn es schon die ,,Drüsen'' sein sollen, die zur Erklärung des Übergewichts herhalten müssen, dann sind es vor allem die Speicheldrüsen. Mit anderen Worten: Auch bei der lithiumbedingten Gewichtszunahme ist und bleibt die Maßnahme Nr. 1 eine Verminderung der Kalorienzufuhr, ggf. mit strenger Diätkontrolle. Dadurch läßt sich in der Tat ein befriedigender Erfolg erzielen. Und dies betrifft nicht nur die Zufuhr fester Nahrung, sondern auch die erwähnten zu süßen oder kalorienhaltigen Getränke (s. o.).

Kalorienkontrolle heißt aber nicht gleich Schlankheitskur, möglicherweise noch mit Appetitzüglern. Das würde den Körperhaushalt tüchtig durcheinanderbringen, mit allen Folgen. Und selbst wenn man eine maßvolle Diät betreibt, muß man vor allem auf eine ausreichende Natriumzufuhr, d. h. Kochsalz achten. Bei übergewichtigen Patienten wird der Arzt regelmäßig die Blutzuckerwerte bestimmen, um die Entwicklung eines Diabetes mellitus (Zuckerkrankheit) möglichst frühzeitig zu erkennen und dann gezielt zu behandeln.

Die lithiumbedingte Gewichtszunahme ist zwar keine ernste oder – in den meisten Fällen – auch nur gesundheitsbeeinträchtigende Nebenwirkung, sie ist aber unangenehm bis lästig und oft genug belastend. Das kann dazu führen, daß man – bewußt oder unbewußt – Punkte gegen eine längerfristige Rückfall-Vorbeugung zu sammeln beginnt. Am Schluß steht vielleicht die Entscheidung, auf diesen Rückfallschutz zu verzichten. Doch das pflegt dann rasch mit den „verlorenen Monaten" einer tiefen Schwermut oder krankhaften Hochstimmung bezahlt zu werden – letztlich aus ästhetischen Gründen.

Weitere körperliche Nebenwirkungen

Abschließend sei noch auf eine Reihe *weiterer körperlicher Nebenwirkungen* unter Lithiumbehandlung hingewiesen. Dazu gehört beispielsweise der Anstieg der weißen Blutkörperchen, der Leukozyten. Eine solche Leukozytose ist aber 1. dosisabhängig und 2. meist harmlos. Sie geht nach Absetzen der Medikation innerhalb von Tagen wieder zurück. Natürlich wird der Arzt andere Möglichkeiten eines Leukozytenanstiegs ausschließen, insbesondere einen Infekt.

Schließlich gibt es bisweilen noch andere Störungen des Blutbildes, eine Verminderung von sexuellem Verlangen und Potenz (gelegentlich aber auch Steigerung der Libido), vermehrten Speichelfluß, Kopfschmerzen und Nackendruck, Bewegungsstörungen (z. B. Steifigkeit), dezente Schwindelerscheinungen, metallischen Geschmack im Mund, Krampfanfälle u. a. Dies alles ist jedoch sehr selten und in der Mehrzahl der Fälle kein Grund, die Lithiummedikation zu reduzieren oder gar abzusetzen.

Psychische Nebenwirkungen

Die *psychischen bzw. geistigen Nebenwirkungen* sind zwar dezent und dürften der Mehrzahl der Patienten kaum auffallen. Sie können aber auch auf ihre Weise so beeinträchtigen, daß ein Behandlungsabbruch zur Diskussion steht.

Art und Häufigkeit seelischer Begleiterscheinungen sind schwer zu fassen und stehen natürlich in Zusammenhang mit der Grundkrankheit. In einer Depression beispielsweise sind die sogenannten kognitiven Leistungen (vom lateinischen: cognoscere = erkennen) mehr oder weniger gestört. Und auch der Maniker überschätzt seine geistige Leistungsfähigkeit gründlich, selbst wenn diese beim ersten Eindruck verbessert erscheint. Später kommt es dann zu einem Erschöpfungssyndrom, mit dem er für diesen „Kahlschlag der Reserven" bezahlen muß – auf allen Ebenen.

In einer milden manischen, d. h. maniformen Phase (Hypo- oder Submanie) kann allerdings die geistige Leistungsfähigkeit fruchtbar angeregt sein. Wer also nur solche leichteren, in günstigeren Fällen sogar verwertbaren Hochstimmungen hat und sie unter Lithiumbehandlung schmerzlich vermißt, der fühlt sich natürlich benachteiligt. Aber auch sonst kann man unter einer Langzeitmedikation gelegentlich Klagen über Störungen von Konzentration und Merkfähigkeit, rascher Auffassungsgabe, Präzision des Denkens und vor allem Kreativität (schöpferische Kraft) hören.

Selbst die Persönlichkeit, die Wesensart, die Charakterstruktur scheinen irgendwie verändert – so meinen manche und fühlen sich „eigenartig beeinträchtigt": Leistungsfähigkeit, Entschlußkraft, Vitalität, Dynamik, körperliche Frische, Produktivität, Ideenfluß, Phantasie, geistige Beweglichkeit, „innere Freiheit" usw. Alles scheint "leicht gedämpft", „das Leben wirkt irgendwie grauer als zuvor".

Natürlich trifft das nur manche Patienten, vorzugsweise intellektuell Geforderte. Zudem ist diese Klage vielschichtig: Sie kann auch zum Vorwand werden für alltägliche Befindensschwankungen, das früher eher tolerierte Auf und Ab, für das jetzt ein "Prügelknabe" gesucht wird. Und dennoch: Diese Nebenwirkungen sind ernstzunehmen, auch wenn sie wissenschaftlich schwer zu objektivieren sind. Ggf. muß man sich Gedanken machen über eine Dosisminderung, vielleicht sogar über ein Ausschleichen der Lithiumsalze, u. U. durch Carbamazepin ersetzt. Allerdings will jeder Schritt gut überlegt sein: Das Risiko einer nur einzigen Phase von Schwermut oder von manischem Chaos ist nicht zu vergleichen mit diesen eher dezenten Einbußen.

Schließlich soll noch an ein Phänomen erinnert werden, das zwar als Nebenwirkung beklagt, in Wirklichkeit aber auch ein Therapieerfolg sein kann: Bei nur gemilderten manischen oder depressiven Phasen, ja, selbst bei weitgehend stabilisierter Gesundheitslage kann es während der früheren kritischen Zeiten (z. B. Frühjahr, Herbst) auch einmal zu "verdünnten" Symptomen kommen. Diese pflegen dann gleichsam nur kurz und erträglich an das zu erinnern, was jetzt ohne Lithiumschutz zu erwarten wäre: der volle Krankheitsausbruch. Bei einer leichteren, d. h. maniformen „Überdrehtheit" ist das problemlos hinnehmbar, kann sogar zu einer erwünschten Aktivierung werden. Dagegen können sich bei einer unterschwellig aufglimmenden depressiven Phase, die vom Lithium nicht völlig niedergehalten werden kann, schon einmal hinderliche Krankheitszeichen zeigen, insbesondere auf seelischem und vor allem geistigem Gebiet: Merk- und Konzentrationsstörungen, Schwunglosigkeit, Vitalitäts- und Kreativitätseinbußen u. a. Sie werden dann – paradoxerweise – dem eigentlichen Wohltäter, nämlich dem Lithium, als Nebenwirkung angelastet.

Dies ist öfter der Fall, als man anzunehmen und vor allem zuzugeben gewillt ist. Manchmal verteidigen sich auch die Betroffenen: „Nein, nein, die lithiumbedingten Einbußen sind anders als die depressionsbedingten, das kann ich auseinanderhalten''. Das mag sein, doch kann es sich auch um eine Kombination beider Symptome handeln: 1. unterschwellige depressive Phase, die die Lithiumprophylaxe nicht zum Ausbruch kommen läßt sowie 2. seelisch-geistige Lithium-Nebenwirkungen. Doch selbst wenn es sich eindeutig um ein Mischbild handelt, wird sich der Patient vor allem von unerwünschten Begleiterscheinungen behelligt fühlen. Auch die Lithiumsalze sind eben ungeliebte Psychopharmaka.

Überdosierungserscheinungen und Lithiumvergiftung

Lithiumsalze sind ausgesprochen wirksame und heute unverzichtbare Arzneimittel. Leider besteht ein nur schmaler Grat zwischen wirksamer Dosis und Nebenwirkungen bzw. gar Überdosierungserscheinungen mit der Gefahr einer Lithiumvergiftung. Glücklicherweise reagiert der Organismus hier relativ vorhersehbar, fast berechenbar – was allerdings einen guten Informationsstand voraussetzt. Tatsächlich können Patient und Angehörige zu ihrer Sicherheit in eigener Initiative viel beitragen. Deshalb sind nachfolgende Aufzählungen nicht als Quelle der Angst oder gar Panikmache zu verstehen, sondern nüchtern im Kopf zu behalten und rechtzeitig zu registrieren, sollten sich entsprechende Verdachtsmomente abzeichnen. Auch sind bestimmte Situationen und Risiken zu meiden bzw. umgehend dem Arzt zu melden, wie sie bereits auf S. 322 ausführlich dargestellt wurden.

Überdosierung

Was kann nun auf eine *Überdosierung,* zumeist bei zu schnellem Dosisanstieg oder rascher Zunahme der Lithiumkonzentration im Blutserum aus anderen Gründen, hinweisen?

Warnsymptome bei Überdosierungserscheinung

– Verstärkt müde, matt, verlangsamt, träge, schläfrig, konzentrations-schwach, vorübergehend benommen bis leicht verwirrt.

– Appetitlos, ggf. Übelkeit, Erbrechen, dünner Stuhl, Durchfall, Magen-schmerzen.

– Zunehmender Durst, vermehrtes Wasserlassen.

– Muskelschwere, Muskelschwäche (,,schwere Glieder''), Muskel-zuckungen (z. B. ruckartige Armbewegungen, insbesondere beim Ein-schlafen), schwerer, unsicherer Gang, schließlich Koordinationsstörung der gesamten Bewegungsabläufe (Ataxie) usw.

– Mittelschweres bis grobschlägiges Händezittern.

– Verschiedenes: verwaschene Sprache, vermehrter Schwindel, Licht-empfindlichkeit, Zittern des Unterkiefers u. a.

Lithiumvergiftung

Patienten mit einer sich voll entwickelnden *Lithiumvergiftung* werden immer müder, matter, schläfriger, schwächer, seelisch-körperlich langsamer, schließlich desorientiert und verwirrt. Sie klagen über Abgeschlagenheit, Gedächtnisstörungen, wachsende Bewegungsunruhe, verstärkten Schwindel, vermehrte Übelkeit, quälendes Erbrechen sowie lästige Durchfälle. Das unregelmäßige Händezittern wird immer stärker, die Sprache undeutlicher und verwaschener, die Muskelzuckungen und die Muskelschwäche (vor allem im Bereich des Unterkiefers) immer ausgeprägter. Im lebensbedrohlichen Zustand ohne Lithiumstop und umgehende ärztliche Hilfe wären schließlich Krampfanfälle, Stupor (seelisch-körperliche Erstarrung), Delir (Bewußtseinstrübung mit Verwirrtheit, Sinnestäuschungen, Wahnideen und ggf. Erregungszuständen), zuletzt Schock und Koma (tiefer Bewußtseinsverlust) zu erwarten. Und am Ende ein Herzstillstand.

Glücklicherweise ist dieser Ausgang extrem selten, wenigstens was die ungewollte, irrtümliche Lithiumvergiftung anbelangt (über die Suizidgefahr s. S. 349). In den allermeisten Fällen sind die Warnsymptome so charakteristisch, daß es zu schwereren Folgen gar nicht erst kommt. Das allerdings setzt natürlich einen guten Informationsstand voraus. Der wichtigste Schritt ist das Daran-Denken mit ersten gezielten Maßnahmen:

> Bei *Verdacht auf eine drohende Lithiumvergiftung* Lithium sofort absetzen. Ggf. reichlich trinken lassen. Umgehend Hausarzt, notfalls Notarzt informieren und/oder eine Krankenhauseinweisung veranlassen.

Im Krankenhaus wird man sofort mit einer gezielten Behandlung beginnen: Wasser- und Elektrolythaushalt sichern, Nierenfunktion regeln (notfalls künstliche Niere), Blutdruck, Atem- und Lungenfunktion überprüfen, Infektionen verhindern, ggf. Hämodialyse (Blutwäsche), u. U. mehrfach. Überwachung des Patienten über einen längeren Zeitraum unerläßlich.

Suchtgefahr

Lithiumsalze machen *nicht abhängig,* auch unter langjähriger Gabe nicht. D. h., es entwickelt sich keine Toleranz mit der Notwendigkeit einer Dosiserhöhung, um die gleiche Wirkung sicherzustellen. Auch finden sich nach Absetzen keine Entzugserscheinungen, wie bei süchtig machenden Arzneimitteln (z. B. Psychostimulanzien, Beruhigungsmittel vom Benzodiazepin-Typ usw.).

> Lithiumsalze machen nicht süchtig, auch nicht nach jahrelanger Einnahme.

Absetzsymptome

Lithiumsalze machen nicht süchtig und deshalb auch keine Entzugserscheinungen. Bei zu raschem Ausschleichen oder gar abruptem Absetzen kann es jedoch zu sogenannten *Absetzsymptomen* kommen: Ängstlichkeit, Reizbarkeit, labile Gemütslage, innere Unruhe usw.

Außerdem ist nach Absetzen im allgemeinen und zu raschem Ausschleichen oder gar plötzlicher Therapieunterbrechung im speziellen mit einer raschen Rückfallgefahr manischer, depressiver oder schizoaffektiver Psychosen zu rechnen („Absetzrezidive").

In diesem Zusammenhang ist aber auch an das Phänomen der „psychologischen Fixierung" zu erinnern: Die *„psychologische Fixierung"* hat nichts mit den biochemisch begründeten Entzugserscheinungen zu tun, die man ihrerseits in körperliche und seelische unterteilen kann. Hier handelt es sich um eine Art „psychologische Gewöhnung" über Monate und Jahre hinweg:

Einerseits war man es leid, ständig Tabletten schlucken zu müssen und sich dabei permanent an eine Krankheit erinnert zu sehen, die man lieber vergessen hätte. Andererseits war schon klar, daß diese ungeliebten Tabletten einen Sicherheitsfaktor darstellten, auf den man bauen konnte, an dessen Zuverlässigkeit man sich gewöhnen durfte. Jetzt werden – aus welchen Gründen auch immer – diese Tabletten langsam ausgeschlichen. Dabei kann eine gewisse ängstliche Verunsicherung nicht ausbleiben, von den langfristig eingeschliffenen Verhaltensweisen (tägliche Tabletteneinnahme) ganz zu schweigen. Auch die „psychologische Fixierung" kann also zu Beeinträchtigungen führen, die mit den oben erwähnten Absetzsymptomen zusammenfallen.

Wirkverlust von Lithiumsalzen

Lithiumsalze sollen nach den bisherigen Erkenntnissen keine wesentliche (?) Abschwächung ihrer Wirkung zeigen, selbst nach jahrelanger Einnahme. Zwar gibt es auch gegenteilige Meinungen, doch kann man in der Regel mit einem weitgehend gleichbleibenden Therapieeffekt rechnen.

Suizidgefahr

Die Lithiumsalze haben sich als eine der wirkungsvollsten Maßnahmen gegen *Selbsttötungsabsichten* erwiesen. Das ist einer ihrer großen Verdienste. Leider sind sie selber nicht ungefährlich, wenn sich jemand damit das Leben nehmen will. Dies ergibt sich nicht zuletzt aus den Überdosierungserscheinungen und Vergiftungsmöglichkeiten, wie sie ausführlich dargelegt wurden. Allerdings ist dieser Schritt relativ selten, wohl auch aus der Vermutung heraus, daß das

Endergebnis letztlich nicht absehbar, die vorausgehenden Folgen aber ausgesprochen unangenehm ausfallen können.

Sollte der Arzt diesbezüglich Verdacht schöpfen, wird er nur die kleinsten Packungseinheiten verschreiben und die Einnahme durch einen regelmäßigen Lithium-Blutplasmaspiegel kontrollieren.

Verkehrsteilnahme

Eine Reihe möglicher Nebenwirkungen durch Lithiumsalze kann die Wachheit und damit Reaktionsfähigkeit beeinträchtigen. Deshalb sollte die *aktive Teilnahme am Verkehr* mittels Pkw, Motorrad, Moped, Mofa und Fahrrad in der *ersten* Zeit unterbleiben, bis sich Arzt, Patient und Angehörige gemeinsam zur langsam gesteigerten und stets kontrollierten Wiederaufnahme der Fahrpraxis entschließen. Bei entsprechender Gewöhnung und ohne zusätzliche Belastungen pflegen die meisten Patienten keine ernstere Einbußen zu zeigen. Doch sei auch hier der – für alle Psychopharmaka geltende – Hinweis betont, der weniger ein medizinisches, eher ein menschliches Problem darstellt:

> Selbst bei einem unverschuldeten Unfall kann die Gegenseite juristische Schwierigkeiten bereiten, wenn sie – wie auch immer – herausbekommt, daß „Medikamente im Spiel" sind.

Arbeitsplatz

Das gleiche gilt für *gefährliche Arbeitsplätze* (z. B. rotierende Maschinen, Sturzgefahr usw.). Dies betrifft vor allem plötzliche Versetzungen wegen Urlaubs- oder Krankheitsvertretung, die die sonst notwendigen Vorsichtsmaßnahmen für den Betroffenen unvorbereitet außer Kraft setzen.

Zusammenfassung

Die Aufzählung von Nebenwirkungen oder gar bedrohlichen Vergiftungserscheinungen kann irritieren. Glücklicherweise sind sie jedoch selten. Meist werden die ersten Anzeichen rechtzeitig registriert, richtig gedeutet und gezielt abgefangen (Hausarzt informieren!). Auf was ist zu achten?

Gegenanzeigen (Nierenfunktionsstörungen, Herz- und Kreislauferkrankungen, Schwangerschaft u. a.) sowie Vorsichtsmaßnahmen und Anwendungsbeschränkungen berücksichtigen: Kindes- und höheres Lebensalter, bestimmte Krankheitsbilder, riskante Situationen (Fieber, starkes Schwitzen, Erbrechen, Durchfall, kochsalzarme Diät, Abmagerungskuren, Diuretika). Arzneimittel-Wechselwirkungen mit anderen Medikamenten nicht vergessen.

Vor Behandlungsbeginn (sofern möglich) entsprechende Voruntersu-
chungen und Risiko-Abklärungen durchführen. Einnahmehinweise sowie Einstellung und Anpassung der Lithiumdosis beachten. Regelmäßige Bestimmung des Lithiumspiegels sowie ggf. weitere Verlaufskontrollen.

Bei den Nebenwirkungen sind möglich: Händezittern, Herz-Kreislauf-
Wirkungen, Schilddrüsen- und Nierenfunktionsstörungen, Durst und
häufiges Wasserlassen, Hauterscheinungen, Magen-Darm-Störungen,
Ödeme, Gewichts- zunahme u. a. In seelischer und geistiger Hinsicht
wird vor allem über Beeinträchtigung von Vitalität, Entschlußkraft,
körperlicher Frische, Produktivität, Ideenfluß, Phantasie, geistiger Beweglichkeit und „innerer Freiheit" geklagt.

Warnsymptome bei Überdosierung sind: verstärkt müde, matt, verlangsamt, träge, schläfrig, konzentrationsschwach, benommen, verwirrt,
appetitlos, Übelkeit, Erbrechen, dünner Stuhl, Durchfall, Magenschmer-
zen, zunehmender Durst, vermehrtes Wasserlassen, Muskelschwere,
Muskelschwäche, Muskelzuckungen, Gang- und sonstige Koordinationsstörungen, grobschlägiges Händezittern, verwaschene Sprache, verstärkter Schwindel, Lichtempfindlichkeit u. a.

Ein ernster Wirkverlust sowie eine Suchtgefahr sind nicht zu befürchten. Doch können bei abruptem Absetzen sogenannte Absetzsymptome
drohen: Ängstlichkeit, Reizbarkeit, labile Gemütslage, innere Unruhe.
Selbsttötungsabsichten mit Lithiumsalzen sind nicht ungefährlich. Vorsicht bei gefährlichen Arbeitsplätzen und Teilnahme am Verkehr zu
Beginn der Einstellung auf Lithium.

Insgesamt gilt Lithium heute nach seinem verzögerten Start weltweit
als das wichtigste und sicherste Vorbeugemittel bei manisch-depressiven, rein depressiven und manischen Erkrankungen. Alternative Überlegungen können dieses Therapie- und Prophylaxe-Programm wirkungsvoll ergänzen, aber wohl nicht voll ersetzen.

Fazit: Die Lithiumbehandlung ist keine Therapie ohne Beeinträchtigung und Risiken. Doch ein medikamentös gut eingestellter und zuverlässiger Patient hat vor allem Nutzen und kaum ernstere Probleme zu
erwarten. Damit ist die Lithium-Vorbeugung – gemessen an dem, was
sie zu verhindern vermag –, einer der großen Meilensteine in der Behandlung seelischer Störungen.

Alternativen zur Prophylaxe und Therapie manischer Zustände

Um die Risiken einer Lithiumbehandlung zu umgehen und weil es auch bei der Lithiumvorbeugung 10 bis 20 % (nach neueren Vermutungen sogar noch deutlich mehr) Versager gibt, hat man seit jeher nach *Alternativen* gesucht. Seit Beginn der 70er Jahre setzt man neben Lithium vor allem auf bestimmte *Antiepileptika* in der Rückfall-Prophylaxe bei Depressionen und manischen Zuständen. Dabei handelt es sich einerseits um *Carbamazepin*, das in anderen Ländern für diese Indikation schon länger im Einsatz ist und inzwischen auch in Deutschland hierfür zugelassen wurde. Carbamazepin gilt inzwischen als eine der bestuntersuchten Substanzen. Zum anderen erforscht man in dieser Hinsicht den Langzeiteffekt von *Valproinsäure,* da sich auch mit dieser Substanz gute Behandlungsresultate abzeichnen.

Carbamazepin

Indikationen

Carbamazepin (Handelsnamen in Deutschland, Österreich oder der Schweiz: Carbagamma®, Finlepsin®, Fokalepsin®, Tegretal®, Timonil®, Sirtal®, Neurotop®, Tegretol® u. a.) ist ein seit über 30 Jahren bewährtes Antiepileptikum (gegen epileptische Krampfanfälle). Besonders erfolgreich ist es bei fokalen Epilepsien und Grand mal-Anfällen. Schon früh deckte es aber auch andere Heilanzeigen ab. Beispiele: bestimmte Neuralgien (anfallsweise auftretende Schmerzen im Ausbreitungsgebiet eines Nerven, z. B. des Gesichtsnerven Trigeminus = Trigeminusneuralgie), Neuropathien (Nervenschädigungen verschiedener Ursachen), nichtepileptische Anfälle, ferner Mißempfindungen, Schmerzattacken, Anfallsverhütung beim Alkoholentzugssyndrom unter stationären Bedingungen usw. Neuerdings diskutiert man darüber, ob man durch die Gabe von Carbamazepin nicht auch bei schizophrenen Psychosen die dafür erforderlichen Neuroleptika niedriger dosieren und damit nebenwirkungsärmer einsetzen kann. Auch bei aggressiven Verhaltensstörungen ist ein Therapieversuch erwägenswert und in manchen Fällen sogar erstaunlich wirksam.

Schon früh fiel auf, daß sich Carbamazepin in der Anfallsbehandlung auch positiv auf psychische Begleitstörungen auswirkte. So fand man beispielsweise bei Epilepsie-Kranken eine Verbesserung von Aufmerksamkeit, Merk- und Konzentrationsleistung, einen Rückgang von Angst und depressiven Verstimmungen und sogar von Reizbarkeit und Aggressivität. Deshalb fragte man sich, ob man Carbamazepin nicht auch bei rein seelischen Störungen nutzen könnte. Das erwies sich als richtig. Inzwischen hat es sich auch als Medikament zur Rückfallvorbeugung bei manisch-depressiven Erkrankungen und bei schizoaffektiven Psychosen sowie zur Akutbehandlung bei einer manischen Phase bewährt.

Die wichtigste psychiatrische Indikationen ist sicher die Prophylaxe manisch-depressiver Phasen. Dies insbesondere bei Lithium*un*verträglichkeit, bei fehlender oder unbefriedigender Lithium-Wirkung, wenn eine Lithiumbehandlung abgelehnt oder unmöglich wird (z. B. aufgrund unerträglicher Nebenwirkungen) und wenn mehr als drei Krankheitsphasen pro Jahr zu ertragen sind, was man als „rapid cycling" (s. S. 13) bezeichnet.

Behandlung manischer Phasen: Lithium und Carbamazepin werden als Mittel der Wahl bei akuten Manien empfohlen. Die Realität sieht allerdings anders aus. Offenbar wird im deutschsprachigen Bereich nur ein Viertel der Patienten sofort auf Lithium oder Carbamazepin oder beides neu eingestellt. Das ist einerseits schwer verständlich, wird aber andererseits bald nachvollziehbar, wenn man sich einmal mit der Behandlungsrealität einer akuten Manie im Alltag vertraut macht. Im allgemeinen aber kann man davon ausgehen:

Die Wirkung von Carbamazepin in der Akutbehandlung einer manischen Phase setzt relativ rasch ein. Meist kann man schon innerhalb der ersten Behandlungstage einen Effekt registrieren, vor allem in bezug auf Antriebssteigerung, Unruhe, Schlafstörungen, Reizbarkeit usw. Damit „greift" Carbamazepin offenbar etwas schneller als die Lithiumsalze (s. S. 307), jedoch langsamer als Neuroleptika (s. S. 295). Auch wird es von den Patienten als besser verträglich geschildert. Die Betroffenen fühlen sich weniger gedämpft oder gar „eingemauert".

Doch kann man mit Carbamazepin allein nur leichte bis mittelgradige manische Zustände behandeln. In schwereren Fällen, insbesondere mit ausgeprägter Umtriebigkeit oder gar Aggressivität wird man um die zusätzliche Verabreichung von hoch- und niederpotenten Neuroleptika nicht herumkommen. Dabei können in dieser Kombination die Neuroleptika aber etwas niedriger und damit nebenwirkungsärmer dosiert werden. Auch kann man Carbamazepin mit Lithium (sowie evtl. zusätzlich vorübergehend mit Benzodiazepin-Tranquilizern) gemeinsam verabreichen, was allerdings besondere Vorsichtsmaßnahmen erfordert (s. S. 368).

Wenn man schon vorher weiß, mit welcher Substanz man die langfristige Rückfall-Vorbeugung weiterführen will, kann es sich als sinnvoll erweisen, damit auch die Akuttherapie zu beginnen. Dadurch muß später nicht mehr umgestellt werden, der Patient hat sich bereits an „sein" Medikament gewöhnen können. Diese Entscheidung betrifft in der Regel also die Lithiumsalze oder das Carbamazepin.

Die besten Ergebnisse kann man in der Regel dann erreichen, wenn bereits ein prophylaktischer Carbamazepin-Serumspiegel vorliegt, der im Falle einer akuten Manie dann nur angehoben werden muß. Selbst bei scheinbaren oder relativen Therapieversagern mit Carbamazepin kann eine langfristige Prophylaxe deshalb sinnvoll sein, weil man dann den Rückfall schneller und wirkungsvoller in den Griff bekommt.

Behandlung depressiver Phasen: Zur Behandlung depressiver Phasen ist Carbamazepin weniger geeignet. Hier sind die Antidepressiva die wichtigste Therapiemaßnahme, die in der überwiegenden Zahl der Fälle ja auch erfolgreich ist. Trotzdem konnte man schon früh feststellen, daß sich auch depressive Verstimmungen in etwa jedem dritten bis zweiten Fall nach Carbamazepingabe zumindest befriedigend aufhellen. Wenn also die Depression auf kein Antidepressivum anspricht, kann man eine akute Depressions-Behandlung auch mit Carbamazepin versuchen.

Rückfall-Vorbeugung: Der wichtigste Anwendungsbereich von Carbamazepin aber ist die sogenannte *Rezidivprophylaxe,* d. h. eine vorbeugende Behandlung zur Vermeidung eines Rückfalls. Dabei erreicht Carbamazepin in etwa die gleiche Wirksamkeit wie die Lithiumsalze, nämlich rund 70 %. Das heißt, daß bei zwei Dritteln aller Patienten unter einer regelmäßigen (!) Einnahme von Carbamazepin entweder keine weiteren depressiven oder manischen Phasen mehr eintreten oder die gesunden Zwischenzeiten (,,freien Intervalle'') verlängert werden können bzw. daß sich die depressiven und manischen Phasen verkürzen lassen oder zumindest milder verlaufen. Es ist schon ein Fortschritt, daß man dadurch viele Patienten mit depressiven und manischen Phasen ambulant betreuen, d. h. eine stationäre Behandlung im Fachkrankenhaus immer häufiger vermeiden kann. Auch Carbamazepin kann deshalb zu einer positiven Lebensgestaltung aller Betroffenen beigetragen.

Leider kann man auch durch Carbamazepin letztlich nicht im ursprünglichen Sinne des Wortes ,,geheilt'' werden. Das ist aber auch für eine Reihe anderer, seelischer und organischer, Krankheiten nicht möglich. Man denke nur an den Diabetes mellitus (Zuckerkrankheit), der ebenfalls eine Dauerbehandlung notwendig macht. Immerhin läßt sich durch eine Langzeittherapie mit Carbamazepin (oder Lithiumsalzen) ein weitgehend ,,normales'' Leben im zwischenmenschlichen, familiären, nachbarschaftlichen und beruflichen Bereich erreichen. Das war noch den meisten Betroffenen unserer Großeltern-Generation nicht vergönnt!

Einen besonders guten vorbeugenden Effekt zeigt Carbamazepin bei den sogenannten ,,schnellen Phasenwechslern'' (rapid cycling – s. S. 13) und wohl auch bei einigen schizoaffektiven Psychosen (s. S. 141).

Wirkungseintritt

Carbamazepin wird unterschiedlich schnell resorbiert, je nach galenischer Form. Nach einmaliger Einnahme einer nicht-retardierten Carbamazepin-Tablette wird die höchste Konzentration im Blut nach etwa vier bis acht Stunden erreicht. Bei Tabletten mit verzögerter Wirkstoff-Freisetzung, den Retardtabletten, liegt der Zeitpunkt der maximalen Plasma-Konzentration bei etwa 14 bis 24 Stunden nach Verabreichung einer Einzeldosis. Die Retard-Formen erreichen eine deutlich stabilere Plasma-Konzentration und damit einen günstigeren Effekt ohne störende Wirkungsschwankungen. Die normalen Tabletten mit schnellerem Wirkungseintritt sind deshalb effektiver bei manischer

Erregung (Akuttherapie), die Retard-Tabletten günstiger bei der Rückfall-Vorbeugung. Zudem kann die Tagesdosis auf zwei oder gar eine Einnahme reduziert werden. Retard-Tabletten mit kontinuierlicher Wirkstofffreisetzung wirken sich auch mildernd auf mögliche Begleiterscheinungen aus.

Im Akutfall der Manie, also zur Dämpfung von Antriebssteigerung, Erregungszuständen und auch gegen manische Schlafstörungen wirkt Carbamazepin innerhalb weniger Tage. Der phasenverhütende Effekt hingegen kann meist erst nach Monaten erreicht werden. Tritt also trotz regelmäßiger Einnahme zuvor erneut ein Rückfall auf, ist die Enttäuschung groß. Doch das muß nicht sein, vorausgesetzt, der Patient ist rechtzeitig aufgeklärt worden. Meist sind diese hartnäckigen manischen oder depressiven Phasen nach Beginn einer Rezidivprophylaxe wenigstens weniger ausgeprägt und kürzer. Man darf sich also nicht entmutigen lassen, sondern sollte sich bei den ersten Warnsymptomen umgehend an den Arzt wenden. Dieser wird dann entweder die Dosis von Carbamazepin erhöhen und/oder mit einem zusätzlichen Medikament eingreifen, also einem Neuroleptikum bei der Manie bzw. einem Antidepressivum bei depressiver Herabgestimmtheit. Dadurch bleibt es dann wenigstens bei einer ambulanten Behandlung, jedenfalls in der überwiegenden Zahl der Fälle.

Halbwertszeit

Ein wichtiger Therapiefaktor ist die sogenannte Plasma-Eliminations-Halbwertszeit, kurz Halbwertszeit genannt. Sie definiert die Verweildauer der jeweiligen Substanz im Organismus, ist also jene Zeit, in der die Plasmakonzentration um die Hälfte reduziert wird – oder kurz und allgemeinverständlich ausgedrückt: wie lange die Substanz wirklich wirkt.

Die Halbwertszeit von Carbamazepin ist relativ kurz. Bei wiederholter Dosis liegt sie zwischen 5 und 26 Stunden. Diese große Schwankungsbreite ist auf unterschiedliche Stoffwechselfaktoren zurückzuführen. Im Laufe der Behandlung nimmt die Halbwertszeit sogar noch ab. Nach 20 bis 30 Tagen hat sich die Situation jedoch stabilisiert.

Auf jeden Fall ist beim Carbamazepin eine regelmäßige Tabletten-Einnahme unerläßlich, um keine unnötigen Wirkungsschwankungen und damit Risiken im medikamentösen Schutz zu provozieren.

Behandlungsdauer und Absetz-Risiken

Nutzt man Carbamazepin zur *Akutbehandlung* einer Manie (seltener Depression), richtet sich die Therapiedauer nach dem Beschwerdebild. Allerdings wird man auch hier trotz Abklingen der entsprechenden Symptome das Medikament in der Regel noch mehrere Wochen oder gar Monate in unveränderter Dosis weitergeben. Dadurch läßt sich die Normalisierung wirkungsvoller stabilisieren. Nur der Arzt darf – nach Rücksprache mit dem Patienten und ggf. den Angehörigen – das Absetzen des Carbamazepins veranlassen. Er wird es jedoch nie ohne Not abrupt weglassen, sondern so gut wie immer ausschleichen, d. h.

schrittweise, und zwar ganz langsam reduzieren. Ansonsten provoziert man unnötige Rückfälle und sogar sogenannte Absetzsymptome bis hin zur Gefahr epileptischer Anfälle (s. später).

Die *vorbeugende Behandlung* oder *Rezidivprophylaxe* mit Carbamazepin ist dagegen eine langfristige, d. h. jahrelange Therapie. In Einzelfällen ist sie sogar „lebensbegleitend", wie das ein wenig beschönigend genannt wird. Für alle Betroffenen ist es erst einmal ein „Schock", wenn ihnen der Arzt das eröffnet. Ein ganzes Leben lang Medikamente einnehmen müssen, das empfinden viele als schwere Beeinträchtigung, fast als „demütigende Behinderung", auf jeden Fall als lästig. Das ist richtig, es ist eine Entscheidung von großer Tragweite. Zum anderen aber – das muß immer wiederholt werden – ist die Mühsal und psychische Belastung einer Langzeit- oder gar Dauermedikation in nichts zu vergleichen mit nur einem einzigen manischen oder depressiven Rückfall. Und wieder und wieder muß darauf hingewiesen werden: Noch unsere Großeltern kannten diese segensreiche Erleichterung – eine medikamentöse Therapie zur Rückfallverhütung – nicht. Da galt es, jede Depression und jede Manie in voller Wucht und ganzer Länge durchzustehen – und vor allem in dem deprimierenden Bewußtsein, daß auch der nächste Rückfall nicht aufzuhalten ist.

Die Regel ist allerdings, daß in enger Zusammenarbeit mit Haus- und Nervenarzt/Psychiater zuerst einmal eine vorbeugende Behandlung „für einen gewissen Zeitraum" ins Auge gefaßt wird. Meist sind das einige Jahre. Dann wird man sehr ausgiebig das weitere Vorgehen diskutieren müssen. Sind die Nebenwirkungen oder sonstigen Folgen nachhaltig beeinträchtigend bis schwerwiegend oder hat sich das Medikament tatsächlich als wirkungslos erwiesen, wird die Entscheidung leichter fallen. Oft aber ist es die irrtümliche Meinung, die jahrelange Rückfallfreiheit könne jetzt auch ohne Medikamenteneinnahme garantiert werden. Man hat die letzten manischen und depressiven Phasen und ihre unangenehmen bis qualvollen Folgen verdrängt, man ist sich plötzlich sicher, man könnte es wagen. Das aber kann ein Wunschtraum bleiben, der durch nichts belegt ist.

Weder Lithium noch Carbamazepin können die Manie, die Depression oder manisch-depressive Erkrankung, die schizoaffektive Psychose usw. heilen, sondern nur „unter Kontrolle halten". Wird das Medikament weggelassen, fällt auch der vorbeugende Schutz weg. Dies gilt vor allem für Patienten, die sowohl manische als auch depressive Phasen ertragen müssen. Sie sind bis ins hohe Lebensalter nicht dagegen gefeit, einen Rückfall zu erleiden. (Etwas günstiger stellen sich Patienten mit ausschließlich depressiven Phasen, doch auch das ist keine Gewähr.)

Paradoxerweise sind es oftmals Patienten, denen nur unvollständig geholfen werden konnte, und die deshalb das Carbamazepin enttäuscht absetzen wollen. Das ist ein verhängnisvoller Entschluß, der auf dem Trugschluß beruht, das Medikament wirke nicht. Selbst eine Milderung des Beschwerdebildes und eine Abkürzung der Krankheitsdauer sind ja ein Erfolg. Eine Linderung unter Dauermedikation ist allemal besser als keine Tabletteneinnahme – und dafür ständig drohende Rückfälle.

Wenn aber, aus welchem Grund auch immer und nur unter fachärztlicher Mitbetreuung, ein Absetzversuch von Carbamazepin ins Auge gefaßt werden soll, so muß man – wie beim Lithium auch – ganz, ganz langsam, d. h. über Monate hinweg schrittweise zu reduzieren versuchen. Bei den geringsten Hinweisen auf einen Rückfall, sei er manisch-hochgestimmt oder depressiv-herabgestimmt, muß man die Reduzierung wieder zurücknehmen. Wenn man unter einer geringen Dosis über längere Zeit seelisch stabil bleiben durfte, kann schließlich ein Absetzversuch gewagt werden. Aber auch das setzt eine weitere Mitbetreuung durch den Facharzt voraus, weil auf die geringsten Vorposten-Symptome umgehend reagiert werden muß. Wenn schließlich ganz ausgeschlichen wurde, dann pflegen ggf. der Patient, vor allem aber seine ängstlichen Angehörigen auf alles achten, also selbst auf die Frage: War das jetzt eine begründete Heiterkeit oder eine erste manische Vorahnung? Oder umgekehrt: War das jetzt eine nachvollziehbare Niedergeschlagenheit und Resignation oder das erste Symptom einer erneuten Depression? Auch das ist eine erhebliche Belastung, nämlich nicht mehr "alltägliche Stimmungsschwankungen" haben zu dürfen, ohne sich sofort sorgenvoll prüfen zu müssen: geht es wieder los?

Ein besonderes Risiko haben die sogenannten "schnellen Phasenwechsler", also die rapid-cycling-Patienten mit mehr als drei Krankheitsphasen pro Jahr. Hier ist naturgemäß das Wiedererkrankungsrisiko höher – und noch ausgeprägter nach einem vorzeitigen Behandlungsabbruch.

Auf eine letzte Erfahrung soll hier noch speziell hingewiesen werden: Patienten, die vor allem depressive Phasen, dazu noch schwere, durchmachen mußten, pflegen aus der Not heraus etwas "vernünftiger", "zuverlässiger", d. h. geduldiger zu sein und ihren Arzt seltener mit der Bitte um vorzeitigen Behandlungsabbruch in Verlegenheit zu bringen. Eine Schwermut ist eine solche Qual, daß man die Vorteile eines Langzeitschutzes realistischer sieht und seine Nachteile eher in Kauf nimmt. Anders jene wenigen Patienten, die überwiegend oder fast ausschließlich manische Phasen bekommen. Sind es leichtere Zustände von krankhafter Hochstimmung, deren soziale Konsequenzen sich in Grenzen halten, dafür aber in geistiger oder wirtschaftlicher Hinsicht nicht ohne Anregung und Vorteile bleiben, wird eine Rückfallprophylaxe ohnehin kaum ins Auge gefaßt. Aber selbst bei mittelschweren bis schweren manischen Zuständen ohne depressive Episoden kann es manchmal passieren, daß der Betroffene die Folgen bzw. das Rückfallrisiko bewußt oder unbewußt relativiert, weil eine selbst krankhafte Hochstimmung durchaus ihren Reiz haben kann. Dann muß man bisweilen harte Überzeugungsarbeit leisten und vor allem die Angehörigen einspannen, denen ja ein großer Teil der manischen Last aufgebürdet wird.

Auf jeden Fall gibt es nicht nur Depressionen, sondern auch manische Zustände bis ins hohe Lebensalter, weshalb man eigentlich nie in der Lage ist, grundsätzlich auf eine "physiologische" Befreiung von diesem Leiden zu hoffen. Das hört sich erst einmal traurig an, war es aber nur bis zur Mitte dieses

Jahrhunderts. Denn seither gibt es rückfallverhütende Substanzen – lästig vielleicht, aber wirkungsvoll.

Untersuchungen vor Behandlungsbeginn

Vor jeder Behandlung mit einem wirkungsvollen Arzneimittel muß der Arzt abklären, was gegen eine solche medikamentöse Therapie sprechen könnte bzw. wo besondere Vorsicht angebracht ist. Dies gilt auch für Carbamazepin. Folgende Gesichtspunkte wird deshalb der behandelnde Arzt mit seinem Patienten zuvor erörtern:

1. *Vorerkrankungen:* Dazu gehören vor allem Herz-Kreislauf- und Leberfunktionsstörungen, Blutkrankheiten, Zuckerkrankheit und grüner Star (Glaukom). Dazu frühere allergische Reaktionen auf Medikamente oder sonstige Substanzen u. a. Weitere Einzelheiten s. die Kapitel Nebenwirkungen, Gegenanzeigen/Vorsichtsmaßnahmen und Schwangerschaft.
2. *Arzneimittel-Wechselwirkungen:* s. S. 367.
3. *Ernährungsweise und Genußmittel:* Auch die Ernährungsweise (z. B. Diät) und Genußmittel (z. B. Alkohol und Nikotin) können für die Behandlung eine Rolle spielen und müssen deshalb zuvor besprochen werden.
4. *Berufs- und Freizeitaktivitäten:* Carbamazepin kann vor allem zu Behandlungsbeginn müde machen, das Konzentrationsvermögen einschränken und die Koordination (z. B. den Gang) beeinträchtigen. Dies muß man wissen, und zwar sowohl in beruflicher Hinsicht (z. B. Sturzgefahr, rotierende Maschinen) als auch in der Freizeit. Sport ist zwar unter Carbamazepin-Behandlung nicht nur erlaubt, sondern wünschenswert, da jede körperliche Betätigung stimmungsstabilisierend, aktivierend und kräftigend wirkt, aber anfangs unter entsprechender Vorsicht durchzuführen. Wichtig ist dabei auch eine ausreichende Flüssigkeitszufuhr.
5. *Kinderwunsch:* Jede Frau im gebärfähigen Alter muß besondere Vorsichtsmaßnahmen ergreifen. Dies gilt auch oder gerade bei Einnahme der „Pille", deren Wirkung unter Carbamazepin nicht mehr gewährleistet sein kann, also auch für eine mögliche Schwangerschaft. Das muß umgehend mit Hausarzt, Gynäkologen und Psychiater/Nervenarzt abgesprochen werden (s. das Kapitel Schwangerschaft und Stillzeit).

Dosierung

Die therapeutisch wirksame Dosis von Carbamazepin ist individuell, d. h. von Patient zu Patient verschieden. Sie läßt sich nur im Laufe der Zeit in enger Zusammenarbeit zwischen Patient, Angehörigen, Hausarzt und Psychiater/Nervenarzt ermitteln. Dadurch können die Wirkung optimiert und Zahl und Intensität der Begleiterscheinungen so gering wie möglich gehalten werden. Carbamazepin und Lithium sind besondere Arzneimittel. An ihren Wirkeffekt werden große Hoffnungen geknüpft, ein Rückfall ist qualvoll oder folgenreich, die Nebenwirkungen müssen sorgfältig im Auge behalten und nach und nach zurückgedrängt werden. Das setzt eine große Therapietreue des Patienten voraus (Fachausdruck: Compliance).

Dosierung: Für die häufigere Rückfall-Vorbeugung und damit Langzeitbehandlung liegt die übliche Dosis von Carbamazepin im Bereich von 200 bis 400 mg täglich, ggf. bis zu 800 mg pro Tag. Die Einstellung erfolgt mit Hilfe von Blutspiegelkontrollen (s. u.). Bei der Akutbehandlung einer Manie sind in der Regel höhere Dosen erforderlich.

Aufdosierung: Um Begleiterscheinungen zu vermeiden, wird Carbamazepin „eingeschlichen", d. h. seine Dosis wird schrittweise erhöht. Dabei beginnt man mit 100 bis 200 mg/Tag und steigert nach jeweils zwei Tagen bis zu einer Woche (je nach Verträglichkeit) um 100 bis 200 mg, falls erforderlich.

Dosisverteilung: Carbamazepin in nicht-retardierter Form sollte über den Tag verteilt eingenommen werden, d. h. in drei bis vier Gaben. Damit kann man Schwankungen des Plasmaspiegels möglichst gering halten, wodurch auch weniger unerwünschte Wirkungen drohen. Die Retardpräparate mit verzögerter Wirkstofffreisetzung und weitgehend konstanten Plasmaspiegeln ermöglichen eine Verteilung der Tagesdosis auf ein bis zwei Gaben.

Einnahmezeit: Carbamazepin wird in der Regel während oder nach den Mahlzeiten unzerkaut und mit etwas Flüssigkeit eingenommen.

Alter und Dosishöhe: Der ältere Mensch reagiert auf die meisten Arzneimittel empfindlicher als Patienten in mittleren und jungen Jahren. Dies gilt auch für Carbamazepin. Deshalb soll es hier noch langsamer eingeschlichen, insgesamt niedriger dosiert und während der Behandlung noch sorgfältiger überwacht werden.

Regelmäßigkeit der Einnahme: Carbamazepin muß regelmäßig eingenommen werden. Falls eine Dosis vergessen wurde, braucht man zwar nicht in Panik zu verfallen, es sollte jedoch eine Warnung sein. Denn bei wiederholtem Vergessen droht ein Rückfall. Auch eine versehentliche zusätzliche Einnahme ist erst einmal kein ernstes Problem. Sie kann aber zu Überdosierungserscheinungen führen (s. S. 371), die es dann zumindest zu kennen gilt, um nicht in Aufregung zu geraten.

Für das praktische Vorgehen gilt: Wurde eine Carbamazepin-Dosis vergessen, kann man innerhalb von zwei bis drei Stunden nach Überschreiten der üblichen Einnahmezeit die vergessene Dosis nachholen. Bei Retard-Tabletten können es bis zu sechs Stunden später sein. Liegt der Zeitpunkt bei Normal-Tabletten mehr als drei und bei Retard-Tabletten mehr als sechs Stunden zurück, sollte man diese Dosis auslassen und mit der normalen Einnahme fortfahren. Auf keinen Fall darf man aber die Carbamazepin-Dosis nachträglich verdoppeln, um die vergessene Einnahme nachzuholen. Dies könnte zu einem vorübergehend erhöhten Plasmaspiegel mit Überdosierungserscheinungen führen. Bei Unsicherheit kann es im übrigen nicht schaden, den Arzt zu informieren.

Dauer: Einzelheiten zur Einnahmedauer s. S. 356 Im allgemeinen ist aber eine Rückfall-Vorbeugung von manischen und depressiven Phasen über Jahre hinweg geplant, im Bedarfsfalle „lebensbegleitend".

Vorsicht vor dem eigenmächtigen Absetzen: Besonders Patienten, die nach längerer Zeit beschwerdefrei sind, neigen dazu, Carbamazepin zuerst unregelmäßig einzunehmen und dann eigenmächtig abzusetzen. Das ist die selbstverschuldete Provokation eines Rückfalls. Er kann, aber muß nicht sofort erfolgen, droht aber in einem hohen Prozentsatz der Fälle. Einzelheiten dazu s. S. 356 Wenn also ein Patient – aus welchen Gründen auch immer – die Carbamazepin-Langzeitbehandlung zur Phasenprophylaxe gegen manische und depressive Zustände aussetzen will, *muß* er das unbedingt mit seinem Hausarzt besprechen, der in der Regel den Rat eines Nervenarztes/Psychiaters einholen wird, um die Folgen möglichst erträglich zu gestalten.

Kontrolluntersuchungen

Über die Untersuchungen *vor* Behandlungsbeginn s. oben. Nach Behandlungsbeginn muß vor allem das Blutbild regelmäßig kontrolliert werden (s. S. 364). Über die Häufigkeit entscheidet der Arzt, dem entsprechende Fach-Empfehlungen vorliegen. Zusätzlich sollten Kontrollen der Leberfunktion und der Elektrolyte (insbesondere Natrium) erfolgen. Empfehlenswert sind auch EKG-Kontrollen, die bei vorbestehender Herzerkrankung unerläßlich sind. Das gleiche gilt für die Ableitung der Hirnströme (EEG), vor allem bei vorbestehendem Hirnschaden bzw. bei der gemeinsamen Gabe mehrerer psychotroper Arzneimittel mit Wirkung auf das Zentrale Nervensystem. Das wichtigste aber sind die regelmäßigen

Blutspiegelkontrollen von Carbamazepin: Die Einstellung der täglichen Medikamentendosis erfolgt nach Wirkung/Nebenwirkungen und Carbamazepin-Blutspiegel. Dieser sollte in der Regel zwischen 4 bis 10 µg/ml liegen. Das entspricht 17 bis 42 µmol/l. Die Blutentnahme zur Plasmaspiegelbestimmung erfolgt vor Einnahme der morgendlichen Dosis und damit etwa 12 Stunden nach der letzten Tabletteneinnahme am Abend vorher. Dabei sollte der Abstand zwischen letzter Carbamazepin-Einnahme und Blutentnahme möglichst konstant bleiben. Nur so lassen sich die einzelnen Blutspiegel-Ergebnisse miteinander vergleichen.

Nebenwirkungen

Carbamazepin wird zwar gerne dann eingesetzt, wenn gewisse Nebenwirkungen der Lithiumsalze eine Umstellung erzwingen, doch hat auch diese Substanz ihre eigenen Begleiterscheinungen. Allerdings halten sie sich in Grenzen. Die meisten gehen nach kurzer Zeit der Behandlung von selber zurück. Mit Überraschungen, d. h. neuen Nebenwirkungen ist eigentlich nicht mehr zu rechnen, da Carbamazepin schon seit über drei Jahrzehnten bei zahlreichen Patienten eingesetzt und damit im Alltag bestmöglich geprüft werden konnte.

Die *häufigsten Begleiterscheinungen* auf einen Blick irritieren vor allem zu Beginn, was aber durch eine langsame Dosissteigerung meist vermieden werden kann:

- Erschöpfung, Schläfrigkeit, Schwindelgefühl
- Ungeschicklichkeit, Gangunsicherheit, Gleichgewichtsstörungen
- Doppelsehen
- Appetitmangel, Übelkeit und Erbrechen

Diese Nebenwirkungen sind aber nicht nur dosisabhängig, sondern gehen nach einigen Tagen wieder zurück. Dennoch muß in den ersten Behandlungswochen mit einer Herabsetzung des Reaktionsvermögens gerechnet werden, vor allem in Kombination mit Alkohol (der in erster Zeit vermieden werden muß) und mit anderen Medikamenten (s. später). Über die Konsequenzen bezüglich Arbeit an rotierenden Maschinen und Teilnahme im Straßenverkehr ab S. 370.

Im weiteren sind am ehesten noch folgende Symptome zu beobachten:

- Kopfschmerzen
- Gelenk- oder Muskelbeschwerden
- Verstopfung oder Durchfall
- Mundtrockenheit, entzündliche Veränderungen im Mundbereich (z. B. Wangenschleimhaut, Zunge)
- erhöhte Lichtempfindlichkeit (Sonne), allergische Hauterscheinungen
- Haarausfall
- verstärktes Schwitzen
- sexuelle Probleme wie vermindertes sexuelles Interesse oder Potenzstörungen.

Die Mehrzahl aller Patienten erlebt aber entweder gar keine oder nur wenige dieser Begleiterscheinungen, und dann vor allem am Anfang, bis sich der Organismus auf das neue Medikament eingestellt hat. Es wäre deshalb tragisch, wenn sich der Patient gleich zu Beginn der Behandlung so irritieren oder gar entsetzen ließe und eine weitere Einnahme strikt ablehnte. Deshalb muß er vorher detailliert aufgeklärt werden. Das geschieht am besten durch den Arzt selber. Denn der Beipackzettel, in dem aus formal-juristischen Gründen die seltensten Nebenwirkungs-Möglichkeiten aufgeführt werden müssen, verwirrt und ängstigt oftmals. Die Packungsbeilage ist zwar sorgfältig zu studieren, sollte aber später noch einmal mit dem Arzt besprochen werden, vor allem was die „beunruhigendsten Punkte" anbelangt. Im einzelnen:

- *Seelische, geistige und psychomotorische Nebenwirkungen:* Dazu gehören Müdigkeit (insbesondere zu Therapiebeginn, bei der Manie als dämpfendes Element erwünscht), aber auch Schläfrigkeit, ggf. sogar in ausgeprägterem Ausmaß. Ferner auch innere Unruhe und Verwirrtheit, vor allem im höheren Lebensalter. Vereinzelt wird auch von depressiven Verstimmungen oder aggressivem Verhalten berichtet, desgleichen von Denkerschwernis, Antriebsverarmung sowie Sinnestäuschungen. Auch ist es schon vorgekommen, daß unter der Behandlung mit Carbamazepin bisher latente Psychosen (Geisteskrankheiten „im Wartestand'') aktiviert wurden, wenngleich sehr selten.

Im allgemeinen wird aber gerade auf seelischem und geistigem Gebiet kaum Ernsteres und Längerfristiges beklagt – mit Ausnahme der anfänglichen Müdigkeit, einem möglichen Schwächegefühl und einer allgemeinen Verminderung der psychischen Aktivität in den ersten Wochen. Im Gegenteil, oft wird sogar von einer „Stimmungsaufhellung'' berichtet und bei Patienten mit Epilepsie können sich das krankheitsbedingte verlangsamte Denken, der Interessenverlust und die seelisch-körperliche Verlangsamung deutlich bessern.

- *Weitere neurologische und vergleichbare Nebenwirkungen*: Nur selten wurden unwillkürliche Bewegungen registriert wie Tics oder Nystagmus (rasche Augenbewegungen), ferner Schwindelgefühl, Ataxie (Störungen der Bewegungsabläufe, z. B. Gangstörungen), Zittern (besonders der Hände), dazu Kopfschmerzen u. a. Bei älteren und vor allem hirngeschädigten Patienten sind Dyskinesien nicht auszuschließen. Dazu gehören unwillkürliche Bewegungen im Gesicht-, vor allem Mundbereich wie Grimassieren oder verschraubt wirkende Bewegungsabläufe am ganzen Körper. Auch von Sprechstörungen, Mißempfindungen, Nervenentzündung sowie Gelenk- und Muskelschmerzen, ggf. Muskelkrämpfen, ja Lähmungserscheinungen ist vereinzelt berichtet worden. Auch Geschmacksstörungen, Tinnitus (Ohrensausen) und eine Geräuschüberempfindlichkeit sind möglich. Die meisten dieser Nebenwirkungen verschwinden jedoch nach ein bis zwei Wochen von selber und sprechen vor allem gut auf eine vorübergehende Dosisverringerung an (deshalb möglichst einschleichend und langsam aufdosieren).
- An den *Augen* kann es zu einer Konjunktivitis (Augenbindehautentzündung) kommen, gelegentlich auch zu Akkommodationsstörungen (z. B. verschwommenes Sehen mit Randunschärfe, vor allem beim Lesen) und Doppelbildern. Auch über Linsentrübung wurde berichtet.
- *Hautveränderungen:* Carbamazepin kann zu einer erhöhten Sonnenempfindlichkeit führen. Deshalb sollte man insbesondere zu Behandlungsbeginn zu starke Sonneneinstrahlung (Schatten, sonst Hut oder Schirm) und vor allem Höhensonne/Solarien meiden. Aber auch unabhängig davon kann es durchaus zu allergischen Hautreaktionen mit und ohne Fieber, Jucken, zu Veränderung der Hautpigmentation, zu Haarausfall usw. kommen. Da in seltenen Fällen auch schwerwiegende Hautveränderungen nicht auszuschließen sind (sogenannte Erythrodermie, Lyell-Syndrom), sollte bei jeder Hautveränderung der behandelnde Arzt informiert werden.
- *Blutbildveränderungen:* Gelegentlich, manchmal aber auch häufiger treten Blutbildveränderungen in Form von Leukozytose oder Leukopenie auf (Vermehrung oder Verminderung der weißen Blutkörperchen), Eosinophilie (Vermehrung der eosinophilen Granulozyten, also bestimmter weißer Blutkörperchen) und Thrombozytopenie (Verminderung der Blutplättchen). Am häufigsten ist offenbar eine Verminderung der weißen Blutkörperchen. Lebensbedrohliche Blutbildschäden wie Agranulozytose (gefährlicher Abfall der Granulozyten, eine Form von weißen Blutkörperchen, die für die Im-

munabwehr des Körpers entscheidend sind – s. u.) oder eine Anämie (Absinken der roten Blutkörperchen) sowie andere Veränderungen von Blut- und Lymphsystem sind selten.

Aus diesen Gründen sind unter einer Behandlung mit Carbamazepin regelmäßige Blutbildkontrollen erforderlich. Der Patient sollte sich zwar nicht überbesorgt-ängstlich, aber durchaus aufmerksam selber beobachten. Denn es gibt einige charakteristische Hinweise für schwerwiegendere Störungen des Blutbildes. Dazu zählen:

- *Agranulozytose:* Schüttelfrost, Fieber, Halsschmerzen, Schleimhautveränderungen im Bereich des Rachens, im Anal- und Genitalbereich (z. B. wunde Stellen oder Geschwüre), Müdigkeit, Schwächegefühl, Herzrasen, schließlich schweres Krankheitsgefühl.
- *Thrombozytopenie:* Blutergüsse ohne vorhergehende Verletzung, Zahnfleischbluten, punktförmige Hautblutungen.
- *Anämie:* Müdigkeit, Schwäche, Atemnot, Herzrasen.
- *Magen-Darm-Störungen* sind vor allem Appetitlosigkeit, Mundtrockenheit, Übelkeit, Brechneigung, selten Durchfall oder Verstopfung. In Einzelfällen Bauchschmerzen sowie Schleimhautentzündungen im Mund-Rachenbereich. Umstritten ist die Auslösung einer Bauchspeicheldrüsenentzündung.

Appetitlosigkeit, Übelkeit und Erbrechen sind gelegentlich zu Behandlungsbeginn möglich, klingen aber in der Regel auch ohne Dosisänderung bald wieder ab. Oft kann man dies schon dadurch vermeiden, daß man das Medikament zu den Mahlzeiten einnimmt. Treten diese Störungen jedoch erst nach längerer Behandlungsdauer auf, können sie auch Zeichen einer Überdosierung sein (s. S. 371). Dann sollte sofort eine Bestimmung des Carbamazepin-Blutspiegels erfolgen.

- *Leberfunktion:* Bezüglich Leber und Galle finden sich Veränderungen der Leberfunktionswerte, die meist auf einen Anstieg der Leberenzyme hinweisen, vom Patienten selber nicht bemerkt werden und auch nicht als problematisch einzustufen sind. Im Rahmen einer Überempfindlichkeitsreaktion kann es auch in den ersten Behandlungswochen neben Fieber, Hautausschlag und Lymphknotenschwellungen zu einer Leberentzündung (Hepatitis) kommen. Diese klingt aber in der Regel wieder von selber ab, muß aber natürlich ärztlich kontrolliert werden. Deshalb müssen Patienten mit plötzlicher Schlappheit, Appetitlosigkeit, mit Übelkeit, Gelbfärbung der Haut, mit Fieber, Ausschlag und Bauchschmerzen u. a. sofort den Arzt aufsuchen.
- *Stoffwechsel- und Hormonhaushalt* fallen – falls überhaupt – durch eine seltene Abnahme des Natriumspiegels im Blut auf mit gleichzeitigem Erbrechen, Kopfschmerzen und vereinzelt Verwirrtheitszuständen – bedingt durch einen Hemmeffekt auf die Wasserausscheidung. Das Risiko hierfür steigt mit dem Alter und der Höhe des Medikamentenspiegels. Mitunter werden auch Ödeme (Ansammlung von Flüssigkeit im Gewebe) und Gewichtszunahme beobachtet. Carbamazepin kann auch den Serum-Kalzium-Spiegel senken. Dies führt vereinzelt zu einer Osteomalazie (mangelhafter Einbau von Mi-

neralstoffen in die Knochengrundsubstanz und damit u. U. erhöhte Weichheit und Verbiegungstendenz der Knochen; ggf. Röntgenkontrolle). Möglich sind auch Gynäkomastie (Ausbildung einer Brust beim Mann), Galaktorrhoe (Milchfluß der Brust bei der Frau), eine Hypercholesterinämie (erhöhte Blutfettwerte) und eine Veränderung der Schilddrüsenfunktion. Diese ist aber nicht so ausgeprägt wie unter Lithium. Es sind nur Einzelfälle einer Schilddrüsenunterfunktion (Hypothyreose) beschrieben worden. Bei Diabetikern kann durch Carbamazepin der Zuckergehalt im Urin erhöht werden.

- *Herz-Kreislauf-System:* Im Bereich von Herz und Kreislauf können Herzrhythmusstörungen, z. B. mit verlangsamtem Herzschlag beobachtet werden, mitunter auch die Verschlechterung einer vorbestehenden koronaren Herzkrankheit oder Herzinsuffizienz, insbesondere bei älteren Patienten. Berichtet wird auch über zu hohen oder zu niedrigen Blutdruck. Vor allem bei höherer Dosierung von Carbamazepin oder entsprechend knapp kompensiertem Kreislauf ist ein Blutdruckabfall, besonders zu Behandlungsbeginn, nicht auszuschließen. Diese Störungen klingen aber meist ohne Behandlung wieder ab; ggf. kann ein blutdruckstabilisierendes Medikament Abhilfe schaffen. Auch Thrombophlebitis und Thromboembolie (Venenentzündung mit Blutpfropfbildung bzw. Loslösung eines solchen Blutpfropfs und plötzlichem Verschluß eines Blutgefäßes) wurden schon beobachtet.
  Im allgemeinen aber wird Carbamazepin gerade vom Herz-Kreislaufsystem gut vertragen. Patienten mit Risiko für eine Herzerkrankung sollen sich dennoch regelmäßig untersuchen lassen.
- Bei *Überempfindlichkeitsreaktionen* kommt es zu Fieber, Hautausschlag, Gefäßentzündung, Lymphknotenschwellung, Gelenkschmerzen, Abfall oder Zunahme der weißen Blutkörperchen, zu Vergrößerung von Leber und Milz oder veränderter Leberfunktion. Beim Auftreten von Fieber, Halsschmerzen, allergischen Hautreaktionen wie Hautausschlag mit Lymphknotenschwellung und/oder grippeähnlichen Beschwerden sollte deshalb sofort ein Arzt aufgesucht werden, der umgehend das Blutbild bestimmt.
- *Verschiedenes:* Bei den Atmungsorganen wurde in Einzelfällen von Atemnot, Fieber und Lungenentzündung berichtet. Ebenfalls selten sind Nierenfunktionsstörungen, z. B. Eiweiß oder Blut im Urin, verminderte oder vermehrte Harnsekretion, mitunter Schmerzen beim Wasserlassen usw. Sehr selten sind auch Fälle von sexuellen Funktionsstörungen wie beeinträchtigte Libido und Impotenz. Patienten mit Glaukom (grüner Star) müssen ihren Augeninnendruck regelmäßig messen lassen.

Tabelle 2 Mögliche Anzeichen einer potentiell gefährlichen Carbamazepin-Nebenwirkung

Körperliche Beschwerden/Veränderungen	als mögliche Zeichen einer
– entzündete Stellen im Mund oder an Schleimhäuten – Halsschmerzen (Angina) – Fieber, Schüttelfrost	*Agranulozytose* (Fehlen von bestimmten Blutzellen aus dem weißen Blutbild)
– starke Müdigkeit, Schwäche – Atemnot – Herzrasen	*Anämie* (Verminderung der roten Blutzellen)
– Blutergüsse ohne vorhergehende Verletzung – Zahnfleischbluten	*Thrombozytopenie* (Verminderung der Blutplättchen
– Bauchschmerzen – heller Stuhlgang – dunkel-trüber Urin – Gelbfärbung von Haut/Augen	*Leberentzündung*
– Hautausschlag/Juckreiz	*allergische Hautreaktion*
– Verwirrtheitszustände – Doppelbilder oder Verschwommensehen – Gangunsicherheit	*Störungen des Nervensystems*

modifiziert nach Greil et al., 1994

Gegenanzeigen und Vorsichtsmaßnahmen

Auch beim Carbamazepin gibt es eine Reihe von *Gegenanzeigen* (Kontraindikationen) und *Vorsichtsmaßnahmen,* die der Arzt berücksichtigen muß. Dabei sind ihm die konkreten Hinweise von Patient und Angehörigen eine große Hilfe (Vorerkrankungen, gleichzeitige Gabe anderer Medikamente usw.). Auf was ist zu achten?

Carbamazepin darf nicht angewendet werden bei bekannter Überempfindlichkeit gegen diese Substanz oder gegen trizyklische Antidepressiva (die am längsten verfügbare Generation von antidepressiv wirkenden Substanzen). Weitere Gegenanzeigen sind das Vorliegen einer Knochenmarksschädigung sowie Störungen des Erregungsleitungssystems des Herzens (atrioventrikulärer Block: Störung der Überleitung vom Herz-Vorhof zur Herz-Kammer). Carbamazepin verbietet sich auch bei akuter intermittierender Porphyrie (Stoffwechselstörung mit vielfältigem Beschwerdebild, die durch bestimmte Medikamente provoziert werden kann).

Carbamazepin soll nicht gleichzeitig oder vor Ablauf von mindestens 14 Tagen nach einer Therapie mit MAO-Hemmern (Antidepressiva wie Jatrosom®, Parnate®, ggf. Aurorix®) eingesetzt werden). Weitere Hinweise s. S. 368.

Zurückhaltend ist man auch bei der Gabe von Carbamazepin bei Blutbilderkrankungen, gestörtem Natrium-Stoffwechsel, schweren Herz-, Leber- und Nierenfunktionsstörungen, wie die Schilderung der Nebenwirkungen (s. o.) nahelegt.

Bei Kindern unter sechs Jahren ist die Anwendung von Carbamazepin nur nach strenger Nutzen-Risiko-Abwägung vertretbar, was in der Regel einen gemeinsamen Beschluß von Kinderarzt und Kinderpsychiater nahelegt.

Arzneimittel-Wechselwirkungen

Wie bei den Lithiumsalzen und vielen anderen Substanzen auch, pflegt Carbamazepin mit einer Reihe von anderen Medikamenten *Arzneimittel-Wechselwirkungen* einzugehen. Diese können zur Abschwächung der erwünschten Wirkung bzw. zur Verstärkung unerwünschter Begleiterscheinungen führen. Solche Arzneimittel-Interaktionen gar nicht erst aufkommen zu lassen, ggf. rechtzeitig zu erkennen und durch geeignete Maßnahmen aufzuheben, ist und bleibt die Aufgabe des behandelnden Arztes. Gleichwohl sollen hier einige Hinweise gegeben werden, zumal sich eine Carbamazepin-Prophylaxe über Jahre hinziehen kann. Dabei wird gerne vergessen, notfall- und urlaubsmäßig hinzugezogene Ärzte zu informieren, die natürlich über die Carbamazepin-Prophylaxe nicht sofort Bescheid wissen können.

- So kann bei folgenden *Arzneimitteln die Wirkung abgeschwächt oder aufgehoben* werden, wenn gleichzeitig Carbamazepin eingenommen wird:
  - bestimmten *Antiepileptika:* Clobazam, Clonazepam, Ethosuximid, Primidon, Valproinsäure (evtl. auch durch Phenytoin = hier kann der Plasmaspiegel sowohl vermindert, als auch erhöht werden, wodurch in Ausnahmefällen Verwirrtheitszustände bis zum Koma möglich sind) usw.
  - *Psychopharmaka:* Alprazolam, Haloperidol, Imipramin u. a.
  - *Antibiotika:* Doxycyclin, Erythromycin u. a.
  - *Verschiedene:* Theophyllin, Dicoumarol, Corticosteroide (z. B. Prednisolon, Dexamethason), Methadon, Warfararin, Phenprocoumon, Digoxin, Felodipin, Cyclosporin, hormonale Kontrazeptiva (s. u.) u. a.

> *Wichtig:* Carbamazepin kann die Wirkung der hormonalen Kontrazeptiva, also der ,,Pille'' zur Schwangerschaftsverhütung, abschwächen. Dies gilt insbesondere für Kontrazeptiva mit niedrigem Hormongehalt (,,Mini-Pille''). Deshalb auf Zwischenblutungen achten, da diese ein Hinweis auf mangelnde Wirksamkeit der Pille sein können. Ggf. andere Verhütungsmaßnahmen zusätzlich anwenden.

- Aber auch die *Wirkung von Carbamazepin selber kann vermindert* werden, und zwar durch zusätzliche Gabe folgender Substanzen: Phenobarbital, Phenytoin, ferner Primidon, Clonazepam, Valproinsäure, Theophyllin. Durch Valproinsäure und Primidon kann dagegen der Serumspiegel des aktiven Metaboliten (Stoffwechselzwischenprodukt) von Carbamazepin erhöht werden.

- Eine *Erhöhung der Plasmakonzentration von Carbamazepin* und damit ggf. eine Verstärkung bestimmter Nebenwirkungen (z. B. Schwindel, Müdigkeit, Gangunsicherheit, Doppelsehen usw.) ist möglich bei Kombination mit folgenden Substanzen:

  – *Antibiotika*: z. B. Erythromycin, Josamycin
  – *Tuberkulosemittel:* z. B. Isoniazid
  – *Calzium-Antagonisten:* z. B. Verapamil, Diltiazem
  – *Arzneimittel gegen Magen-Darm-Geschwüre:* z. B. Cimetidin
  – *Psychopharmaka:* z. B. Viloxazin, Desipramin
  – *Vitamine:* Nikotinamid (in hoher Dosierung bei Erwachsenen)
  – *Verschiedenes:* z. B. Acetazolamid, Dextropropoxyphen/Propoxyphen, Danazol u. a.

Spezielle Wechselwirkungen

Lithium und Carbamazepin: Carbamazepin wird vor allem dann gegeben, wenn der Behandlungserfolg mit Lithium allein unbefriedigend ausfällt. Das kann aber auch für Carbamazepin gelten. Dann stellt sich die Frage: Läßt sich Carbamazepin mit Lithium kombinieren, um den gewünschten Erfolg doch noch sicherzustellen? Tatsächlich hat sich diese Kombination in vielen Fällen, in denen die beiden Substanzen allein weniger ausrichten konnten oder nicht befriedigend ansprachen, als hilfreich erwiesen. Leider werden aber nicht nur die Wirkungen, sondern auch die Nebenwirkungen vermehrt, in einigen Fällen deutlich potenziert.

Deshalb sollte bei der Kombination Lithium/Carbamazepin mindestens eines der beiden Arzneimittel niedriger als üblich dosiert werden. Dies vor allem dann, wenn folgende Nebenwirkungen geklagt werden: Gangunsicherheit, Schwindelgefühl, Verschwommensehen, Doppelbilder, Nystagmus (unwillkürliche Bewegungen des Augapfels, meist ein Augenzittern), gesteigerte Muskeleigenreflexe sowie Muskelzuckungen. In diesem Fall sollte umgehend der Arzt konsultiert werden, der in der Regel eine, vielleicht sogar alle beide Substanzen in der Dosis reduziert. In der Regel wird der Hausarzt schon beim Einsatz von Lithium oder Carbamazepin für sich alleine einen Nervenarzt/Psychiater hinzuziehen, um so mehr, wenn beide Substanzen gleichzeitig gegeben werden.

Antidepressiva und Carbamazepin: Daß Antidepressiva wie Imipramin (z. B. Tofranil[®]), Desipramin (Pertofran[®]) u. a. in ihrer Wirkung durch Carbamazepin abgeschwächt werden bzw. evtl. den Carbamazepinspiegel erhöhen können, wurde bereits erwähnt. Vorsicht ist vor allem aber auch bei der Kombination mit der älteren Generation der MAO-Hemmer geboten, die Blutdruckkrisen auslösen können: Tranylcypromin: Parnate[®] und Jatrosom N[®]. Diese Kombination sollte also unterbleiben. Mit dem neuen MAO-A-Hemmer Moclobemid (Aurorix[®]) scheint es dagegen weniger Probleme zu geben, doch sind die Erfahrungen dazu noch nicht ausreichend. Bei den übrigen Antidepressiva pflegen keine besonderen Überraschungen aufzutreten. Allerdings ist hier grundsätzlich eine nervenärztliche/psychiatrische Mitbetreuung empfohlen.

Neuroleptika und Carbamazepin: Diese Kombination kann das Risiko typischer neuroleptischer Nebenwirkungen zwar vermindern, doch ist auch eine Wirkungseinbuße sowie -verstärkung beschrieben worden. In der Kombination von Carbamazepin mit vor allem niederpotenten Neuroleptika (s. S. 295) sind aber auch schon Verwirrtheit im Rahmen eines drohenden Delirs und vereinzelt sogar eine Verstärkung psychotischer Symptome vorgekommen. Deshalb auch hier nervenärztliche/psychiatrische Mitbetreuung sichern.

Weitere Wechselwirkungen: Bei der Kombination von Carbamazepin und bestimmten harntreibende Mittel kann es zu einem verminderten Natriumgehalt des Blutserums kommen. Bei Carbamazepin mit Muskelrelaxanzien wurde eine raschere Aufhebung der muskelerschlaffenden bzw. -entkrampfenden Wirkung beobachtet. Weitere Wechselwirkungen finden sich in den entsprechenden Fachinformationen bzw. Beipackzetteln.

Schwangerschaft und Stillzeit

Schwangerschaftsverhütung: Carbamazepin kann – wie erwähnt – die Wirkung von hormonellen Kontrazeptiva abschwächen. Dies gilt insbesondere für Medikamente mit niedrigem Hormongehalt („Mini-Pille''). Weitere Einzelheiten s. S. 367.

Kinderwunsch: Besteht der Wunsch, ein Kind zu bekommen, muß das mögliche Risiko zuvor sorgfältig mit dem zuständigen Gynäkologen und Nervenarzt/Psychiater abgewogen werden.

Schwangerschaft: Die Analyse aller teratologischen Untersuchungen auf Erbschäden über einen Zeitraum von mehr als drei Jahrzehnten erlaubt bisher keinen schlüssigen Hinweis auf eine teratogene Wirkung (Mißbildungsgefahr) von Carbamazepin bei Labortieren. Das ist erst einmal die wissenschaftliche Ausgangslage, die die allerersten Fragen beantwortet. Beim Menschen hingegen liegen für das erste Schwangerschaftsdrittel Erfahrungen vor, die besagen: Auch unter Carbamazepin sind Fehlbildungen unterschiedlicher Art beschrieben worden. Es ist jedoch bisher ungeklärt, inwieweit diese Substanz allein für diese Effekte verantwortlich zu machen ist. Möglicherweise spielen – zumindest in einigen Fällen – in diesem Zusammenhang auch andere Faktoren eine Rolle.

In den ersten drei Monaten einer Schwangerschaft ist es am besten, überhaupt keine Medikamente einzunehmen. Tritt unter der Behandlung mit Carbamazepin eine Schwangerschaft ein, muß man das Risiko eines manischen oder depressiven Rückfalls nach Absetzen von Carbamazepin gegen das Risiko einer möglichen Fruchtschädigung abwägen. Am sichersten für das Kind wäre es, Carbamazepin in den ersten drei Monaten abzusetzen. Andererseits kann ein Krankheitsrückfall aber auch eine hoch dosierte Medikation mit Antidepressiva

(Depression) oder Neuroleptika (Manie) notwendig machen. Auch Antidepressiva und Neuroleptika gehen jedoch mit dem Risiko einer Fruchtschädigung einher. Damit hätte man also nichts gewonnen. So kann es sein, daß man in manchen Fällen Carbamazepin weiter geben muß. Doch sollte besonders zwischen dem 20. und 40. Schwangerschaftstag die niedrigste Dosis verwendet werden, die sich therapeutisch vertreten läßt. Fehlbildungen werden am ehesten durch hohe Spitzenkonzentrationen im Blutplasma ausgelöst. Deshalb sollte vor allem während dieser empfindlichen Phase die Tagesdosis in mehreren kleinen Dosen über den Tag verteilt eingenommen werden (dabei ist der Serumspiegel lückenlos zu überwachen).

Eine Kombination mit weiteren Medikamenten (z. B. Antiepileptika, Neuroleptika, Antidepressiva, Lithiumsalzen usw.) sollte während dieser Zeit möglichst vermieden werden, da dies das Risiko einer Fehlbildung erhöht.

Frauen im gebärfähigen Alter unter Carbamazepin müssen also um diese Besonderheiten wissen und eine mögliche Schwangerschaft mit ihrem Arzt absprechen, d. h. planen und dann überwachen. Am besten wäre es, während der ersten drei Schwangerschaftsmonate Carbamazepin abzusetzen. Muß es aber weiter eingenommen werden, sollte der Plasmaspiegel während der Schwangerschaft, insbesondere zwischen dem 20. und 40. Schwangerschaftstag möglichst im unteren therapeutischen Bereich bleiben (z. B. 3 bis 7 mg/l) und regelmäßig überwacht werden.

Stillzeit: Carbamazepin und sein wirksamer Metabolit (Zwischenprodukt beim Stoffwechsel) gehen in die Muttermilch über und erreichen damit auch den kindlichen Organismus. Im Gegensatz zum Feten im Mutterleib, wo etwa mit der Hälfte bis drei Viertel des mütterlichen Blutspiegels im kindlichen Kreislauf gerechnet werden muß, finden sich beim gestillten Säugling jedoch nur sehr niedrige Konzentrationen im Blut. Dennoch können gelegentlich Müdigkeit und Muskelerschlaffung auftreten. Obgleich dies im allgemeinen keine ernsteren Folgen nach sich zieht, muß der Stillwunsch unter Carbamazepin mit allen beteiligten Ärzten sorgfältig abgesprochen werden, besonders wenn der Säugling ein überhöhtes Schlafbedürfnis zeigt (Dämpfungseffekt von Carbamazepin) oder unbefriedigend zunimmt.

Verkehrsteilnahme

Carbamazepin kann auch bei bestimmungsgemäßem Gebrauch das Reaktionsvermögen soweit verändern, daß z. B. die Fähigkeit zur aktiven Teilnahme am *Straßenverkehr* oder zum Bedienen von *Maschinen* beeinträchtigt wird (s. u.). Dies gilt im verstärkten Maße bei zusätzlichem Alkoholgenuß sowie bei der Einnahme mehrerer Arzneimittel mit Wirkung auf das Zentrale Nervensystem, vor allem, wenn sie eine dämpfende Wirkung entfalten.

Letztlich gilt dasselbe wie bei Lithium auch (s. S. 350): Die *aktive Teilnahme am Verkehr* mittels Pkw, Motorrad, Moped, Mofa oder Fahrrad in der *ersten*

Zeit nach Einnahme von Carbamazepin sollte unterbleiben, und zwar so lange, bis sich Arzt, Patient und Angehörige gemeinsam zur langsam gesteigerten und stets kontrollierten Wiederaufnahme der Fahrpraxis entschließen. Bei entsprechender Gewöhnung und ohne zusätzliche Belastungen pflegen die meisten Patienten keine ernsteren Einbußen zu zeigen.

Arbeitsplatz

Das gleiche gilt für *gefährliche Arbeitsplätze* (z. B. rotierende Maschinen, Sturzgefahr usw.). Dies betrifft vor allem plötzliche Versetzungen wegen Urlaubs- oder Krankheitsvertretung, die die sonst notwendigen Vorsichtsmaßnahmen für den Betroffenen unvorbereitet außer Kraft setzen.

Überdosierungserscheinungen und Intoxikationsgefahr

Carbamazepin zeichnet sich durch eine gute Verträglichkeit aus. Überdosierungs- oder gar Vergiftungserscheinungen sind erst nach hoher Dosierung zu erwarten. Das Wichtigste ist die Kenntnis der häufigsten Symptome und die umgehende Reaktion: Information des Arztes, bei ernsterer Situation des Notarztes.

Bei einer *Überdosierung* mit Carbamazepin – bewußt, z. B. in Selbsttötungsabsicht oder unbewußt bzw. irrtümlich – ist erst einmal mit den bereits bekannten Nebenwirkungen (s. ab S. 361) zu rechnen, nur eben deutlich verstärkt:

– Übelkeit, Brechreiz, Erbrechen, Durchfall, Bauchschmerzen
– Schwindel, Gangunsicherheit
– starkes Zittern
– Muskelzuckungen, Muskelverkrampfungen
– verwaschene Sprache
– Pupillenerweiterung, Zittern des Augapfels, Doppelbildersehen
– Benommenheit, starke Schläfrigkeit
– depressive Verstimmung
– innere Unruhe, Verwirrtheit, ggf. Erregungszustände
– schneller und unregelmäßiger oder auch verlangsamter Herzschlag
– Blutdruckabfall, ggf. auch Hochdruckkrisen
– Atemnot bzw. unregelmäßige, verlangsamte, flache Atmung, ggf. Zyanose (Blaufärbung)
– Harnsperre
– Hautrötung mit Hitzegefühl
– Seelisch-körperliche Erstarrung (Stupor)
– unwillkürliche Bewegungen, z. B. Rückwärtsbeugung des Kopfes und Überstreckung von Rumpf und Armen, ferner abgeschwächte oder gesteigerte Eigenreflexe usw.
– Krampfanfälle mit tonisch-klonischen Krämpfen (Strecken und Beugen).

Diese möglichen Intoxikations-Hinweise hören sich zunächst erschreckend an. In der überwiegenden Mehrzahl der Fälle handelt es sich jedoch um erträgliche Warnsignale. Sie sollten dennoch nicht übersehen werden. Das Wichtigste ist das rechtzeitige Erkennen und Akzeptieren (und sich nicht mit einer bequemen Selbst- oder Laiendiagnose zufrieden geben) und die Information des Arztes. Dieser wird seinen Patienten umgehend einbestellen und alle notwendigen Untersuchungen veranlassen (z. B. Elektrokardiogramm, Elektroenzephalogramm, Laborbefunde usw.). Danach richten sich dann die nächsten Schritte, die meist in einer Dosisanpassung bestehen und nur selten das vorübergehende Absetzen des Carbamazepins erfordern. Beim Vollbild einer solchen Vergiftung muß allerdings umgehend in das Krankenhaus, ggf. in eine Intensivstation aufgenommen werden. Doch das ist – wie erwähnt – bei irrtümlicher Überdosierung ausgesprochen selten. Etwas anderes sind natürlich Selbsttötungsabsichten (s. u.).

Suchtgefahr

Carbamazepin macht *nicht* abhängig, auch nicht nach langjähriger Einnahme.

Absetzsymptome

Carbamazepin macht zwar nicht süchtig und deshalb auch keine Entzugserscheinungen. Bei zu raschem Ausschleichen oder gar abruptem Absetzen kann es jedoch zu sogenannten *Absetzsymptomen* kommen, wovon Krampfanfälle die unangenehmsten sind. Später droht auch die schon erwähnte Rückfallgefahr.

Wirkverlust von Carbamazepin

Im allgemeinen ist mit *keinem Nachlassen der Wirksamkeit* von Carbamazepin zu rechnen, selbst nach jahrelanger Medikation. Trotzdem ist ein Wirkverlust nicht ganz auszuschließen, auch wenn er selten sein mag. In einem solchen Fall wird sich der mitbetreuende Psychiater/Nervenarzt die heikle Frage stellen, ob man die Einnahme von Carbamazepin nicht vorübergehend aussetzt und dann wieder von vorne anfängt. Doch das muß man sich gut überlegen, denn damit erhöht sich natürlich automatisch die Rückfallgefahr.

Suizidgefahr

Die Gefährlichkeit des Carbamazepin bei *Selbsttötungsabsichten* ergibt sich aus den Überdosierungserscheinungen und Vergiftungsmöglichkeiten, wie sie oben dargelegt wurden. Sollte der Arzt diesbezüglich Verdacht schöpfen, wird er nur die kleinsten Packungen verschreiben und unter engem Einbezug der Angehörigen seine psychotherapeutischen Bemühungen intensivieren.

Zusammenfassung

Carbamazepin ist zwar seit über drei Jahrzehnten ein bewährtes Arzneimittel gegen epileptische Anfälle, hat sich aber auch für eine Reihe anderer körperlicher und seelischer Störungen als hilfreich erwiesen. Dazu gehört vor allem der Einsatz bei der manisch-depressiven Erkrankung, und zwar sowohl in der akuten Krankheitsphase einer Manie als auch zur Vorbeugung gegen weitere manische und depressive Rückfälle. Normale Stimmungsschwankungen werden durch Carbamazepin jedoch nicht beeinflußt. Als Medikament der ersten Wahl gilt es vor allem dann, wenn die Verordnung von Lithium nicht möglich oder nicht erfolgreich ist, ferner bei mehr als drei Krankheitsphasen pro Jahr (sogenannte schnelle Phasenwechsler = rapid cycler) sowie bei erhöhtem Risiko für epileptische Anfälle oder andere Gehirnstörungen. Bei besonders hartnäckiger Erfolglosigkeit kann Carbamazepin mit Lithium unter nervenärztlicher Kontrolle kombiniert werden.

An Nebenwirkungen ist – vor allem zu Beginn einer Behandlung – mit Müdigkeit, Schwindelgefühl, Hautausschlägen sowie Veränderungen des Blutbildes und der Leberwerte zu rechnen. Dabei ist insbesondere auf entzündete Stellen im Mundbereich, auf Fieber, Schüttelfrost, starke Müdigkeit oder Schwäche, ferner Blutergüsse ohne vorausgehende Verletzungen und Hautausschläge zu achten. Zwar kann das auch harmlose Gründe haben, doch ist auf jeden Fall der Arzt zu Rate zu ziehen.

Die wichtigsten Zeichen einer Überdosierung sind Gangunsicherheit, starker Schwindel, Übelkeit, Verschwommensehen, Doppelbilder und später Zittern, Benommenheit und Muskelzuckungen. Dies erfordert eine umgehende Einschaltung des Arztes.

Im allgemeinen gilt jedoch Carbamazepin als gut verträglich und hat nur relativ wenig Gegenanzeigen, Nebenwirkungen und auch keine dramatischen Überdosierungserscheinungen. Zwar kann es nicht problemlos mit allen anderen Medikamenten kombiniert werden (z. B. „Antibabypille" sowie Psychopharmaka), doch gibt es meist eine Lösung oder die zu erwartenden Nebenwirkungen halten sich in Grenzen. Das größte Problem ist aber die Grundvoraussetzung seiner Wirksamkeit: eine langfristige und zuverlässige Einnahme. Ist das nicht gewährleistet – bewußt oder unbewußt – drohen mit einiger Sicherheit sowohl manische als auch depressive Rückfälle, je nach Ausgangslage. Wenn deshalb Carbamazepin abgesetzt werden soll, dann nur unter nervenärztlicher Kontrolle und – wenn irgend möglich – sehr langsam, d. h. schrittweise über Monate hinweg.

Gesamthaft gesehen hat sich aber Carbamazepin nicht nur als Antiepileptikum, sondern auch als erfolgreiche Rückfallprophylaxe gegen manische und depressive Phasen bewährt, und zwar verträglich und ohne ernstere Risiken. Inzwischen gilt es zusammen mit den Lithiumsalzen als wichtigste und erfolgreichste Rückfall-Vorbeugung sowohl bei der manisch-depressiven Erkrankungen als auch bei ausschließlich manischen oder depressiven Phasen.

Valproinsäure

Die *Valproinsäure* wurde 1981 erstmals synthetisiert. Ihre antikonvulsive Wirkung wurde 1963 entdeckt. Seit Ende der 70er Jahre gehört sie zu den wichtigsten Antiepileptika und wird vor allem bei generalisierten Anfällen in Form von Absencen, myoklonischen, tonisch-klonischen sowie fokalen und sekundär-generalisierten Anfällen eingesetzt. Ihr genauer Wirkmechanismus auf die Krampfbereitschaft ist bis heute noch nicht endgültig geklärt.

Die ersten Erfahrungen mit Valproinsäure in der Behandlung von manisch-depressiven Erkrankungen wurden schon vor drei Jahrzehnten gemacht. Danach wurde es ruhiger. In letzter Zeit bemüht man sich wieder um neue Erkenntnisse, insbesondere was die antimanische und phasenprophylaktische Wirksamkeit der Substanz anbelangt. In Deutschland ist die Valproinsäure von der zuständigen Behörde, dem Bundesinstitut für Arzneimittel und Medizinprodukte (BfArM), für den Einsatz gegen die Manie noch nicht zugelassen worden (im Gegensatz zu den USA). Gleichwohl nutzen schon jetzt manche Psychiater im Rahmen ihrer ärztlichen Therapiefreiheit (die man jedoch nicht exzessiv auslegen sollte, also in begründeten Fällen – siehe später) die antimanische Wirkung von Valproinsäure. Welche Präparate stehen derzeit zur Verfügung?

Handelspräparate
– Valproinsäure: Convulex®, Mylproin®
– Valproat-Natrium: Ergenyl®, Leptilan®, Orfiril®
– Valproat-Calcium: Convulsofin®

Indikationen

Valproinsäure ist erfolgreich bei der akuten manischen Psychose und bei der Rückfallprophylaxe einer manischen Erkrankung. Günstig sprechen auch manische Episoden einer manisch-depressiven Erkrankung an, offenbar weniger gut im Rahmen einer schizoaffektiven Psychose (bei der schizophrene, manische und/oder depressive Symptome zugleich oder kurz hintereinander folgen). Besonders erfolgreich ist Valproinsäure bei sogenannten schnellen Phasenwechslern, dem Rapid-cycling-Syndrom.

Positive Effekte werden diskutiert bei Panikstörungen (vor allem bei Angstzuständen im Rahmen einer Epilepsie) sowie bei dementen Patienten mit Verhaltensauffälligkeiten mit Eigen- und Fremdaggressivität.

Die Erfolgsrate bei der akuten Manie liegt bei den bisher dokumentierten Fällen höher als 50 %.

Dosierung

Bei der *Dosierung* gibt es unterschiedliche Strategien. Grundsätzlich soll aber eine individuelle Empfindlichkeit berücksichtigt werden, die sich natürlich erst im Laufe der Behandlung feststellen läßt. Folgende Empfehlungen finden sich bei den Experten:

– Bei einer *Hypomanie* (maniformes Syndrom, Submanie) beginnt man mit einer niedrigen Dosis. Das sind zwischen 600 und 1 200 mg pro Tag, aufgeteilt in Einzelgaben, angepaßt je nach Wirksamkeit/Nebenwirkungen.
– Bei der *akuten Manie* liegt die Tagesdosierung zwischen 1 800 und 2 400 mg pro Tag. In einer akuten manischen Episode werden solche relativ hohen Dosen offenbar problemloser vertragen. Meist führen sie dort zu keinen wesentlichen Nebenwirkungen, dafür aber oft zu einem raschen antimanischen Effekt. Dort, wo das Körpergewicht die Dosierung bestimmen soll, empfiehlt man 20 mg/k Körpergewicht pro Tag.
– Bei der *Langzeitmedikation* variiert die Dosis zwischen 900 und 1 800 mg pro Tag.
– Valproinsäure/Valproat wird in der Regel drei- bis viermal am Tag verabreicht, doch scheint auch eine zweimalige Gabe täglich möglich. Die Hauptdosis sollte abends sein.

Kombinationsbehandlung

Valproinsäure kann sowohl mit Lithiumsalzen als auch mit Carbamazepin kombiniert werden. Das gleiche gilt für Neuroleptika und die gelegentlich in der Manie eingesetzten Benzodiazepine. In der Praxis sind verschiedene Kombinationen beschrieben worden. Allerdings empfiehlt sich dabei eine jeweilige Dosisanpasung, weil diese Substanz die Verstoffwechslung anderer Substanzen in der Leber hemmen kann oder die dämpfende Wirkung anderer Arzneimittel verstärkt:

– Bei Kombination von *Valproinsäure mit Lithium* empfiehlt sich eine Dosisreduktion von Valproinsäure auf etwa 900 bis 1 200 mg/Tag oder weniger, je nach Nebenwirkungen.
– Bei der Kombination von *Valproinsäure mit Carbamazepin* muß man darauf achten, daß Valproinsäure den Anteil von Carbamazepin erhöhen kann. Aus diesem Grunde reduziert man vorsorglich von vornherein das Carbamazepin.

Meistens ist die Kombination kein Problem. Wenn man das erhöhte Nebenwirkungsspektrum beachtet, werden in schwierigen Fällen in den USA sogar Dreierkombinationen aus Lithium, Carbamazepin und Valproat gegeben. Dabei scheint es nicht wesentlich zu sein, mit welcher Substanz man begonnen hat und welche man später bei Therapieresistenz hinzugeben muß.

Auch mit verschiedenen *Antidepressiva* läßt sich die Valproinsäure offensichtlich gut kombinieren. Allerdings muß auch hier auf mögliche Nebenwirkungen geachtet und ggf. die Dosis angepaßt werden.

Da das größte Problem bei der Manie die mangelhafte Einnahmezuverlässigkeit ist, geben viele Experten zwar zu Beginn zwei oder drei Tagesdosen von Valproinsäure, gehen aber später – sobald als möglich – auf eine abendliche Einmaldosis über, um die Therapietreue zu erhöhen. Obwohl Valproinsäure eine Halbwertszeit von nur 12 bis 16 Stunden hat, scheint eine solche abendliche Einmaldosierung keine größeren Probleme aufzuwerfen.

Die Kombinationsmöglichkeit mit anderen Arzeimitteln muß jeweils geprüft werden. Auf jeden Fall ist es sinnvoll, die Plasmaspiegel zu kontrollieren. Probleme kann es auch mit Acetylsalicylsäure-Präparaten geben oder mit anderen Medikamenten, die einen Einfluß auf die Gerinnung ausüben (s. später).

Die Vorteile von Valproinsäure

Die besten Therapieerfolge hat man erst einmal bei guter Einnahmezuverlässigkeit. Diese schlichte Erkenntnis ist gerade bei der Manie kein unwichtiger Aspekt. Daneben muß immer wieder auf die alte Erfahrung hingewiesen werden: Was bei ähnlich erkrankten Verwandten bereits erfolgreich war, empfiehlt sich auch beim Patienten selber (sogenannte genetische Deckungsgleichheit). Darüber hinaus gibt es mögliche Prädiktoren (Vorhersagekriterien), die folgendes andeuten: Offenbar sprechen am besten jene Patienten mit einem manischen Syndrom auf Valproinsäure an, die neben ihren manischen Symptomen auch gelegentlich eine Stimmungslabilität, also depressive Krankheitszeichen zeigen. Ferner dort, wo das ursprüngliche Indikationsgebiet von Valproinsäure greift, nämlich bei Funktionsstörungen des Gehirns mit Veränderungen im Elektroenzephalogramm (EEG), d. h. beispielsweise beim manischen Syndrom durch vorausgegangenes Schädel-Hirn-Trauma und bei den schon erwähnten schnellen Phasenwechslern, dem Rapid-cycling-Syndrom (siehe später).

Ein neues Produkt bzw. ein altes mit neuer Indikation hat stets den Nachteil, daß es erst einmal dort eingesetzt wird, wo die etablierten Arzneimittel keine befriedigenden Erfolge zeigen. So ist es auch bei Valproinsäure. Häufig handelt es sich dabei noch um sogenannte therapierefraktäre Patienten, die also auf die anderen antimanischen Behandlungsmaßnahmen nur unzureichend oder gar nicht reagierten. Dabei konnte bisweilen schon rasch, d. h. nach ein bis zwei Wochen, nicht selten auch schon nach wenigen Tagen eine Beruhigung des manischen Zustands beobachtet werden. Gewisse Hinweise deuten darauf hin, daß man keine schlechten Erfolge im höheren Alter und bei kürzerer Krankheitsdauer hat. Das hieße, daß man sich an Valproinsäure besonders bei spät ausgebrochenen manischen Zuständen erinnern sollte.

Bei zwei Indikationsgebieten scheint Valproinsäure besonders erfolgreich: 1. bei therapieresistenten Fällen und bei bisher ungenügend greifenden Vor-Präparaten, also Lithium und Carbamazepin, und 2. bei den schnellen Phasenwechslern. Dazu noch einmal eine etwas ausführlichere Wiederholung von Seite 13:

Patienten mit einem Rapid cycling-Syndrom, also schnelle Phasenwechsler mit mehr als vier Phasen im Jahr, kommen nicht so selten vor, wie man bisher annahm. Von diesem Syndrom gibt es noch eine Steigerung, nämlich das Ultra-rapid-cycling-Syndrom, also jene Kranken, die auf noch mehr manische Episoden kommen. Der Gipfel sind die sogenannten Ultra-ultra rapid-cycler, die ihrem Phasenwechsel alle paar Tage ausgeliefert sind. Sie sind gewiß selten (oder selten diagnostiziert), aber es gibt sie. Diese Patienten, deren rasch wechselndes Leidensbild ohnehin nur schwer verständlich ist, sprechen offensichtlich befriedigend auf Lithiumsalze an, noch besser aber auf Carbamazepin und Valproinsäure.

Von Vorteil ist Valproinsäure natürlich auch, wo Anwendungsbeschränkungen für eine Lithium-Behandlung vorliegen, also z. B. zusätzliche Erkrankungen, die durch eine Lithiumbehandlung noch verschlechtert werden können.

Ein großes Plus aber scheint die gute Verträglichkeit von Valproinsäure im Vergleich zu Lithium zu sein. In den USA zieht man deshalb Valproinsäure dort vor, wo keine gute Therapietreue hinsichtlich Medikamenteneinnahme und Blutuntersuchung zu erwarten ist und dort, wo man die Symptome rasch unter Kontrolle bringen muß. Denn Valproinsäure hat offensichtlich eine größere therapeutische Breite als Lithium. Auch gibt es ein nicht so enges therapeutisches Fenster wie bei Lithium. Valproinsäure wird besser vertragen und kann auch problemloser mit anderen Substanzen kombiniert werden. Hier spielt allerdings auch das manische Krankheitsbild eine Rolle. Maniker scheinen oftmals weniger empfindlich zu sein als andere Patienten, was unerwünschte Begleiterscheinungen anbelangt. Gibt man Valproinsäure aber bei Patienten mit Panikstörungen (wo man es auch versuchsweise einsetzt), belästigen die zu erwartenden Nebenwirkungen schon eher, nämlich vor allem Magen-Darm-Störungen, Dämpfung sowie neurologische Begleiterscheinungen. Dort wird man also deutlich vorsichtiger beginnen und nur langsam aufdosieren. Ein hypomanischer oder gar manischer Patient hingegen verträgt meist mehr. Damit ist man auch schneller in einem therapeutisch effektiven Dosisbereich. Das ist wenigstens ein Vorteil dieser ansonsten so schwierigen Krankheit.

Nebenwirkungen

Wenn bisher immer wieder auf die Verträglichkeit von Valproinsäure hingewiesen wurde, so heißt das natürlich nicht, daß diese Substanz keine Nebenwirkungen hat. Laut Fachinformationen ist mit folgenden unerwünschten Begleiterscheinungen zu rechnen:
Gewichtszunahme oder -abnahme, erhöhter Appetit, Schläfrigkeit, vorübergehender Haarausfall, Tremor, Parästhesien (Mißempfindungen wie Ameisenlaufen, Kribbeln, Pelzigsein usw.), ferner Hypersalivation (Überproduktion von Speichel), Diarrhoe (Durchfall), Ödeme (Wasseransammlung in den Geweben), Leukopenie (Rückgang der weißen Blutkörperchen), Thrombozytopenie (Rückgang der Blutplättchen), Blutungen, Kopfschmerzen, Spastizität (Erhöhung der Muskelspannung), Ataxie (Koordinationsstörungen), Verwirrtheit, verlängerte Blutungszeit usw. In Einzelfällen wird von schweren Schädigungen der Leber und Bauchspeicheldrüse sowie von Reaktionen des Immunsystems berichtet.

Was heißt das für den praktischen Alltag, insbesondere im Vergleich zu den anderen Phasenprophylaktika?

Die Lithiumsalze und vor allem die Neuroleptika werden von manchen Patienten wegen ihrer Nebenwirkungen als weniger verträglich beurteilt. Hier liegen Carbamazepin und Valproinsäure günstiger. Carbamazepin seinerseits verursacht bei einigen Patienten eine leichte Benommenheit, wenigstens zu Beginn, sowie mehr Schwindel und allergische Hautkrankheiten. Einige träumen auch intensiver. Bei Valproinsäure hingegen sind es eher Magen-Darm-Beschwerden und Übelkeit, ferner Tremor, gelegentlich Gewichtszunahme und mitunter Haarausfall. Im einzelnen:

- Die *Magen-Darm-Beschwerden* sind in der Regel nicht dramatisch, vor allem wenn man die magensaftresistenten Arzneimittelformen benützt. Auch eine entsprechende Dosisanpassung oder bestimmte „Gegenmittel" (H2-Blocker) helfen weiter.
- Eine *Dämpfung* ist möglich, was aber bei akut manischen Patienten auch erwünscht ist. Im übrigen umgeht man die Sedierung, indem man die Hauptdosis zur Nacht gibt.
- Gelegentlich *Tremor*, wobei das Zittern aber ebenfalls dosisabhängig ist und durch entsprechende Dosisreduktion bald wieder verschwindet.

- Manchmal *Appetitsteigerung*, auf die man sinnvollerweise gleich aufmerksam machen sollte, damit sich der Patient darauf einstellen kann.
- Zu den unangenehmen Überraschungen zählt in der Tat der *Haarausfall*. Der soll aber in Wirklichkeit auf eine besondere Brüchigkeit der Haare zurückgehen. Auch sollen die Haare dann später in manchen Fällen lockig nachwachsen. In den USA greift man hier mitunter zu Selen, beispielsweise in Multivitaminpräparaten, die Selen enthalten.
- Eine *Schwangerschaft* unter Valproinsäure ist ein Problem. Das teilt aber diese Substanz mit anderen Phasenprophylaktika. Seine teratogene Gefahr bezüglich möglicher Mißbildungen ist ernstzunehmen. Deshalb sollte eine Schwangerschaft unter Valproinsäure grundsätzlich vermieden werden. Ist sie trotzdem eingetreten, sollte man – falls irgend möglich – zumindest in den ersten drei Monaten ohne Valproinsäure auszukommen versuchen. Anschließend kann man es wieder einsetzen, zumindest ohne wesentlich erhöhtes Mißbildungsrisiko, das allerdings auch nicht völlig auszuschließen ist. Werden die Patientinnen jedoch in dieser medikamentenfreien Zeit manisch, kommt das Problem von der anderen Seite. Gesamthaft gesehen gehen aber die Empfehlungen dahin, jedes Phasenprophylaktikum abzusetzen und notfalls ein Rückfallrisiko hinzunehmen.

Gegenanzeigen

Zu den *Kontraindikationen* oder *Gegenanzeigen* von Valproinsäure gehören eine Überempfindlichkeit gegen Valproinsäure, familiäre Lebererkrankungen, d. h. Leberleiden in der Verwandtschaft, besonders wenn sie auf Arzneimittel zurückzuführen sind, auf jeden Fall aber Lebererkrankungen in der eigenen Vorgeschichte und/oder aktuelle Leber- und Bauchspeicheldrüsen-Funktionsstörungen sowie – wie erwähnt – eine Schwangerschaft. Was die Muttermilch anbelangt, so sind die Mengen, die hier übertreten, relativ gering. Ob ein Abstillen möglich ist, entscheiden deshalb der beteiligte Haus-, Nerven- und Frauenarzt.

Vergiftungsgefahr

Valproinsäure besitzt auch in hohen Dosen eine relativ geringe Toxizität. Akute Intoxikationen sind bisher offenbar selten vorgekommen. Das Vergiftungsbild ist charakterisiert durch Verwirrtheitszustände, Dämpfung bis hin zum Koma, Muskelschwäche sowie abgeschwächte bis aufgehobene Eigenreflexe.

Wechselwirkungen mit anderen Arzneimitteln

Die in der Behandlung der Manie wichtigste Frage, nämlich Valproinsäure in *Kombination* mit Lithiumsalzen und Carbamazepin wurde bereits angesprochen. Probleme ergeben sich vor allem durch die Kombination von Valproinsäure mit anderen Antiepileptika wie Phenobarbital, Carbamazepin und

Phenytoin. Durch Enzyminduktion können hier die Valproinsäurespiegel erniedrigt oder die Phenytoin- und Phenobarbitalspiegel erhöht werden. Eine Wechselwirkung gilt auch für Codein. Hier muß vor allem auf eine erhöhte Dämpfung geachtet werden.

Eine vermehrte Dämpfung muß man natürlich auch bei der Kombination mit Neuroleptika und sedierenden Antidepressiva einkalkulieren. Vorsicht ist auch geboten bei der gleichzeitigen Gabe von Valproinsäure und Antikoagulanzien (die Gerinnungshemmung beeinflussende Arzneimittel) bzw. Acetylsalicylsäure (meist als klassisches Schmerzmittel gebraucht). Hier kann eine erhöhte Blutungsneigung drohen.

Im Gegensatz zum Carbamazepin scheint dagegen Valproinsäure auf hormonelle Kontrazeptiva („Pille") keinen Einfluß auszuüben.

Schließlich soll man zur Einnahme von Lösungen oder Tabletten von Valproat/Valproinsäure keine kohlensäurehaltigen Getränke wie Mineralwasser oder ähnliches benützen.

Serumspiegel und Laborkontrollen

Die wirksame *Serumkonzentration im Blut* bewegt sich zwischen 50 und 150 µg/ml, also einem relativ breiten Bereich, je nach individueller Empfindlichkeit. Manche Ärzte nutzen diesen breiten therapeutischen Bereich und erhöhen die Dosis bis der Patient befriedigend anspricht bzw. bis zum Auftreten von unerwünschten Begleiterscheinungen. Ein konstanter Spiegel von Valproinsäure ist am günstigsten.

Zu den *Laborkontrollen* gehören Blutbild, Leberwerte, ggf. Gerinnungsparameter (vor allem bei entsprechendem Verdacht). Nach Ansicht der Experten ist aber eine klinische Überwachung effektiver als eine ausschließlich routinemäßige Blutuntersuchung, wobei beides gemeinsam natürlich das Optimum darstellt.

Therapieverlauf und Absetzrisiko

Wie bereits erwähnt, ist das Absetzen einer Phasenprophylaxe mit Lithium oder Carbamazepin riskant, selbst nach vielen Jahren erfolgreicher Rückfallverhütung. Ähnliches gilt vermutlich auch für die Valproinsäure. Es zeigt sich nämlich immer wieder, daß nach einem derart ausgelösten Rezidiv das alte, bisher erfolgreiche Medikament nicht mehr den gleichen Wirkgrad erreicht. Offenbar verändert das Wiederauftreten einer – in diesem Fall durch Therapieunterbrechung provozierten – Phase die biochemische Situation. Möglicherweise verringert sich mit jeder Episode die Wahrscheinlichkeit, daß eines der drei Phasenprophylaktika allein und sogar in Kombination (!) wieder so erfolgreich greift wie bisher. Wenn diese Überlegung richtig wäre, dann würde sich die Prognose der manischen bzw. depressiven Erkrankung immer mehr verschlechtern, wenn man sie nicht wirksam und kontinuierlich, das heißt ggf. lebensbegleitend behandelt.

Für Lithium ist diese Erkenntnis am wahrscheinlichsten. Bei Carbamazepin und Valproinsäure vermutet man es zumindest, doch fehlen hier noch die langjährigen Erfahrungen, die Lithium den anderen Phasenprophylaktika voraus hat. Auf jeden Fall ist eine Therapieresistenz durch Behandlungsabbruch nicht auszuschließen, auch unter Valproinsäure. Ein zweiter Behandlungsanlauf ist meist weniger erfolgreich.

Zusammenfassung

Valproinsäure ist wie Carbamazepin ein erfolgreiches Antiepileptikum, das sich aber auch für die Akutbehandlung eines manischen Syndroms sowie seine Rückfallvorbeugung empfiehlt. Dafür ist es aber bisher in Deutschland nicht zugelassen (im Gegensatz zu den USA). Seine Erfolgsrate bei der akuten Manie liegt zwischen der Hälfte und zwei Dritteln aller bisher dokumentierten Fälle. Günstig ist seine Kombinationsmöglichkeit mit anderen psychotropen Arzeimitteln wie Antidepressiva, Neuroleptika, vor allem aber Lithiumsalzen und Carbamazepin. Die Nebenwirkungen halten sich, besonders bei manischen Patienten, in Grenzen. Am ehesten sind es Magen-Darm-Beschwerden, gelegentlich Tremor und Appetitsteigerung, mitunter Haarausfall und vor allem eine (ja erwünschte) Dämpfung.

Sobald Valproinsäure für Therapie und Phasenprophylaxe der Manie freigegeben ist, dürfte es sich auch bei uns als nützliche Ergänzung erweisen.

Benzodiazepine

Allgemeine Aspekte

Manchmal ist der Maniker einsichtig und kooperationswillig, verweigert aber aus der Erfahrung vorangegangener Nebenwirkungen die Akutbehandlung mit Lithiumsalzen und/oder Neuroleptika. Besonders letztere und vor allem die hochpotenten Neuroleptika können mit ihren Frühdyskinesien nachhaltig erschrecken und damit jede Einnahmezuverlässigkeit untergraben. Dies besonders dann, wenn der Patient zuvor nicht aufgeklärt wurde bzw. wenn eine bekannte oder überraschende Überempfindlichkeit vorliegt (die individuelle Empfindlichkeit kann bei Neuroleptika trotz identischer Dosierung um den Faktor 1 bis 15 variieren, d. h. der eine reagiert – bildhaft gesprochen – schon auf einen, der andere erst auf 15 Tropfen mit unvertretbaren Nebenwirkungen). Dazu kommt der leider berechtigte Verdacht, daß gerade bei der Manie die Neuroleptika zu hoch dosiert werden in der verzweifelten Hoffnung: „Mehr bringt mehr" – nämlich Ruhe. Daß dies ein Irrtum ist, wurde bereits auf S. 290 dargelegt.

Auf jeden Fall hat man in allen diesen Fällen das gleiche Problem: Der Patient mag therapiewillig sein, akzeptiert aber nicht die dafür zuständigen Medikamente – und zwar nicht nur aus krankhaft gesteuerter Ablehnung („ich bin doch nicht krank"), sondern aus nachvollziehbaren „schlechten Erfahrungen" heraus. Hier kann man als zeitlich begrenzten Kompromiß ggf. *Benzodiazepine* ins Auge fassen, besonders in einer Situation, die keine längere Diskussion und damit ein verhängnisvolles Zuwarten erlaubt. Die wichtigsten Präparatebeispiele finden sich auf Seite 383.

Benzodiazepine wurden früher sehr großzügig bei Angst- und Spannungszuständen sowie vegetativen Störungen (als Tranquilizer) sowie bei Schlafstörungen (als Hypnotika) eingesetzt. Sie helfen auch bei einer Vielzahl weiterer psychiatrischer, neurologischer u. a. Krankheitsbilder als alleinige und/oder Zusatzmedikation. Sie sind auch heute noch unverzichtbar. Inzwischen werden sie jedoch nach einer langen Phase der großzügigen bis unbedachten Verordnung bzw. Wiederverordnung („Verordnungsautomatie") sowie einer zweiten Phase, diesmal aber charakterisiert durch unkritische Ablehnung bis Verteufelung, gezielter, d. h. vor allem dosis- und zeitmäßig begrenzt eingesetzt. Dies ergibt sich nicht zuletzt aus einer Liste von Nebenwirkungen und Gefahren, die viel umfangreicher auszufallen pflegt, als man sich lange vorgestellt hat (s. u.).

Nun wird der ersatzweise Einsatz von Benzodiazepinen gegen manische Zustände als zusätzliche Behandlungsmaßnahme schon lange praktiziert. In den Kliniken spricht man von einem Drittel aller Patienten mit überwiegend unbefriedigendem Therapieverlauf oder ausgeprägter Nebenwirkungs-Empfindlichkeit, die Benzodiazepine erhalten (meist Diazepam, d. h. Valium® u. a.

sowie das starke Schlafmittel Rohypnol®). Dabei ist man nicht so sehr auf die angstlösende und vegetativ stabilisierende, sondern eher auf die beruhigende bis dämpfende oder schlafanstoßende Wirkung aus. Auch der antiaggressive Effekt der Benzodiazepine ist natürlich willkommen. Bei der Kombinationstherapie läßt sich vor allem die Dosis der Neuroleptika so reduzieren, daß sich deren Nebenwirkungen erträglich gestalten.

Die Gabe von Benzodiazepinen allein pflegt allerdings eine Manie nicht nachhaltig genug zu bremsen. Dies bleibt den hoch-, mittel- und niederpotenten Neuroleptika sowie den Lithiumsalzen und dem Carbamazepin vorbehalten. Dort aber, wo wegen medikamentöser Überempfindlichkeit oder aus anderen Gründen keine andere Wahl bleibt, werden seit jeher auch Benzodiazepine als alleinige „Antimanika" versucht. Bezeichnenderweise wird diese medikamentöse Kompromiß-Strategie sogar von Ärzten bestätigt, die selber manisch erkrankten und sich damit (und nur damit) freiwillig behandeln lassen. Man kann also zusammenfassen:

> Die zusätzliche Gabe von Benzodiazepinen zu Lithiumsalzen/Carbamazepin und/oder Neuroleptika kann sich durch ihre beruhigende bis dämpfende, schlafanstoßende und ggf. antiaggressive Wirkung als durchaus nützlich erweisen. Vor allem kann man dadurch oft die Dosis der Neuroleptika bis zu jener Grenze reduzieren, bei der keine nachhaltigen Nebenwirkungen mehr beklagt werden.

Dabei sind grundsätzlich alle verfügbaren Tranquilizer und für die Schlafregulation auch Schlafmittel möglich, die man bei den Benzodiazepinen reichlich zur Verfügung hat. Dabei sollte man jedoch aus naheliegenden Gründen eine langfristige Wirkung bevorzugen, d. h. also Benzodiazepine mit längerer Verweil- und Wirkdauer im Organismus.

Mittellang wirkende Tranquilizer bzw. Schlafmittel (Halbwertszeit 5 bis 24 Stunden): Adumbran®/Praxiten®/Noctazepam®/Sigacalm®, Lexotanil®/durazanil®/Normoc®, Mogadan®/Eatan®N/imeson®/Tolid®, Noctamid®, Tafil®, Tavor®/Pro Dorm®, Rohypnol®, Planum®/Remestan®, Lendormin® u. a. m.

Lang wirkende Beruhigungs- bzw. Schlafmittel (Halbwertszeit über 24 Stunden): Dalmadorm®/Staurodorm® Neu, Frisium®, Librium®/Multum®, Radepur®, Valium®/Valiquid®/Neurolytril®/Tranquase®, Faustan®, Tranxilium® (auch flüssig) u. a.

Eines der stärksten Benzodiazepine ist neben dem erwähnten Schlafmittel Rohypnol® das Antiepileptikum Rivotril®. Auch Rivotril® hat sich im Rahmen des erwähnten Kompromisses und wenn nichts anderes mehr zu greifen scheint in der antimanischen Behandlung schon nützlich gemacht.

Nebenwirkungen – Paradoxphänomene – Überdosierung

Benzodiazepine sind jedoch keinesfalls ohne Nebenwirkungen und Gefahren, wie man das lange Zeit unbedacht annahm. Dies betrifft allerdings überwiegend einen mittelfristigen bis Langzeitgebrauch, der auch heute noch angetroffen wird, insbesondere im höheren Lebensalter. Bei kurzfristigem Einsatz sind die Gefahren geringer, jedoch nie auszuschließen. Nachfolgend deshalb eine komprimierte Übersicht der wichtigsten

Nebenwirkungen: gleichgültige bis euphorische Grundstimmung, nach und nach Fehlen von planendem, vorausdenkendem, selbstkritischem Handeln („Wurstigkeit"); Benommenheit, Müdigkeit, Schläfrigkeit (bei der Manie allerdings erwünscht); ferner Vergeßlichkeit, Einschränkung der Aufmerksamkeit, Reaktionszeitverlängerung (Verkehr!); Verstimmungszustände, Reizbarkeit, aggressive Durchbrüche (Kippreaktion); innere Unruhe, Nervosität, Fahrigkeit; Angstzustände; Schlafstörungen mit Alpträumen; Merk- und Konzentrationsstörungen, Denkstörung, Erinnerungslücken (Filmriß); Orientierungsstörungen, delirähnliche Zustände oder gar psychotische Episoden mit Sinnestäuschungen u. a.

Auf körperlichem Gebiet finden sich vor allem Appetitzunahme, Juckreiz, Störungen der Monatsblutung, Nachlassen von Libido und Potenz, Kopfschmerzen, Herzrasen, Schwindel, Zittern, Gefühlsstörungen, Bewegungsunsicherheit bis zum Kollaps (Muskelerschlaffung, besonders gefährlich im höheren Lebensalter), ggf. uncharakteristische Sehstörungen, Veränderungen bestimmter Laborwerte usw.

Als *Paradoxphänomene* bezeichnet man jene Nebenwirkungen, die das Gegenteil von dem auslösen, was beabsichtigt war. Das geht von der plötzlichen und ungewöhnlichen "Belebung" und "Frische" bis hin zu Schlafstörungen, Erregungs- und Verwirrtheitszuständen, ja Panikreaktionen und Aggressivität („Feindseligkeit").

Überdosierungssymptome äußern sich in einer Verlangsamung der seelischen und körperlichen Abläufe über das bisherige Maß hinaus bis hin zur Apathie, ferner in Übelkeit, verstärkten Kopfschmerzen, verwaschener oder schleifender Aussprache, Augenmuskelstörungen mit Doppelbildern sowie – in ernsteren Fällen – Schwindelzuständen, Gangunsicherheit und muskulärer Schwäche (Stürze!).

Bei *chronischer Vergiftung* durch Langzeitgebrauch ist mit einer Verstärkung aller obigen Nebenwirkungen zu rechnen, auf seelischem Gebiet insbesondere Gleichgültigkeit, („Wurstigkeit"), Desinteresse, Nivellierung der Persönlichkeit, ausgeprägte Vergeßlichkeit, mißgestimmt-depressive Verstimmungszustände usw.

Suchtgefahr

Ein besonderes, weil lange Zeit verkanntes Problem ist die *Abhängigkeitsgefahr*. Deshalb muß man sich auch bei kurzfristigem Einsatz stets vor Augen halten:

Tranquilizer und Schlafmittel vom Benzodiazepin-Typ können abhängig machen, und zwar bereits nach kurzer Einnahmezeit (d. h. nach u. U. wenigen Wochen), in jeder Anwendungsform, selbst in gering erscheinender Dosierung (Niedrig-Dosis-Abhängigkeit) und sogar in gleichbleibender (niedriger) Dosierung ohne Dosiserhöhung im Verlauf einer längeren Einnahmezeit. Zu achten ist auf Menschen mit neurotischen und psychosomatisch interpretierbaren Beschwerden sowie chronischen Angstzuständen, vor allem aber mit Suchthinweisen (nicht zuletzt in der Verwandtschaft!), die auch bei Patienten mit einer Manie zusätzlich belasten können.

Zusammenfassung

Benzodiazepine gehören nicht in die Behandlung manischer Zustände, wenn hoch-, mittel- und niederpotente Neuroleptika sowie Lithiumsalze oder Carbamazepin erfolgreich eingesetzt werden können. Ist dies jedoch aus irgendeinem Grund nicht möglich, sind sie als Notfallersatz eine Kompromißlösung. Dies gilt sowohl als Kombination mit Lithiumsalzen/Carbamazepin als auch mit Neuroleptika (deren Dosis man ggf. dadurch reduzieren kann) und – wenn gar nichts mehr zur Verfügung steht – als alleinige Behandlungmöglichkeit. Allerdings sind auch hier bestimmte Nebenwirkungen, Paradoxphänomene und Überdosierungssymptome zu bedenken. Das größte Problem ist die Suchtgefahr, die auch bei gleichbleibend niedriger Dosierung droht (Niedrig-Dosis-Abhängigkeit).

Anhang: Krankheits-Schilderungen

„Akzeptiert mich so, wie ich bin – wenn auch mal schräg..."

- „Ich kann es nicht mehr ertragen, es ist vielleicht nicht so extrem und folgenschwer, wie es sein könnte, trotzdem, ich kann es nicht mehr ertragen. Diese plötzliche Hyperaktivität, diese Geschwätzigkeit, dieses kindische Verhalten, kein Schlaf mehr möglich, scheinbar unerschöpfliche Energiereserven, kann stundenlang arbeiten, ohne müde zu werden, findet die Zeit für alles mögliche, ist stets unterwegs und putzt nachts das Haus durch, spielt die Supermutter. Hilfe ist natürlich nicht nötig, für was auch, Hilfe wird erst gesucht, wenn alles zusammenbricht, der „Rauschzustand" in sich zusammenfällt. Dann plötzlich das Gegenteil: Angst, Scham, nervös, unfähig zur Freude oder zur geringsten Arbeit, mangelndes Selbstvertrauen, Schweißausbrüche, Herzrasen und – und – und. Jetzt muß die Familie den Haushalt übernehmen, wochenlang, monatelang und die charmante, aktive, dynamische Madame zieht sich wieder zurück – bis zum nächsten Mal, dann geht es von vorne los."
- „Wenn er richtig krank wäre oder wenigstens so wirken würde, man könnte es verstehen, besser ertragen. Aber keine Rede: Er wird sogar erst einmal größer, die Seele jeder Gesellschaft, man reißt sich um ihn, und auch im Geschäft ist man hoch zufrieden, als Vertreter scheint er unwiderstehlich zu sein. Allerdings scheint er auch plötzlich seine Spielleidenschaft entdeckt zu haben, sich ans Glücksspiel zu wagen. Ansonsten arbeitet er Tag und Nacht, braucht keinen Schlaf, hat ständig neue Einfälle, organisiert alles auf verschiedenen Ebenen – und zwar durchaus erfolgreich, kommt überall gut an. Nur eines darf man nicht, ihm widersprechen. Dann explodiert er, jedenfalls zu Hause. Dann sieht man es schon an den Augen, jetzt steht er kurz vor einem Wutanfall. Das nimmt dann nach und nach zu, bis ihn alle in der Familie umgehen. Und dann wird er auch im Geschäft plötzlich unerträglich. Wenn ihn dann sein Chef zur ersten Aussprache unter vier Augen zu sich bittet, dann kommt er förmlich erschlagen nach Hause, läßt die Flügel hängen, klagt und jammert, daß man ihn nicht verstehe. Dann geht er in Kur. Was das für eine Kur ist, weiß nur seine Mutter. Die muß an der gleichen Krankheit gelitten und in gleicher Art behandelt worden sein. Uns wird nichts gesagt. Wir halten uns auch zurück. Wenn er nach einigen Wochen wiederkommt, ist er kleinlaut, will über nichts reden, sich an nichts erinnern, geht wieder ins Geschäft, als ob nichts gewesen sei. Das hat sich jetzt schon so oft wiederholt, uns berührt es bald nicht mehr."
- „Dann ist sie plötzlich voller Leben, zu allem fähig, außerordentlich kreativ, die Verse fließen ihr förmlich aus der Feder, sie komponiert, malt, deklamiert Gedichte. Dabei ist sie voller Ideen, die uns eigentlich nicht tangieren: Wie man die Wälder rettet, die Lebensbedingungen Behinderter verbessert, den

Frieden sichert, die Kriminalität ausmerzt, die Atommeiler sichert usw. Dann traut sie sich alles zu, zum Wohle der Menschheit, hat unzählige Einfälle, will einen Kreuzzug für elternlose Kinder organisieren, telefoniert pausenlos, schreibt Briefe, tritt in Kontakt mit Behörden. Dabei braucht sie kaum Schlaf, ißt wenig, hat deshalb ihr Idealgewicht wieder, fühlt sich gesund und sympathisch, hat gerade 5 neue Kleider und einen Mantel gekauft, sieht in der Tat blendend aus, fühlt sich attraktiv, macht fremde Männer verrückt (obgleich sie langsam aus diesem Alter heraus ist), bemerkt scherzhaft, sie würde sich jetzt einen Liebhaber nehmen, möglicherweise auch mehrere – ob sie allerdings dafür die notwendige Zeit aufbringt, ich wage es zu bezweifeln. Auf jeden Fall wird uns diese Aktivität und Kreativität wieder ruinieren. Und am Ende kommt dann wie ein Donnerschlag die Schwermut über sie, dann verkriecht sie sich, weint, will sich etwas antun – und wir wissen, jetzt ist wenigstens die verrückte Zeit vorbei, auch wenn uns die Depression am Schluß fast noch mehr mitnimmt."

- „Plötzlich war sie wieder gepflegt, zog sich hübsch an, fiel aber durch ständiges Kokettieren am Arbeitsplatz auf, doch war die Leistung lange Zeit so gut, daß man ihr das nachsah. Aber in der Freizeit wurde es unerträglich: Sie verplante jede Minute, wenn sie fort war, wußten wir sowieso nicht wo, und zu Hause wurde wie verrückt gestrickt, d. h. 30 Paar Socken in wenigen Wochen, dann endlos gejoggt, im Freibad geschwommen, dazwischen pausenlos Gitarre geübt und telefoniert. Sie redete und redete, war überschwenglich gegenüber Bekannten und Verwandten, die sie umarmte und abküßte, im Vereinsheim soll sie entweder gesungen, gejodelt oder getanzt haben. Das fand man auch nur am Anfang lustig, später wollte man sie heimschicken. Dort kann sie sich aber auch nicht in die Gemeinschaft integrieren. Sie ist nirgends zu stoppen, aber wehe, man versucht sie zu bremsen: Dann wird sie gereizt, böse, hat sich nicht mehr unter Kontrolle, wird schließlich unverschämt in Wort und Benehmen. Wir sind immer ganz erschöpft. Ein richtiges Daneben-Benehmen kann man ihr eigentlich nicht vorwerfen, und doch ist es für alle ein Martyrium. Vor allem macht sie sich natürlich auch unmöglich, am Arbeitsplatz, im Dorf, durch das Telefon auch bei den entferntesten Bekannten."

- „Das Schlimmste ist diese übertriebene unerträgliche Gefühlsduselei, diese Selbstbespiegelung, das vornehme Getue, diese süßliche Distanzlosigkeit, das Gelabere wie bei einem Angetrunkenen. Dann sieht er sich von lieben, edlen Menschen umgeben, findet die volle Befriedigung in den Genüssen der Freundschaft, der Kunst, der Kultur, der Humanität. Dann will er alle Menschen beglücken, das soziale Elend beseitigen, seine Umgebung bekehren. Dann macht er hintergründige Witze, alles ist geistvoll-humoristisch getränkt, dann kommt er aus dem Verse-Schmieden nicht mehr heraus, ob es sich reimt oder nicht, erzählt seine Erinnerungen und Erlebnisse, jedes Mal ein wenig neu und noch glanzvoller als zuvor, duzt jeden, erfindet „lustige Spitznamen", nimmt seine Umgebung ständig hoch, kann sich aber auch selber veralbern (allerdings nur er selber!), sucht jede Gesellschaft auf, die er findet, um sich auch dort zu produzieren. Und wenn er unerwünscht ist, versucht er es mit Frei-Runden. Überall führt er das große Wort, mischt sich ein, drängt sich bei jeder Gelegenheit in den Vordergrund. Und das Beste: Normalerweise ist er ein völlig verschüchterter, zurückgezogener Mensch, den man kaum aus seiner Klause herausbringt. Ein richtiges Umschlagen in die Schwermut können wir nicht feststellen, denn wenn der ganze Zauber vorbei ist, zieht er sich wieder zurück – und wir dürfen auf das nächste Mal warten. Denn behandeln läßt er sich nicht.''

- ,,Wir können uns eigentlich nicht beklagen. Wir kennen nämlich einen Fall in der Nachbarschaft, der zeigt uns, wie es im Extrem zugehen kann. Was uns auffällt, ist eher eine stille Verrücktheit, wie wir das nennen. Besonders in der Anfangsphase schildert er viele eindrucksvolle schöne Empfindungen und Erlebnisse, schwelgt in glückhaftem Lebensgefühl, scheint von der Last der täglichen Unzulänglichkeiten befreit, denkt in völlig neuen Dimensionen, fühlt sich leicht und schwerelos, kann sich in jede Situation hineinfühlen, sich anpassen, sieht keinerlei Schwierigkeiten, freut sich an jedem, entdeckt lauter Köstlichkeiten, vermittelt auch anderen ein ungeahntes, freudiges Lebensgefühl, so daß man sich im Land der Seligkeit vermutet. Fühlt sich nicht bloß integer, ja ehrenhaft, sondern auch viel sicherer in seinen Ansichten und Überzeugungen (was ansonsten nicht der Fall ist, da kann man ihn umpusten). Das steckt dann irgendwie an. Ein solches Gefühl der Freiheit, Unabhängigkeit, Offenheit, Furchtlosigkeit und Allmacht läßt sich natürlich niemand gerne zerstören. Und auch wir haben uns eigentlich an diese eher milden Hochstimmungsphasen gewöhnt. Wir wissen halt, daß es ausklingen wird, nur er meint jedes Mal aufs neue, daß sei seine Persönlichkeit, sein Charisma, sein Lebensstil, das wird immer so bleiben. Er habe den Durchbruch geschafft – und eines Tages wird er plötzlich wieder still, farblos, langweilig. Das wars dann mal wieder.''

- ,,Er will nicht zum Arzt, schon gar nicht zum Psychiater. Er sagt: Was macht der? Der läßt mich nicht einmal ausreden, hört nicht an, was ich zu sagen habe. Der faselt etwas von Logorrhoe und Ideenflucht, sagt, ich sei manisch und müsse Medikamente einnehmen. Das sei jetzt dasselbe wie letztes Mal auch. Ich solle an meine Familie, meinen Arbeitsplatz, meinen Ruf denken. Im Verein wollten sie auch keinen Kasper als Vorsitzenden. Ich weiß doch inzwischen, was das heißt, sagt er. Ich bekomme Medikamente, die aus mir einen Zombie machen. Ich weiß schon, daß ich einen Höhenflug habe. Ich bin ja nicht blind. Aber wißt ihr, was es heißt, aus einem solchen Höhenflug nicht nur heruntergeholt, sondern auch medikamentös vergraben zu werden? Kennt ihr das, wenn man tausend Ideen hat, voller Schwung und Aktivität ist, endlich frei, ungezwungen, leistungsfähig, von mir aus auch etwas schwebend – und dann plötzlich gefesselt: im Kopf, in Armen und Beinen, von Verstopfung, Blickkrämpfen und Nackensteifigkeit ganz zu schweigen. Vielen Dank auch. So lange ich nur den Kasper mache, soll man mich machen lassen. Ich kaufe nicht die Welt auf und belästige keine Frauen. Und eines Tages ist der Spuk vorbei und dann geht auch der Vorhang bei diesem

Kasperle-Theater wieder zu. – Er geht nicht zum Arzt, sagt er. Und wir können nichts dagegen tun, denn sein Benehmen ist zwar ungewöhnlich, aber wiederum nicht so, daß man es nicht in Gottes Namen hinnehmen könnte. Wir sind eigentlich weniger wütend, eher resigniert."

- „Das ist eine ganz eigenartige Situation: Mein Mann ist in gesunden Tagen korrekt, freundlich-hilfsbereit, ein bißchen ordnungs- und autoritätsgläubig, vielleicht ein wenig überangepaßt bis unselbständig – und wenn sie mich fragen, „wer die Hosen anhat", dann muß ich ihnen antworten: Die wurden mir als Frau einfach angezogen, das habe ich mir nicht unbedingt gewünscht. Aber er sorgt für mich, er verwöhnt mich, manchmal fühle ich mich allerdings bezüglich seines Bedürfnisses nach Kontakt und Nähe etwas überfordert. Auch zeigt er wohl nicht, wenn ich ihn einmal enttäusche. Irgendwie scheint er mich zu idealisieren, ganz gleich, wie er wirklich darüber denkt. Ich bin doch auch kein Übermensch, ich muß doch auch negative Eigenschaften haben. Aber nein, nie ein Wort der Enttäuschung, alles muß Harmonie sein, nur keine Konflikte. Sein Selbstwertgefühl steht wohl nicht zum besten. Gereizt oder gar aggressiv ist er in gesunden Tagen nie, obgleich ich mir nicht denken kann, daß das normal ist.

  Wenn dann aber seine manische Phase ausbricht, da kann ich was erleben. Dann muß ich wohl dafür zahlen, daß er sonst so angepaßt, fürsorglich und friedlich ist. Dann ist er mißgestimmt, reizbar, aggressiv. Dann tut er alles, um sich, mich und die Kinder unmöglich zu machen. Ich könnte stundenlang erzählen und Sie würden es nicht fassen, wie ein Mensch sich so verwandeln kann. Natürlich eskaliert das dann, denn ich kann mir das nicht alles gefallen lassen, schon um der Familie willen. Außerdem bin ich immer wieder fassungslos: Diesen Mann habe ich doch nicht geheiratet. Und dann aber denke ich mir wieder: Vielleicht braucht er das dazwischen. Vielleicht kann er nicht der ewig Brave sein und tut endlich, was er sich nie getraut hat. Vielleicht ist das eine reinigende Explosion. Seine Freunde jedenfalls behaupten: Wenn man sich nicht durch die ewige Geschwätzigkeit irritieren läßt und genau zuhört, dann kämen immer wieder die gleichen Probleme zur Sprache. Das hätte etwas mit unserer Partnerschaft zu tun – aber sie seien keine Psychologen. Nun ist er zwar beim Arzt, da schluckt er tatsächlich auch tapfer seine Tabletten, aber zu einem tieferen Gespräch kommt es dabei nie. Der Doktor erkundigt sich halt immer nur, ob er die Tabletten regelmäßig nehme. Und ich bin irgendwie ratlos, ich bin ja offensichtlich ein Teil des Problems. Wenn wir nur einen Therapeuten finden würden, der die Nerven hat, ihm längere Zeit zuzuhören. Für mich ist diese Manie jedenfalls mehr als nur eine ärgerliche Verrücktheit. Wenn das nur der Arzt auch so sehen würde, ich will ja gerne meinen Beitrag dazu leisten."

- „Können Sie mir vielleicht sagen, was ich davon zu halten habe? Meine Frau ist eine gutherzige, eher stille, aber durchaus heitere Person. Wir führen eine gute Ehe, Probleme haben wir keine, jedenfalls hat sie sich noch nie beklagt. Ich bin geschäftlich sehr eingespannt, dazu noch aktiv im Verein, abends müde, manchmal regelrecht ausgelaugt. Und dann das: Plötzlich fängt sich meine Frau an zu richten, anzumalen, braucht nicht mehr schlafen, putzt das ganze Haus durch, kommt von keiner Bekannten mehr los – und schließlich das für uns Unfaßbare: Sie rückt aus, behauptet dringende Besuche machen zu müssen, treibt sich aber in Wirklichkeit herum. Wo, wissen wir nicht. Uns wird dann nur zugetragen, daß sie sich schamlos benehme. Einzelheiten werden uns nicht erzählt. Sie soll sogar den Wunsch äußern, wieder schwanger zu werden, und das in ihrem Alter bei inzwischen erwachsenen Söhnen, weil ich in dieser Hinsicht für sie schon lange nichts mehr getan hätte. Sie wolle noch einmal Kinder haben, jung sein, das Leben genießen. Man stelle sich das mal vor.

Einmal behauptete sie allen Ernstes, irgendeine Sportgröße habe sich in sie verliebt. Sie schickte ihm dann laufend Briefe, bekam aber meines Wissens keine Antwort. Das störte sie aber gar nicht, und sie erzählte jedermann, daß es eine wunderbare Liebe sei. Diese Schwärmerei hätte man ja ihr gerne gelassen, aber sie machte damit mich und die ganze Familie lächerlich. Später fällt dann der ganze Zauber in sich zusammen. Auf entsprechende Vorhaltungen gibt sie dann keine Antwort, sondern verkriecht sich. Sie hat dann dafür eine Freundin, wohin sie flüchtet. Das ist mir gerade recht. Aber Angst haben wir davor, daß diese "brünstige Phase", wie meine Söhne das nennen, immer und immer wieder ausbricht. Das wird nämlich jedes Jahr lächerlicher. Und unsere Ehe belastet es auch, da läuft dann gar nichts mehr."

- „In den depressiven Phasen ist es schrecklich, da sieht er aus wie das „Leiden Christi", muß krankgeschrieben werden, liegt im Bett, sagt kein Wort und scheint um Jahre gealtert. Und in der manischen Phase, wir kennen das jetzt zur Genüge, ist er nicht mehr zu halten. Er ist nicht unangenehm oder gar ausfällig. Er lebt nur auf, wie er das bezeichnet. Und dann frönt er seinen Hobbies, nämlich Reisen und Kultur. Und das macht er auch nicht alleine. Da muß ich stets dabei sein. Einerseits finde ich das nach den traurigen Wochen und Monaten eine Wiedergutmachung, auch vom Schicksal, andererseits ist es ein ungeheurer Streß. Er organisiert dann nämlich nicht nur eine, sondern mehrere Kulturreisen hintereinander, und zwar immer weiter weg. Das macht er gut, das muß man ihm lassen. Und er steht es auch prächtig durch. Im Gegenteil, man hat den Eindruck, er blüht immer mehr auf. Auch auf den Reisen ist er nicht auffällig, sondern charmant, hilfsbereit, humorvoll, voller Wissensdrang. Und ich selber gehe überall mit hin, weil ich mir sage, es ist besser, wenn ich dabei bin. Allerdings bin ich nach einer solchen Reise völlig erschöpft. Und dann geht es aber auch gleich weiter, das hat er lückenlos organisiert. Und einmal – das soll Ihnen diese Maßlosigkeit demonstrieren –, kamen wir von der zweiten Reise nachts auf dem Flugplatz an und fuhren sofort in eine andere Stadt weiter, wo nur noch am nächsten Tag die berühmte Ausstellung war. Die mußte er noch sehen, sonst wäre er unglücklich gewesen. Was soll ich tun? Ich habe mich ein wenig umgehört. Ich kann mit dieser "kulturellen Manie" meines Mannes ja noch zufrieden sein. Aber ich selber bin doppelt angestrengt: Die Reisen und die Angst, es könnte mit ihm schlimmer werden. Und nachher? Da hat er seine Regenerationsphase, da schläft er wochenlang, auch tagsüber, und dann normalisiert sich wieder alles. Später allerdings kommt die erwähnte depressive Zeit, und da denke ich mit Sehnsucht an die ja doch schöne manische Zeit... Es ist ein verrücktes Leben, im wahrsten Sinne des Wortes. Ob es mal je besser wird?"

• „Sie wollen wissen, wie sie ist, das Fräulein Tochter in der Manie? Na, genauso wie ich selber war, bevor mich die Tabletten wieder runterholten und zu einem dauervernünftigen Mitbürger machten. Ich sehe sich das alles wiederholen. Ich habe nur nicht die Kraft, dem Mädel ständig hinterherzujagen und ihr zu versichern: Ich weiß, Du bist unschuldig, Du hast den Mist von mir geerbt. Ich weiß aber auch, daß es keinen Sinn macht, das ganze nur auszuleben. Am Schluß mußt Du zahlen, zahlen, zahlen – und zwar nicht nur finanziell, auch mit Deiner Partnerschaft, Deiner Ehe, Deinen Freunden, Deinem Arbeitsplatz, Deinem Beruf. Ich möchte wissen, was wir verbrochen haben, daß uns das Schicksal mit einer solchen Krankheit schlägt. Erst läßt sie uns aufsteigen in ungeahnte Höhen, und dann läßt sie uns fallen – klastertief.

Nun, ich wollte Ihnen ja schildern, wie man sich fühlt, wenn man ganz oben und dann ganz unten ist – in Stichworten: In der Depression kein Selbstwertgefühl, der letzte Dreck. In der Manie natürlich der Größte, auch wenn es die Leute nicht so recht glauben. In der Depression möchtest Du Dich am liebsten aus der Welt schaffen, wenn Du nur nicht so feige wärst. In der Manie kann der Mittelpunkt nicht Mittelpunkt genug sein, Du schreist regelrecht nach Presse, Funk und Fernsehen. Merkt denn niemand, daß hier ein lohnendes Objekt bereitsteht? In der Depression Angst, Angst in jeder Form: vor sich selber, vor anderen, vor der Zukunft. In der Manie Furchtlosigkeit, ja Wagemut, Schwung und Feuer unter dem Hintern. In der Depression desinteressiert, gleichgültig, innerlich leer und ausgebrannt. In der Manie wird alles so faszinierend, daß man bald nicht mehr weiß, wo man hinschauen und hingreifen soll. Man wird richtig in einen Strudel der Vielgeschäftigkeit gerissen. In der Depression absolut unkreativ, man bekommt ja nicht einmal seinen Namen aufs Papier, geschweige denn eine vernünftige Zeile. In der Manie schreibe ich nicht nur forsche Briefe, ich hab mich sogar wieder ans Komponieren gemacht, so wie früher in der Band, in der ich spielte. In der Depression hält man sich für dumm und unfähig, daß man sich nicht mehr auf die Straße wagt. Man hat den Eindruck, die Leute sehen einem die Blödheit geradezu an, drehen sich um und kichern. In der Manie hält man dann die anderen für geistige Tieflieger und schätzt seinen eigenen Intelligenzquotienten auf über 160. In der Depression ist man völlig unfähig, Konflikte auszutragen, die doch an jeder Ecke auf einen warten. In der Manie sind Konflikte dazu da, sie elegant zu lösen. Ja, man bekommt sogar ein wenig Appetit auf Konflikte, ich jedenfalls habe gerne bei jedem Streit mitgemischt – und wie. In der Depression verabscheut man nicht nur jegliche Gewalt, es wird einem ganz schlecht bei dem Gedanken, was da täglich auf diesem Globus passiert. In der Manie fand ich mich immer mittendrin, ich weiß nicht, wie es kam, aber ich war immer dabei. Und ich habe auch zugeschlagen, das gebe ich unumwunden zu. Und wenn ich selber eins auf die Nase bekam, dann fand ich es gar nicht so schmerzhaft. Irgendwie ist man auf allen Ebenen eine Nummer besser drauf, selbst wenn es wehtun sollte. Tja, und in der Depression sieht man aus wie gekotzt, verzeihen Sie den Ausdruck, ich will niemand zu nahe treten, aber ich versichere Ihnen, es ist die reine Wahrheit, prüfen Sie nach. Genauso wahr ist es, daß man sich in der Manie wie ein junger Gott vorkommt – und auch so aussieht. Ich weiß nicht, woher das kommt, das müssen Sie besser wissen, aber wenn Sie jemand etwas Gutes wünschen sollten, dann wünschen Sie ihm, er solle aussehen wie in der Manie. Natürlich ohne die Konsequenzen, die es irgendwann einmal zu bezahlen gilt.

Das ist es, was mich jetzt so beelendigt, wenn ich an meine Tochter denke. Bei ihr fängt das alles von vorne an – und ich kann nichts tun. Denn sie ist wie ihr Vater, und der hat auch auf niemand gehört. Bis es zu spät war, zu spät, um seine Frau, seine Familie, seinen Arbeitsplatz. Es geht mir nicht schlecht heute, ich muß noch dankbar sein. Aber ich hätte es besser, vor allem mit weniger Einbußen überwunden, wenn ich mich schon damals an die Tabletten gewöhnt hätte, die mir heute eigentlich ein normales Leben garantieren – auch wenn es mir gewaltig stinkt, täglich das Zeugs zu nehmen. Aber schreiben Sie darüber, sagen Sie es den anderen. Man kann es schon ausschlagen, aber dann muß man stark, sehr stark sein, um diese ewige Stimmungsschaukel durchzustehen. Und man muß Angehörige haben, die das ständige Elend mitmachen. Aber die müssen Sie mir erst zeigen. Ich habe sie jedenfalls nicht gehabt. Das war es, was mein Leben verändert hat. Und nicht meine Leute waren schuld, sondern ich. Ich habe es besser gewußt – viel zu lange. Sagen Sie das den Leuten, Doktor. Und sagen Sie das meiner Tochter. Ich fürchte nur, ich bekomme sie in der Manie nicht zu Ihnen. Das ist der Fluch dieser Krankheiten."

Auszüge aus dem Bericht eines betroffenen Arztes

*,,Alles, was mich die letzten Jahre bedrückt hat,
muß jetzt raus und bahnt sich seinen Weg!"*

Zum Abschluß seien noch einmal zwei ausführlichere Berichte von Betroffenen angeführt. Der eine stammt von einem Arzt, der eine Art rückblickendes Tagebuch über seine 6 manischen Episoden verfaßte. Der andere schließt mit den Hinweisen einer jungen Patientin ab (s. S. 402). Zum ersten Bericht:

Ich lebte in einer Traumwelt, fühlte mich leicht wie eine Feder und meinte, sie würde mich tatsächlich lieben. Ich benahm mich in ihrer Gegenwart immer sehr auffällig, so daß es ihr wahrscheinlich am Schluß peinlich wurde, mit mir auszugehen. Bei einer Konzertaufführung in einer Nachbarstadt ließ sie mich gänzlich links liegen und gab mir zwei Tage vor Weihnachten Bescheid, sie wolle nichts mehr von mir wissen. Ich war verzweifelt.

In G. angekommen, versuchte ich am nächsten Tag alle meine Kontakte auf einmal wieder aufzunehmen. Ich nahm mir einfach vor, einfach so mit dem Fahrrad querfeldeinzufahren. Im Gestrüpp nahe dem Waldrand blieb ich stecken und ließ mein Fahrrad stehen. Ich versuchte noch, mir die Stelle zu merken. Dann lief ich zum Schwesternwohnheim und pflückte einen Strauß Flieder. Diesen wollte ich meiner Lieblingsschwester bringen. Sie war jedoch mit ihrem Freund zusammen und nahm den Strauß nur kurz und kommentarlos entgegen. Trotzdem war ich locker und froh. Darum lief ich die ganze Nacht durch den Wald. Auf dem Weg zu einem weit entfernten Ort nahm ich aus diversen Gärten hier mal eine Tulpe mit Zwiebel, dort mal eine Osterglocke oder Narzisse mit. Diesen sonderbaren Strauß wollte ich einer Kollegin zum Einpflanzen bringen, die gerade in diesem Ort neu gebaut hatte. Ich kam dort morgens um 6.00 Uhr an. Sie und ihr Mann waren über mein Erscheinen befremdet und überrascht zugleich. Trotzdem frühstückten wir vor dem Haus. Anschließend brachte sie mich nach G. zurück. Ich wollte im Gestrüpp das Fahrrad suchen, fand es aber nicht mehr.

Ich setzte mich in der Stadt an einer Baustelle auf einen Stapel Holz und ließ mir die Sonne auf Stirn und Arme scheinen. Ich fühlte mich rundherum wohl. Danach ging ich an den Fluß, der mitten durch die Stadt zieht. Ich zog die Strümpfe und Schuhe aus und die Hosen hoch und versuchte den Fluß zu überqueren. Dabei rutsche ich an einem veralgten Stein aus und fiel ins Wasser. Alles war naß. Ich konnte mich jedoch ans andere Ufer retten. Dort packte ich die nassen Sachen in eine Plastiktüte und gab sie beim Pfarrer der Studentengemeinde ab, der sich über mein Ansinnen sehr wunderte. Ich versprach ihm aber, alles am nächsten Tage abzuholen. Dann lief ich barfuß und nur leicht bekleidet weiter. Auf der anderen Seite der Stadt wohnten weitere Bekannte

von mir. Dort will ich hin, dachte ich. Mir schmerzten zwar die Füße, meine
Blasen taten weh und waren zum Teil aufgegangen, doch merkwürdigerweise
spürte ich die Schmerzen nur in weiter Ferne. Sie belästigten mich kaum.

Im Aufenthaltsraum der psychiatrischen Station stand ein Fernsehapparat.
Ich schaltete das 3. Programm ein. Über das Testbild des Senders gab es nur
Musik. Da sang und tanzte ich auf dem Bett zu den Rhythmen und rief ständig:
,,Kommt und hört die Bilder!" und ,,Oh wie gut, daß niemand weiß, daß ich
Stielzchen Rumpel heiß!''. Die Nachtwache kam nach einiger Zeit, ermahnte
mich und zog den Stecker. Doch ich sang und tanzte weiterhin lautstark. Nach
dem Frühstück verweigerte ich die Medikamente.

Ich las meiner Familie aus meinem Tagebuch vor und meinte, sie sollten doch
stolz auf mich sein. Sie waren es nicht, sondern hatten nur Angst vor mir. Also
ging ich ins Dorf, um mit dem Vikar zu sprechen. Mein Vater war inzwischen
zurückgekehrt und wollte mich am Gehen hindern. Ich warf ihn im Keller gegen
ein Holzgestell, daß es nur so splitterte. Da die Kellertür abgeschlossen war,
schlug ich mit der Faust das Türfenster entzwei. Darauf schloß er vor lauter
Angst die Tür auf. Beim Vikar angelangt, bat ich diesen, nachdem ich ihm
meine Version von meiner Geschichte erzählt habe, mich zum Psychiater zu
bringen, der schon meine Depression behandelt hatte.

In der Praxis mußte ich aufs WC. Dort fiel mir ein knallgelbes, sehr weiches,
ja samtweiches Klopapier auf. Ich band mir eine Krawatte aus diesem wunderbar weichen Klopapier. Die Sprechstundenhilfe war sehr erschrocken.

Ich lief auf der anderen Seite des Berges wieder durch duftende Wiesen und
Felder hinunter. Es waren Eindrücke, die so schön waren, daß ich sie heute noch
als Juwele in mir trage. Warum hatte ich nicht schon früher solche Wanderun-
gen allein, querfeldein gemacht? Ich hatte jetzt die herrlichsten Eindrücke. Die
duftenden Blumen, das Summen der Bienen, der in den Wiesen und Feldern
wogende Wind und das herrliche Panorama der Gegend. Ich lief die ganze Zeit
nur im Dauerlauf. Zuletzt hielt ich mich nicht mehr an irgendwelche Wege,
sondern ging nur noch querfeldein.

Es wurde inzwischen hell und ich nahm um 4.00 Uhr morgens im
Karpfenteich des Hauses ein kühles Bad. Dann duschte ich und zog mich an.
Im Speisesaal stand ein Klavier. Ich fing an zu klimpern bis mich entnervt einige
Gäste auf die Hausordnung aufmerksam machten. Ich glaube, ich wurde am
nächsten Morgen rausgeworfen.

Dann nahm ich die schwarze Schuhcreme und färbte mir die Haare schwarz.
Gerade wollte ich gehen, da kam mein Vater und mein Patenonkel. Sie waren
entsetzt. Mein Freund, der auch hinzukam, sagte: ,,Wie siehst Du denn aus''.
Sie überredeten mich, nach Hause mitzukommen und versprachen, mich nir-
gendwo einzuliefern. Ich sollte jetzt in Ruhe ein heißes Bad nehmen und mir
die Schuhcreme aus den Haaren waschen.

In der Nacht konnte ich nur sehr kurz schlafen. Ich wachte wieder – wie stets –
gegen 3.30 Uhr auf und ging in die Küche. Ich holte mein Tonbandgerät und
stellte die Musik zunächst leise ein. Sie wurde mit der Zeit, je mehr ich mich
mit der Musik in Einklang empfand, immer lauter und lauter. Schließlich kam

Mutter runter und beschwerte sich. Es nützte ihr nichts. Als sie gegen 6.00 Uhr einen Krach vom Zaun brach, drehte ich die Musik fast bis zum Anschlag auf und riß alle Fenster sperrangelweit auf. Aber dem nicht genug. Ich wollte endlich auf der Terrasse vor dem Wohnzimmer frühstücken. Sie war noch nie benutzt worden. Ständig saß man in der Küche auf den Metallschemeln. Ich schleppte den Gartentisch und vier Stühle aus der Garage. Dann deckte ich den Tisch, begleitet von lautstarker klassischer Musik. Mutter hatte einen Nervenzusammenbruch. Sie sagte nichts mehr und versteckte sich. Sie rief nur gelegentlich: ,,Was sollen denn nur die Nachbarn denken!'' Mich scherten die Nachbarn wenig. Ich hatte das Gefühl, alles was mich die letzten Jahre bedrückt hatte, müsse jetzt raus und bahne sich seinen Weg. All diese Anpasserei habe jetzt ein Ende. Jetzt endlich könne ich mein eigenes Leben voll ausleben. Bisher hätten sie mich nur unterdrückt. Dies war noch über Jahre meine feste Überzeugung. Teilweise ergibt sich erst jetzt in der Rückschau die Möglichkeit, diese damaligen, sehr intensiven Gefühle als trügerisch und manie-bedingt zu entlarven.

Eines morgens um 3.30 Uhr – ich wachte wieder zu dieser Zeit auf –, stieg ich aus dem Fenster und wanderte im Schlafanzug bis zum Waldrand, wo ich den Morgen mit einem Lagerfeuer begrüßte. In einschlägigen Lokalen der Innenstadt versuchte ich ohne ersichtlichen Erfolg die heimlich auf Station gehamsterten Tabletten zu verkaufen.

Im Hallenbad sprang ich mit Vergnügen vom 7,5-Meter-Brett und nahm zum Teil derart Anlauf, daß ich in der Luft fast das ganze Becken überquerte. Ich hatte sonst immer Angst beim Sprung vom 3-Meter-Brett. Aber in diesem Zustand war die Angst völlig weg, ja, es machte mir großen Spaß zu fliegen.

Am Abend lud ich zwei Krankenschwestern ein. Mir war so leicht ums Herz. Ich veranstaltete eine Modenschau, bei der ich unter anderem auch meinen Taucheranzug mit Flossen und Taucherbrille anlegte. Die eine war daraufhin irgendwie befremdet. Die andere blieb noch etwas länger. Sie meinte, ich solle gut auf mich aufpassen. Ich fühlte mich beschwingt und stark verändert. Alles kam mir so anders vor, beinahe in ein besonderes Licht getaucht. Ich konnte nicht schlafen und bekam schließlich Kopfschmerzen. Zuletzt wurde mir Angst.

Ich schaute im vierten Stock aus dem Flurfenster und genoß das Panorama. Es war wie im Film. Aufgrund der Perspektive und der günstigen Lichtverhältnisse sowie meiner Wahrnehmungsveränderung schien ich im Krankenhaus wie in einem Raumschiff sitzend auf die Landschaft zuzufliegen. Es war traumhaft.

Das Gespräch mit meinem Chef ging fast eine halbe Stunde. Er meinte, was ich in den letzten Tagen geleistet hätte, sei gut gewesen. Er habe jedoch den Eindruck, ich sei dadurch irgendwie übermütig, ja hochmütig und erfolgsbesessen geworden. Er bat mich, demütig zu sein, die Freude runterzudrosseln, in mich zu gehen. Er hatte meine Manie bemerkt.

Ich legte wieder die gleiche Platte auf und hoffte, mein Vater könne mit mir zusammen die gefühlsstarke Musik ebenso intensiv aufnehmen, wie ich es zu diesem Zeitpunkt konnte. In mir bebte bei dieser Musik jede Faser meiner

Gefühlswahrnehmung. Ich kam jedes Mal in einen rauschähnlichen Zustand des Nur-noch-Gefühl-Seins, welches gepaart war mit einem ähnlichen Glücksgefühl, bekannt aus frühen Kindertagen oder wie beim Verliebtsein. Vater bat mich aber, die Musik leiser zu drehen und endlich mit dem Rauchen aufzuhören. Ich war gekränkt. Konnte mein eigener Vater mich nicht verstehen? War er unfähig, dieses unbeschreibliche Glücksgefühl zu empfinden? War er nicht in der Lage zu begreifen, daß es sein Sohn endlich geschafft hatte?

In dem Lokal waren wir die einzigen Gäste. Ich sprach so lautstark über meine Zukunftspläne, daß es auch die Bedienung und möglicherweise der Koch mitbekamen. Ich lud alle auf meine Rechnung zum Essen ein. Es war ein schöner Nachmittag und ich war in Hochform. Meine Gedanken flogen nur so dahin.

Ich hatte das Gefühl, ich erführe innerhalb von wenigen Stunden die gesamten Geheimnisse der Menschheit. Ich war nur noch am Staunen. Klar denken konnte ich nicht mehr.

Vom Wohnzimmer sah man ein herrliches Panorama im Abendrot. Ich meinte, es sei vermutlich so gewollt, daß ausgerechnet heute, wo ich diese tiefen Einsichten in die Geheimnisse des Lebens habe machen dürfen, ein so wunderschöner Tag sei und daß es deshalb eine gute Idee von meinem Chef sei, diesen Tag so feierlich abzuschließen. Ich suchte mir eine Flasche Rotwein aus, auf derem Etikett ein Feuer dargestellt war. Überschrift: ,,Höllenfeuer''. Ich sagte, dies sei genau die richtige Deutung für meinen Zustand.

Dann begann ich den Müll meines Gastgebers zu trennen (das war zu dieser Zeit noch nicht üblich) und die brennbaren Anteile in seinem offenen Kamin zu verbrennen. Ich versuchte nachts Klavier zu spielen. Schließlich geriet ich im Rahmen einer fast vollständigen Orientierungslosigkeit in die Einliegerwohnung des Untermieters und provozierte einige Aufregung. Man wollte mich beim Telefonieren hindern, bis ich so einen Wutanfall bekam, daß ich die Telefonleitung mit bloßen Händen auseinanderriß. Vermutlich hätte ich geschlagen, hätte ich keine so starke Aggressionshemmung. Einmal hielt ich mich für fähig, die Lottozahlen vorauszusagen und wollte die Leute nötigen, diese einmalige Chance zu nutzen.

Ich meinte, ich könne mehrere Dinge gleichzeitig tun, so leicht ging alles. Auch begann ich hochgestochen zu philosophieren.

Auf der Heimfahrt war ich in einem wahren Hochgefühl. Ich meinte, ich könne jetzt endlich meine tatsächlichen Fähigkeiten, die in mir steckten, zeigen. Vor allem das Gefühl, intuitiv das Richtige zu tun. Ich fuhr über die Hauptstraße nach Hause und dachte: ,,Du bist geleitet, du kannst den Rest der Strecke auch mit geschlossenen Augen fahren''. Es ging tatsächlich. Ich blinzelte nur ab und zu und kam mit ganz wenig Augenaufmachen zurecht. Auf dem Weihnachtsbazar schloß ich gleich Bekanntschaft mit Behinderten und begann ihnen meine neuesten Thesen über die Heilige Schrift zu erzählen. Alles gefiel mir so gut, ich mußte von meiner Begleitung ständig von einzelnen Ständen oder Menschen weggezogen werden. Ich wollte einfach nur glücklich sein.

Sie baten mich, wieder zurückzufahren. Ich sagte jedoch, mein Auto sei kaputt. Man fand schnell heraus, daß ich nur den Verteilerfinger ausgebaut hatte und überredete mich, diesen wieder einzusetzen, was ich auch bereitwillig tat. Es ist auffallend, wie leicht ich mich mit ein bißchen verständnisvollen Worten führen ließ. Es brauchte gar nicht viel, und ich wurde wachsweich wie ein kleines Kind. Ich hatte so ein Vertrauen zu den Mitmenschen. Ich hatte kein Mißtrauen mehr. Man mußte eben nur freundlich zu mir sein.

Ich sah mich auf die Erde zufliegen. Eigentlich war ich auf der Erde, aber es verschmolzen zwei fast gleich aussehende Welten miteinander. In der Welt, wo ich mich befand, war alles golden, schön und göttlich. Die andere Welt war kalt, nüchtern, sachlich, schmucklos. Nach der Landung stieg ich aus der goldenen Welt aus und ging über eine Art vergoldete Flugzeugpassagierbrücke hinunter in die alte Welt. Gleichzeitig merkte ich, wie meine Gedanken an Geschwindigkeit abnahmen und ich meine alte Denkgeschwindigkeit wieder erreichte. Ich stand auf dem kahlen, kühlen Fußboden barfuß und war mir bewußt, daß ich in der Psychiatrie im Isolierraum war und noch zwei Stunden warten mußte, bis es hell wurde und ich raus konnte. Ab diesem Zeitpunkt verweigerte ich die Medikamente.

Als ich nach Hause ging, sah ich die Straßen und Geschäfte in einem anderen Licht. Alles schien so freundlich, die Häuser liebevoll gepflegt, die Läden einladend und die Auslagen beim Juwelier so verlockend schön. Ich sah Häuser und Gärten, die ich das ganze Jahr nicht gesehen hatte, obwohl ich immer denselben Weg lief.

Ich zog mich nach einer Dusche um und begann nachzudenken. Ich hatte zum ersten Mal seit langer Zeit das Gefühl, daß ich jetzt endlich an meine Anlagen und Fähigkeiten herangenommen sei, daß ich Zugang zu meinen Gefühlen habe. Ich hatte auch wieder den Glauben, auf allen meinen Wegen behütet zu sein. Ich müsse den Weg nur suchen, dann würde ich ihn finden.

Er spürte, daß auch ich ein religiöser Mensch sei. Ich bestätigte dies mit einer Bibelstelle, die mir schon oft geholfen hatte, nämlich dem Psalm 103. Dabei hätte ich wissen müssen, daß ich mich schon mehr als auf einer Gratwanderung zur Manie befand, weil nämlich der Psalm 103 immer zentraler Punkt im Inhalt meiner Manien war. Ich glaubte, im Psalm 103 zentrale Aussagen zur Lebensbejahung in Schuldlosigkeit gefunden zu haben. In meinen manischen Phasen meine ich immer, die anderen könnten das auch so sehen. Es ist aber nicht so.

Schlußfolgerungen

Ich möchte zum Schluß die Erkenntnisse aus meinen manischen Phasen wie folgt zusammenfassen:

1. Meine manischen Phasen ereigneten sich immer in einer Zeit des biographischen Umbruchs. Das waren gefürchtete akademische Prüfungen, der Verlust einer Freundin, der Tod meiner Großmutter oder meines Vaters, die

mühsame Fertigstellung meiner Doktorarbeit, die Niederlassung zum Allgemeinarzt usw.

2. Meinen Manien gingen immer Depressionen voraus. Waren sie leichterer Natur, so vergrub ich mich lediglich und pflegte keine Kontakte mehr zu anderen. Waren sie schwerer Natur, mußte ich stationär behandelt werden. In der Regel hatte ich in der Depression einfach das Gefühl, nicht mehr dazuzugehören. Mein Affekt war völlig abgeflacht.

3. Meine manischen Phasen entwickelten sich innerhalb Stunden oder Tage. Meist begann es mit Aufwachen zwischen 3.00 und 3.30 Uhr und anschließender Schlaflosigkeit, das heißt ich brauchte den Schlaf nicht mehr und konnte u. U. permanent arbeiten.

4. Meine Manien hatten für mich immer theoretisch erkennbare Vorboten: So wurde ich einmal während einer Fahrt nach T. immer lockerer und beschwingter. Ich sah die Welt rosarot. Ich hielt mich für jemand, der der Welt etwas Gutes tun konnte. Ich hatte das Gefühl nicht nur wieder dazuzugehören (im Gegensatz zu meinen Depressionen), sondern sogar Mittelpunkt zu sein. Ich sah nicht nur alles verklärt, sondern meinte auch alle anderen beglücken zu können. Dabei benahm ich mich wie jemand, der keine Konventionen mehr kennt. Materielle Dinge waren nicht mehr wichtig. Ich verlor sogar das Gefühl für fremdes Eigentum. Ich beging Kleindelikte, ohne daß es mir bewußt war. Ein anderer Vorbote war die Musik, die auf mich plötzlich ungeheuer intensiv einwirkte. Die vertiefte Wahrnehmung vor Musik war für mich oft der erste Vorbote.

5. Der Zeitpunkt, in dem sich meine Manie verselbständigte, läßt sich bei mir fast punktuell angeben. In der Regel war es der Tag, an dem ich um 3.00 Uhr morgens hellwach und ausgeschlafen aufwachte.

6. Meine Manien machten sich nach diesem punktuellen Beginn selbständig und ließen sich dann nicht mehr aufhalten. Sie dauerten bei mir zwischen 8 und 16 Wochen, wenn ich mich gegen die Diagnose und Therapie wehrte sowie deutlich weniger, d. h. nur zwei bis drei Wochen, wenn ich mit der Therapie einverstanden war.

7. Meine Manien waren durch folgende Aspekte gekennzeichnet: a. eine starke Denkbeschleunigung, ein ,,bis zur Lichtgeschwindigkeit beschleunigtes Denken'', das eine wahre Gedankenflut lieferte. b. Ich war durch diese Denkbeschleunigung zu immensen Kombinations- und Assoziationsmöglichkeiten fähig. c. Die Gedanken waren nicht mehr auf die Wahrnehmungskanäle angewiesen, sie machten sich, falls keine konkrete Aufgabe anstand, geradezu selbständig. Hierdurch entstand eine Wahnstimmung und über diese ein Wahngebäude. d. Hatte ich eine konkrete Aufgabe, so half mir meine Manie selbst schwierigste logistische Probleme in kürzester Zeit zu lösen, trotz aller Widerstände durch Bürokratie oder Umwelt. e. Entstand ein Wahngebäude, so gab es religiöse Phantasien, in denen ich mich beispiels-

weise Gott näher, mich in göttlicher Vorsehung fühlte. Grundsätzlich fand ich mich in der Manie geborgen, erlebte alles wie in einem Traum. Meine Handlungen waren leicht beeinflußbar und ähnlich denen eines kleinen Kindes.

8. Meine Wahrnehmungen sind in der Manie auf allen Kanälen intensiver und schärfer. Akustisch empfand ich bestimmte Musik und Texte vor allem bei erhöhter Lautstärke besonders eindringlich und aufrührend. Musik bewegte in mir etwas. Auch optische Signale wurden verstärkt wahrgenommen, wobei es zu einer Filterung kam. Das Licht im Bereich des rötlichen und gelben Spektrums konnte ich verstärkt wahrnehmen. Dadurch kam es zu dem Effekt des „güldenen Lichtes", ähnlich wie bei der Kaffee-Fernseh-werbung. Die Farben nahm ich vor allem bei Prospekten besonders wahr. Die Farbfotos waren so plastisch, daß mir die abgebildeten Figuren fast dreidimensional vorkamen. Auch die Formen nahm ich verstärkt wahr. So nimmt es nicht Wunder, daß sich manche Auslagen so appetitlich und einladend darstellten. Schließlich war auch die taktile Sensibilität verstärkt. So empfand ich die Zellstoffoberflächen bestimmter Produkte als besonders zart und weich. Auch die Quarkspeise oder das Eis waren ausnehmend cremig. Alles schmeckte besonders gut. Auch meine Reaktionsfähigkeit war anfangs beschleunigt. Ich erwischte mich gelegentlich dabei, daß ich eine aus dem Schrank fallende Tasse noch in der Luft auffing – problemlos.

9. Hatte die Manie kein Objekt zum Ausagieren, so machte sie sich selbständig. Verstärkte Wahrnehmung, Denkbeschleunigung, Hochstimmung und pri-märprozeßhaftes Denken führten zu einer Wahnstimmung. Die Frage nach der Ursache für diesen Zustand, also der Erklärungszwang bzw. das Kausalitätsbedürfnis führten zur Errichtung eines passenden Wahngebäudes. Religiöse Inhalte kamen darin regelmäßig vor, weil sich diese in besonderem Maße als Erklärungsmittel eignetem. Alles schien für mich gemacht zu sein. Hierfür mußte es doch einen Grund geben. Wenn es keinen ersichtlichen Grund dafür gab, dann mußte das, was ich wahrnahm, ein göttliches, übersinnliches Gefühl sein. Ich fühlte mich Gott näher als je zuvor. Er will mir bestimmt etwas zeigen oder mich für meine vorherigen Leiden entlohnen. Die Manie schäumte über, wenn sie kein Objekt zum Ausagieren, also beispielsweise keine schwierige Aufgabe fand, die ansonsten kaum zu lösen war. Es spielte sich bei diesem Überschäumen dann alles nur noch im Kopfe ab, ohne daß ich einer Verbindung zur Außenwelt bedurfte.

10. Die Manie zerfiel bei der Behandlung mit hochpotenten Neuroleptika. Unter den antipsychotischen Neuroleptika kam es zu einer Verlangsamung der Denkgeschwindigkeit innerhalb von zwei bis drei Tagen. Gleichzeitig war es nicht mehr möglich, „längerstreckige Gedanken" zu spinnen. Es fiel das Kurzzeitgedächtnis aus. Ich vermißte ständig Gegenstände und mußte sie suchen. Man kann keine Gedanken mehr über mehrere Minuten denken. So

zerfiel die Manie im Gedankenbruchstücke. Dabei gab es zwei Möglichkeiten, die die Heilungsgeschwindigkeit wesentlich beeinflußten:

a) Wenn ich krankheitseinsichtig war, zerfiel das Wahngebäude wie erwartet und ich fand mich auf der Erde wieder. So erlebte ich im Isolierraum das Herunterfahren meiner Gedankengeschwindigkeit, das „Auslaufen der Triebwerke" und die Landung auf der Erde. Die Wahrnehmung der „güldenen Welt" schwand und machte einer nüchternen, kahlen Welt, eben einer Isolierzelle, Platz. Das war desillusionierend, aber wohl der günstigere Weg. Dabei war es wichtig, einen verständnisvollen Arzt zu finden, der es erreichte, mich nicht mehr gegen die Behandlung zu sperren. Die frewillige Neuroleptika-Einnahme schien den Genesungsprozeß zu beschleunigen.

Anmerkung: Ich habe mich aber auch selbst behandelt. Doch das ging nicht gut. Nachdem unter medikamentöser Therapie das Wahngebäude auseinanderbrach, war dieses, wenn auch wahnhafte Korsett gleichsam nicht mehr verfügbar. Außerdem machten mich die erwähnten Kurzzeit-Amnesien orientierungs- und hilflos. Meine Therapie geriet außer Kontrolle.

b) Wenn ich krankheitsuneinsichtig war und mich gegen die Therapie stemmte, zerfiel das Wahngebäude in bizarre, wahnhafte Untereinheiten. Dadurch kam es zu einer Heilungsverzögerung, ja, im klinischen Sinne, sogar zum Bild einer schizotypen Psychose. Offenbar konnte ich das die Manie antreibende „Gedankentriebwerk" nicht abschalten.

11. Fehlende Krankheitseinsicht führte trotz Neuroleptika-Behandlung zur zeitlichen Verzögerung des Heilungsprozesses. Selbst die stärksten hochpotenten Neuroleptika hatten, zumindest bei mir, keinerlei Wirkung auf die Dynamik der Manie. Im Gegenteil, die Manie trieb die sonderlichsten Blüten, was an meinen zahlreichen, teilweise obskuren „Ausbruchsversuchen" aus der Klinik abzulesen ist. Ich kämpfte allein gegen alle. Vor allem kämpfte ich gegen die Unterbringung und die Vorgehensweise der behandelnden Ärzte. Wenn dagegen ein verständnisvolles Gespräch stattfand, in meinem Falle z. B. mit meinem Patenonkel auf einem Waldspaziergang und später mit meiner Frau, die sich inzwischen kundig gemacht hatte, dann kam es zur Krankheitseinsicht – und dann „griffen" auch die Medikamente. Deshalb noch einmal:

12. In der Manie war ich empfänglich für verständnisvolle Erklärungen. Diese führten zur Krankheitseinsicht. Natürlich brauchte die andere Seite viel Geduld. Möglicherweise geht dies nicht in jedem Fall und in jedem Abschnitt der manischen Phase. Doch war bei mir in jedem Fall ein verständnisvolles Gespräch die Pforte zur Krankheitseinsicht und damit zur Genesung.

13. Jeder Manie folgte eine meist schwere Depression. Ich weiß, das muß nicht immer so sein. Bei mir war es aber so. Ich mußte mich auf jeden Fall damit

auseinandersetzen, besser: Ich mußte darauf mit einer Phasenprophylaxe über längere Zeit reagieren.

14. Subjektiv halte ich mich in der Manie für kontaktfähiger. Ich bekomme leichter Zugang. Mir fällt es aber schwer, Kontakt zu halten. Spätestens in der folgenden Depression brechen die Kontakte ab.

15. Ich erlaube mir noch einen hypothetischen Beitrag zur physiologischen Grundlage der Manie. Man mag ihn nutzen oder nicht, ich stelle ihn einfach zur Diskussion. Eine Manie ähnelt einem Rauschzustand. Bei einer klinisch nicht manifesten Manie während meiner Schulzeit meinten einige Mitschüler, ich sei betrunken. Die Wahrnehmung ist geschärft, das Denken ist befreit, das Bewußtsein erweitert. Schlaf wird nicht gebraucht, man ist besonders fix und leistungsfähig, die Stimmung ist enorm gehoben, die Emotionen frei. Etwas ähnliches findet sich auch bei bestimmten Rauschdrogen, z. B. LSD. Das hieße aber, daß ein bestimmter, hormonähnlicher Stoff im Blut kreist, der dieses Zustandsbild vorübergehend auslöst. Gelänge es, diesen hypothetischen Stoff zu finden, so könnte man ihn einerseits für diagnostische, andererseits vielleicht sogar für therapeutische Zwecke nutzbar machen. Außerdem wäre dann die physiologische Ätiopathogenese der Manie klarer, verständlicher. Dazu folgendes Erlebnis:

In meiner Chirurgiezeit hatten wir Probleme mit einer Patientin mit Leberzirrhose. Sie war zur Metallentfernung am Sprunggelenk gekommen. Die Blutgerinnungswerte waren an der unteren Grenze. Wir operierten. Danach kam es zu Gerinnungs- und Wundheilungsstörungen. Wir entschlossen uns zu einer Vollblutspende. Ich hatte dieselbe Blutgruppe und ließ mir eine Vollblutkonserve abnehmen, die dann nach den üblichen Tests transfundiert wurde. Zu diesem Zeitpunkt, es war vor meiner Frühjahrs-Depression, war ich in einem hypomanischen Zustand. Alles war so leicht und gelang. Möglicherweise war es schon eine volle Manie, da ich aber viel Arbeit hatte, kam es nicht zum Überschäumen.

Eine Stunde, nachdem die Patientin mein Blut bekommen hatte, berichtete sie, alles sei so leicht und beschwingt. Sie habe ein Gefühl wie im Mai. Es sei viel schöner als ein Alkoholrausch (sie war Alkoholikerin). Leider habe der Zustand nach etwa 8 Stunden wieder abgenommen und sei nie wieder zurückgekehrt.

Diese Beobachtung stützt meine These, daß es sich um einen humoralen Stoff handeln muß, der das Phänomen der Manie verursacht. In der endogenen Depression ist er zu wenig vorhanden, in der Manie zu viel. Diese Vermutung ist nicht neu, man sucht ja angestrengt in aller Welt danach. Könnte das Transfusions-Erlebnis hier nicht weiterhelfen?

Bericht einer manischen Patientin

„Manie ist wie Orgasmus in Folge, Depression ist wie ein Bein im Grab.''

Dieses Buch endet mit der Schilderung einer jungen Patientin, von der wir viel gelernt haben und die uns – wie alle anderen – die Erlaubnis gab, aus ihrem Schicksal auch andere lernen zu lassen. Ihre drei handgeschriebenen Seiten fassen noch einmal das ganze Elend zusammen, dem sie sich bis heute trotz aller therapeutischen Bemühungen ausgeliefert sieht. Sie enthalten aber auch einige wichtige, ja tröstliche Gedanken und wertvolle Hinweise – gleichsam von Patient zu Patient. Dafür sind wir sehr dankbar. Ihre Zeilen:

Jeder ehemalige Maniker kennt den gewaltigen Kater, mit dem man nach wochenlangem Dauerexzess wieder zu sich kommt und erschreckt feststellt: Oh Shit! Der Mensch, der das alles angestellt hat, war ich. Und stetig türmt sich der Berg der „Untaten'', der man sich hochroten Hauptes erinnert. Denn ich habe:

In zwei Monaten über 10 000 DM ausgegeben, ich, ohne Vermögen und geregeltes Einkommen. Ich habe meinen Wellensittich hypnotisiert, mir eine Glatze schneiden lassen, mich mit dem Wirt meiner Stammkneipe prügeln wollen, stellte Mini-Penise als Anstecker her und verteilte sie freigiebig, kündigte Ausstellungen an, ohne Räume, technische Ausstattung und sogar ohne die notwendigen Stücke dafür fertig zu haben, drohte meiner Tante, sie abzustechen, wenn sie nicht augenblicklich Ruhe gäbe, habe den Klinikchef „Arschloch'' genannt, von den Stationsärzten, Schwestern und Pflegern ganz zu schweigen, erzählte pausenlos Witze, unterhielt ganze Wirtschaften, verkaufte alle meine Platten, meine Kleidung, mein Radio, meine Bücher, gab mir jede Droge, die ich in die Finger bekam, sei es Wein, Bier, Haschisch, Kokain, Atropin, Designerdrogen usw., hatte aber nie einen Kater, verarbeitete fünf Bier wie normalerweise ein einziges, drohte der Krankenkasse mit einem „Anwalt'' (Name eines prominenten Juristen, den ich nur aus der Zeitung kannte), bekam eine Anzeige wegen Hausfriedensbruchs, habe mich an den unmöglichsten Stellen beworben, alle möglichen Leute und Orchester zu meiner Wohnungseinweihung eingeladen, habe den Putzlappen meiner Mutter die Toilette heruntergespült, bin mitten in der Tanzbar umgefallen, habe Leute dazu gebracht, mich für ein künstlerisches Genie zu halten – oder Angst vor mir zu bekommen, nahm mir die Männer, wie sie kamen, aber nur die schönsten Exemplare, wachte ständig in fremden Betten auf, versuchte meinen Cousin anzumachen, lernte überhaupt die unmöglichsten Typen kennen, geriet fast in Zuhälterkreise, konnte die aufregendsten sexuellen Exzesse durchstehen, und zwar ohne Tief am nächsten Morgen, hatte überhaupt keine Probleme, mich von sogar ernsteren (wenngleich kurzfristigen) Partnerschaften zu trennen, da man ohnehin schon nach dem nächsten Mann Ausschau hält, konnte sogar zwei Beziehungen nebeneinander am laufen halten, ohne zusammenzuklappen, überhaupt: treu zu sein fällt schwer, man betrügt leichtfüßig. Denn: das Selbstwertgefühl und die extreme Furchtlosigkeit, die sind unübertroffen. Über allem schwebt das Motto: Die anderen sind zwar alle blöder als ich, aber ich behandle die armen Teufel trotzdem anständig.

Was sollte uns warnen:

- der Antrieb ist enorm gesteigert, aber man ist positiv getrieben
- das Schlafbedürfnis ist fast verschwunden, und dennoch ist man ständig gut drauf
- die blendende Laune wird zum Dauerzustand, man lacht laut, gerne und viel, erzählt pausenlos Witze und kommt prima an
- das Kurzzeitgedächtnis arbeitet geradezu photographisch
- man hat das Gefühl, alle Zusammenhänge zu verstehen, alles zu durchschauen
- man ist im Reden und darstellerisch unglaublich gewandt, kann alles so hindrehen, wie man es braucht
- man ist sowohl qualitativ kreativ als auch quantitativ produktiv
- man tut Dinge, die man nie gelernt hat oder eigentlich gar nicht kann, aber letztlich gar nicht mal so schlecht
- man lebt nach dem Motto: Die Welt ist mein Freund
- man ist sexuell aktiv, überaktiv, kommt natürlich bei der Männerwelt gut an, ist überall sofort Mittelpunkt, hat sofort den einen und dann den anderen und am Schluß alle beide an der Angel. Am nächsten Tag geht es dann andernorts so weiter, bis hin zu regelrechten sexuellen Exzessen
- man ist äußerlich ein erfreuliches Ereignis: Die Augen glänzen, der Mund ist meist offen und lacht, die Haut ist glatt und seidig, keine Pickel, keine Runzeln
- man hat ein unglaubliches Feingefühl für seinen Körper
- man fühlt sich total in die Natur und die Welt integriert
- man schmeckt aus dem Essen jedes Gewürz heraus
- die Leidensfähigkeit ist stark eingeschränkt oder vollständig weg. Das bezieht sich sowohl auf körperliche wie auf seelische Belastungen, z. B. Beziehungskrisen, Trennungsschmerz usw.
- überhaupt ist alles auf schnellebig geschaltet, eigentlich schon Schnee von gestern.

Sie fragen mich nach meinem Rat für Schicksalsgefährtinnen und -gefährten? Jeder, der gerade aus der Depression kommt, muß auf die ersten, im Grunde ja „schönen" Zeichen des Umschlags in eine Manie aufpassen. So schnell wie möglich zum Arzt gehen, um die Schäden gering zu halten. Ich weiß, es fällt einem nicht leicht, aber beim zweiten oder dritten Mal geht es schon besser mit der notwendigen Einsicht nebst praktischen Konsequenzen.

Wichtig ist auch folgender Hinweis: Wenn es langsam einen Unterschied gibt, wie einem einerseits Verwandte, Bekannte, Freunde, Arbeitskollegen usw. verstehen und begegnen und andererseits eine neue Umgebung bzw. Bekanntschaften, die man eben erst gemacht hat – dann ist Vorsicht geboten! Wenn die eigenen Leute mit einem plötzlich nicht mehr klarkommen, während man in jeder Wirtschaft oder vor fremdem Publikum plötzlich leichtfüßig zum Star wird, dann ist etwas faul, das muß zu denken geben.

Und wie man auf Dauer damit fertig wird?

Ich konnte mir meine „Kamikaze-Aktionen" in Folge der Manie lange nicht verzeihen, geschweige denn verarbeiten, daß das tatsächlich ich gewesen sei. Aber je mehr ich allmählich verstand und von anderen Manikern erfuhr, daß es sich eben um typisch manische Untaten handelt, die *sich sogar alle recht ähnlich sind, konnte ich beginnen, mir zu verzeihen.*

> Ich kann jedem, der immer noch einen Sack voller Selbstvorwürfe mit sich herumschleppt, nur raten: Redet mit Leuten, die ähnliches hinter sich haben. Je mehr Ihr erfahrt und versteht, desto eher seid Ihr in der Lage, Euch selbst wieder zu mögen.

Denn, das zum Abschluß: Eine Manie ist andererseits auch eine unglaublich interessante Erfahrung. Wenn ich mir vorstelle: Die Prozesse, die dabei im Gehirn ablaufen, sind in mir drin. Ein Zustand, der in der Regel nur durch Drogen ausgelöst wird, entsteht in mir autonom. Die Art, wie wir die Welt im sogenannten Normalzustand wahrnehmen, ist nicht die einzige Möglichkeit.

> Ich habe in der Manie trotz des ganzen Ärgers, des Outings meiner Person usw. die Welt auf ein ganz besonders intensive Art erlebt, wie es nur die allerwenigsten Menschen jemals erleben dürfen. Dafür bin ich trotz allem sogar ein wenig dankbar. Macht's genau so...

Persönlichkeiten der Zeitgeschichte, die an affektiven Störungen* gelitten haben sollen

Affektive Störungen sind Gemütsstörungen wie Depression und Manie. Doch Definitionen und Begriffe haben sich im Laufe der Jahrzehnte gewandelt. Deshalb ist es sehr schwer, rückwirkend und vor allem lückenlos festzustellen, was die Autoren mit ihrer Diagnose meinten, wenn man nicht genau weiß, welche Klassifikationen sie benutzt haben. Diese Einschränkung muß bei vorliegender Aufzählung unbedingt berücksichtigt werden. Was bleibt, ist der Hinweis, dass es sich bei den erwähnten Persönlichkeiten um Menschen handelte, die im Gemütsbereich ausgeprägteren Schwankungen unterworfen waren.

Die Begriffe, die von den Autoren laut Quelle (s. u.) benutzt wurden, lauten bespielsweise: Depression, Melancholie, Schwermut u. a. mit und ohne Selbsttötungsgefahr. Ferner Manie, manisch-depressive Erkrankung oder Psychose, manisch-depressives Irresein, Zyklophrenie (bedeutungsgleich für manisch-depressive Erkrankung) sowie Zyklothymie. Der Begriff Zyklothymie wurde einerseits in der früheren Fachliteratur bedeutungsgleich für manisch-depressive Erkrankung oder Psychose verwendet, was sich gelegentlich bis heute findet. Zum anderen verstand man darunter nach der Typologie von E. Kretschmer auch eine nicht-krankhafte Temperamentsform, bei der vor allem die Stimmung zwischen (überzogener) Heiterkeit (Hypomanie) und Traurigkeit schwankt. Bei vielen dieser Patienten besteht offenbar eine besondere Affinität zur manisch-depressiven Erkankung. Ein weiteres Begriffspaar ist zykloid bzw. zykloide Psychose. Unter zykloid verstand E. Kretschmer eine abnorme Charaktervariante: Zeiten gehobener Stimmung mit Überschuß an körperlicher und psychischer Aktivität, die mit Phasen gedrückter Stimmung und eingeschränkter Aktivität abwechseln. Auch hier nahm man fließende Übergänge von einer als normal gedachten zyklothymen Charaktervariante (s. o.) über das zykloid Psychopathische bis hin zur zykloiden Psychose an, einer Gruppe von endogenen Psychosen mit phasischem Verlauf, die zwischen der manisch-depressiven Erkrankung und der Schizophrenie steht.

Die Aufzählung der Persönlichkeiten basiert darauf, daß einer oder mehrere dieser Begriffe (Depression, Melancholie, Schwermut, Manie, manisch-depressive Erkrankung oder Psychose, zyklothym, zykloid u. a.) in der psychopathographischen Wertung der unten zitierten Literaturquelle dokumentiert sind.

---

* Quelle: Wilhelm Lange-Eichbaum, Wolfram Kurth, neu bearbeitet von Wolfgang Ritter: *Genie, Irrsinn und Ruhm*. Band 1-11. Ernst Reinhardt -Verlag, München–Basel 1985 bis 1996

Um sich aber ein genaues Bild von der jeweiligen Beurteilung machen zu können, die in der Regel auf zahlreichen Pathographien beruht, empfehlen wir bei Interesse für jede einzelne Persönlichkeit die Durchsicht des zuständigen Kapitels. Denn nicht immer sind sich die Wissenschaftler in der Beurteilung der Persönlichkeitsstruktur bzw. ihrer krankhaften oder zumindest grenzwertig krankhaften Seiten einig. Je mehr man sich mit der entsprechenden Pathographie beschäftigt, desto vielschichtiger pflegt das Bild der Persönlichkeit zu werden. Dies gilt es zu berücksichtigen.

Nachfolgend eine Übersicht über eine Reihe von Persönlichkeiten der Zeitgeschichte, die an affektiven Störungen gelitten haben sollen:

Komponisten

Béla Bartók
Vincenzo Bellini
Alban Maria Johannes Berg
Georges Bizet
Johannes Brahms
Anton Bruckner
Frédéric Chopin
Georg Friedrich Händel
Paul Hindemith
Franz Liszt
Felix Mendelssohn-Bartholdy
Giacomo Meyerbeer

Wolfgang Amadeus Mozart
Giacomo Puccini
Maurice Ravel
Max Reger
Arnold Schönberg
Dimitri Schostakowitsch
Franz Schubert
Robert Schumann
Bedrich Smetana
Peter Iljitsch Tschaikowski
Richard Wagner u. a.

Maler und Bildhauer

William Blake
Arnold Böcklin
Paul Cézanne
John Constable
Eugène Delacroix
Albrecht Dürer
James Ensor
Caspar David Friedrich
Paul Gauguin
Vincent van Gogh
Francisco Goya
John Heartfield
Hans Holbein d. J.
Wassily Kandinsky

Käthe Kollwitz
Alfred Kubin
Edouard Manet
Michelangelo Buonarotti
Amadeo Modigliani
Berthe Morisot
Edvard Munch
Pablo Picasso
Rembrandt van Rijn
Auguste Renoir
Joshua Reynolds
Wilhelm Tischbein
Henri Toulouse-Lautrec
Leonardo da Vinci u.a.

Dichter und Schriftsteller

Hans Christian Andersen
Bettina von Arnim
Honoré de Balzac
Elizabeth Barret-Browning
Charles Baudelaire
Gottfried Benn
Clemens von Brentano
Georg Büchner
Wilhelm Busch
Lord Byron
Sinonie-Gabrielle Colette
Dante Alighieri
Charles Dickens
Fjodor M. Dostojewski
Annette von Droste-Hülshoff
Gustave Flaubert
Johann Wolfang von Goethe
Maxim Gorki
Franz Grillparzer
Friedrich Hebbel
Heinrich Heine
Friedrich Hölderlin
E.T.A. Hoffmann
James Joyce
John Keats
Gottfried Keller
Heinrich von Kleist

Nikolaus Lenau
Gotthold Ephraim Lessing
Thomas Mann
Katherine Mansfield
Guy de Maupassant
Conrad Ferdinand Meyer
Molière (Jean Baptiste Poquelin)
Alfred de Musset
Sándor Petöfi
Francesco Petrarca
Marcel Proust
Alexander S. Puschkin
Rainer Maria Rilke
George Sand
Friedrich von Schiller
William Shakespeare
Madame de Staël
Stendal (Marie Henri Beyle)
Carl Sternheim
Adalbert Stifter
August Strindberg
Jonathan Swift
Torquato Tasso
Anton Tschechow
Oscar Wilde
Virginia Woolf
Emile Zola u. a.

Religiöse Führer

Franziskus von Assisi
Jakob Böhme
Sören Kierkegaard

Martin Luther
Nikolaus von Cues
Teresa von Avila u. a.

Philosophen und Denker

Giordano Bruno
Auguste Comte
Johann Gottlieb Fichte
Thomas Hobbes
David Hume
Karl Jaspers
Immanuel Kant
Karl Marx
John Stuart Mill

José Ortega y Gasset
Bertrand Russell
Jean Paul Sartre
Arhtur Schopenhauer
Herbert Spencer
Baruch de Spinoza
Voltaire (Francois Marie Arnuet)
Ludwig Wittgenstein u. a.

Politiker und Feldherren

Otto von Bismarck
Gerhard Leberecht von Blücher
Gajus Julius Cäsar
Winston S. Churchill
Oliver Cromwell
Benjamin Disraeli
Charles G. Gordon
Gustav II. Adolf
Heinrich VIII.
Adolf Hitler
Katherina II.
Wladimir Iljitsch Lenin

Ludwig XIV.
Maria Theresia
Klemens Füst von Metternich
Riquetti Graf von Mirabeau
Thomas Morus
Horatio Nelson
Peter I. der Große
William Pitt der Ältere
William Pitt der Jüngere
Kardinal Armand Jean du Plessis Richelieu
Charles Maurice de Talleyrand u. a.

Wissenschaftler und Forscher

André Marie Ampère
Emil von Behring
Ludwig Boltzmann
Wolfgang und Johann Bolyai
Marie Curie
Charles Darwin
Sigmund Freud

Galileo Galilei
Johannes Kepler
Carl von Linné
Johann Gregor Mendel
Maria Montessori
Louis Pasteur
Ignaz Philipp Semmelweis u. a.

Erfinder und Entdecker

Hernán Cortés
Thomas Alva Edison
Carl Friedrich Gauß
Alexander von Humboldt

Justus Liebig
Julius Robert Mayer
Ernest Rutherford
Werner von Siemens u. a.

Revolutionäre und Sozialreformer

Michail Bakunin
Elsa Brändström
Jacques-Geroges Danton
Henry Dunant

Johann Heinrich Pestalozzi
Maximilien de Robespierre
John Ruskin
Bertha von Suttner u. a.

Literatur*

Abraham, K.: Ansätze zur psychoanalytischen Erforschung und Behandlung des manisch-depressiven Irreseins und verwandter Zustände. Zbl. Psychoanal. 2 (1912) 302

Adler, L. et al.: Praxis der stationären Akutbehandlung von Manien. Fortschr. Neurol. Psychiat. 62 (1994) 479

Adler, L. et al.: Die stationäre medikamentöse Akutbehandlung von Manien. Nervenarzt 67 (1996) 235

Albert, E.: Über manisch-depressive Psychosen bei Kindern mit organischen Hirnschädigungen. Arch. Psychiatr. Nervenkr. 216 (1972) 265

Albrecht, H.: Maligne Zyklothymien im Jugendalter. In: Panse, F. (Hrsg.): Problematik, Therapie und Rehabilitation der chronischen endogenen Psychosen. Enke, Stuttgart 1967

American Psychiatric Association (APA): Diagnostisches und Statistisches Manual Psychischer Störungen – DSM-III-R. Beltz, Weinheim-Basel 1989

American Psychiatric Association (APA): Diagnostisches und Statistisches Manual Psychischer Störungen – DSM-IV. Hogrefe, Göttingen 1996

Angst, J., Scharfetter, C.: Schizoaffektive Psychosen – Ein nosologisches Ärgernis. In: Lungershausen, E. et al. (Hrsg.): Affektive Psychosen. Schattauer, Stuttgart – New York 1990

Angst, J.: Epidemiologie der affektiven Psychosen. In: Kisker, K. P. et al. (Hrsg.): Psychiatrie der Gegenwart, Band V: Affektive Psychosen. Springer, Berlin – Heidelberg – New York 1987

Angst, J.: Geschlecht, Intelligenz, prämorbide Persönlichkeit und Manifestationsalter in ihrer Bedeutung für Prognose und Verlauf endogen-depressiver Psychosen. In: Huber, G. (Hrsg.): Schizophrenie und Zyklothymie. Ergebnisse und Probleme. Thieme, Stuttgart 1969

Angst, J.: Verlauf der affektiven Psychosen. In: Kisker, K. P. et al. (Hrsg.): Psychiatrie der Gegenwart, Band V: Affektive Psychosen. Springer, Berlin – Heidelberg – New York 1987

*Aus dem deutschsprachigen Bereich

Angst, J.: Verlauf unipolar depressiver, bipolar manisch-depressiver und schizoaffektiver Erkrankungen und Psychosen. Fortschr. Neurol. Psychiatr. 48 (1980) 3

Baer, R.: Die sozialpsychiatrische Prognose der zyklothymen Depression. Thieme, Stuttgart 1975

Baeyer, W. v.: Depressionszustände in Kindheit und Jugend. In: Hippius, H., Selbach, H. (Hrsg.): Das depressive Syndrom. Urban & Schwarzenberg, München – Berlin – Wien 1969

Baljer, E.: Forensische Psychiatrie. In: Faust, V. (Hrsg.): Psychiatrie. Ein Lehrbuch für Klinik, Praxis und Beratung. G. Fischer, Stuttgart – Jena – New York 1996

Bash, K.-W.: Lehrbuch der allgemeinen Psychopathologie. Thieme, Stuttgart 1955

Battegay, R. et al. (Hrsg.): Handwörterbuch der Psychiatrie. Enke, Stuttgart 1992

Battegay, R.: Psychoanalytische Aspekte der Depression unter Einbezug der Manie. Zschr. Psychosom. Med. 33 (1987) 171

Belke, R.: Endogene Depression und Beruf. Med. Diss., Kiel 1977

Bender, W.: Krankheitseinsicht und Krankheitsgefühl bei psychiatrischen Patienten. Enke, Stuttgart 1988

Bennett, D.: Die Bedeutung der Arbeit für die psychiatrische Rehabilitation. In: Cranach, M. v. (Hrsg.): Sozialpsychiatrische Texte. Springer, Berlin – Heidelberg – New York 1972

Benjamin, E. et al.: Lehrbuch der Psychopathologie des Kindesalters. Rotapfel, Erlenbach-Zürich 1938

Benkert, O., Hippius, H.: Psychiatrische Pharmkotherapie. Springer, Berlin – Heidelberg – New York 1996

Berner, P.: Psychiatrische Systematik. Huber, Bern 1982

Berzewski, H.: Der psychiatrische Notfall. Perimed, Erlangen 1983

Berzewski, H.: Der psychiatrische Notfall. Springer, Berlin-Heidelberg-New York 1995

Biedermann, N.: Zum Zusammenhang von Persönlichkeitsmerkmalen mit der Auslösesituation manischer Psychosen bei Zyklothymien. Med. Diss., Heidelberg 1976

Binswanger, L.: Melancholie und Manie. Neske, Pfullingen 1960

Bischoff, A.: Verapamil bei neuroleptikaresistenter Manie. Pharm. Z. 139 (1994) 57

Blankenburg, W.: Das Problem der prämorbiden Persönlichkeit. In: Janzarik, W. (Hrsg.): Persönlichkeit und Psychose. Enke, Stuttgart 1988

Blankenburg, W.: Die Manie. In: Schulte, W. (Hrsg.): Almanach für Neurologie und Psychiatrie. Lehmann, München 1967

Blankenburg, W.: Lebensgeschichtliche Faktoren bei manischen Psychosen. Nervenarzt 35 (1964) 536

Blankenburg, W.: Prämorbide Persönlichkeit. In: Müller, C. (Hrsg.): Lexikon der Psychiatrie. Springer, Berlin – Heidelberg – New York 1986

Blanz, B. et al.: Affektive Psychosen im Jugendalter. Psycho 15 (1989) 886

Blanz, B. et al.: Manisch-depressive Psychosen im Jugendalter. In: Lungershausen, E. et al. (Hrsg.): Affektive Psychosen. Schattauer, Stuttgart – New York 1990

Blanz, B.: Akutbehandlung affektiver Psychosen im Jugendalter. In: Rothenberger, H. (Hrsg.): Behandlung von affektiven Psychosen bei Jugendlichen. Zuckschwerdt, München-Bern-Wien-New York 1992

Bleuler, E.: Lehrbuch der Psychiatrie. Springer, Berlin – Heidelberg – New York 1994

Boeters, U.: Zum Verlauf jugendlicher Manien. In: Schimmelpfennig, G. W. (Hrsg.): Psychiatrische Verlaufsforschung. Huber, Bern 1980

Bräunig, P.: Manisches Syndrom nach Suizidversuch. Syndromumschwung nach Intoxikation mit trizyklischen Antidepressiva. Psycho 15 (1989) 581

Bräunig, P.: Hochfrequenter Phasenwechsel ("Rapid Cycling") als Komplikation bei bipolaren Psychosen. Zentr. Bl. Neurol. 251 (1989) 835

Bräutigam, W.: Beobachtungen bei der analytischen Psychotherapie Manisch-Depressiver (Intervalltherapie). In: Schulte, W., Mende, W. (Hrsg.): Melancholie in Forschung, Klinik und Behandlung. Thieme, Stuttgart 1969

Brickenstein, H.: Endogene Manien im Wehrdienst. Wehrmed. Mschr. 9 (1985) 403

Bschor, T. et al.: Organische Genese einer maniformen Psychose. Ein Fallbeispiel von progressiver Paralyse. Nervenarzt 66 (1995) 54

Bürger-Prinz, H.: Endzustände in der Entwicklung hyperthymer Persönlichkeiten. Nervenarzt 21 (1950) 476

Bürger-Prinz, H.: Probleme der phasischen Psychosen. In: Bürger-Prinz, H. (Hrsg.): Probleme der phasischen Psychosen. Enke, Stuttgart 1961

Bürgin, D.: Kinder- und Jugendpsychiatrie. In: Faust, V. (Hrsg.): Psychiatrie. Ein Lehrbuch für Klinik, Praxis und Beratung. G. Fischer, Suttgart – Jena – New York 1995

Bundesminister für Jugend, Familie, Frauen und Gesundheit (BMJFFG): Empfehlung der Expertenkommission der Bundesregierung zur Reform der Versorgung im Psychiatrischen und Psychotherapeutisch/Psychosomatischen Bereich. BMJFFG, Bonn 1988

Czernik, A. et al.: Objektivierende Untersuchungen über Unterschiede der Intervallpersönlichkeit monopolar und bipolar depressiver Patienten unter Lithiumbehandlung. Nervenarzt 57 (1986) 517

Deutscher Bundestag: Unterrichtung durch die Bundesregierung – Bericht über die Lage der Psychiatrie in der Bundesrepublik Deutschland. Drucksache 7 (4200, Bonn 1975)

Dietrich, H.: Manie, Monomanie, Soziopathie und Verbrechen. Enke, Stuttgart 1968

Dilling, H., Reimer, C.: Psychiatrie und Psychotherapie. Springer, Berlin-Heidelberg-New York 1995

Dilling, H. et al.: Psychische Erkrankungen in der Bevölkerung. Enke, Stuttgart 1984

Dilling, H, Weyerer, S.: Epidemiologie psychischer Störungen und psychiatrischer Versorgung. Urban & Schwarzenberg, München – Wien – Baltimore 1978

Dörner, K., Plog, U.: Irren ist menschlich oder Lehrbuch der Psychiatrie/Psychotherapie. Psychiatrie-Verlag, Bonn 1996

Dubin, W. R., Weiss, K.-J.: Handbuch der Notfallpsychiatrie. Huber, Bern 1993

Eggers, C.: Endogene Psychosen im Kindesalter. Neurol. Psychiat. 1 (1975) 15

Eggers, C.: Ich bin in zwei kleine Menschlein geteilt. Schizophrene und manisch-depressive Psychosen bei Kindern und Jugendlichen. Musik & Medizin 12 (1981) 7

Eggers, C.: Verlaufsweisen kindlicher und präpuberaler Schizophrenien. Springer, Berlin-Heidelberg-New York 1973

Elia, C.: Der psychodynamische Zugang zu manischen Patienten. In: Benedetti, G. (Hrsg.): Psychosentherapie. Hippokrates, Stuttgart 1983

Ernst, K.: Praktische Klinikpsychiatrie. Springer, Berlin – Heidelberg -New York 1995

Faust, V. (Hrsg.): Psychiatrie. Ein Lehrbuch für Klinik, Praxis und Beratung. G. Fischer, Stuttgart – Jena – New York 1996

Faust, V., Baumhauer, H.: Medikament und Psyche. Band 1: Neuroleptika – Antidepressiva – Beruhigungsmittel – Lithiumsalze. Wiss. Verlagsges. Stuttgart 1995

Faust, V., Baumhauer, H.: Psychopharmaka in Stichworten. ecomed, Landsberg 1992

Faust, V., Baumhauer, H.: Psychopharmaka. Lose-Blatt-Sammlung. ecomed. Landsberg seit 1990

Faust, V., Hole, G.: Zur Diagnose der Manie. Fortschr. Med. 102 (1984) 780

Faust, V.: Psychopharmaka. Arzneimittel mit Wirkung auf das Seelenleben. TRIAS, Stuttgart 1994

Faust, V.: Der psychisch Kranke in unserer Gesellschaft. Was befürchtet der psychisch Kranke vom Gesunden – was weiß der Gesunde vom psychisch Kranken? Hippokrates, Stuttgart 1981

Fähndrich, E., Wirtz, W.: Verlaufsprädiktoren affektiver Psychosen. Eine katamnestische Untersuchung. Schweiz. Arch. Neurol. Psychiat. 138 (1987) 17

Fiedler, P.: Persönlichkeitsstörungen. Beltz, Weinheim 1995

Fieve, R.: Stimmungsschaukel. Droemer-Knaur, Zürich 1977

Finzen, A.: Carbamazepin-Behandlung bei affektiven Psychosen. Psychiatrie-Verlag, Bonn 1991

Frey R.: Die prämorbide Persönlichkeit von monopolar und bipolar Depressiven. Ein Vergleich auf Grund von Persönlichkeitstests. Arch. Psychiat. Nervenkr. 224 (1977) 161

Friedmann, A., Thau, K. (Hrsg.): Leitfaden der Psychiatrie. Verlag Wilhelm Maudrich, Wien-München-Bern 1992

Friese, H. J., Trott, G.-E. (Hrsg.): Depression in Kindheit und Jugend. Huber, Bern-Stuttgart-Toronto 1988

Fritze, J.: Biologische Psychiatrie. In: Faust, V. (Hrsg.): Psychiatrie. Ein Lehrbuch für Klinik, Praxis und Beratung. G. Fischer, Suttgart – Jena – New York 1996

Glatzel, J., Lungershausen, E.: Phasenüberdauernde Befindlichkeitsstörungen bei cyclothymen Depressionen. Arch. Psychiat. Nervenkr. 213 (1970) 388

Glatzel, J.: Allgemeine Psychopathologie. Enke, Stuttgart 1978

Glatzel, J.: Spezielle Psychopathologie, Enke, Stuttgart 1981

Goncalves, N., Stoll, K. D.: Carbamazepin bei manischen Syndromen. Nervenarzt 56 (1985) 43

Goncalves, N.: Carbamazepin bei affektiven Störungen unter besonderer Berücksichtigung manischer Syndrome. In: Müller-Oerlinghausen, B. et al. (Hrsg.): Carbamazepin in der Psychiatrie. Thieme, Stuttgart-New York 1989

Greil, W. et al.: Die manisch-depressive Krankheit: Therapie mit Carbamazepin. Für Betroffene, Angehörige und Therapeuten. Thieme, Stuttgart – New York 1996

Greil, W., Schölderle, M.: Rezidivprophylaxe affektiver Psychosen mit Lithium. In: Müller-Oerlinghausen, B., Greil, W. (Hrsg.): Die Lithiumtherapie. Nutzen – Risiken – Alternativen. Springer, Berlin – Heidelberg – New York 1986

Greil, W., van Calker, D.: Lithium: Grundlagen und Therapie. In: Langer, G., Heimann, H. (Hrsg.): Psychopharmaka. Springer, Wien – New York 1983

Haase, H.-J.: Depressive Verstimmung. Entstehung, Erscheinung, Behandlung. Schattauer, Stuttgart – New York 1980

Häfner, H.: Struktur und Verlaufsgestalt manischer Verstimmungsphasen. Jb. Psychol. Psychother. med. Antropol. 9 (1962) 196

Haischmann, H.: Die Minderung der Erwerbsfähigkeit durch endogene Psychosen. Med. Diss., Erlangen-Nürnberg 1977

Harbauer, H. et al.: Lehrbuch der speziellen Kinder- und Jugendpsychiatrie. Springer, Berlin – Heidelberg – New York 1994

Hartmann, W., Oberdalhoff, H.-E.: Manie – zu selten diagnostiziert? Nervenarzt 47 (1976) 717

Helmchen, H., Rafaelson, O. J.: Depression, Melancholie, Manie. Ein Buch für Kranke und Angehörige. Thieme, Stuttgart 1992

Hoffmann, G.: Vergleichende Untersuchungen zur prämorbiden Persönlichkeit von Patienten mit bipolaren manisch-depressiven Psychosen. Med. Diss., München 1973

Hoffmann, C., Faust, V.: Psychische Störungen durch Arzneimittel. Thieme, Stuttgart – New York 1983

Hofmann, G.: Objektivierende Untersuchung zur prämorbiden Persönlichkeit von Patienten mit monopolaren Depressionen und bipolaren Psychosen. Med. Diss., München 1973

Huber, G.: Psychiatrie. Schattauer, Stuttgart – New York 1994

Hübner, P.: Soziale Folgen der Zyclothymie. Med. Diss., Bonn 1978

Hyman, S. E. (Hrsg.): Manual der psychiatrischen Notfälle. Enke, Stuttgart 1988

Jaenicke, U. et al.: Berufliche Probleme bei Patienten mit manisch-depressiver Krankheit. Psychiatr. Neurol. Med. Psychol. 42 (1990) 257

Janzarik, W. (Hrsg.): Psychopathologie und Praxis. Enke, Stuttgart 1985

Jaspers, K.: Allgemeine Psychopathologie. Springer, Berlin – Heidelberg – New York 1973

Jung, C. G.: Über manische Verstimmung. Allg. Zeitschr. Psychiatr. 61 (1904) 15

Kaschka, W.-P.: Lithium. Klinik. In: Riederer, P. et al. (Hrsg.): Neuropsychopharmaka. Ein Therapie-Handbuch, Band III. Springer, Wien – New York 1993

Keßler, L. (Hrsg.): Manie-Feste. Frauen zwischen Rausch und Depression. Drei Erfahrungsberichte. Psychiatrie-Verlag, Bonn 1995

Kind, H.: Psychiatrische Untersuchung. Ein Leitfaden. Springer, Berlin – Heidelberg – New York 1990

Kisker, K. P. et al. (Hrsg.): Psychiatrie der Gegenwart. Springer, Berlin – Heidelberg – New York 1989

Kisker, K. P. et al. (Hrsg.): Psychiatrie, Psychosomatik, Psychotherapie. Thieme, Stuttgart – New York 1991

Koch, J. L. A.: Kurzgefaßter Leitfaden der Psychiatrie. Verlag der Dornschen Buchhandlung, Ravensburg 1989

Koehler, K., Sass, H.: Der Maniebegriff seit Kraepelin. Nervenarzt 52 (1981) 19

König, B., Zimmermann, G. D.: Endogene Psychose am Ende eines bewegten Lebens. Forschr. Med. 28 (1993) 60

Kraepelin, E.: Psychiatrie. Barth, Leipzig 1913

Kraus, A.: Praktische Konsequenzen des rollentheoretischen Ansatzes am Beispiel der manisch-depressiven Psychosen. In: Janzarik, W. (Hrsg.): Psychopathologie und Praxis. Enke, Stuttgart 1985

Kraus, A.: Psychopathologie und Klinik der manisch-depressiven Psychose. In: Peters, U.-H.: Die Psychologie des 20. Jahrhunderts, Band X. Kindler, Zürich 1980

Kraus, A.: Rollendynamische Aspekte bei Manisch-Depressiven. In: Kisker, K. P. et al. (Hrsg.): Psychiatrie der Gegenwart, Band 5: Affektive Psychosen. Springer, Berlin – Heidelberg – New York 1987

Kraus, A.: Sozialverhalten und Psychose Manisch-Depressiver. Eine existenz- und rollenanalytische Untersuchung. Enke, Stuttgart 1977

Kraus, A.: Sozialverhalten und Psychosenauslösung bei Manisch-Depressiven. Z. Klin. Psychol. Psychother. 25 (1978) 149

Kretschmer, E.: Körperbau und Charakter. Springer, Berlin – Göttingen – Heidelberg 1951

Kretschmer, E.: Medizinische Psychologie. Thieme, Stuttgart 1971

Krevelen, D. van: Zyklothymien im Kindesalter. Acta Paedopsychiatr. 38 (1971) 202

Kröber, H.-L. et al.: Manie. In: Faust, V. (Hrsg.): Psychiatrie. Ein Lehrbuch für Klinik, Praxis und Beratung. G. Fischer, Stuttgart – Jena – New York 1996

Kröber, H.-L.: Akute Krisen bei Manien. Nervenheilkunde 11 (1992) 1

Kröber, H.-L.: Bedeutung der chronischen Manie. Nervenarzt 60 (1989) 745

Kröber, H.-L.: Bipolare Persönlichkeit und manische Aussage. In: Janzarik, W. (Hrsg.): Persönlichkeit und Psychose. Enke, Stuttgart 1988

Kröber, H.-L.: Das subjektive Erleben von akuter Manie und Hospitalisierung. Krankenhauspsychiatrie 4 (1993) 49

Kröber, H.-L.: Die Persönlichkeit bipolar manisch-depressiv Erkrankender. Nervenarzt 59 (1988) 319

Kröber, H.-L.: Erschreckende Heiterkeit – Die akute Manie in der Sicht der Psychopathologen. Fundamenta Psychiatrica 5 (1991) 133

Kröber, H.-L.: Klinische Erfahrungen in der Behandlung manischer Syndrome mit einem Carbamazepin-retard-Präparat. Psycho 13 (1987) 282

Kröber, H.-L.: Krankheitserleben und Krankheitsverarbeitung bipolar manisch-depressiver Patienten. Fortschr. Neurol. Psychiat. 61 (1963) 267

Kröber, H.-L.: Krankheitserleben, Krankheitsverarbeitung und Persönlichkeit bipolar affektiv psychotischer Patienten. Zur Interaktion von Persönlichkeit, Intervallcharakteristika und Langzeitverlauf bei manisch-depressiven und bipolar schizoaffektiven Erkrankungen. Habilitationsschrift, Heidelberg 1989

Kröber, H.-L.: Liebe und Sexualität manischer Patienten. Nervenarzt 58 (1987) 496

Kröber, H.-L: Bipolare Patienten im Intervall: Persönlichkeitsstörungen und Persönlichkeitswandel. Nervenarzt 64 (1993) 318

Kuhs, H., Tölle, R.: Symptomatik der affektiven Psychosen (Melancholien und Manien). In: Kisker, K. P. et al. (Hrsg.): Psychiatrie der Gegenwart, Band 5: Affektive Psychosen. Springer, Berlin – Heidelberg – New York 1987

Landolt, H.: Über Verstimmungen, Dämmerzustände und schizophrene Zustandsbilder bei Epilepsie. Arch. Neurol. Psychiat. 76 (1955) 313

Lange, J.: Die endogenen und reaktiven Gemütskrankheiten und die manisch-depressive Konstitution. In: Bumke, O. (Hrsg.): Handbuch der Geisteskrankheiten, Band 6. Springer, Berlin 1928

Lange-Eichbaum, W., Kurth, W., neu bearbeitet von Ritter, W.: Genie, Irrsinn und Ruhm. 11 Bände. Rheinhardt, München-Basel 1986 bis 1996

Langer, G., Heimann, H. (Hrsg.): Psychopharmaka. Grundlagen und Therapie. Springer, Wien 1983

Lauter, H.: Phasenüberdauernder Persönlichkeitswandel und persistierende Symptome bei der endogenen Depression. In: Hippius, H., Selbach, H. (Hrsg.): Das depressive Syndrom. Urban & Schwarzenberg, München – Berlin – Wien 1969

Lehmkuhl, G.: Diagnostik und Behandlungsindikation affektiver Psychosen bei Jugendlichen. In: Rothenberger, A. (Hrsg.): Behandlung von affektiven Psychosen bei Jugendlichen. Zuckschwerdt, München – Bern – Wien – New York 1992

Lempp, R.: Psychosen im Kindes- und Jugendalter. Huber, Bern 1973

Lenz, G.: Schizoaffektive Psychosen. Polydiagnostik und Differentialdiagnose. Facultas, Wien 1987

Leonhard, K. et al.: Die Temperamente in den Familien der monopolaren und bipolaren phasischen Psychosen. Psychiat. Neurol. (Basel) 143 (1962) 416

Leonhard, K.: Die präpsychotischen Temperamente bei den monopolaren und bipolaren phasischen Psychosen. Psychiat. Neurol. (Basel) 146 (1963) 109

Leonhard, K.: Über manische Zustände bei Zwischenhirnaffektion. Acta 25. Conventus Neuropsychriatrici et EEG Hungarici Budapestini MCMLXVI (1966) 333

Linden, M. et al.: Psychische Erkrankung und ihre Behandlung in Allgemeinpraxen in Deutschland. Nervenarzt 67 (1996) 205

Löffler, P.: Feldstudien über die Persönlichkeit Depressiver in ihrer natürlichen sozialen Umgebung. Med. Diss., Mainz 1979

Maier, W. et al.: Psychische Erkrankungen in der Allgemeinpraxis. Ergebnisse und Schlußfolgerungen einer WHO-Studie. Deutsches Ärzteblatt 18 (1996) 847

Marneros, A. (Hrsg.): Schizoaffektive Psychosen. Diagnose, Therapie und Prophylaxe. Springer, Berlin – Heidelberg – New York 1989

Marneros, A. et al.: Affektive, schizoaffektive und schizophrene Psychosen. Eine vergleichende Langzeitstudie. Springer, Berlin – Heidelberg – New York 1991

Marneros, A. et al.: Prämorbide und soziale Merkmale von Patienten mit schizoaffektiven Psychosen. Fortschr. Neurol. Psychiat. 57 (1989) 205

Marneros, A.: Schizoaffektive Erkrankungen. Thieme, Stuttgart – New York 1995

Martin, J. (Hrsg.): PsychoManie. Des Deutschen Seelenlage. Reclam, Stuttgart 1996

Martinius, J.: Die periodische Psychose der Adoleszenz. In: Rothenberger, A. (Hrsg.): Behandlung von affektiven Psychosen bei Jugendlichen. Zuckschwerdt, München-Bern-Wien-New York 1992

Matussek, P., Feil, W. B.: Persönlichkeitsstruktur und Psychotherapie depressiver Patienten. Nervenarzt 51 (1980) 542

Mentzos, S.: Mischzustände und mischbildhafte phasische Psychosen. Enke, Stuttgart 1967

Mentzos, S.: Depression und Manie. Psychodynamik und Therapie affektiver Störungen. Vandenhoeck & Ruprecht, Göttingen – Zürich 1995

Michaelis, R., Horstmann, P.: Depression und Beruf. Ein sozialer Aspekt der endogenen Depression. Med. Welt 12 (1972) 34

Mitterauer, G., Pritz, W.: Die manisch-depressive Dynamik und ihre Behandlung in der Manie. Psychother. med. Psychol. 31 (1981) 15

Mitterauer, G.: Versuch einer Klassifikation manisch-depressiver Krankheitsverläufe auf kommunikationspathologischer Grundlage. Psychiatria clin. 14 (1981) 35

Möller, H.-J. (Hrsg.): Therapie psychiatrischer Erkrankungen. Enke, Stuttgart 1993

Möller, H.-J. et al. (Hrsg.): Psychiatrie. Hippokrates, Stuttgart 1996

Möller, H.-J. et al. (Hrsg.): Psychopharmakotherapie. Ein Leitfaden für Klinik und Praxis. Kohlhammer, Stuttgart 1989

Möller, H.-J., Zerssen, D. v.: Prämorbide Persönlichkeit von Patienten mit affektiven Psychosen. In: Kisker, K.-P. et al. (Hrsg.): Psychiatrie der Gegenwart, Band 5: Affektive Psychosen. Springer, Berlin – Heidelberg – New York 1987

Müller, C. (Hrsg.): Lexion der Psychiatrie. Springer, Berlin – Heidelberg – New York 1986

Müller, M.: Erinnerungen. Erlebte Psychiatriegeschichte. Springer, Berlin-Heidelberg-New York 1982

Müller, P., Heiperts, R.: Zur Behandlung manischer Psychosen mit Clozapin. Forschr. Neurol. Psychiatr. 45 (1977) 420

Müller, W. E. et al.: Psychopharmakologischer Hintergrund für die Anwendung von Carbamazepin und/oder Lithium bei affektiven Psychosen. In: Rothenberger, A. (Hrsg.): Behandlung von affektiven Psychosen bei Jugendlichen. Zuckschwerdt, München-Bern-Wien-New York 1992

Müller-Oerlinghausen, B., Greil, W. (Hrsg.): Die Lithiumtherapie. Nutzen, Risiken, Alternativen. Springer, Berlin – Heidelberg – New York 1986

Müller-Oerlinghausen, B. et al. (Hrsg.): Carbamazepin in der Psychiatrie. Thieme, Stuttgart – New York 1989

Müller-Oerlinghausen, B., Schmidt, L.-G.: Psychische Störungen durch Arzneimittel. In: Faust, V. (Hrsg.): Psychiatrie. Ein Lehrbuch für Klinik, Praxis und Beratung. G. Fischer, Stuttgart – Jena – New York 1996

Neumärker, K.-J.: Zur Psychopathologie affektiver Psychosen im Kindes- und Jugendalter in der Forschungsrichtung von Karl Leonhard. In: Rothenberger A. (Hrsg.): Behandlung von affektiven Psychosen bei Jugendlichen. Zuckschwerdt, München-Bern-Wien-New York 1992

Nietsche, P.: Über chronisch-manische Zustände. Allg. Zeitschr. Psychiat. 67 (1910) 36

Nissen, G.: Psychische Störungen im Kindes- und Jugendalter. Wiss. Buchges., Darmstadt 1986

Nissen, G.: Depressive Syndrome im Kindes- und Jugendalter. Beitrag zur Symptomatologie, Genese und Prognose. Springer, Berlin-Heidelberg-New York 1971

Nordeck, I.: Einflüsse anamnestischer und klinischer Variablen auf die Liegezeit und Dosierung bei der stationären medikamentösen Behandlung der akuten Manie. Eine retrospektive Untersuchung an 399 Behandlungsfällen. Med. Diss., Göttingen 1994

Oepen, G.: Psychische Ausdrucksformen neurologischer Krankheiten. In: Faust, V. (Hrsg.): Psychiatrie. Ein Lehrbuch für Klinik, Praxis und Beratung. G. Fischer, Stuttgart – Jena – New York 1996

Payk, T. R.: Checkliste Psychiatrie. Thieme, Stuttgart-New York 1988

Paykel, E. S.: Psychosoziale Faktoren. In: Kisker, K.-P. et al. (Hrsg.): Psychiatrie der Gegenwart, Band 5: Affektive Psychosen. Springer, Berlin – Heidelberg – New York 1987

Peters, U. H. et al.: "Symptomatische Manien" bei HIV-Infektionen. Drei Fälle von ekstatischen Eingebungspsychosen als Folge der AIDS-Krankheit. Psychiatr. Prax. 16 (1989) 91

Peters, U. H.: Emotionspsychosen. In: Freedman, A. M. et al. (Hrsg.): Psychiatrie in Klinik und Praxis. Band 1. Thieme, Stuttgart – New York 1984

Peters, U.-H., Glück, A.: Die Persönlichkeit am Ende der depressiven Phase. Nervenarzt 44 (1973) 14

Peters, U.-H., Glück, A.: Die Problematik der ausklingenden depressiven Phase. Nervenarzt 43 (1972) 505

Peters, U.-H. (Hrsg.): Die Psychologie des 20. Jahrhunderts, Band X. Kindler, Zürich 1980

Peters, U.-H.: Wörterbuch der Psychiatrie und Medizinischen Psychologie. Urban & Schwarzenberg, München 1990

Pfeiffer, W. M., Schoene, W. (Hrsg.): Psychopathologie im Kulturvergleich. Enke, Stuttgart 1980

Pfeiffer, W. M.: Transkulturelle Aspekte der Psychiatrie. In: Faust, V. (Hrsg.): Psychiatrie. Ein Lehrbuch für Klinik, Praxis und Beratung. G. Fischer, Stuttgart – Jena – New York 1996

Plaum, E.: Kognitive Störungen endogen-depressiver und manischer Patienten. Nervenarzt 51 (1980) 687

Poustka, F.: Langzeitbehandlung und Verlauf affektiver Psychosen bei Jugendlichen. In: Rothenberger, A. (Hrsg.): Behandlung von affektiven Psychosen bei Jugendlichen. Zuckschwerdt, München-Bern-Wien-New York 1992

Rainer, E.: Manische Zustände als Problem in der Praxis. Wiener Med. Wschr. 47 (1976) 671

Reiss, E.: Konstitutionelle Verstimmung und manisch-depressives Irresein. Z. Ges. Neurol. Psychiat. 2 (1910) 347

Riederer, P. et al. (Hrsg.): Neuropsychopharmaka. Ein Therapie-Handbuch in 6 Bänden. Springer, Berlin – Wien – New York 1992- 1995

Rothenberger, A. (Hrsg.): Behandlung von affektiven Psychosen bei Jugendlichen. Zuckschwerdt, München-Bern-Wien-New York 1992

Rothenberger, A.: Affektive Psychosen bei Jugendlichen. In: Rothenberger, A. (Hrsg.): Behandlung von affektiven Psychosen bei Jugendlichen. Zuckschwerdt, München – Bern – Wien – New York 1992

Rudolf, G.A.E.: Die Therapie mit Lithiumsalzen. DLLV, Wiesbaden 1996

Rupp, M.: Notfall Seele. Thieme/Matthias Grünewald, Stuttgart – New York – Mainz 1996

Sauer, H.: Schizoaffektive Psychosen – Klinik, Pharmakotherapie, prämorbide Persönlichkeit. Habilitationsschrift, Heidelberg 1988

Scharfetter, C., Faust, V.: Anamnese und psychischer Befund in Stichworten. In: Faust, V. (Hrsg.): Psychiatrie. Ein Lehrbuch für Klinik, Praxis und Beratung. G. Fischer, Stuttgart – Jena – New York 1996

Scharfetter, C.: Allgemeine Psychopathologie. Eine Einführung. Thieme, Stuttgart – New York 1996

Schaub, J.: Die Manie und ihre familiären, beruflichen, finanziellen und gesellschaftlichen Folgen. Eine epidemiologische Archivstudie. Med. Diss., Ulm 1992

Schiwy, W.: Manie und maniforme Syndrome. Enke, Stuttgart 1988

Schneider, K.: Klinische Psychopathologie. Thieme, Stuttgart 1987

Schneider, K.: Über die Abgrenzung und Seltenheit des sogenannten manisch-depressiven Irreseins. Münch. med. Wschr. 39 (1932) 1549

Schneider, K.: Über reaktive Manie und Angstmanie. M. Schr. Psychiat. Neurol. 46 (1919) 176

Schnyder, U., Sauvant, J.-D. (Hrsg.): Krisenintervention in der Psychiatrie. Huber, Bern 1993

Schorsch, E.: Die Sexualität in den endogen phasischen Psychosen. Enke, Stuttgart 1967

Schou, M.: Lithium-Behandlung der manisch-depressiven Krankheit. Information für Arzt, Patient und Angehörige. Thieme, Stuttgart – New York 1991

Schou, M.: Probleme der Patienten mit der eigenen Wahrnehmung ihrer Krankheit und deren Langzeitbehandlung. Zusammenarbeit zwischen Patient und Arzt. In: Müller-Oerlinghausen, B., Greil, W. (Hrsg.): Die Lithiumtherapie. Nutzen, Risiken, Alternativen. Springer, Berlin – Heidelberg – New York 1986

Schou, M.: Lithium. In: Kisker, K. P. et al. (Hrsg.): Psychiatrie der Gegenwart. Band 5: Affektive Psychosen. Springer, Berlin – Heidelberg – New York 1987

Slater, E.: Zur Erbpathologie des manisch-depressiven Irreseins. Die Eltern und Kinder von Manisch-Depressiven. Zgs. Neurol. Psychiatr. 163 (1938) 1

Son, K., Ueki, H.: Vergleichende Forschung über die manischen Zustände zwischen der monopolaren Manie und der manisch-depressiven Erkrankung. Z. Klin. Psychol. Psychopathol. Psychother. 32 (1984) 284

Specht, G.: Chronische Manie und Paranoia. Zbl. Nervenheilk. Psychiatr. 28 (1905) 590

Spiel, W.: Die endogenen Psychosen des Kindes- und Jugendalters. Karger, Basel-New York 1961

Stafford-Clark, D. Smith, A. C.: Psychiatrie. Thieme, Stuttgart – New York 1990

Steinert, T.: Aggression bei psychisch Kranken. Enke, Stuttgart 1995

Steinmeyer, E. M., Czernik, A.: Lithium-induzierte Veränderung der Intervall-persönlichkeit bei monopolar und bipolar depressiven Subgruppen. Z. Exp. Angew. Psychol. 33 (1986) 676

Stierlin, H. et al.: Zur Familiendynamik bei manisch-depressiven und schizoaffektiven Psychosen. Familiendynamik 11 (1986) 267

Störring, G. E.: Das Antriebserleben bei der manischen und depressiven Erkrankung. Enke, Stuttgart 1968

Stoltzenburg, M. C., Greif, W. (Hrsg.): Behandlung der Manie mit Lithiumsalzen. In: Müller-Oerlinghausen, B., Greil, W. (Hrsg.): Die Lithiumtherapie. Nutzen, Risiken, Alternativen. Springer, Berlin – Heidelberg – New York – Tokyo 1986

Stutte, H.: Endogen-phasische Psychosen des Kindesalters. Acta Paedopsychiat. 30 (1963) 34

Supprian, U.: Notfälle bei manisch-depressiven Psychosen. Neurol. Psychiat. 5 (1979) 76

Tellenbach, H.: Melancholie. Problemgeschichte, Endogenität, Typologie, Pathogenese, Klinik. Mit einem Exkurs in die manisch-melancholische Region. Springer, Berlin – Heidelberg – New York – Tokyo 1983

Tellenbach, H.: Melancholie. Springer, Berlin – Heidelberg – New York 1983

Tellenbach, H.: Zur situationspychologischen Analyse des Vorfeldes endogener Manien. Jb. Psychol. Psychother. med. Antropol. 12 (1965) 174

Tellenbach, R.: Typologische Untersuchungen zur prämorbiden Persönlichkeit von Psychotikern unter besonderer Berücksichtigung Manisch-Depressiver. Confinia Psychiatrica 18 (1975) 1

Tölle, R. et al.: Persönlichkeitsstörungen bei Melancholiekranken. Nervenarzt 58 (1987) 227

Tölle, R.: Beziehungen zwischen Persönlichkeit und Psychose. In: Janzarik, W. (Hrsg.): Persönlichkeit und Psychose. Enke, Stuttgart 1988

Tölle, R.: Neurose und Melancholie. Schweiz. Arch. Neurol. Psychiat. 139 (3) (1988) 43

Tölle, R.: Persönlichkeit und Melancholie. Nervenarzt 58 (1987) 327

Tölle, R.: Psychiatrie. Springer, Berlin – Heidelberg – New York – London – Paris – Tokyo 1996

Vetter, P. H. Kempksteffen, J.: Die psychogene Reaktion: Verlauf und prognostische Faktoren. Schweiz. Arch. Neurol. Psychiat. 142 (3) (1991) 271

Vogel, A.: Berufsstatus und Prestige monopolar und bipolar endogen Depressiver. Med. Diss., Heidelberg 1987

Weitbrecht, H. J.: Depressive und manische endogene Psychosen. In: Gruhle, W. et al. (Hrsg.): Psychiatrie der Gegenwart, Vol. 2. Springer, Berlin 1960

Weitbrecht, H. J.: Psychiatrische Fehldiagnosen in der Allgemeinpraxis. Thieme, Stuttgart 1966

Weltgesundheitsorganisation (WHO): Internationale Klassifikation psychischer Störungen – ICD-10. Verlag Hans Huber, Bern – Göttingen – Toronto 1991

Wernicke, C.: Grundriß der Psychiatrie. Thieme, Leipzig 1900

Weyerer, S.: Epidemiologie psychischer Störungen. In: Faust, V. (Hrsg.): Psychiatrie. Ein Lehrbuch für Klinik, Praxis und Beratung. G. Fischer, Stuttgart – Jena – New York 1996

Wieser, St.: Über den Defekt bei phasischen Psychosen. In: Hippius, H., Selbach, H. (Hrsg.): Das depressive Syndrom. Urban & Schwarzenberg, München – Berlin – Wien 1969

Winzenried, F. J. M.: Beziehungen periodischer Verhaltens- und Befindensstörungen im Kindes- und Jugendalter zu den endogenen Psychosen. In: Hippius, H., Selbach, H. (Hrsg.): Das depressive Syndrom. Urban & Schwarzenberg, München-Berlin-Wien 1969

Woggon, B.: Psychopharmakologische Akutbehandlung affektiver Störungen. In: Zerssen, D. v., Möller, H.-J. (Hrsg.): Affektive Störungen. Springer, Berlin – Heidelberg -New York – London – Paris – Tokyo 1988

Woggon, B.: Psychopharmakotherapie affektiver Psychosen. In: Kisker, K. P. et al. (Hrsg.): Psychiatrie der Gegenwart, Band 5: Affektive Psychosen. Springer, Berlin – Heidelberg – New York 1987

Zacher, A.: Tiefenpsychologische Deutungen der Manie. Ein Vergleich psychoanalytischer und antropologischer Manie-Interpretationen. Daseinsanalyse 4 (1987) 241

Zaudig, M.: Schizoaffektive Psychosen. In: Faust, V. (Hrsg.): Psychiatrie. Ein Lehrbuch für Klinik, Praxis und Beratung. G. Fischer, Stuttgart – Jena – New York 1996

Zeh, W.: Über das alterseigentümliche Erscheinungsbild der zyklothymen Manie. Fortschr. Neurol. Psychiat. 24 (1956) 434

Zeh, W.: Zur Psychopathologie der zyklothymen Manie. Fortschr. Neurol. Psychiat. 24 (1956) 149

Zerbin-Rüdin, E.: Genetik. In: Kisker, K.-P. et al. (Hrsg.): Psychiatrie der Gegenwart, Band 5: Affektive Psychosen. Springer, Berlin – Heidelberg – New York 1987

Zerbin-Rüdin, E.: Genetische Aspekte: In: Faust, V. (Hrsg.): Psychiatrie. Ein Lehrbuch für Klinik, Praxis und Beratung. G. Fischer, Stuttgart – Jena – New York 1996

Zerssen, B. v.: Der "Typus manicus als Gegenstück zum Typus melancholicus" in der prämorbiden Persönlichkeitsstruktur affektpsychotischer Patienten. In: Janzarik, W. (Hrsg.): Persönlichkeit und Psychose. Enke, Stuttgart 1988

Zerssen, D. v. et al.: Die prämorbide Persönlichkeit von endogen Depressiven. Confin. Psychiat. 13 (1970) 156

Zerssen, D. v. et al.: Objektivierende Untersuchungen zur prämorbiden Persönlichkeit endogen Depressiver. In: Hippius, H., Selbach, H. (Hrsg.): Das depressive Syndrom. Urban & Schwarzenberg, München – Berlin – New York 1969

Zerssen, D. v.: Der "Typus melancholicus" in psychometrischer Sicht. Teil 1 und 2. Z. f. klin. Psychol. Psychoth. 24 (1976) 200 und 24 (1976) 305

Zerssen, D. v.: Persönlichkeitsforschung bei Depressionen. In: Heimann, H., Giedke, H. (Hrsg.): Neue Perspektiven in der Depressionsforschung. Huber, Bern 1980

Zerssen, D. v., Möller, H.-J. (Hrsg.): Affektive Störungen. Springer, Berlin – Heidelberg – New York 1988

Sachregister

A

Abdrängen, Straßenverkehr 88
Abenteuerlust 156
Abführmittel 158
Abhängigkeitsgefahr 385
Abhauen, zielloses 86, 121
Ablenkbarkeit, erhöhte 31, 88, 138, 209
Ablösungskonflikt 118
Abmagerungskuren 10
Abmahnung 76
abnorme Persönlichkeit 13
Abstammungswahn 33
Abstumpfung 124
Abtreibungsversuche 34
Abwehr, maniforme 120
Acetazolamid 368
Acetylcholin 204
Acetylsalicylsäure 380
ACTH 132
Adoleszenz 126
adrenocorticotropes Hormon 132
Adumbran 383
Ärgernis, öffentliches 48
Ätiologie der Manie 4
Affären 203
Affekthascherei 39
affektive Psychose 4, 111, 126
– Störungen 28, 197, 201, 205
Affektlabilität 184, 202
Aggressionen 22f, 27, 29, 75, 88, 106, 111, 119, 121, 126, 142, 192, 198, 203f, 224, 238, 270
–, Akutpsychiatrie 112
–, Altersverteilung 111
–, Angehörige 111
–, Angst 112
–, Auslöser 111
–, disziplinarische Maßnahmen 111
–, Durchbrüche 238
–, Folgen 112
–, freiwillige Aufnahme 112
–, Fremdanamnese 111
–, Frustration 112
–, gefährliche Gegenstände 109
–, Geschlecht 109, 111
–, höheres Lebensalter 109
–, Konsequenzen 112
–, Krankheits-Vorgeschichte 111

Aggressionen, Langzeitbehandlung 112
–, Lithiumsalze 311
–, manische 23, 106f
–, Mitpatienten-Konflikte 111
–, Opfer 112
–, Personal-Konflikte 111
–, Personenverkennung 112
–, Selbsttötungsversuch 111
–, Situationsverkennung 112
–, Therapie 383
–, UBG 112
–, Unterdrückung 23f, 258
–, Warnsymptome 107
–, Zeitverteilung 112
aggressive Psychose 118
Agitiertheit 142, 199
Agranulozytose, Hinweise 364
Akathisie 297, **300**
Akineton 222, 289, 291, 296, 298ff
Aktivitäten, gesteigerte 27, 209
–, körperliche 150
–, nächtliche 72
–, sexuelle 138, 209
–, soziale 68
Aktivitätsschub 91
Albernheiten 40, 77, 121
Alkohol 28f, 43, 61, 75, 82, 84, 88, 106, 115, 132, 150, 158, 204, 224, 325
–, kriminelle Folgen 160
–, Manie 159
Alkoholabhängigkeit 111
alkoholische Enthemmung 159
Alkoholismus, Lithiumsalze 311
Alkoholrausch 159f
Alkohol-Selbstbehandlungsversuch 150
Allmachtsgefühle 264
Allmachtswahn 33
Alprazolam 367
Alter 15, 231, 283
– und Manie 6, 129, 205
Altersheim 283
Amantadin 132
ambulante Therapie 220, 239
American Psychiatric Association (APA) 196, 201
Amphetamine 132, 144
Amtsrichter 224